U0198352

消化内科典型病例

主　编　蓝　宇　李景南　王化虹

上海科学技术文献出版社

Shanghai Scientific and Technological Literature Press

图书在版编目（CIP）数据

消化内科典型病例/蓝宇，李景南，王化虹主编．
-- 上海：上海科学技术文献出版社，2022.3
　　ISBN 978-7-5439-8519-3

　　Ⅰ.①消…Ⅱ.①蓝…②李…③王…Ⅲ.①消化系
统疾病—病案Ⅳ.①R57

　　中国版本图书馆CIP数据核字（2022）第026950号

策划编辑：张　树
责任编辑：应丽春
封面设计：李　楠

消化内科典型病例

XIAOHUA NEIKE DIANXING BINGLI

主　　编　蓝　宇　李景南　王化虹
出版发行：上海科学技术义献出版社
地　　址：上海市长乐路746号
邮政编码：200040
经　　销：全国新华书店
印　　刷：朗翔印刷（天津）有限公司
开　　本：889mm×1194mm　1/16
印　　张：29.5
版　　次：2022年3月第1版　2022年3月第1次印刷
书　　号：ISBN 978-7-5439-8519-3
定　　价：368.00元
http：//www.sstlp.com

《消化内科典型病例》编委会

主　编

蓝　宇　北京积水潭医院

李景南　北京协和医院

王化虹　北京大学第一医院

副主编

（按姓氏拼音排序）

丁士刚　北京大学第三医院

杜时雨　中日友好医院

郝建宇　首都医科大学附属北京朝阳医院

霍丽娟　山西医科大学第一医院

王学红　青海大学附属医院

吴咏冬　首都医科大学附属北京友谊医院

左秀丽　山东大学齐鲁医院

编　委

（按姓氏拼音排序）

陈楚岩　北京协和医院

陈思旭　首都医科大学附属北京朝阳医院

程　芮　首都医科大学附属北京友谊医院

迟　雁　北京大学第一医院

董锦沛　北京大学第一医院

樊宇靖　北京积水潭医院

高　峰　太原市第三人民医院

高　岩　北京积水潭医院

郜　茜　青海大学附属医院

葛超毅　北京大学第一医院

何　凤　北京积水潭医院

贺胜铎　北京大学第一医院

贾纯增　北京积水潭医院

贾绮宾　北京积水潭医院

寇冠军　山东大学齐鲁医院

李建红　山西医科大学第一医院

李思雨　北京大学第一医院

栗慧慧　首都医科大学附属北京朝阳医院

李淑香　首都医科大学附属北京友谊医院

林忆萍　首都医科大学附属北京朝阳医院

刘瑞生　北京大学第三医院

刘心娟　首都医科大学附属北京朝阳医院

栾子健　首都医科大学附属北京友谊医院

吕炜康　北京大学第三医院

马　田　山东大学齐鲁医院

穆纯雪　首都医科大学附属北京友谊医院

聂尚姝　北京大学第三医院

仇海乐　山西医科大学第一医院

阮戈冲　北京协和医院

舒慧君　北京协和医院

帅晓玮　北京大学第一医院

陶河清　北京大学第三医院

滕贵根　北京大学第一医院

田玲琳　山西医科大学第一医院

王　民　首都医科大学附属北京友谊医院

王　宇　首都医科大学附属北京友谊医院

王慧芬　中日友好医院

王琦璞　北京协和医院

王　叶　北京积水潭医院

王泽楠　首都医科大学附属北京朝阳医院

魏　雪　首都医科大学附属北京朝阳医院

吴　婷　北京大学第一医院

吴改玲　北京积水潭医院

吴淼淼　首都医科大学附属北京朝阳医院
辛海威　首都医科大学附属北京朝阳医院
薛　艳　北京大学第三医院
闫　钶　首都医科大学附属北京朝阳医院
张冠华　首都医科大学附属北京友谊医院
张　新　首都医科大学附属北京友谊医院
张洪芳　青海大学附属医院
张艳丽　中日友好医院
张宇晴　首都医科大学附属北京朝阳医院
周　晨　北京大学第三医院
朱慧婷　河北秦皇岛第一医院
朱倩钰　首都医科大学附属北京友谊医院
朱思莹　首都医科大学附属北京友谊医院
宗　晔　首都医科大学附属北京友谊医院
郑　悦　北京大学第一医院
邹　淳　北京大学第一医院

主编简介

第一主编简介

蓝宇，主任医师，北京大学医学部教授，现任北京积水潭医院消化科主任、内科教研室主任，内科住院医师培训基地负责人。2009年获西城区十佳白衣天使称号；2012年北京医学会先进工作者；2016年评为北京大学十佳教师；2020年北京优秀医师。

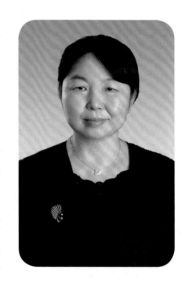

兼任中华医学会消化疾病学会委员，北京医学会消化病学分会副主任委员，胃肠动力与精神心理疾病学组组长，北京医学会消化内镜分会常务委员，中国中医药研究促进会消化整合医学分会副会长，北京中药学会脾胃病专业委员会常务委员，北京医学会中西医结合消化分会委员，北京中西医结合学会养生专业委员会常务委员，北京中西医结合学会环境与健康分会委员，北京中医药学会中医肝病委员会委员，中国医师协会消化分会常务委员，脑肠动力疾病专业委员会副主任委员，中国医师协会中西医结合医师分会常务委员兼秘书长，北京医师协会消化专科医师分会副会长兼总干事，中华消化心身联盟北京委员会主任委员。

从事临床工作36年，在诊治胃肠及肝胆、胰腺疾病方面有丰富的临床经验，熟练掌握消化系统危急重症的抢救技能，能熟练地通过内镜对消化道疾病进行诊断及治疗，精通各种胃肠动力检测方法，是消化专业的学科带头人。对糖尿病胃轻瘫、功能性消化不良、胃食管反流病、贲门失弛缓症等胃肠动力障碍相关疾病有深入的研究。《功能性消化不良胃运动及其相关因素研究》获北京市科学技术进步奖。近年来在"抗血小板药物及NSAIDs相关胃肠黏膜损伤及消化道出血相关研究""胃癌早期筛查及内镜下治疗""胃癌前病变患者管理""小肠细菌过度繁殖与非酒精性脂肪性肝病""肠道微生态与结肠肿瘤相关性研究"等方面有广泛的研究。

《中华消化杂志》《世界华人消化杂志》《药物不良反应》《中国消化内镜杂志》《胃肠病学杂志（中文版）》《中华胃肠内镜电子杂志》编委，《中华全科医师杂志》《中华医学杂志（英文版）》审稿人。发表文章100余篇，参与编写著作8部，主译著作1部。

第二主编简介

李景南，北京协和医院消化内科副主任、主任医师、教授、博士生导师。山东医科大学毕业后一直在北京协和医院工作至今，期间作为访问学者赴美国哈佛医学院麻省总医院消化科工作 3 年。兼任中国医师协会消化医师分会副会长、中华医学会消化病学会常委，胃肠激素学组组长，北京医学会消化病学会副主任委员等多个学术兼职。

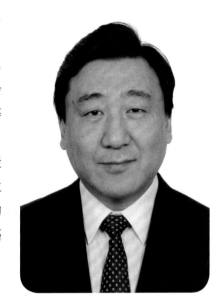

具有丰富的临床工作经验，掌握各种消化系统常见疾病和疑难疾病的诊断治疗，参与了胃肠胰腺神经内分泌肿瘤诊治、亚太和全国结直肠癌筛查、预防和治疗以及其他多个临床共识指南的制定，在胃肠神经内分泌肿瘤、肠道菌群与肠道疾病、结直肠癌筛查和预防方面进行了大量基础和临床研究。发表论著近百篇，承担多项国家和北京市研究基金项目。

第三主编简介

王化虹，主任医师，北京大学第一医院消化内科教授，博士生导师。兼任中国医师协会循证医学委员会临床营养专业委员会组长，中华医学会和北京医学会肠内外营养专业委员会委员，中华医学会消化分会炎症性肠病学组委员和胃肠动力协作组副组长，中华医学会消化学会北京分会副主任委员，中华医学会北京微生态和 Hp 学会副主任委员，中国医师协会消化专科医师分会常务委员，北京医师协会消化专科医师分会副会长，北京医学奖励基金会微生态委员会副主任委员和炎症性肠病（IBD）委员会常务委员，中国研究型医院学会中西医整合脾胃消化专委会副主任委员，中华消化病学分会炎症性肠病诊疗质控评估指导中心委员会委员，中国医药教育协会炎症性肠病专委会副主任委员等。

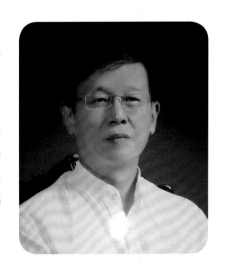

序

　　人体消化系统器官组织众多，消化道漫长并与外界相通，生理功能及其调控复杂多样，决定了消化系统疾病的高发、病种多样、临床表现复杂多变，技能操作手段繁多等特点，给初入该领域的临床医生掌握消化系统疾病的诊治带来难度。由蓝宇教授等主编的这本《消化内科典型病例》，通过101个消化系疾病的典型案例，完整再现每一病例所经历的临床诊疗过程、诊断及鉴别诊断思路，体现了缜密的临床思维，也反映出消化系疾病的诊治进展。本书图文并茂更能加深对疾病的理解与认识，为广大临床医生特别是消化专业工作者及医学院校学生、研究生、规培医生等学习消化系疾病的规范化诊疗提供了很好的范本，具有很高临床实用价值，是一部很有特色的医学用书。

　　本书的主编、副主编均为我国消化内科专业领域的知名专家，他们长期从事消化系统疾病的临床工作，具有严谨的科学态度、缜密的临床思维及丰富的临床经验，他们的这种精神完全反映在本书内容中，使其成为极其宝贵的临床实践学习指南，相信本书将会给广大读者带来诸多收获。

中华医学会消化病分会前主任委员

前言

  本书收集了101个典型消化系疾病的病历资料，以住院病历的形式呈现，真实体现每一例患者所经历的完整的临床诊疗过程。更着重于诊疗过程中的临床思维、诊断及鉴别诊断思路。对最后获确诊的患者，提供诊断依据。讨论中结合每一病例诊治中涉及的诊治要点问题，指导临床决策，引申相关知识点，给读者展示当前最新临床指南或专家共识的观点等。

  本书面向广大临床医生、内科学及消化专业研究生、进修医生、规培医生、医学院校学生等各级医务人员，可作为其工作和学习的工具书及辅助参考资料，有助于提高临床医生的思维能力，具有较高的临床实用价值。

  本书主编及副主编均为我国消化专业的知名医学专家，在国内享有较高的知名度，并具有丰富的临床经验及组织编写临床专业书籍经验，保障了高质量的病历呈现并很好地体现了解临床专家缜密的临床思维方式。本书的出版对于广大消化临床医师，尤其初中级消化科医师及全科医师对消化系统常见疾病相关基础知识的掌握及规范化诊治均起到指导作用。

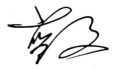

目录

病例 **1** 反流性食管炎

一、病例摘要

一般情况：患者男，60岁，已婚，退休。

主诉：反酸烧心10余年。

现病史：患者10余年前始间断出现空腹时反酸、烧心，4～5次/月，进食油腻食物、甜食、受凉后及卧位可加重，饮水、坐位及高卧位可缓解，无吞咽困难、胸闷、胸痛，无腹痛、腹胀、嗳气，无恶心、呕吐、黑便、血便。间断口服"奥美拉唑或雷贝拉唑"治疗，效果不明显。2个月前进食"油饼"后出现恶心、呕吐胃内容物1次，无呕血，呕吐后恶心缓解，反酸、烧心较前无加重，无其他伴随症状。间断反酸、烧心同前。患者发病以来饮食睡眠可，大小便正常，近期控制饮食、增加运动后6个月内体重下降约10kg。

既往史：2015年因急性心肌梗死于外院行右冠脉植入支架1枚，2017年于我院行左前降支植入支架1枚，服阿司匹林、氯吡格雷双联抗血小板，阿托伐他汀钙调脂，美托洛尔、奥美沙坦酯调理心脏。2017年5月因感左侧头部发木于宣武医院就诊，诊断为左锁骨下动脉狭窄，行左锁骨下动脉支架植入术治疗。"慢性胃炎"病史20年，2015年曾因下消化道出血，于外院行胃肠镜检查，病因不详。否认糖尿病、高血压病、慢性肾脏病病史；否认肝炎、结核病史；否认药物及食物过敏史。

个人史：饮酒史30余年，1两红酒/天。吸烟史40余年，20支/天。

查体：T 36.8℃，P 74次/分，R 19次/分，BP 100/66mmHg。神清，皮肤黏膜无黄染、无苍白。双肺呼吸音粗，未闻及干湿性啰音，心率74次/分，律齐，未闻及病理性杂音及额外心音，腹平软，无压痛、反跳痛，无肌紧张，肝脾肋下未及，Murphy征（-），移动性浊音阴性，肠鸣音3次/分，双下肢无水肿，四肢肌力正常。

辅助检查：肝胆胰脾双肾彩超示肝多发囊肿，胆囊附壁结晶物，左肾多发囊肿；超声心动示节段性室壁运动异常，主动脉瓣反流（轻度），左室舒张功能减低；双侧颈动脉彩超示颈动脉硬化，右侧颈内动脉起始部狭窄（中度），左侧颈内动脉起始部狭窄（轻度），左侧椎动脉生理性纤细。心电图：ST-T改变。

初步诊断：①反酸、烧心（原因待查）：胃食管反流病；②冠心病（支架植入术后）；③左锁骨下动脉狭窄（支架植入术后）。

病例特点：①患者老年男性，慢性病程；②反酸、烧心10余年，进食油腻食物、甜食、受凉及卧位可加重，饮水、坐位、高卧位可缓解；③既往：有心脏冠脉及锁骨下动脉支架植入术，长期服双联抗血小板药物；④查体：心肺腹部无阳性发现；⑤辅助检查：超声心动示节段性室壁运动异常，颈动脉狭窄。

诊断及鉴别诊断：

1. **胃食管反流病** 患者老年男性，慢性病程，反酸、烧心，进食油腻食物、甜食、受凉后、卧位可加重，饮水、坐位、高卧位可缓解，考虑该病可能性大，但患者年龄大，可疑体重减轻，心脏动脉支架后长期服用双联抗血小板药物，故应先行胃镜检查，了解有无反流性食管炎，排除其他上胃肠器质性疾病，必要时行食管 pH 阻抗检测明确诊断。

2．冠心病（冠脉支架植入术后）　根据病史可诊断。

3．左锁骨下动脉狭窄支架（植入术后）　根据病史诊断。

4．其他原因所致的食管炎　患者反酸烧心，不能除外其他原因所致的食管炎，如嗜酸细胞性食管炎、感染性食管炎（如霉菌性食管炎）等可能。嗜酸细胞性食管炎是一种以食管壁嗜酸性粒细胞浸润（≥ 15/HPF）为特征的炎性疾病。本例患者无过敏史，外周血嗜酸性粒细胞无增多，需要胃镜及食管黏膜病理进一步明确。霉菌性食管炎是真菌侵入食管黏膜造成的一种溃疡性假膜性感染。本例患者无广谱抗生素、激素用药史，需要胃镜、食管活检、食管分泌物涂片等检查明确。

5．消化性溃疡　该病可伴反酸，上腹部灼烧感。本例患者老年男性，心脏支架植入术后，长期服用抗血小板药物，不除外该病可能，需胃镜检查明确。

6．功能性烧心　是以发作性胸骨后烧灼感为特征的食管功能紊乱性疾病，常与焦虑、情绪不稳定有关，质子泵抑制剂（PPI）疗效欠佳。本例患者有反酸、烧心，症状与饮食及体位改变有关，无明显焦虑表现，不支持该病，但该患者对 PPI 治疗反应不佳，除服药不规律外，亦不排除功能性烧心可能。可行胃镜检查，24 小时食管 pH- 阻抗监测可进一步明确症状与反流的关系。

7．胃癌及食管癌　此类患者也可出现反酸、烧心，进展期可合并吞咽困难、黑便、体重下降等其他消化系统症状及恶性肿瘤报警症状及表现，早期可无特异性表现。本例患者老年，反酸烧心，体重减轻，不能完全除外恶性肿瘤可能，需要胃镜检查进行排除。

二、诊治经过

患者入院后化验，肝肾功能、血脂正常，乙肝、丙肝病毒标记物阴性，ESR 正常，凝血功能正常，血尿常规正常，便隐血阴性，甲状腺功能、血糖正常，糖化血红蛋白正常，心肌酶正常。肿瘤标志物 NSE 16.6ng/ml，余瘤标阴性。胸片诊断：双肺纹理略粗重；胃镜检查（病例 1 图 1、病例 1 图 2）：反流性食管炎（LA-B 级）、滑动型食管裂孔疝、浅表性胃炎（中度）；病理：胃窦轻度慢性炎，Hp 阴性，碳 ^{13} 呼气试验阴性。予雷贝拉唑肠溶片 10mg　2 次 / 天抑酸及铝镁加混悬液保护黏膜等治疗，患者反酸烧心症状缓解，带药出院。出院后电话随访患者，诉间断服用 PPI，间断出现反酸烧心症状，建议患者服用 PPI 8 周后再按需或维持治疗。

最后诊断：①反流性食管炎（LA-B 级）、滑动型食管裂孔疝；②浅表性胃炎；③冠心病（冠脉支架植入术后）；④左锁骨下动脉狭窄（支架植入术后）。

诊断依据：①老年男性，慢性病程；②反酸、烧心 10 年；③胃镜示反流性食管炎（LA-B 级）、滑动性食管裂孔疝；④规律服用 PPI 治疗有效。

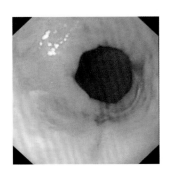

病例 1 图 1　胃镜检查：反流性食管炎
注：食管下段可见 2 条条状糜烂，最长病变＞5mm，诊断反流性食管炎（LA-B 级）。

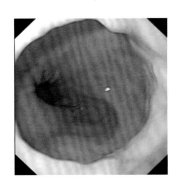

病例 1 图 2　胃镜检查：滑动型食管裂孔疝
注：胃镜示齿状线上移 3cm，诊断滑动型食管裂孔疝。

三、讨论

胃食管反流病（GERD）是常见的上胃肠动力障碍性疾病，与酸或胆汁反流相关，临床表现有反酸、反食、嗳气反流症状，烧心、胸痛、吞咽困难食管刺激症状，也可表现为咳嗽、气喘、咽喉炎、口腔溃疡、副鼻窦炎等食管外刺激症状。GERD 分为三个类型，即非糜烂性胃食管反流病（NERD）、反流性食管炎（RE）和 Barrett 食管，约 1/3 的 GERD 患者表现为 RE。我国基于人群的流行病学调查显示，每周至少发作一次烧心症状的患病率为 1.9%～7.0%。病理生理机制包括胃食管交界处功能与结构障碍，食管清除功能障碍和上皮防御功能减弱，肥胖和饮食等生活相关因素削弱食管抗反流功能，以及食管敏感性增高等。免疫因素介导所致食管黏膜损伤和食管功能的改变也可能与 GERD 发病有关。诊断流程是对有反流症状或不明原因胸痛或食管外症状的患者，若年轻、无报警症状可选 PPI 试验治疗，若有报警症状者行胃镜及活检明确有无反流性食管炎及其他器质性病变，若有心绞痛样疼痛或呼吸道症状者行心肺检查。无反流性食管炎患者在排除心肺疾病后行食管反流及动力检查，同时排除继发反流的病因，以明确诊断。需要与其他病因的食管炎（嗜酸细胞性食管炎、感染性及放射性食管炎等）、消化性溃疡、食管动力障碍性疾病、心绞痛及支气管哮喘等鉴别。本例患者老年，有典型的反酸烧心症状，既往有冠心病冠脉支架植入术，长期抗血小板治疗，无心绞痛发作。有可疑体重减轻，无内镜检查禁忌应首选胃镜检查，结果为反流性食管炎（LA-B 级）、滑动型食管裂孔疝、浅表性胃炎（中度），因此反流性食管炎诊断明确，规律 PPI 治疗有效，食管 24 小时 pH- 阻抗检测为非必需检查。但患者出院后电话随诊时发现患者自行中断服用 PPI，症状反复。我国 2020 年胃食管反流病专家共识意见推荐反流性食管炎的治疗疗程至少8周，同时提出食管裂孔疝是GERD治疗失败的危险因素之一，建议PPI剂量通常应加倍，故建议患者服雷贝拉唑肠溶片10mg，2次／天，8周。之后根据症状复发情况选择按需或维持治疗。本例的诊治经过提示对患者教育管理非常重要，是提高患者依从性，规范治疗，增强疗效的前提保障。

（蓝　宇　吴改玲）

参考文献

[1] 陆星华，钱家鸣. 消化系疾病诊断与诊断评析 [M]. 上海：上海科学技术出版社，2006：42-51.

[2] 中华医学会消化病学分会. 2020年中国胃食管反流病专家共识 [J]. 中华消化杂志，2020，10（40）：649-663.

病例 **2** 非糜烂性胃食管反流病

一、病例摘要

一般情况：患者男，65 岁，已婚，退休。

主诉：间断反酸 1 年。

现病史：患者 1 年前无明显诱因间断出现晨起后反酸，每周发作 3 次左右，不伴烧心、嗳气，无胸痛及吞咽困难，无恶心呕吐、腹胀、腹痛、便秘、腹泻等，无咳嗽、咳痰及喘憋。自行口服"碳酸氢钠片 1000mg，2 次 / 天"治疗，症状略有好转。10 个月前因反酸至我院就诊，考虑反流性食管炎可能，间断服用艾司奥美拉唑 20mg 1 次 / 天或法莫替丁 20mg 2 次 / 天等治疗，用药时部分有效，停药后仍有间断反酸，为进一步诊治收入消化科，患者发病以来神清，精神好，饮食可，睡眠可，大便偏干、黄色，每日 1 次，小便正常，体重无明显变化。

既往史：支气管哮喘 20 余年，长期口服泼尼松 2.5mg/d 治疗，间断使用沙美特罗替卡松粉吸入剂治疗。高血压病 10 余年，最高 160/110mmHg，长期口服富马酸比索洛尔 2.5mg 1 次 / 天治疗，血压平均控制在 130/70mmHg。痛风病史 7 年，口服碳酸氢钠片 1000mg 2 次 / 天治疗。高脂血症 5 年，口服瑞舒伐他汀 10mg 1 次 / 晚治疗。3 年前急性心肌梗死 1 次，并于外院行冠脉支架植入术，术后长期口服阿司匹林肠溶片 100mg 1 次 / 天、单硝酸异山梨酯片 20mg 1 次 / 晚治疗。否认肝炎、结核等传染病史，否认糖尿病史，否认胃肠道、肝胆系疾病史，否认药敏史。

个人史：无烟酒嗜好。

查体：T 36.5℃，P 61 次 / 分，R 18 次 / 分，BP 126/67mmHg。神清，体型正常，皮肤黏膜无苍白及黄染。双肺呼吸音清，未闻及干湿性啰音，心率 61 次 / 分，律齐，未闻及病理性杂音及附加音，腹平软，无压痛及反跳痛，肝脾肋下未及，Murphy 征（-），移动性浊音阴性。生理反射存在，病理反射未引出。

辅助检查：暂缺。

初步诊断：①反酸待查，胃食管反流病可能性大；②高血压病 1 级（高危）；③冠状动脉性心脏病、窦性心律、心功能 I 级（NYHA 分级）、冠脉支架植入术后；④高脂血症；⑤痛风；⑥支气管哮喘。

病例特点：①老年男性，慢性病程；②间断反酸 1 年，间断抑酸治疗，用药时症状部分缓解，停药后复发；③既往有支气管哮喘、高血压、冠心病支架植入、痛风、高脂血症等病史，长期服用阿司匹林；④查体：体型正常，心肺腹部无阳性发现。

诊断与鉴别诊断：

1. **胃食管反流病** 患者老年男性，间断晨起后反酸，自行口服抑酸药或碳酸氢钠片症状有所好转，停药后复发，考虑该病可能性大，需行胃镜明确有无反流性食管炎或 Barrett 食管、食管裂孔疝等表现，若食管黏膜正常，可行食管 24 小时 pH- 阻抗监测明确非糜烂性胃食管反流病的诊断。

2. **嗜酸细胞性食管炎** 该病是一种以食管壁嗜酸性粒细胞浸润（≥ 15/HPF）为特征的炎性疾病，

并伴有食管功能障碍（吞咽困难、食管狭窄、食物嵌顿及反流样症状，部分有胸骨后疼痛、反酸、烧心等），并且嗜酸性粒细胞浸润仅发生在食管，同时需排除其他原因的食管嗜酸性粒细胞浸润，如嗜酸细胞性胃肠炎、胃食管反流病、质子泵抑制剂（PPI）反应性食管嗜酸性粒细胞增多症等疾病，方可诊断。该患者老年男性，反酸，不能排除该病可能，需要观察规律服用抑酸剂的疗效、胃镜及食管黏膜病理，进一步明确。

3. 反流高敏感　该病可有烧心和胸痛，食管内镜检查正常，食管黏膜病理无嗜酸细胞性食管炎导致该症状的证据，无主要的食管动力障碍性疾病，有反流事件诱发症状的证据，食管 pH- 阻抗监测显示食管酸暴露正常（生理性）。该患者有反酸症状，需考虑该病可能，需要胃镜、必要时食管 pH-阻抗监测及食管测压等检测来明确诊断。

4. 功能性烧心　是以发作性胸骨后烧灼感为特征的食管功能紊乱性疾病。本病常与焦虑、情绪不稳定有关，胃镜检查食管黏膜无明显异常，24 小时食管 pH- 阻抗检测无病理性反流和与症状相关的生理性反流。该患者有反酸，无明显焦虑表现，需胃镜及 24 小时食管 pH- 阻抗检测等明确。

5. 消化性溃疡　该病可有慢性、周期性、节律性上腹痛，可伴有反酸。本例患者为老年男性，因冠脉支架植入后长期口服阿司匹林，虽无明显腹痛，仍需要考虑该病可能，需要胃镜明确诊断。

6. 高血压病、冠状动脉性心脏病、高脂血症、痛风　根据病史诊断。

7. 支气管哮喘　根据病史诊断。

二、诊治经过

入院后完善相关化验，血常规正常，外周血嗜酸细胞比例正常，异常结果示：肿瘤标志物：NSE 23.9ng/ml，CA72-4 7.0U/ml。生化：UA 491μmol/L。腹部 B 超：脾内钙化灶，右肾囊肿；胸部 CT：右中叶部分肺不张；双肺陈旧病变（索条）；胃镜：食管裂孔功能障碍、浅表性胃炎（中度）、十二指肠球炎（轻度）、胃窦糜烂（病例 2 图 1、病例 2 图 2）。予 24 小时食管 pH- 阻抗检测（病例 2 图 3）结果：Demeester 评分为 52.4，酸反流 49，弱酸反流 24，非酸反流 0，全部反流 73，提示存在病理性酸反流，结合胃镜表现诊断为非糜烂性胃食管反流病。予雷贝拉唑钠肠溶片 10mg 2 次 / 天抑酸及保护胃黏膜等治疗，反酸症状缓解出院。

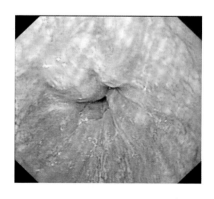

病例 2 图 1　胃镜示食管下段黏膜尚光滑，无充血、糜烂，齿状线无上移

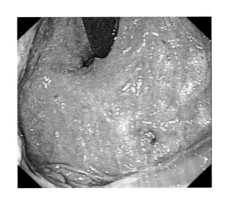

病例 2 图 2 胃镜示：贲门松弛，可容纳 1.5 个镜身

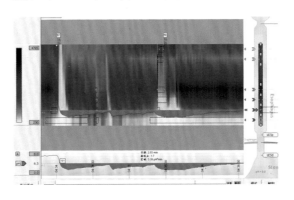

病例 2 图 3 24 小时食管 pH- 阻抗监测酸反流现象

最后诊断：①非糜烂性胃食管反流病；②浅表性胃炎；③高血压病 1 级（高危）；④冠状动脉性心脏病，窦性心律，心功能 I 级（NYHA 分级），冠脉支架植入术后；⑤高脂血症；⑥痛风；⑦支气管哮喘。

诊断依据：非糜烂性胃食管反流病：①老年男性，慢性病程；②反酸 1 年；③胃镜示食管裂孔功能障碍、无糜烂性食管炎及 Barrett 食管表现；④ 24 小时食管 pH- 阻抗检测：DeMeester 计分为 52.4，提示存在病理性酸反流；⑤双倍 PPI 治疗有效。

三、讨论

胃食管反流病（GERD）是常见的上胃肠动力障碍性疾病，与酸或胆汁反流相关，临床表现有反酸、反食、嗳气反流症状，烧心、胸痛、吞咽困难等食管刺激症状，还可有咳嗽、气喘、咽喉炎、口腔溃疡、副鼻窦炎等食管外刺激症状。GERD 分为三个类型，即非糜烂性胃食管反流病（NERD）、反流性食管炎（RE）和 Barrett 食管，RE 约占 GERD 的 1/3。我国的 GERD 的人群患病率约 5.77%，其发病是由于食管对胃、十二指肠内容物反流的防御机制下降，攻击因子胃酸及胃蛋白酶、胆盐、胰酶等对食管黏膜的损害所致。诊断流程：对于有心绞痛样胸痛或呼吸道症状者行心肺检查首先排除严重心肺疾患；对有典型反流症状或食管外症状的患者，若年轻、无报警症状可选 PPI 试验治疗；若有报警症状或消化道肿瘤家族史者应行胃镜及活检明确有无反流性食管炎及排除上消化道其他器质性病变；无反流性食管炎、PPI 治疗无效者可行 24 小时食管 pH- 阻抗检测，了解是否存在反流及症状与反流的相关性。如 24 小时食管 pH- 阻抗监测结果阴性，则需要与其他病因的引起的食管炎，如嗜酸细胞性食管炎相鉴别，因嗜酸细胞性食管炎内镜下有时无特殊表现，仅靠黏膜活检病理方可确诊。本例患者老年，有反酸症状，虽无报警症状，但为老年，又长期服用阿司匹林，故予胃镜检查，结果显示食管裂孔功能障碍，有一定的反流结构基础，但无反流性食管炎及 Barrett 食管表现，遂予 24 小时食管 pH- 阻抗检测证实存在病理性酸反流，最后诊断为非糜烂性胃食管反流病。胃食管反流病可出现食管外症状如哮喘、咳嗽等。本例患者有支气管哮喘病史多年，需要辨别哮喘和胃食管反流的关系。该患者哮喘病史在先，长期服用小剂量激素及呼吸道局部用药维持病情稳定，在呼吸道感染时哮喘才会加重，后期出现反酸时哮喘无加重，考虑该患者哮喘与胃食管反流无相关性。患者住院前服用 PPI 不规范，住院后予双倍剂量 PPI 治疗后反酸症状缓解。该患者的诊断流程规范，治疗效果满意。

（蓝　宇　吴改玲）

参考文献

[1] 陆星华，钱家鸣 . 消化系疾病诊断与诊断评析 [M] . 上海：上海科学技术出版社，2006：42-51.

[2] 中华医学会消化病学分会 . 2020 年中国胃食管反流病专家共识 [J] . 中华消化杂志，2020，10（40）：649-663.

病例 **3**　贲门黏膜撕裂综合征

一、病例摘要

一般情况：患者男，48 岁，已婚，职员。

主诉：黑便 1 天，呕血半天。

现病史：患者一天前饮白酒约 3 两后出现不成形黑便 1 次，柏油样，量约 100ml，今晨再次出现柏油样便 1 次，量约 100ml，伴呕吐 3 次，呕吐物起初为胃内容物，后逐渐变为暗红色，量约 500ml，伴烧心，无腹痛、头晕，感胸闷、气短，心悸、出汗，遂来我院急诊，血压 108/70mmHg，HR 130 次/分，血常规：WBC 17.93×10⁹/L，HGB 133g/L，乙肝、丙肝感染筛查均为阴性，考虑上消化道出血，予急诊留观，监护、吸氧、抑酸、止血、补液、静脉营养、对症支持治疗，患者再排柏油便一次，量约 100ml，为进一步诊治入消化科病房。发病后未再进食，睡眠较差，小便色黄，量少，体重无明显变化，感乏力，无发热。

既往史：发现血压升高 2 年余，最高为 140/90mmHg，未系统诊治。否认消化性溃疡病史，否认冠心病、糖尿病史。脂肪肝 2 年余，否认肝炎、结核等传染病史；否认阿司匹林及非甾体类消炎药（NSAIDs）用药史；否认药敏史。

个人史：饮酒 20 余年，每日饮白酒量约 2～3 两。不吸烟。

查体：T 36.8℃，P 98 次/分，R 18 次/分，BP 125/70mmHg。神清，精神弱。浅表淋巴结无肿大，睑结膜、口唇苍白，巩膜无黄染。双肺呼吸音清，未闻及干湿性啰音，心率 98 次/分，律齐，未闻及病理性杂音及额外心音，腹平软，全腹无压痛、反跳痛，肝脾肋下未及，移动性浊音阴性，肠鸣音 5 次/分。双下肢无水肿。

辅助检查：血常规：WBC 17.93×10⁹/L，HGB 133g/L，RBC 4.26×10¹²/L，HCT 37.3%。凝血组合：APTT 18.3s。血生化：ALT 40U/L，AST 18U/L，ALB 42.2g/L，A/G 1.57，TBIL 29.7μmol/L，D-BIL 7.3μmol/L，GLU 8.3mmol/L，BUN 13.7mmol/L，CO₂ CP 43vol%。

初步诊断：①急性上消化道出血，消化性溃疡？食管贲门黏膜撕裂综合征？②高血压病 1 级（高危）；③酒精性肝病。

病例特点：①中年男性，急性起病。②饮酒后黑便 1 天、呕血半天，初期呕胃内容物，后呕暗红色血；③血压升高 2 年余。脂肪肝 2 年余。饮酒 20 余年，每日饮白酒量 2～3 两；④睑结膜、口唇苍白，心率 98 次/分，腹软，无压痛，未及包块，肠鸣音 5 次/分；⑤辅助检查：WBC 17.93×10⁹/L，Hb 133g/L，BUN 13.7mmol/L。

诊断依据：急性上消化道出血：患者有黑便、呕血表现，伴心悸、胸闷、出汗等全身表现，急诊检查心率偏快，血 BUN 升高，急性上消化道出血诊断明确。

诊断与鉴别诊断：

1. 消化性溃疡伴出血　为上消化道出血最常见病因，临床表现为呕血或黑便，多见于中、青年人，既往多有中上腹部规律性及周期性疼痛病史。本例患者急性上消化道出血，虽无慢性腹痛，但长期饮酒，仍需考虑该病可能，需胃镜检查明确。

2. 急性胃黏膜病变　NSAIDs 药物、应激、饮酒等可引起急性胃黏膜糜烂出血，出现呕血或黑便，本例患者有长期饮酒史，发病前 1 天曾饮白酒约 3 两，不除外该病可能，待胃镜检查明确。

3. 食管贲门黏膜撕裂综合征　患者中年男性，发病时首先出现黑便，呕吐数次，初期呕吐食物及胃内容物，后呕暗红色血，考虑合并该病可能，胃镜检查可明确。

4. 食管胃底静脉曲张破裂出血　多见于肝硬化门脉高压症患者，表现为突然发生的呕血和（或）黑便，出血量大，常引起失血性休克。本例患者初期黑便时不伴呕血，无病毒性肝炎病史，虽有长期饮酒病史，但化验血肝功能正常，ALB 及 A/G 比值正常、凝血功能轻度异常，查体无黄疸、蜘蛛痣、肝掌、腹壁静脉曲张等肝硬化门脉高压症体征，考虑该病的可能性小，待胃镜检查进一步除外。

5. 消化道肿瘤　该病多见于老年人，消化道出血表现的同时多伴有腹部不适、纳差、消瘦、乏力、体重下降等肿瘤消耗表现，本例患者无肿瘤消耗表现，查体未及腹部包块，此诊断可能性小，完善消化道内镜检查及腹部 CT 等检查进一步鉴别。

6. 血管病变　胃、十二指肠血管畸形，动脉瘤破裂等可致消化道出血，多无消化道症状，出血可自行停止或凶险迅速休克，本例患者出现黑便、呕血，无腹痛，不除外该病可能，需行胃镜，必要时血管造影检查予以明确。

7. 酒精性脂肪性肝病　根据病史诊断脂肪肝，患者男，长期饮酒（每日酒精摄入量＞40g），诊断为酒精性肝病（酒精性脂肪性肝病）。

8. 高血压病　根据病史诊断。

二、诊治经过

患者入院后血常规：WBC 13.55×10^9/L，RBC 3.16×10^{12}/L，Hb 101g/L，HCT 29.4%。便外观柏油便，OB 阳性。血生化：TP 55.2g/L，ALB 35.1g/L，Ca 1.98mmol/L，IP 0.79mmol/L，TRIG 3.88mmol/L，HDL-C 1.09mmol/L，LDH 119U/L。甲状腺功能五项：T_3 1.2nmol/L。血肿瘤标志物均为阴性。胃镜检查结果：贲门黏膜可见纵行损伤（予凝血酶 1000U 喷洒，钛夹夹闭止血）（病例 3 图 1、病例 3 图 2、病例 3 图 3）；反流性食管炎（LA-B 级）、食管裂孔功能障碍、浅表性胃炎（中度）、十二指肠球溃疡（A1 期）、十二指肠球炎（重度），未取活检。肝胆胰脾双肾彩超：脂肪肝，胆囊底部局限型胆囊腺肌症。患者中年男性，既往有长期饮酒史，以黑便、呕血为主症，伴烧心、胸闷、气短、心悸、大汗、口渴，血红蛋白水平降低，血 BUN 水平升高，胃镜示十二指肠球溃疡和贲门黏膜撕裂，考虑患者初期黑便是由于消化性溃疡合并出血所致。黑便半天后患者呕吐数次，初期呕吐为食物及胃内容物，后呕吐暗红色血液，考虑呕吐造成贲门黏膜撕裂、呕血。入院后予抑酸（艾司奥美拉唑 80mg 静推，后 8mg/h 持续泵入 72 小时）、止血（口服凝血酶 2000U，1 次 /6 小时）、补液、静脉营养、对症支持等治疗，同时行急诊内镜镜下止血治疗，患者未再呕血、黑便，生命体征稳定，3 天后艾司奥美拉唑改为每日 40mg，静脉滴注，2 次 / 天，予半流食后无不适主诉，复查便潜血转阴，予出院。

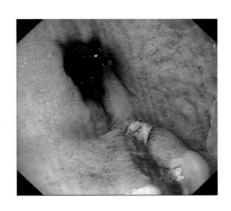

病例3图1　胃镜示贲门黏膜撕裂伴活动出血

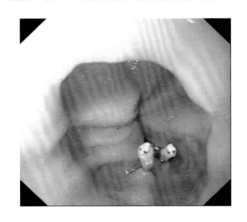

病例3图2　胃镜示贲门黏膜撕裂钛夹治疗后

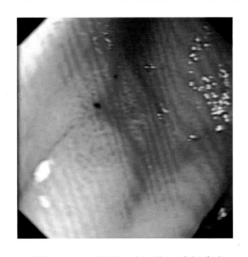

病例3图3　胃镜示十二指肠球部溃疡

最后诊断：①急性上消化道出血、食管贲门黏膜撕裂综合征、十二指肠球溃疡（A1期）、反流性食管炎（LA-B级）、浅表性胃炎（中度）；②高血压病1级（高危）；③高脂血症；④酒精性脂肪性肝病；⑤胆囊腺肌症。

诊断依据：食管贲门黏膜撕裂综合征：①中年男性，急性起病；②饮酒后呕吐数次，初期呕胃内容物，后呕暗红色血；③胃镜：贲门黏膜撕裂伴渗血，活动期十二指肠球溃疡。

三、讨论

食管贲门黏膜撕裂综合征是指因频繁的剧烈呕吐，或因腹内压骤然增加的其他情况（如剧烈咳嗽、举重、用力排便等），导致食管下部和（或）食管胃贲门连接处或胃黏膜撕裂而引起以上消化道出血为主的综合征。本病是消化系统的常见急症，具有起病急、症状重，但一般预后良好的特点。本病多发生在反复剧烈呕吐和酗酒的患者，由于反射性幽门括约肌收缩和胃窦剧烈痉挛，导致幽门闭锁，胃内压急剧升高，导致胃、食管压力梯度增大，梯度最大处在食管胃连接处，且压力的大小与空腔脏器的直径呈反比，故 90％ 的病例发生在贲门，约有 10％ 发生在食管下段。临床上凡可引起剧烈恶心、呕吐或其他致腹内压增加的情况，均可导致食管贲门黏膜撕裂。本病 40～50 岁男性患者多见，典型表现为突发急性上消化道出血，且出血前有反复干呕或呕吐，继之呕血，多为新鲜血液。但也有部分患者出血前无恶心呕吐，由于是动脉出血，少数患者致失血性休克而死亡。急诊胃镜是诊断本病最有效的方法，发病 72 小时后撕裂即可自愈。内镜表现为胃食管连接部黏膜呈纵行撕裂，病变处可有鲜血流出，陈旧性病变可见裂隙状糜烂、溃疡。双重对比造影为胃镜检查的补充，对无法耐受或有其他严重疾病而不能做急诊胃镜的患者，以及内镜或钡餐未发现病变者，可行血管造影，可检出速度为每分钟 0.5ml 的出血。根据病史、临床表现，特别是结合胃镜检查，对本病可做出正确诊断。在胃镜检查前需要与糜烂出血性胃炎、消化性溃疡伴出血、食管胃底静脉曲张破裂出血、食管癌伴出血及食管自发性破裂出血等疾病鉴别。75％～90％ 的患者出血可自行停止，治疗以支持及对症治疗为主，根据病情予补液、止吐、止痛、镇静等治疗，抑酸治疗是关键，止血及促进创面愈合，主要药物为质子泵抑制剂，根据病情可标准剂量，如有活动性出血可持续泵入治疗。内镜下局部止血为本病的主要治疗手段，尤其是有活动性出血的患者，而且有效、及时、安全。内镜下治疗方法有局部喷洒法、电凝或激光治疗、局部注射或血管夹等。血管造影后栓塞治疗和手术为补救治疗手段。本例患者既有溃疡病，又有贲门黏膜撕裂，根据病史分析如下：患者饮酒后先出现黑便，胃镜可见十二指肠溃疡，考虑为溃疡病出血，黑便后呕吐数次。初期呕吐为胃内容物，后呕暗红色血液，胃镜可见贲门黏膜撕裂伴渗血，予钛夹止血，食管贲门黏膜撕裂综合征诊断成立。此病例提示我们详细询问病史，分析病情，结合检查结果方可做出正确诊断，给予正确治疗。患者因上消化道出血入院，胃镜检查时因恐胃黏膜活检出血对原出血病情判断的干扰未行胃黏膜活检，抑酸治疗过程中患者 C^{13} 呼气试验阴性，不除外假阴性可能，建议患者治疗疗程结束后复查幽门螺杆菌，必要时予根除幽门螺杆菌治疗，减少溃疡病的复发。

（蓝　宇　吴改玲）

参考文献

[1] 林三仁. 消化内科学高级教程 [M]. 北京：人民军医出版社，2009：160-163.

病例 **4** 食管早癌

一、病例摘要

一般情况：患者女，61 岁，汉族，农民。

主诉：主因"间断反酸、烧心 3 年"于 2017 年 11 月 6 入院。

现病史：患者 3 年前间断出现反酸、烧心，多于餐后出现，伴有恶心，无呕吐，进食辣椒后可好转，无胸闷、胸痛，无咳嗽、咳痰，无吞咽困难，无腹痛、腹胀，无腹泻、便秘，无黑便、血便，未进一步就诊，期间上述症状反复出现，无缓解无加重。3 个月前就诊于当地医院完善胃镜提示慢性浅表性胃炎、十二指肠球部溃疡（活动期），予药物口服（具体不详）。1 个月后停药，半月前复查胃镜提示食管中下段 Ⅱ a ＋ Ⅱ b 型黏膜病变，结果示：慢性浅表非萎缩性胃炎伴糜烂、胃体小息肉，十二指肠球部溃疡，病理提示食管黏膜慢性炎，表面被覆鳞状上皮呈高级别上皮内瘤变。予泮托拉唑抑酸、铝镁加混悬液及康复新液保护胃黏膜治疗，患者自觉反酸、烧心症状好转，现为进一步治疗收入我科。患者自发病来食欲尚可，睡眠不佳，二便如常，体重下降约 3kg。

既往史：双侧输卵管结扎术。对青霉素过敏。

个人史：生于河南并长期居住，无食管癌高发区长期居住史，其父患食管癌，外科手术结合放射治疗后已愈。

查体：T 36.8℃，P 80 次 / 分，R 20 次 / 分，BP 135/71mmHg。神志清，精神可，全身皮肤黏膜未见黄染、皮疹、脱屑，全身浅表淋巴结未触及，双肺呼吸音清，未闻及干湿性啰音，心率 80 次 / 分，心律齐，各瓣膜区未闻及病理性杂音，腹部平坦，腹软，全腹无压痛、反跳痛，未及包块，移动性浊音（－），肠鸣音活跃，无亢进。双下肢无水肿。

初步诊断：①食管中段病变 － 食管早癌；②慢性非萎缩性胃炎；③十二指肠球溃疡。

病例特点：①老年女性，慢性病程；②主要表现为间断反酸、烧心，多于餐后出现，半月前胃镜提示食管中段黏膜慢性炎，病理提示高级别上皮内瘤变；③查体无明显阳性体征。

诊断及鉴别诊断：

1. **胃食管反流病** 典型临床表现为反酸、烧心，可于进食甜食、浓茶、咖啡等食物后出现或加重，可有夜间卧位时症状明显，上消化道内镜，尤其 24 小时食管 pH/ 阻抗监测检查可明确诊断。该患者间断反酸烧心，但内镜检查未见明显胃食管反流证据，需要进一步完善以上相关检查明确是否合并胃食管反流病。

2. **食管癌** 早期可无明显症状，随病变进展可逐渐出现吞咽困难、恶心、呕吐、胸骨后疼痛等表现，上消化道造影、胃镜检查可协助诊断，黏膜活检病理检查可确诊。该患者无进行性加重的胸痛和吞咽困难，无进展期癌症报警症状，胃镜检查发现食管中下段扁平病变，不符合进展期食管癌镜下表现，暂不考虑该诊断。

3. **真菌性食管炎** 常见症状为吞咽疼痛、吞咽不畅感或吞咽困难及胸骨后疼痛烧灼感，多为慢性病程，老年、肿瘤患者以及使用糖皮质激素、免疫抑制剂患者多发，主要依靠内镜检查结合食管分泌物涂片镜检明确诊断。该患者无霉菌性食管炎内镜表现，除外诊断。

4. 嗜酸细胞性食管炎 是一种以嗜酸性粒细胞浸润为主要特征的慢性食管炎症。主要临床表现为吞咽梗阻、食物嵌顿及反流样症状等，并无特异表现；内镜下可见食管环、线样裂隙、皱纸样食管、黏膜白色点状渗出和斑块（嗜酸细胞微脓肿）、食管狭窄，可无明显内镜表现。诊断主要依据食管黏膜病理，嗜酸细胞计数每高倍镜视野＞15个具有诊断意义。该患者内镜活检病理不符合诊断标准。

二、诊治经过

入院后完善血常规、生化、凝血等检查评估患者一般情况，血常规：WBC 3.58×10^9/L，RBC 4.48×10^{12}/L，Hb 129g/L，PLT 213×10^9/L，NEUT 47.8%，EOS 2.2%。生化：AST 16U/L，ALT 12U/L，ALB 40.7g/L，GLU 4.8mmol/l，UREA 2.9mmol/L，CREA 51μmol/L，K 4.2mmol/L，Na 143mmol/L，CL 105mmol/L。特种蛋白：C3 0.68g/L，C4 0.15g/L，RF ＜ 20.00U/ml，ASO 60.30U/ml，CRP 1.11mg/L。免疫组合 26：维生素 B$_{12}$ 163.00pmol/L，FA 25.77nmol/L，FetP 13.70ng/ml。完善超声内镜及放大内镜检查进一步明确食管黏膜病变性质，根据检查结果考虑为食管中下段黏膜层病变，结合病理考虑黏膜内癌可能性大，范围约环食管周径2/5。于 2017 年 11 月 22 日在全麻下行食管黏膜 ESD 术，术中所见：食管上段黏膜光滑、色泽正常，未见溃疡与异常隆起，食管中下段25～30cm 食管右后壁可见Ⅱa＋Ⅱb型病灶，约累及食管壁2/5周，表面粗糙不平，卢戈氏液喷洒病灶呈淡染区，边界清晰，形态不规则，以 Dual 刀标记边缘，亚甲蓝肾上腺素甘油果糖黏膜下注射，抬举征良好，以 Dual 刀切开口侧，以 Dual 刀、VS 刀沿黏膜下层进行剥离，热活检处理粗大血管，形成黏膜下隧道，剥离至门齿 33cm，后沿病灶标记处切开黏膜层，病灶完整剥离，过程顺利，以热活检钳处理创面残存血管，钛夹夹闭损伤肌层处，取病变送检。过程顺利，患者返回病房后予心电监护，禁食水，留置胃管负压吸引缓解胃部胀气，并防止食管狭窄，并予补液、抑酸治疗。由于患者手术时间较长，预防术后感染，加用左氧氟沙星氯化钠 100ml，1 次／天，静脉滴注，抗感染。术后监测便常规＋潜血阴性，无发热、出血、穿孔等并发症。根据术后病理回报中－高分化鳞状细胞癌，肿瘤组织深达 M2 层，侧切缘及底切缘未见见肿瘤，淋巴管及血管未见转移，病理评估为治愈性切除。术后 2 个月复查胃镜（病例 4 图 1）可见食管中下段 25～30cm 食管右后壁可见瘢痕形成，愈合良好，周边无充血、水肿、糜烂斑，1%卢戈氏液喷洒未见明显淡染或不染区（病例 4 图 2）。

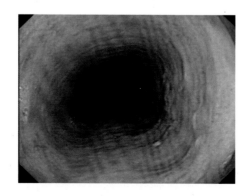

病例 4 图 1　白光内镜

注：食管后壁可见一片状黏膜粗糙区，吸气状态下黏膜略显僵硬，色略红。

最后诊断：早期食管鳞状细胞癌。

诊断依据：①老年，女性；②放大、色素内镜、超声内镜检查结果符合食管早癌表现；③ESD 术后标本病理符合食管早癌诊断。

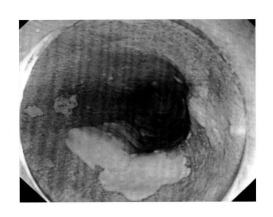

病例 4 图 2　卢戈氏液染色

注：1.25％卢戈氏液喷洒后可见片状黏膜不染区，形态不规则，周围可见卫星灶，观察 3 分钟后不染区域粉红症阳性。

NBI 观察背景着色征阳性，NBI ＋放大观察 IPCL 扩张、迂曲、形态不规则，襻状结构存在，无明显无血管区及粗大新生血管，JES 分型考虑 B1 型 IPCL，病变属于黏膜内癌（病例 4 图 3）。

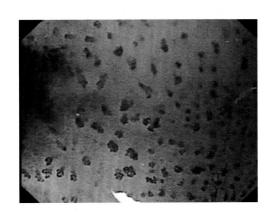

病例 4 图 3　放大 + NBI 检查

注：IPCL 扩张、迂曲、形态不规则，襻状结构存在。

三、讨论

早期食管鳞癌（early esophageal squamous cell carcinoma）是指局限于食管黏膜层的鳞状细胞癌，不论有无淋巴结转移。我国是食管癌高发区，以食管鳞癌为主，并且我国食管鳞癌的发病有明显的地区差异性，一定地域的绝对高发与周边地区的相对低发构成了我国食管鳞癌最典型的流行病学特征。本例患者长期生活的河南地区恰为食管癌高发区。食管鳞癌患者的预后与诊断时的肿瘤分期密切相关。早期食管鳞癌微创治疗的 5 年生存率可达 85％～ 95％，与外科手术相当。因此，开展食管鳞癌的筛查及早诊早治是目前提高食管鳞癌治疗效果的有效途径。然而早期食管鳞癌缺乏典型的临床症状，绝大多数患者都是因进行性吞咽困难或发生转移性症状后才就诊发现，而此时肿瘤往往已达中晚期。所以对食管鳞癌的筛查，尤其是对高发地区食管鳞癌患者的筛查尤显重要。胃镜检查是筛查食管早癌最准确可靠的检查手段，但其也受患者配合程度、内镜检查规范性、医生经验和识别病变能力等因素制约。随着技术的发展，电子染色内镜、色素内镜、放大内镜明显提高了早期食管癌的诊断效率。尤其是选择1.2%～2.5%卢戈氏液对食管黏膜喷洒，可清晰显示病灶的位置、范围以及是否多发，对于食管癌高发人群的筛查具有重要意义。

随着内镜技术的发展，微创治疗成为了食管早癌的治疗发展趋势。放大内镜、色素内镜、电子染色内镜、超声内镜可以对病灶范围、深度进行精准的术前评估。在此基础上，可以选择不同的内镜下治疗方式，具体方式包括内镜黏膜切除术、内镜黏膜下剥离术或基于隧道技术的黏膜剥离术。其主要并发症包括出血、穿孔、食管狭窄等。其中食管狭窄是影响手术长期疗效和患者生活质量的主要并发症。研究显示，对于累及食管环周75%以上的食管早癌患者术后应用糖皮质激素治疗可降低食管狭窄的发生率。然而对于环周的食管早癌病变，仍需慎重选择进行内镜下切除治疗。有研究报道，食管早癌的射频消融术同样可以取得令人满意的治疗效果，但术前需要严格把握适应证，且缺乏术后的病理学评估，难以短期内判断治疗疗效，制约了射频消融术的广泛应用。需要强调的是，根据术后病理评估结果，如出现以下情况，需追加外科手术：①切除标本侧切缘阳性者建议再次内镜下治疗或外科手术治疗。②有以下任意1条者均建议追加外科食管癌根治手术：切除标本基底切缘阳性；浸润至黏膜下层200μm以上（SM2及更深）；脉管侵袭阳性；低分化及未分化鳞状细胞癌。

对于食管早癌内镜下微创治疗的患者应当进行定期随访，内镜检查是随访的首选方案。在治疗后的第1年每3个月复查1次，后续每年复查1次。每次胃镜复查应予以碘染色和（或）电子染色内镜仔细观察，发现可疑病变时予以活检行病理学检查；对于仅行内镜下切除治疗的M3、SM1期癌，每次复查应行颈部超声检查及超声内镜检查，注意有无淋巴结肿大。对于多发食管鳞癌及食管碘染色多部位不染色者异时性食管鳞癌发生率高，建议每6个月复查1次。

（高 岩 贾绮宾）

参考文献

[1] 赫捷,邵康. 中国食管癌流行病学现状、诊疗现状及未来对策 [J]. 中国癌症杂志,2011,21(7): 501-504.

[2] 中华医学会消化内镜学分会消化系早癌内镜诊断与治疗协作组，中华医学会消化病学分会消化道肿瘤协作组，中华医学会消化病学分会消化病理学组. 中国早期食管鳞状细胞癌及癌前病变筛查与诊治共识（2015 年，北京）[J]. 中华消化内镜杂志, 2016, 33（1）: 3-18.

病例 **5**　进展期食管癌

一、病例摘要

一般情况：患者男，58 岁，汉族。

主诉：主因"吞咽困难 2 个月余"于 2016 年 7 月 26 日入院。

现病史：患者 2 个月余前无明显诱因出现吞咽困难，逐渐加重，进食固体食物需进水，进食后咽部及胸骨后哽噎感，伴上腹痛，呈持续性，阵发性加重，与体位、排便、排尿无明显相关，伴夜间痛，无放射痛，伴纳差，无恶心、呕吐，无反酸、烧心，无胸闷、胸痛，无呕血、黑便，无腹胀、黄疸，无腹泻、便秘，无发热、乏力、盗汗，自服中药等治疗，症状缓解不明显，今为进一步诊治收入院。患者自发病以来精神尚可，进食差，便秘，睡眠差，体重下降 9kg。

既往史：体健，否认食物、药物过敏史。

个人史：生于北京并长期居住，否认疫区、疫水接触史。饮酒 40 年，60 ～ 120g/ 天。吸烟 40 年，20 支 / 天。职业司机，现在职，否认放射性物质、毒物接触史。否认癌症家族史。

查体：T 36.5℃，P 68 次 / 分，R 18 次 / 分，BP 127/66mmHg。神清语利，浅表淋巴结未触及肿大，结膜无苍白，巩膜无黄染，双肺呼吸音清，未闻及明显干湿性啰音，心律齐，未闻及杂音，腹软，中上腹压痛，无反跳痛，无肌紧张，未及腹部包块，肝脾未及，移动性浊音阴性，双下肢无水肿。

初步诊断：吞咽困难原因待查。

病例特点：①中年男性，亚急性病程；②主要表现为吞咽困难，进行性加重，进食后胸骨后哽噎感，伴体重明显下降；③查体中上腹压痛，其余无明显阳性体征。

诊断及鉴别诊断：

1. 食管癌　此病早期多无症状，后期可逐渐出现进行性吞咽困难、上腹痛、纳差、厌食、体重下降等表现，可并发出血、消化道梗阻、消化道穿孔，钡餐造影可协助诊断，确诊需行胃镜检查。该患者首先考虑该病诊断。

2. 食管良性占位性病变　如食管平滑肌瘤，随病变小者可无明显症状，病变较大者可引起胸骨后不适、吞咽困难等症状，但主要症状，如吞咽困难进展缓慢。该患者 2 个月内吞咽困难进行性加重，考虑此诊断可能性不大，上消化道内镜检查可协助明确诊断。

3. 贲门失弛缓症　是一种原因不明的下食管括约肌松弛障碍和食管体部无蠕动为主要特征的原发性食管动力紊乱性疾病，多为慢性病程，常见症状有吞咽困难、食物反流以及下段胸骨后疼痛或不适，可伴有体重减轻，甚至营养不良，严重影响生活质量，上消化道内镜检查可除外食管恶性病变，食管钡餐造影、（高分辨）食管测压有特征性改变，可明确诊断。

4. 食管炎　如反流性食管炎、霉菌性食管炎及嗜酸细胞性食管炎等，可为反酸、烧心、吞咽疼痛、吞咽不畅感或吞咽困难及胸骨后疼痛烧灼感，多为慢性病程，主要依靠内镜检查结合黏膜病理及真菌检查明确诊断。

5. 肺部、纵隔病变　如纵隔淋巴结肿大、肺部病变压迫食管可引起吞咽困难症状，胸部 CT 扫描、上消化道（超声）内镜检查可协助明确诊断。

二、诊治经过

入院后完善相关检查：血沉 68mm/h。生化：GGT 133U/L，K 3.9mmol/L，CRP 79.80mg/L。肿瘤标志物：SCC 13.2ng/ml，CYFRA21-1 9.2ng/ml。胃镜（病例 5 图 1）：食管下段隆起病变 - 食管癌可能性大，胃底隆起病变 - 黏膜下病变可能性大，浅表性胃炎（中度），胃窦萎缩，窦部 HPUT 阴性。病理：食道鳞状上皮高级别上皮内瘤变，不除外癌变；胃窦幽门型黏膜慢性炎（中度）伴轻度非典型增生、肠上皮化生及急性炎，HP（+++）；胃底隆起幽门型黏膜慢性炎（重度）伴急性炎，轻度非典型增生、局灶腺体肠化及局灶淋巴组织丰富增生伴局灶淋巴滤泡形成。胸部 CT 平扫＋增强：食管下段占位性病变可能性大，病变区周围见数枚小淋巴结，两肺支气管扩张，局部间质性改变，右肺尖肺大泡；胃底增厚，增强不明显，考虑占位性病变。后患者转至胸外科行手术治疗。

最后诊断：①进展期食管癌；②胃底黏膜下肿瘤；③慢性萎缩性胃炎；④幽门螺旋杆菌感染。

诊断依据：①中老年，男性；②吞咽困难进行性加重；③胃镜见食管下段隆起病变；④病理提示食管鳞状上皮高级别瘤变，不除外癌变。

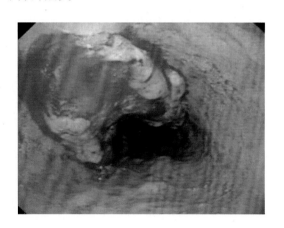

病例 5 图 1　胃镜表现

注：食管下段不规则新生物，表面污秽，可见溃疡面，自发出血，质地脆，食管蠕动差。

三、讨论

食管癌作为发病率较高的恶性肿瘤之一已越来越被人们重视，其发病率在全球范围居恶性肿瘤第 8 位，在我国大陆居各类肿瘤第 5 位，其死亡率在全球范围居恶性肿瘤第 6 位，在我国大陆居第 4 位。我国以食管鳞癌为主，男性多于女性，并且与吸烟、饮酒有一定关系。食管鳞癌的病人常常有头和颈部癌肿病史。在欧美国家，食管腺癌发生率高于食管鳞癌，腺癌的病人多数是白种人，并且与吸烟、饮酒的关系不大。Barrett 食管、胃食管反流、食管裂孔疝是食管腺癌的高危因素。

进展期食管癌的首选治疗方案为手术治疗，根据 TNM 分期，根治术多适合于Ⅰ、Ⅱ、Ⅲ期患者。目前的手术治疗呈现高龄、高位、偏晚期倾向，适应证向合并症、放射治疗复发病例扩大，切除率达 80%～93%，术后吻合口瘘＜5%，手术死亡率 2.3%～5.5%，而术后 5 年生存率并没有显著提升，始终徘徊在 22%～40%。影响术后五年生存率的因素包括：局部淋巴结转移、癌肿浸润达食管外周、肿瘤长度＞3cm、病程超过半年、残端切缘癌阳性。手术治疗常见的并发症包括：肺水肿、肺炎、肺不张、吻合口瘘、脓胸、乳糜胸、声带麻痹、吻合口狭窄等。放射治疗包括术前放射治疗联合手术治疗或单纯放射治疗，对于一些一般情况差，不能耐受手术治疗的食管鳞癌患者可以考虑单纯局部放射治疗。此外局部放射治疗可以明显缓解食管梗阻症状，可作为姑息性治疗的选择之一。放射治疗的常见并发症包括：放射性肺炎、放射性脊髓炎、穿孔、纵隔炎或纵隔脓肿。化疗对于食管腺癌患者可能取得更大收益。化学治疗能全身性控制疾病的发展，一些药物如 5-FU 和 DDP 等对辐射有增效作用，手术前及放射治疗前进行化疗可以提高手术和放射治疗效果，化疗可使复发或转移的晚期病人瘤体缩小，达到缓解症状，延长生存期的作用。骨髓抑制、肾毒性和胃肠难道反应是常见不良反应，在化疗周期及间期中应当密切监测血象、肝肾功能以保证化疗周期的完成。内镜下食管扩张术及支架植入术可以明显缓解梗阻症状，因此作为姑息治疗的可选方案。尤其是内镜下支架植入术，具有操作简便、治疗过程短、疗效肯定的有优点。随着内镜治疗器械的不断改进完善，出现了覆膜支架、抗反流支架等，进一步提高了食管支架植入术缓解梗阻症状的可靠性和持续性，降低了并发症的发生率。

（高　岩）

参考文献

[1]Ajani JA, D'Amico TA, et al.Esophageal and esophagogastric junction cancers, version[J].J Natl Compr Canc Netw, 2015, 13（2）：194-227.

病例 **6** 贲门癌

一、病例摘要

一般情况：患者男，79 岁，汉族，退休。

主诉：主因"纳差 1 个月，黑便、呕血 2 天"于 2016 年 6 月 28 日入院。

现病史：患者 1 个月前无明显诱因开始出现纳差，食欲下降，进食量明显减少，无腹痛、腹胀、腹泻，无发热、黄疸，无恶心、呕吐，无呕血、黑便，无反酸、烧心，无咳嗽、咳痰、咯血，未予重视。2 天前无明显诱因出现呕血、黑便，呕鲜血 1 次，量 100～200ml，排黑色成形便 3 次，每次量约 50g，伴头晕、乏力、心悸，无黑矇、晕厥，就诊于我院急诊，化验血色素下降，便潜血阳性，给予禁饮食、补液等治疗，为进一步诊治收入院。患者自发病以来精神尚可，进食差，小便如常，体重下降 2.5kg。

既往史：慢性支气管炎 30 年，长期服用氨茶碱。否认肝炎、结核等传染病史，否认高血压、冠心病、糖尿病史，否认胃肠、肝胆系疾病史，否认阿司匹林及 NSAIDs 用药史，2 年前曾因肾结石行经皮肾镜取石术。否认输血史，否认药敏史。

个人史：生于河北，来京 60 年，否认疫区、疫水接触史。否认吸烟饮酒史。职业司机，已退休。

查体：T 36.5℃，P 89 次/分，R 18 次/分，BP 151/84mmHg。神清语利，贫血貌，双肺呼吸音清，未闻及明显干湿性啰音，心律齐，未闻及杂音，腹软，无压痛、反跳痛，无肌紧张，肝脾未及，移动性浊音阴性，双下肢无水肿。

初步诊断：①消化道出血原因待查；②慢性支气管炎；③经皮肾镜取石术后。

病例特点：①患者老年男性，亚急性病程；②纳差、消瘦，近期出现黑便、呕血，伴周围循环容量不足表现；③查体贫血貌，其余无明显阳性体征。

诊断及鉴别诊断：

1. **消化性溃疡**　多表现为中上腹反复发作性节律性疼痛，少数患者无症状，或以出血、穿孔等并发症为首发症状，查体中上腹可有局限性压痛，消化道出血可有贫血体征。内镜检查是确诊消化性溃疡的主要方法，在内镜直视下可确定溃疡的部位、大小、形态与数目，结合病理检查判断良恶性溃疡及溃疡分期。

2. **食管、胃恶性肿瘤**　此病早期多无症状，后期可逐渐出现上腹痛、纳差、厌食、体重下降等肿瘤消耗表现，可并发出血、消化道梗阻、消化道穿孔，钡餐造影、CT 等影像学检查可协助诊断，确诊需行胃镜病理检查。此患者老年男性，病程中存在纳差、消瘦等报警症状，应考虑本诊断。

3. **食管胃底静脉曲张破裂**　多为肝硬化、门脉高压门-体侧支循环开放所致，常表现为大量呕血、黑便、暗红色血便，伴有周围循环衰竭，引起出血性休克，查体可有黄疸、蜘蛛痣、脾大、腹壁静脉曲张、移动性浊音（+）等体征。该患者无慢性肝病史、长期饮酒史，本病可能性不大。

4. **急性糜烂出血性胃炎**　此病常表现为上腹痛、呕血、黑便等，可因长期服用 NSAIDs、严重创伤、大手术、大面积烧伤、颅内病变、败血症及其他严重脏器或多器官功能衰竭时出现，该患者无相关病史，与此病不符，胃镜检查可明确。

5. 上消化道邻近器官或组织疾病　如胆道出血、胰腺疾病累及十二指肠、胸腹主动脉瘤破入消化道、纵隔肿瘤或脓肿破入食管，无诊断依据。

二、诊治经过

入院后化验：HGB 82g/L、BUN 19.1mmol/L、CREA 147μmol/L、CEA 5.73ng/ml、CA72 -435.5 U/ml、便潜血阳性。腹部CT示：贲门部管壁不规则增厚，管腔内软组织肿块，病变向腔外侵犯及周围淋巴结增大。胃镜检查（病例6图1）提示贲门占位，累及食管下段、胃底，病理提示中-低分化腺癌，考虑贲门癌诊断明确，予患者禁饮食、抑酸、口服凝血酶、静脉营养、补液等治疗，后逐渐恢复饮食，后转至外科行手术治疗。

最后诊断：①进展期贲门癌合并出血；②失血性贫血（中度）；③慢性支气管炎；④经皮肾镜取石术后。

诊断依据：①老年，男性；②呕血黑便，消瘦贫血等肿瘤消耗性症状；③胃镜、腹部CT见贲门新生物；④病理提示中-低分化腺癌。

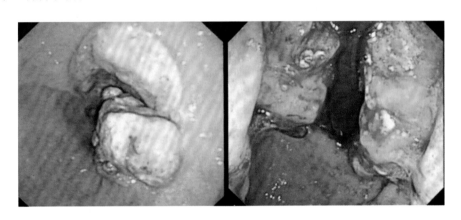

病例6图1　内镜下表现

注：食管胃交接部可见不规则新生物，形态不规则、环周，表面污秽，可见溃疡及自发出血，管腔狭窄。

三、讨论

临床上习惯将食管胃交界部腺癌（adenocarcinoma of the esophagogastric junction, AEG）泛称为贲门癌，但学界对于贲门癌的定义始终存在争议。世界卫生组织肿瘤分类及诊断标准《消化道肿瘤病理与遗传》中，对AEG的定义为：不管肿瘤主体位于何处，穿过食管胃交界部的腺癌称为AEG；完全位于食管胃交界部上方的腺癌应被看作是食管腺癌；肿瘤完全位于食管胃交界部下方应更倾向"近端胃腺癌"。日本标准则将肿瘤中心位于食管胃交界部近端及远端2cm以内的肿瘤定义为食管胃交界部癌，近端2cm以外定义为食管癌，远端2cm以外定义为胃癌。贲门癌以解剖位置命名，是一种区域性的肿瘤而非器官性的肿瘤，其起源主要是两个方面：胃食管反流引起的Barrett's食管，或者近端胃黏膜上皮的癌变。前者在西方较多见，但我国的发病率也在逐步上升；后者在东方人群中发生率较高。由于该部位肿瘤具有特殊生物学行为特征，较长时间以来，治疗方式在学界存在争议。

早期贲门癌多于胃镜筛查时发现，借助放大内镜、色素内镜、电子染色内镜及超声内镜检查，可全面评估病变条件，对于适于内镜下治疗的患者，可以采取 EMR 或 ESD 等内镜下微创治疗方式治愈性切除病变，具有创伤小、恢复快、预后好、术后生活质量高的特点。研究显示，早期贲门癌内镜微创治疗术后生存率明显高于进展期贲门癌手术治疗。然而，目前对于贲门早癌的诊断治疗原则，大多套用胃癌的诊疗指南，而早期胃癌的诊治标准是否适用于具有特殊生物学行为特征的贲门癌，目前尚缺乏充足数据支持。因早期贲门癌多无明显临床症状，故患者因上腹痛、吞咽困难等症状就诊时，多数已发展为进展期贲门癌，进展期贲门癌首选治疗方案为手术治疗，术前应进行 Siewert 分型来指导手术方案选择。Siewert 分型，共分为 3 型：Ⅰ型，肿瘤中心位于齿状线上 1～5cm 范围；Ⅱ型，肿瘤中心位于齿状线上 1cm 到齿状线下 2cm 范围内；Ⅲ型，肿瘤中心位于齿状线下 2～5cm。放化疗联合手术治疗可能进一步改善疾病预后，但目前相关研究较少，效果仍不确切。

综上所述，贲门癌是一种具有特殊生物学行为特征的消化道恶性肿瘤，预后差。诊治重心前移——早筛查、早诊断、早治疗仍然是当前阶段贲门癌最有效的治疗策略。

（高 岩 王 叶）

参考文献

[1]Rice TW, Patil DT, Blackstone EH.8th edition AJCC/UICC staging of cancers of the esophagus and esophagogastric junction：application to clinical practice[J].Ann Cardiothorac Surg, 2017, 6（2）：119-130.

[2]Ajani JA, D'Amico TA, et al.Esophageal and esophagogastric junction cancers, version[J].J Natl Compr Canc Netw, 2015, 13（2）：194-227.

病例 7　贲门失弛缓症

一、病例摘要

一般情况：患者男，27 岁，未婚，职员。

主诉：吞咽困难 17 年，体重下降 2 年，病情加重 6 个月。

现病史：患者 17 年前无明显诱因出现进食较干食物时吞咽困难，伴憋气，需饮水辅助吞咽，进餐时间延长，一次性进食较多时有反食现象，无胸痛、吞咽疼痛，无反酸、烧心及嗳气，无腹痛、腹胀，无腹泻、黑便，无咳嗽、咳痰，未予诊治。2 年前患者无诱因出现吞咽困难加重，进食量较前明显减少，体重下降约 30kg，无口干、多饮、多尿，无心悸、多汗、情绪改变，未诊治。6 个月前患者自觉吞咽困难进行性加重，进食流质食物亦困难，遂于 12 天前就诊于我院。喉镜示：慢性咽炎。食道钡餐造影示：食管下段扩张，贲门呈鸟嘴样改变，提示贲门失弛缓，为进一步诊治，遂以贲门失弛缓症收入消化科病房。自发病以来，精神、食欲尚可，进食量较前减少，大便 1 次 /2 ~ 3 天，黄色成形，小便正常，近 1 年体重下降 5kg。

既往史：慢性咽炎病史 10 年。否认肝炎、结核等传染病史，否认高血压、冠心病、糖尿病、甲亢病史，否认胃肠道、肝胆系疾病史，否认阿司匹林及 NSAIDs 用药史，否认外伤、手术史，否认输血史，否认药敏史。

查体：T 36.5℃，P 76 次 / 分，R 18 次 / 分，BP 116/69mmHg，BMI 21.2。神清，体型偏瘦，皮肤黏膜无黄染、苍白，锁骨上淋巴结无肿大，双肺呼吸音清，未闻及干湿性啰音，心率 76 次 / 分，律齐，未闻及病理性杂音及额外心音，腹软，左上腹部轻压痛，无反跳痛，肝脾肋下未及，Murphy 征（-），腹部叩诊鼓音，移动性浊音（-），肠鸣音 4 次 / 分。生理反射存在，病理反射未引出。

辅助检查：2017 年 6 月 6 日喉镜示：慢性咽炎。2017 年 6 月 7 日食道钡餐造影示：食管下段扩张，贲门呈鸟嘴样改变（病例 7 图 1）。

初步诊断：吞咽困难，贲门失弛缓症可能性大。

病例特点：①患者青年男性，慢性病程；②吞咽困难，伴憋气、反食、体重明显减轻；③既往慢性咽炎病史 10 年；④查体：体型偏瘦，心肺腹部无阳性发现；⑤辅助检查：喉镜示：慢性咽炎；食道钡餐造影示：食管下段扩张，贲门呈鸟嘴样改变，双肺未见异常。

诊断及鉴别诊断

1. 贲门失弛缓症　患者青年男性，慢性病程，进食时吞咽困难，伴憋气、反食、体重显著下降。食道钡餐造影示：食管下段扩张，贲门呈鸟嘴样改变，考虑该病可能性大，可进一步行食道测压、胃镜检查，以明确诊断。

2. 食管良性狭窄　患者慢性病程，有吞咽困难，考虑食管良性狭窄可能，该病多有腐蚀性因素、食管手术、损伤、反流性食管炎引起的瘢痕狭窄所致的吞咽困难，吞钡检查可见管腔狭窄，但边缘整齐，无钡影残缺征象，本例患者无上述病因，食管钡餐示食管扩张，贲门呈鸟嘴样改变不支持，可行胃镜进一步除外。

3. 弥漫性食管痉挛 该病主要症状是胸痛和吞咽困难，食管测压示 LES 综合松弛压（IRP）<15mmHg，早熟收缩比例≥20%，并伴有 DCI > 450mmHg·s·cm。本例患者有吞咽困难考虑该病可能，但患者无胸痛，食管钡餐未见食管痉挛表现，需行食管测压等进一步除外。

4. 食管癌 患者进行性吞咽困难，体重明显减轻，考虑该病可能，但患者年轻，病程长达 17 年，食管钡餐未见食管占位性病变，不支持，因贲门失弛缓症病程 10 年以上者有合并食管癌可能，可行胃镜及活检等进一步明确。

二、诊治经过

患者入院后完善相关检查，血常规：WBC 6.64×10⁹/L，Hb 152g/L，PLT 209×10⁹/L。生化：AST 9U/L，TBIL 24.8μmol/L，D-BIL 9.4μmol/L，白蛋白正常。肿瘤标志物：NSE 18.2ng/ml，余正常。肾功能、甲状腺及凝血功能正常；自身抗体谱阴性。超声心动：三尖瓣反流（轻度）。腹部彩超：胆囊多发息肉样病变，胆囊附壁结晶物。胃镜检查：食管管腔增大，内可见大量液体潴留，贲门紧闭（病例 7 图 2、病例 7 图 3），诊断贲门失弛缓症，浅表性胃炎（中度）。高分辨食管测压（HRM）结果：LESP 23.2mmHg（正常值 13～43mmHg），LES 综合松弛压（IRP）17.9mmHg（正常值 < 15mmHg），LES 松弛率 13%；10 次湿吞咽，食管体部无蠕动波（病例 7 图 4）。明尼苏达多项人格测试 MMPI：心理状态基本正常。患者幼年起病，表现为吞咽困难，进餐时间延长，有进食时憋气，伴反食，无吞咽疼痛，无呛咳、肺部感染等食管外表现，结合食管钡餐、胃镜及食管测压结果诊断为贲门失弛缓症 I 型。除外了食管畸形、憩室、弥漫性食管痉挛，食管外压疾病，除外食管癌、胃癌等肿瘤疾病，除外了心理因素。治疗方面首先予硝酸异山梨酯片 5mg 三餐前舌下含服，效果不佳，后患者接受经口内镜下食管肌层切开术（POEM）治疗，术后患者吞咽困难症状消失，无明显反酸烧心症状，体重由 65kg 增至 95kg。

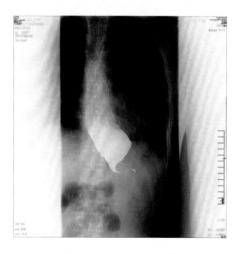

病例 7 图 1 食道钡餐造影

注：示食管下段扩张，贲门呈鸟嘴样改变。

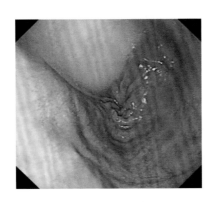

病例 7 图 2　胃镜检查

注：示食管腔增大，内可见大量液体潴留。

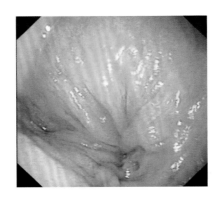

病例 7 图 3　胃镜示贲门紧闭

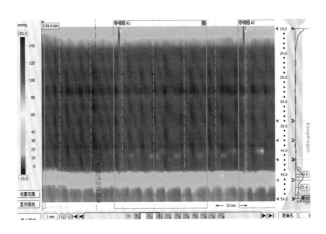

病例 7 图 4　食管测压

注：示吞咽时 LES 松弛不全，体部无蠕动波。

最后诊断：①贲门失弛缓症 Ⅰ型；②浅表性胃炎（中度）；③胆囊息肉。

诊断依据：①患者青年男性，慢性病程；②吞咽困难，伴憋气，反食，体重明显减轻；③食道钡餐造影示：食管下段扩张，贲门呈鸟嘴样改变；④胃镜检查：食管管腔增大，内可见大量液体潴留，贲门紧闭；⑤食管测压：LES 综合松弛压＞15mmHg，10 次湿吞咽食管体部均无蠕动波；⑥POEM 治疗效果好。

三、讨论

贲门失弛缓症（achalasia）是一种原发性食管神经肌肉病变所致的、以下食管括约肌松弛（LES）障碍、食管体部缺乏蠕动性收缩为特点的动力障碍性疾病。临床上表现为吞咽困难、反食、胸部不适或胸痛等症状，可伴有体重减轻等表现，部分患者可伴有气道症状（咳嗽、咳痰、气短及睡眠打鼾）及并发症（食管炎和食管癌等）。该病发生率低为 0.5 ～ 1/10 万，男女发病数接近，病因仍不明确，研究显示患者有基因异常，精神因素诱发症状加重。食管病理检查显示壁内神经细胞减少，退化变性等。病史是诊断本病的重要线索，钡餐、内镜及食管测压结果可确定诊断，根据食管测压结果分为 3 个亚型：Ⅰ型为经典的失弛缓症，表现为食管蠕动显著减弱而食管内压不高；Ⅱ型表现为食管蠕动消失以及全食管压力明显升高；Ⅲ型表现为造成管腔梗阻的食管痉挛。需与弥漫性食管痉挛、淀粉样变性、锥虫病、食管癌及胃癌等鉴别。治疗方法：①药物治疗：硝酸酯类及钙拮抗药，可降低 LES 静息压；②球囊或支架扩张术；③局部注射肉毒毒素；④经口内镜下食管肌层切开术（POEM）；⑤外科肌切开术（Heller 肌切开术）等。药物疗效不确切；内镜下球囊扩张术显效快，但远期疗效欠佳，部分患者需多次扩张；肉毒素注射并发症少，但有效期短；临时食管支架治疗存在支架移位或脱落的并发症，术后胸痛、反流等发生率也较高，多作为一种过渡性治疗手段。本例患者有吞咽困难等的症状，年轻，病程长，考虑贲门失弛缓症可能，予食管钡餐检查支持该病诊断，进一步行胃镜及食管测压明确了该病诊断：贲门失弛缓症Ⅰ型。患者先予药物治疗效果不佳，病情重，体重下降明显，严重影响生活质量，食管测压分型为Ⅰ型，符合 POEM 治疗适应证，患者最终选择 POEM 治疗。术后患者吞咽困难症状彻底消失，体重增加，达到最佳治疗效果。POEM 是一种新的内镜下手术方式，既具有微创治疗的优越性，又具有开放手术直视的优点，近、中期效果明显，具有良好的临床应用前景。

（蓝　宇　吴改玲）

参考文献

[1] 陆星华，钱家鸣．消化系疾病诊断与诊断评析 [M]．上海：上海科学技术出版社，2006：29-35.

[2] 内镜治疗专家协作组．经口内镜下肌切开术治疗贲门失弛缓症专家共识 [J]．中华胃肠外科杂志，2012，11：1197-1200.

[3] 沃静波，许国强，陈洪潭．内镜治疗贲门失弛缓症的进展 [J]．医学综述，2016，15：3007-3010.

病例 **8** 弥漫性食管痉挛

一、病例摘要

一般情况：患者女，63 岁，已婚，退休。

主诉：间断胸痛 18 个月。

现病史：患者 18 个月前劳累、生气后出现左胸痛，为烧灼样疼痛，不剧烈，无放散痛，无胸闷憋气，与活动、呼吸、吞咽无关，多于饭后 1 小时左右出现，疼痛持续 10 余分钟至 2～3 小时，可自行缓解。无发热、咳嗽、咳痰，无吞咽困难、反酸、烧心，偶有嗳气，无恶心、呕吐、腹痛、腹胀，于外院行冠脉 CT 示冠状动脉前降支轻度狭窄，给予阿司匹林、氯吡格雷及降脂药物等冠心病相关治疗，病情无好转，且出现上腹痛，饥饿痛及夜间痛，进食后可缓解，无呕血及黑便。17 个月前于安贞医院行冠状动脉造影示前降支轻度狭窄，除外冠心病及其他心源性胸痛，停用阿司匹林及氯吡格雷，建议消化科就诊。患者遂就诊于北医三院消化科，给予奥美拉唑抑酸治疗 3 个月，无好转，换用雷贝拉唑、吉法酯及中药汤剂（具体不详）治疗，持续规律服药 1 年，腹痛缓解，但仍有间断左胸痛发作，发作频率较前减低，程度不剧烈可耐受。患者发病以来食欲可，常有心悸，易生气，易出汗，大小便正常，睡眠欠佳，现为进一步诊治收入我院消化科，18 个月来体重下降 8kg。

既往史：20 年前有心律不齐、室早二联律，后自行好转，慢性咽炎 5 年。2 年前因左上腹痛于北京大学第三医院行胃镜检查示慢性浅表性胃炎，病理示胃窦、胃角轻度慢性炎，轻度活动，Hp 阴性，服用吉法酯等药物后腹痛好转。否认肝炎、结核等传染病史，否认高血压、糖尿病史，否认肝胆胰疾病史，否认近期 NSAIDs 用药史，否认外伤史。21 年前因子宫腺肌症行子宫切除术，否认输血史，对磺胺过敏，无特殊嗜好。

体格检查：T 36.8℃，P 64 次 / 分，R 19rpm，BP 98/60mmHg。神清，皮肤黏膜无黄染、淤斑及出血点。双侧胸廓对称，双肺呼吸音清，未闻及干湿性啰音。心界无扩大，心率 64 次 / 分，律齐，未闻及病理性杂音及额外心音。腹平坦，下腹正中可见约 8cm 手术瘢痕，无压痛及反跳痛，未触及包块，肝、脾肋下未触及，Murphy 征（-），移动性浊音阴性，肠鸣音正常。双下肢无水肿。

辅助检查：辅助检查：（2011 年 11 月）安贞医院行冠状动脉造影示前降支轻度狭窄，（2011 年 11 月 17 日）北京大学第三医院腹部超声：左肝囊肿 0.8cm×0.8cm。

初步诊断：①胸痛待查：胃食管反流性病？食管动力障碍性疾病？功能性胸痛？②慢性胃炎；③肝囊肿。

病例特点：①患者老年女性，慢性病程；②间断胸痛 18 个月，无吞咽困难、反酸、烧心，无发热、咳嗽、呼吸困难，伴心悸，易生气，易出汗，睡眠欠佳；③既往史：有慢性咽炎、慢性浅表性胃炎病史，无心、肺疾病及食管、肝、胆、胰疾病史；④查体：心肺腹无明显阳性发现；⑤辅助检查：冠状动脉造影术示前降支轻度狭窄；腹部超声示肝囊肿。

诊断及鉴别诊断：该患者为老年女性，慢性病程，间断胸痛，与活动、呼吸、吞咽无关，曾于外院行冠状动脉造影等检查除外心源性胸痛可能，进一步病因学鉴别如下。

1. 胃食管反流病　该病患者可出现反酸烧心典型症状，也可出现胸痛、食管外（咽、喉、气管）症状，胃镜可见糜烂性食管炎或 Barrett 食管等，食管 24 小时 pH- 阻抗监测可见病理性酸反流或碱反流。本例患者间断胸痛，服用雷贝拉唑后胸痛减轻，有慢性咽炎多年，应考虑胃食管反流病可能，但患者无反酸烧心典型症状，既往胃镜检查并未发现反流性食管炎等 GERD 内镜下表现，可复查内镜以除外器质性病变，必要时行食管 24 小时 pH- 阻抗监测等检查了解有无 NERD，明确诊断。

2. 食管动力障碍性疾病　患者老年女性，慢性病程，间断胸痛，考虑该类疾病可能，如原发或继发食管动力异常，需要胃镜除外食管炎症病变及占位性病变，实验室诊断筛查系统性疾病、代谢性疾病，如糖尿病、甲状腺功能亢进或低下、风湿免疫病等，食管测压可了解食管动力障碍类型。

3. 食管恶性肿瘤　患者老年，间断胸痛，体重减轻，需考虑该类疾病，但患者慢性病程，病史长达 18 个月，无进行性吞咽困难，不支持该诊断，需要胃镜（及病理）除外。

4. 功能性胸痛　该病为反复的、源于食管的、不可解释的胸骨后疼痛，疼痛不能用反流性疾病或其他黏膜疾病和动力异常来解释。本例患者间断胸痛 2 年，同时伴有心悸、易生气、易出汗、睡眠欠佳等精神症状考虑该病可能，需要行胃镜、食管测压及 24 小时 pH- 阻抗监测等检查除外可解释的任何胸痛疾病。

5. 呼吸系统疾病　肺部、胸膜的炎症、肿瘤可有胸痛症状，但该患者既往无呼吸系统疾病病史，除胸痛症状外无发热、咳嗽、咳痰、呼吸困难等其他呼吸系统不适主诉，肺部查体无阳性体征，不支持，可行 X 线胸片、胸部 CT 检查了解肺部及纵隔情况以行鉴别。

6. 慢性胃炎　患者老年女性，间断上腹痛，曾服用阿司匹林及氯吡格雷，既往胃镜示浅表性胃炎，服用吉法酯有效，考虑该诊断成立，可复查胃镜了解目前胃炎情况。

7. 消化性溃疡　患者老年女性，间断上腹痛，有夜间痛、饥饿痛，曾服用阿司匹林及氯吡格雷，服用质子泵抑制剂有效考虑此病可能。患者已停用阿司匹林及氯吡格雷，近期无上腹痛，不考虑活动性溃疡，可复查胃镜明确胃十二指肠情况。

肝囊肿：根据病史诊断。

二、诊治经过

入院后化验检查，血尿便常规及肝肾功能正常。肿瘤标志物、感染筛查、甲状腺功能五项、凝血、血脂均正常范围。自身抗体阴性，血沉第 1 个小时 4mm。免疫示补体 C 30.66g/L，补体 C 40.20g/L。心电图未见明显异常；胸片示双肺纹理增多。胃镜示浅表性胃炎（中度），无糜烂性食管炎及 Barrett 食管（病例 8 图 1）；病理示慢性浅表性胃炎（中度），Hp 阴性。腹部 CT 平扫＋增强示肝脏血管瘤（S6）；肝脏多发小囊肿；右肾小囊肿。食管 24 小时 pH- 阻抗监测结果：Demeester 评分 2.0（Normal ≤ 14.72），酸反流 9 次（正常＜ 55 次），弱酸反流 19 次（正常＜ 26 次），非酸反流 0 次（正常＜ 1 次），总反流次数为 28 次（正常＜ 73 次），SAP ＜ 95%（病例 8 图 2），除外非糜烂性胃食管反流病及食管高敏感。高分辨食管测压示：LESP 21.5mmHg（正常值 13 ～ 43mmHg），LES 综合松弛压（IRP）12.8mmHg（正常值＜ 15mmHg），LES 松弛率 40%；食管体部 10 次湿吞咽中，8 次为同步收缩，2 次为蠕动性收缩，食管远端 DCI 平均值 2222.7mmHg·cm·s，DL 有 3 次＜ 4.5 秒；UESP 25.1mmHg，UES 残余压力 3.6mmHg（病例 8 图 3），诊断为弥漫性食管痉挛。根据患者胃镜结果予抑酸及黏膜保护治疗，患者除外心源性胸痛后情绪逐渐平稳，胸痛发作频率及程度较前减轻，可以耐受，不伴吞咽困难，未予特殊治疗。

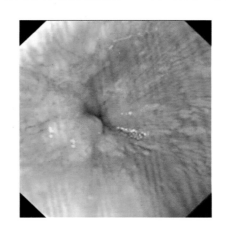

病例 8 图 1　胃镜检查

注：示食管下段黏膜无糜烂及 Barrett 表现。

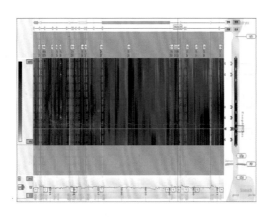

病例 8 图 2　食管 24 小时 pH- 阻抗监测结果 Demeester 评分 2.0

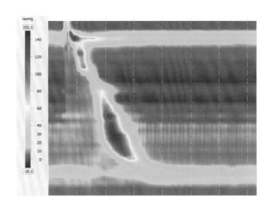

病例 8 图 3　食管测压

注：示食管体部早熟收缩，DL3.9s，DCI 2277.9mmHg·cm·s。

最后诊断：①弥漫性食管痉挛；②慢性浅表性胃炎；③肝血管瘤；④肝囊肿、肾囊肿。

诊断依据：①老年女性，慢性病程；②间断胸痛；③冠状动脉造影除外冠心病，胸部检查除外肺及胸膜、纵隔疾病；④胃镜检查无反流性食管炎及 Barrett 食管、食管裂孔疝等表现；⑤食管 24 小时 pH- 阻抗监测结果阴性；⑥食管测压示食管体部存在 30% 早熟收缩，食管远端 DCI 平均值

2222.7mmHg•cm•s，LES 静息压及综合松弛压正常。

三、讨论

弥漫性食管痉挛（diffuse esophageal spasm，DES）是一种食管远端平滑肌同步收缩同时伴有胸痛和吞咽困难临床表现的原发性食管运动障碍性疾病。临床上以慢性间歇性胸痛和吞咽困难为特点，食管中下段出现同步非推进性不协调的持续强烈重复性收缩，致使食管呈螺旋状或串珠状狭窄，而上段食管及食管下括约肌功能大多正常。发病率低（0.2/10 万），可发生于任何年龄，但以女性和 50 岁以上的中老年人较多见，病因及发病机制尚不明确，可能与食管神经 - 肌肉变性、食管黏膜刺激、精神心理因素及炎症等有关，查体多无阳性发现。钡餐检查显示食管内的钡剂通过缓慢，严重痉挛时食管呈弯曲、螺旋状或串珠状，食管下段被动性扩张，可见无推进性的第三收缩。钡餐检查易出现假阳性及假阴性，发作间歇期结果可阴性，对 DES 诊断阳性率不高。胃镜无特征性表现，但可鉴别诊断。食管测压为诊断 DES 金标准，2014 年版芝加哥 DES 诊断标准：LES 综合松弛压（IRP）正常，早熟收缩比例≥ 20%，并伴有 DCI ＞ 450mmHg•s•cm。DES 为良性疾病，治疗目的是消除症状，首选药物治疗，如抗胆碱能药物、硝酸酯类药物、钙离子拮抗药、镇静及抗焦虑抑郁药物等，无效者可考虑内镜或手术治疗，如内镜下食管扩张或肌切开术（POEM）等。本例患者老年女性，间断胸痛，首先行冠状动脉造影等检查除外心源性胸痛，结合病史及胸片亦除外了肺部及纵隔疾病所致胸痛。患者胃镜检查除外了食管炎症、Barrett 食管、溃疡病及肿瘤等器质性疾病，食管 24 小时 pH- 阻抗监测未见异常，除外非糜烂性胃食管反流病及食管高敏感，考虑食管动力障碍性疾病可能性大，最后经高分辨食管测压诊断为弥漫性食管痉挛，症状较轻，未予特殊治疗。本例病例提示我们遇到疾病除了要想到常见病，还要考虑少见病，除了器质性疾病，还要考虑较为少见的原发性食管动力障碍性疾病，选择特殊的检测方法，如 HRM 方可做出正确诊断及治疗。

（吴改玲　蓝　宇）

参考文献

[1] 陆星华，钱家鸣 . 消化系疾病诊断与诊断评析 [M] . 上海：上海科学技术出版社，2006：25-28.

[2]Kahrilas PJ，Bredenoord AJ，Fox M，et al.The Chicago Classification of esophageal motility disorder，v3.0. Neurogastroenterology & Motility，2015，27：160-174.

病例 **9**　真菌性食管炎

一、病例摘要

一般情况：患者男，63 岁，已婚，退休。

主诉：吞咽困难 3 个月余，发现肝功能异常 22 天入院。

现病史：患者 3 个月前无明显诱因出现吞咽困难，伴食欲差，可进流食，无吞咽痛，无发热、胸痛，无反酸、烧心和嗳气，无恶心、呕吐，偶有右上腹痛，持续约几秒缓解，与进餐、排便无关，无腹胀、腹泻、便血，无咳嗽、咳痰及喘憋，未予重视。症状持续不缓解，于 22 天前就诊于北京市某中西医结合医院，化验肝功能示：ALT 47.1U/L，AST 102.0U/L，ALP 151U/L，GGT 619U/L，TBA 29.73μmol/L，初步诊断为肝脾不和，脘腹胁痛，建议中药治疗，患者拒绝用药，为进一步诊治收入我院消化科。患者自发病以来精神尚可，食欲差，睡眠可，小便正常，大便黄色成形，无脓血，3～4 次 / 天，有里急后重感，便前无腹痛，3 个月体重下降 5kg。

既往史：34 年前曾患十二指肠穿孔，经非手术治疗后痊愈。16 年前曾患急性下壁心肌梗死，保守治疗，未予介入和溶栓治疗，目前规律服用阿司匹林 1 片 1 次 / 天。高血压病 14 年，血压最高达 180/110mmHg，规律口服苯磺酸左旋氨氯地平（施慧达）治疗，血压维持在 130～140/100mmHg。酒精性肝病 4 年。4 年前患胃角溃疡、慢性出血糜烂性胃炎、幽门螺旋杆菌感染、糜烂性十二指肠球炎已治疗。糖尿病病史 2 年，口服阿卡波糖（拜唐苹）1 片 1 次 / 天，血糖控制欠佳，糖化血红蛋白 10.6%。否认病毒性肝炎、结核等传染病史，否认药敏史。

个人史：饮酒 30 年，平均每天饮啤酒 2000ml，未戒酒。吸烟 30 年，平均 2 包 / 天，未戒烟。

家族史：父母患高血压，1 个妹妹患高血压、糖尿病。

查体：T 36.3℃，P 80 次 / 分，R 18 次 / 分，BP 138/76mmHg。神清，皮肤散在皮疹，无肝掌及蜘蛛痣，浅表淋巴结无肿大，巩膜无黄染，结膜无苍白。双肺呼吸音清，未闻及干湿性啰音，心率 80 次 / 分，律齐，未闻及病理性杂音及额外心音，腹部平坦，未见腹壁静脉曲张，全腹软，无压痛、反跳痛、肌紧张，肝脾肋下未及，Murphy 征（-），移动性浊音阴性，双下肢无水肿。

辅助检查：2017 年 1 月 25 日肝功能：ALT 47.1U/L，AST 102.0U/L，ALP 151U/L，GGT 619U/L，TBA 29.73μmol/L。糖化血红蛋白 10.6%。

初步诊断：①吞咽困难原因待查：食管占位？食管炎？食管运动障碍？②肝功能异常：酒精性肝病；③2 型糖尿病；④高血压病 3 级（极高危）；⑤冠心病、陈旧下壁心肌梗死、心律齐、心功能 I 级（NYHA）。

病例特点：①患者老年男性，慢性病程；②吞咽困难，伴食欲差，无发热、胸痛，无反酸、烧心和嗳气；③陈旧心梗、高血压病、酒精性肝病、胃溃疡、幽门螺旋杆菌感染及糖尿病病史，血糖控制不佳，有饮酒史；④查体：皮肤散在皮疹，心肺腹无阳性发现；⑤辅助检查：肝功能异常。

诊断及鉴别诊断：

1. **食管癌**　患者老年男性，长期饮酒，出现吞咽困难，食欲减退，体重减轻，考虑该病可能，需要胃镜、上消化道钡餐等明确诊断，有些食管炎可合并食管癌需要仔细鉴别。

2．食管炎　多种原因可导致食管炎症，如细菌、病毒、真菌、结核及胃食管反流等，此类患者亦可出现吞咽困难，该患者无反酸、烧心，无咽部不适，无发热盗汗，需完善胃镜、活检及病原学检测等明确诊断。

3．食管运动障碍　有原发和继发（多见于结缔组织病、糖尿病等）原因，包括多种疾病，可出现吞咽困难，需要先除外食管器质性疾病，排查风湿免疫病，经食管测压等明确疾病类型，该患者吞咽困难，有糖尿病病史，不除外该病可能，待检查明确。

4．酒精性肝病　长期大量饮酒导致的中毒性肝损伤，初期表现为肝细胞脂肪变性，进而可发展为酒精性肝炎、肝纤维化，最终导致酒精性肝硬化。本患者有长期饮酒史，每日酒精摄入量＞40g，目前未戒酒，既往已诊断酒精性肝病4年，无病毒性肝炎病史，出现肝功能异常，考虑该病的可能性大，待检查明确酒精性肝病的类型。

二、诊治经过

患者入院后查：血常规及中性粒细胞比例正常，尿常规未见异常。生化：AST 45U/L，ALB 28.9g/L，TBIL 27.0μmol/L，D-BIL 15.1μmol/L，GGT 345U/L，Apo-B 0.6g/L。乙肝丙肝抗原抗体阴性，凝血功能PA 68%，余正常，肾功能正常，hs-CRP 11.78mg/L。肿瘤标志物：CEA 5.44ng/ml，AFP 9.78ng/ml，CA19-9 103.80U/ml，SCC 3.0ng/ml，CYFRA21-1 3.4ng/ml。血气分析：pH 7.423，PO_2 65mmHg，CO_2 30.8mmHg。胸部正侧位胸片诊断：双下肺肺纹理增重。肝胆胰脾双肾彩超诊断：肝脏弥漫性病变，胆囊壁增厚。超声心动诊断：左室松弛性减低。胸部CT诊断：左上叶舌段索条；右中叶小结节。腹部MRI诊断：胰腺萎缩；胆囊壁稍厚、略欠光滑。患者禁酒后复查肝功能指标较入院前下降，结合病史、化验及腹部超声结果，考虑酒精性肝病诊断成立，酒精性肝炎的可能性大。胃镜示霉菌性食管炎（Kodsi分级3级）（病例9图1）、反流性食管炎（LA-B级）、食管裂孔疝、浅表糜烂性胃炎（重度）、十二指肠炎（重度）、十二指肠霜斑样溃疡。食管分泌物涂片未见真菌，予埃索美拉唑镁肠溶片（耐信）40mg静脉滴注2次/天，患者吞咽困难较前略减轻。患者胃镜4天后无诱因出现发热，体温最高达38.3℃，伴咳嗽，咳白色泡沫痰，大便每天3～4次，黄色稀便，不伴脓血，无腹痛，考虑肺部感染，予盐酸莫西沙星（拜复乐）抗感染治疗2天，效果不明显停用。查痰涂片（2次）：C级痰，可见G^+和G^-菌，未见真菌；痰培养（2次）未见细菌及真菌生长；血培养（2次）阴性；尿培养阴性；便常规未见异常，球杆比1：（4～5），便培养（2次）示白假丝酵母菌；血G试验（1-3-β-D葡聚糖）95.6pg/ml。患者胃镜示食管各段黏膜遍布白苔，便培养示白假丝酵母菌，虽食管分泌物涂片真菌检查阴性，仍考虑食管真菌感染；后期患者咳痰明显拉丝，肺部真菌感染不除外，故予氟康唑200mg静脉滴注1次/天抗真菌感染，3天后患者体温正常，吞咽困难、咳嗽、咳痰较前明显好转，抗真菌治疗后肝功能较前略有恶化，2017年3月10日AST 140U/L，ALB 38.6g/L，D-BIL 25.5μmol/L，GGT 277U/L，LDH 1214U/L，予保肝治疗，带药出院。一年半后复查胃镜真菌性食管炎治愈（病例9图2）。

最后诊断：①真菌性食管炎（Kodsi分级3级）；②反流性食管炎（LA-B级）、食管裂孔疝、浅表糜烂性胃炎（重度）、十二指肠炎（重度）、十二指肠霜斑样溃疡；③肠道感染（真菌）；④酒精性肝病；⑤冠状动脉性心脏病、不稳定型心绞痛、陈旧性下壁心肌梗死、窦性心律、心界不大、心功能Ⅰ级（NYHA）；⑥高血压病3级（极高危）；⑦2型糖尿病。

　　诊断依据：真菌性食管炎：①患者老年男性，慢性病程；②吞咽困难，伴食欲差，无发热、胸痛，无反酸、烧心和嗳气；③有多种基础病，有反流性食管炎病史，有糖尿病病史，血糖控制不佳，有饮酒史；④胃镜示食管各段黏膜遍布白苔，便培养示白假丝酵母菌，血G试验（1-3-β-D葡聚糖）95.6pg/ml；⑤合并肺部、肠道真菌感染；⑥抗真菌治疗有效。

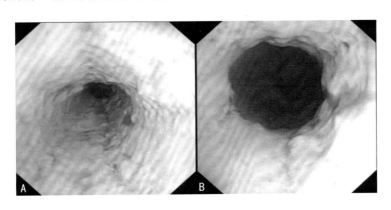

病例9图1　胃镜检查
注：图A：示食管中段黏膜不光滑，白色豆渣样物附着于食管全周；
图B：食管下段大量白色豆渣样物附着，可见纵行红斑，长度＞5mm，齿状线上移3cm。

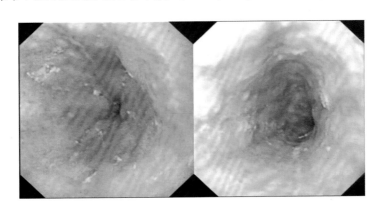

病例9图2　一年后复查胃镜
注：一年后复查胃镜食管仅有少量白色点状分泌物附着，较前明显好转。

三、讨论

　　真菌性食管炎，即真菌侵入食管黏膜造成的食管感染。病原菌以念珠菌最为多见，其中最常见的白色念珠菌，其次是热带念珠菌和克鲁斯念珠菌等，主要症状为咽痛、吞咽痛和咽下困难，可有厌食、呕血等。真菌在自然界中广泛分布，作为条件致病菌常存在于人体皮肤和黏膜，当机体全身和局部抵抗力降低或大量使用广谱抗生素，使其他微生物的生长受到抑制时，念珠菌便会大量生长而致病。真菌性食管炎多见于肿瘤患者、长期接受抗生素或类固醇激素治疗者、某些慢性病如糖尿病患者、反流性食管炎患者及艾滋病患者。诊断主要依靠内镜检查结合真菌检查。内镜检查是唯一具有确诊价值的方法，敏感性和特异性均高，内镜下刷检涂片见真菌菌丝和芽孢，或活检组织病理学检查可见有菌丝侵入。按照Kodsi分级标准，真菌性食管炎患者的胃镜下表现分为4级，1级为食管壁可见直径＜2mm的隆起白斑和食管黏膜充血；2级为食管壁可见直径≥2mm的隆起白斑和食管黏膜充血；3级为食管壁见结节样或融合的白色斑块状隆起，可见食管黏膜充血及溃疡；4 级为在 3 级的基础上，尚有食管黏膜易脆，还可见食管狭窄。真菌性食管炎的症状需与食管癌及其他类型食管炎鉴别。抗真菌治疗是真菌性食管炎治疗的核心，主要药物有氟康唑、两性霉素 B、伊曲康唑等，疗程一般 10 天。管理好原发病、合理应用抗生素和类固醇激素药物是预防真菌性食管炎的关键。该患者老年男性，长期饮酒，有糖尿病病史，且血糖控制不佳，出现吞咽困难，食欲差，除了考虑食管癌外，还要考虑食管炎症可能，胃镜提示食管真菌感染，反流性食管炎，但食管分泌物涂片未见真菌，初步除外食管癌，予 PPI 抑酸治疗，症状不能完全缓解。随后逐渐出现发热，咳嗽，咳痰，痰拉丝，抗生素治疗效果不佳停用，考虑肺部、食管、肠道同时存在真菌感染，予抗真菌治疗 3 天后所有症状好转。本例患者肝功能异常，使用抗真菌药物时须关注药物引起肝损伤加重问题。对年老体弱患者，尤其是伴有反流性食管炎，血糖控制不佳的糖尿病患者，出现吞咽困难除了要考虑到食管占位性病变外，还要考虑有真菌性食管炎的可能，否则有漏诊的可能。

（吴改玲　蓝　宇）

参考文献

[1] 李益农，陆星华. 消化内镜学 EM3 [M]. 北京：科学出版社，1995：150.

[2] 林三仁等. 消化内科学高级教程 [M]. 北京：人民军医出版社，2009：158-160.

病例 *10* 嗜酸细胞性食管炎

一、病例摘要

一般情况：患者男，62岁，汉族，退休。

主诉："间断进食后恶心1年余，加重伴咳嗽、咳痰半月"于2012年6月6日入院。

现病史：患者18个月前脑梗后开始出现进食后恶心、呕吐，呕吐物为胃内容物及白色黏液，无隔夜宿食，无腹痛、腹泻，无呕血、黑便，未重视。近半月上述症状加重，患者每次进食后即吐，呕吐物为食物及少量胃内容物，无咖啡样物，无腹痛、腹泻，肛门排气存在，伴咳嗽，咳白色黏液痰，无发热，无胸闷憋气，经门诊收入我院呼吸科。入院后完善相关检查，血常规：WBC 5.99×10⁹/L，Hb 97g/L（115～150g/L），NE 27.7%（40%～75%），LY 35.2%，EO 30.2%（0.4%～8%）；肝肾功能及凝血正常，尿酮体（++++），肿瘤标志物：SCC 2.1ng/ml（<1.5ng/ml）；CEA、AFP、CA199正常；ESR 15mm；CRP 10.70mg/L；RF<20U/ml；ASO 27.2U/ml；C3、C4、免疫球蛋白正常；痰涂片：G⁺球，G⁺杆，G⁻杆；抗酸染色未见抗酸杆菌。胸部X线：双肺纹理增多，可见小斑片状密度增高影（渗出性病变？），胸廓畸形，脊柱扭曲；腹部B超未见明显异常；予头孢米诺钠2g 2次/天静脉滴注抗炎，补液纠酮对症治疗，恶心呕吐缓解不明显，请消化内科会诊，考虑上消化道梗阻可能，予完善胃镜检查（病例10图1）示：食管中上段管腔扩张，距门齿30cm管腔明显狭窄，内镜不能通过，狭窄口处覆较多白色膜样物质，5点方向可见大小约2cm×0.5cm纵行溃疡，质地偏韧，触之易出血。诊断为食管中段溃疡、狭窄原因待查，予转入消化内科进一步诊治。患病来精神软，进食差，大便每1～2日1次，不成形，量不多，小便正常，睡眠尚可，近1个月体重下降2kg。

既往史：18个月前患脑梗死，遗留运动性失语。同期发现高血压，血压最高190/100mmHg，口服苯磺酸氨氯地平（络活喜）5mg 1次/天，血压维持在130/80mmHg。17个月前患皮肤类天疱疮，长期口服激素，目前泼尼松片10mg 1次/天维持。先天胸廓畸形。幼年患小儿麻痹。否认病毒性肝炎、结核等传染性疾病病史，否认药物食物过敏史。

个人史：否认吸烟饮酒史。

查体：T 36.5℃，P 74次/分，R 18次/分，BP 135/72mmHg。神清，精神软，运动性失语。全身多发色素沉着，右侧睑裂小，双眼向左侧凝视麻痹。胸廓明显畸形，双肺呼吸音粗，未闻及明显啰音。腹部尚平坦，未见胃肠型及蠕动波。腹部软，剑突下较饱满，未及明显包块，无压痛，叩诊呈鼓音，肠鸣音3次/分，未闻震水音。右上肢肌萎缩，肌力0级，右下肢肌力Ⅲ级，右下肢病理征阳性。

初步诊断：①食管中段溃疡合并狭窄原因待查：嗜酸细胞性食管炎？食管恶性肿瘤？②吸入性肺炎；③脑梗死；④高血压病3级（极高危）；⑤皮肤类天疱疮；⑥小儿麻痹后遗症；⑦先天胸廓畸形。

病例特点：①中年男性，慢性病程；近半月加重；②主要症状为恶心、呕吐，多见于进食后，无呕隔夜宿食，无腹痛、腹泻，无呕血、黑便，无发热，肛门排气存在。咳嗽、咳痰。③既往：17个月前患皮肤类天疱疮，长期口服激素，目前泼尼松片10mg 1次/天维持。先天胸廓畸形，有高血压、脑梗死病史;④查体:胸廓明显畸形,腹软,未及明显包块,无压痛,肠鸣音 3 次 / 分,未闻震水音;⑤胃镜示:食管中段溃疡合并狭窄。

诊断及鉴别诊断:该患者胃镜检查提示食管中段溃疡伴狭窄,应考虑以下疾病。胃镜活检组织的病理检查结果助于鉴别诊断。

1. 嗜酸细胞性食管炎　本病青少年及儿童好发,男性多于女性,典型临床症状为间歇性吞咽梗阻、食物嵌顿;内镜下可表现为食管表面白色渗出物、线形沟样改变、环形结构形成等。食管活检组织可见大量嗜酸性细胞浸润(≥ 15 个 / 高倍镜视野)。该患者有上消化道梗阻的症状,既往有类天疱疮病史,入院后血嗜酸细胞明显升高。胃镜提示食管中段纵行溃疡,狭窄口处覆较多白色膜样物质,嗜酸细胞性食管炎可能性大,胃镜病理有助于诊断。

2. 食管癌　本病好发于 50 ～ 65 岁,男性多见,典型的临床表现为进行性吞咽困难,后期肿瘤导致食管管腔狭窄,常反复呕吐,并有肿瘤消耗的表现,如乏力、体重下降、脱水、营养不良等。胃镜下可表现为食管增厚、向腔内凸起,管腔狭窄。该患者中老年男性,有进食后梗阻的临床表现,化验提示贫血、SCC 升高,需首先鉴别本病,确诊依赖病理组织学。

3. 食管克罗恩病　克罗恩病好发于中青年人群,是以胃肠道病变为主的一种慢性非特异性疾病,可侵及胃肠道的任何部位,包括食管、口腔及肛门。临床表现多样且缺乏特异性,慢性炎症及反复发作是该病的一大特点。内镜下多表现为纵形裂隙样溃疡,病变常常累及食管全层,病理提示非干酪样坏死性肉芽肿。该患者内镜下表现为食管中段孤立纵行溃疡,本病可以考虑,但患者并非本病的高发年龄,且既往无大便异常等下消化道症状,有待胃镜病理结果进一步除外。

4. 食管白塞病　白塞病是一种以全身血管炎为基本病理特点的自身免疫性疾病。内镜下可表现为单个或多个圆形或椭圆形溃疡,底深厚苔,溃疡间相隔的黏膜完全正常。病理提示细小血管炎。该患者内镜下表现为食管中段孤立纵行溃疡,本病可以考虑,但患者无口腔溃疡、外阴溃疡、眼色素膜炎等其他系统损伤的临床症状,有待胃镜病理结果、针刺试验等进一步除外。

5. 食管结核　内镜下表现多样,可为隆起样病变、溃疡样病变、类黏膜下病变,部分病变可见窦道形成,该患者内镜下表现为食管中段孤立纵行溃疡,本病不能除外。但该患者无慢性咳嗽、咳痰、咯血、低热盗汗、消瘦等结核中毒症状,可待黏膜病理、PPD 试验、T-SPOT 等检查进一步除外。

二、诊治经过

患者转入我科后进一步完善检查,上消化道造影示:食管中下段狭窄,局部黏膜欠规整。复查血常规＋嗜酸细胞计数:WBC 5.86×10^9/L,NE36.8%(40%～75%),LY 34.6%,Hb 98g/L(115～150g/L),EO 22.2%(0.4%～8%),嗜酸细胞计数 1144×10^6/L;胃镜病理回报:(食道)鳞状上皮黏膜增生,间质个别腺体鳞化,淋巴组织增生,较多嗜酸性粒细胞浸润(病例 10 图 2),考虑患者为嗜酸细胞性食管炎。予泼尼松加量至 30mg/d 口服,盐酸西替利嗪片 10mg/d 口服。呕吐症状较前明显缓解。治疗 2 周后复查血常规:WBC 5.87×10^9/L,NE 57.5%,LY 33.4%,EO 1.2%,嗜酸细胞计数 44×10^6/L,Hb 104g/L。复查胃镜:食管溃疡、管腔狭窄较前减轻,内镜可通过食管进入胃腔(病例 10 图 3)。胃镜病理回报:(食道)送检组织为表浅鳞状上皮增生,间质成分极少,可见少量嗜酸性粒细胞浸润(病例 10 图 4)。予泼尼松片减量至 25mg 1 次 / 天口服。1 周后减量至 20mg 1 次 / 天口服后出院。

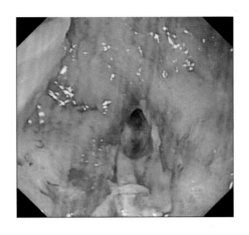

病例 10 图 1　激素治疗前胃镜下所见

注：食管中上段管腔扩张，距门齿 30cm 管腔明显狭窄，内镜不能通过，狭窄口处覆较多白色膜样物质，
5 点方向可见大小约 2cm×0.5cm 纵行溃疡，质地偏韧，触之易出血。

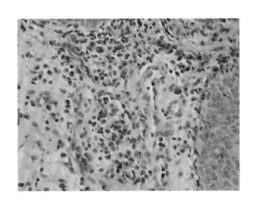

病例 10 图 2　激素治疗前食管黏膜组织病理（HE×40）

注：可见多量嗜酸性粒细胞浸润，＞ 50/HPF。

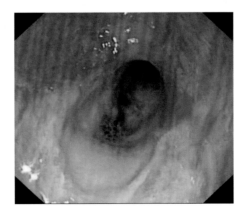

病例 10 图 3　激素治疗后胃镜下所见

注：距门齿 27cm 可见数条纵行糜烂斑，5 点方向可见大小约 1cm×2cm 长条状纵行深溃疡，
覆白苔及红黑色血痂，管腔狭窄，内镜可通过。

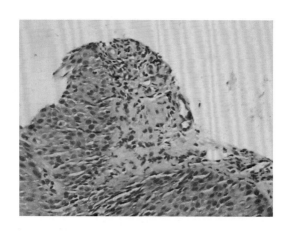

病例 10 图 4　激素治疗后食管黏膜组织病理（HE×40）

注：嗜酸性粒细胞浸润较前明显减少，＜ 15/HPF。

最后诊断：①嗜酸细胞性食管炎；②吸入性肺炎；③脑梗死；④高血压病 3 级（极高危）；⑤皮肤类天疱疮；⑥小儿麻痹后遗症；⑦先天胸廓畸形。

诊断依据：①中年男性，慢性病程；近半月加重；②主要症状为上消化道梗阻的症状：恶心呕吐，进食后即吐，咳嗽、咳痰；③既往：17 个月前患皮肤类天疱疮，长期口服激素，泼尼松片 10mg 1 次/天维持；先天胸廓畸形、高血压、脑梗死病史；④查体：胸廓明显畸形，腹部查体无异常；⑤胃镜检查示：食管中段溃疡合并狭窄；食管黏膜病理：可见较多嗜酸性粒细胞浸润（≥ 15 个 /HPF）；⑥激素治疗有效。

三、讨论

嗜酸细胞性食管炎（eosinophilic esophagitis，EE）是一种以嗜酸性粒细胞浸润为主要特征的慢性食管炎症。好发于青少年及儿童，男性多于女性。目前中国尚无完善的流行病学资料，总体发病率偏低。发达国家及白人患病率相对较高。2017 年欧洲胃肠病联合学会关于成人和儿童嗜酸细胞性食管炎的诊断和管理指南中，建议嗜酸细胞性食管炎的诊断应综合以下几方面：①临床症状：成人多表现为固体食物吞咽困难，食管嵌塞和与吞咽无关的胸骨后疼痛；儿童多表现为胃食管反流样症状，上腹痛，胸痛，呕吐，生长迟缓等；②内镜检查：内镜下食管黏膜的表现多种多样，黏膜白斑或渗出、纵向裂隙、食管环、食管溃疡、食管狭窄等相对常见。其溃疡的形态以火山口样、纵样多见，需注意与食管恶性肿瘤、白塞氏病、克罗恩病、结核病等相鉴别。取活检时应在黏膜异常区域至少活检六块（不同位置），诊断敏感性随着活检次数的增加而增高。即使食管黏膜外观正常，也应进行活检；③组织学：食管组织病理学检查是诊断嗜酸细胞性食管炎的金标准，目前较公认的诊断标准是食管一块或多块组织中至少一个高倍视野可见大量嗜酸性细胞浸润（≥ 15 个 / 高倍镜视野）；④除外其他导致嗜酸性细胞浸润的疾病。该患者有食管梗阻的临床表现（进食后即吐），食管病理活检显示食管上皮黏膜及淋巴组织增生，可见大量嗜酸性粒细胞浸润（≥ 15 个 / 高倍镜视野），嗜酸细胞性食管炎诊断成立。

嗜酸细胞性食管炎的发病机制尚不明确，多种炎症细胞和细胞因子可能参与其中，其到底是一种仅限于食管的疾病，还是全身疾病的一部分亦不明确。

该患者既往有类天疱疮病史。类天疱疮是一种严重的自身免疫性大疱性皮肤病，部分患者血清中嗜酸性细胞数量明显增高，病理表现为表皮下水疱，其内含有大量嗜酸性粒细胞，并可分泌白介素

-5。类天疱疮与嗜酸细胞性食管炎的发生是否相关尚不明确，国内外文献中关于天疱疮合并食管狭窄的个案报道较少，但其胃镜下表现与本例患者有相似之处（食管狭窄、纵形溃疡及黏膜剥脱样改变），尚不明确两者之间是否存在某些共同的致病机制。

嗜酸细胞性食管炎的治疗目的是缓解症状、减少复发和防治并发症。临床上以症状完全缓解（临床治愈）、食管嗜酸细胞浸润消除（组织学治愈）、内镜正常（内镜治愈）哪个作为治疗终点目前尚无定论。主要治疗措施包括：①饮食治疗：可作为儿童的一线治疗；成人患者因食谱过于广泛，往往效果不佳；②抗过敏治疗：激素能够抑制非特异性的炎症反应，有效缓解嗜酸细胞增多导致的临床病理表现，对食管狭窄的患者亦有效。现多推荐吞咽吸入剂型的激素，如丙酸氟替卡松、倍氯米松、黏稠的布地奈德制剂等。有文献报道，硫唑嘌呤、6-巯基嘌呤、孟鲁司特钠、生物制剂可能有效，是临床治疗的新方向，但研究病例数较少，有待进一步的临床观察验证；③PPI：鉴于胃食管反流病也可导致嗜酸细胞浸润，且部分嗜酸细胞性食管炎患者可同时合并胃食管反流，抑酸治疗有一定疗效，但是否作为一线治疗尚存在争议；④内镜治疗：对于经口服糖皮质激素治疗后食管狭窄症状仍较明显者可行内镜下球囊扩张治疗。

该患者既往合并类天疱疮病史，长期口服激素维持治疗，故我们未选用吸入型激素而是选择增加口服激素的剂量。激素治疗2周后症状明显缓解，血常规嗜酸细胞降至正常，复查胃镜提示食管溃疡及管腔狭窄较前好转，病理示嗜酸细胞浸润减少，激素治疗有效，也验证了嗜酸细胞性食管炎的诊断。

（蓝　宇　樊宇靖）

参考文献

[1]Alfredo JL, et al.Guidelines on eosinophilic esophagitis：evidence-based statements and recommendations for diagnosis and management in children and adults. United European Gastroenterol J，2017，5：335-338.

[2]Gounni AS, et al.Increased expression of Th2-associated chemokines in bullous pemphigoid disease. Role of eosinophils in the production and release of these chemokines. Clin Immunol，2006，120：220-231.

[3]康凯，等.大疱性类天疱疮并食管狭窄6例临床分析[J].胃肠病学和肝病学杂志，2012，21：256.

[4]孙明芳，等.儿童嗜酸细胞性食管炎的研究进展[J].中华儿科杂志，2017，55（7）：550-553.

病例 *11* 食管穿孔

一、病例摘要

一般情况：患者男，43岁，职员。

主诉：间断恶心、腹痛18天。于2018年7月3日入院。

现病史：18日前患者早餐后感恶心、呕吐，后突发腹痛，开始为胃内容物，后为黄绿色胆汁样液体，共呕吐6次，每次量约150ml，伴反酸、烧心，伴上腹阵发性隐痛，逐渐加重，无发热，无呕血、腹泻、黑便，无胸闷、胸痛、憋气等。就诊于外院，考虑急性胆囊炎（具体不详），予禁食禁水、补液、抗感染治疗4天后逐渐恢复饮食，未再恶心呕吐，仍有阵发性腹痛，较前无明显缓解，以剑突下为著，进食后加重。无发热、胸痛、胸闷、呼吸困难，无咳嗽、咳痰、咯血，无皮下气肿。行胸部CT提示：双下肺少许纤维索条，左肺下叶肺大疱，心包积液，食道改变，怀疑食管穿孔可能。为进一步诊治，患者就诊于我院。于门诊行上消化道双重造影，提示：食管壁破裂（不完全性）。以食管穿孔收入我院。患者自发病以来，神志清，精神可，睡眠可，小便正常，禁食水后无大便，恢复饮食后大便1次/天，为黄色条状软便，体重无明显变化。

既往史：否认肝炎、结核、疟疾病史，否认高血压、心脏病史，否认糖尿病、脑血管疾病、精神疾病史，否认外伤、输血史，否认食物、药物过敏史，预防接种史不详。

查体：T 36.8℃，P 78次/分，R 18次/分，BP 126/81mmHg。神情，精神可，营养良好，查体合作。全身皮肤黏膜无黄染，浅表淋巴结无肿大。口唇无发绀，气管居中，胸廓外形正常，无三四征，双侧呼吸动度一致，语颤一致，叩诊双侧轻音，听诊双侧呼吸音正常，胸膜摩擦音无。心率78次/分，律齐，各瓣膜听诊区未闻及杂音，无心包摩擦音。腹平坦，无腹壁静脉曲张。腹部柔软，无压痛、反跳痛，腹部无包块。肝脏未触及，脾脏未触及，Murphy征阴性，肾脏无叩击痛，无移动性浊音。肠鸣音正常，4次/分。

辅助检查：（2018年7月2日）上消化道双重对比造影（病例11图1）：食管中段可见造影剂（泛影葡胺）外漏，沿着食管轮廓线（黏膜线）外向下流动至食管下端，呈不规则线状影，未见造影剂弥散，纵隔未见明显充气影。胃呈瀑布型，胃轮廓光滑，胃壁柔软，胃黏膜皱襞规则，未见龛影及充盈缺损，幽门管居中，开放自如。十二指肠球部无变形，未见龛影及充盈缺损，各段管壁尚柔软，黏膜皱襞规则无破坏，十二指肠环无明显扩大。结论：食管壁破裂（不完全性）。

初步诊断：食管穿孔。

诊断及鉴别诊断：

1. 食管穿孔　为较少见的疾病，可引起纵隔炎、纵隔脓肿和主动脉破裂等严重并发症，可引起胸腹部剧烈疼痛，可有颈部皮下气肿和纵隔气肿。患者恶心、呕吐后出现上腹痛，无其他严重并发症表现，腹部CT及上消化道造影提示食管破裂（不完全性），考虑剧烈呕吐引起食管穿孔可能性大。

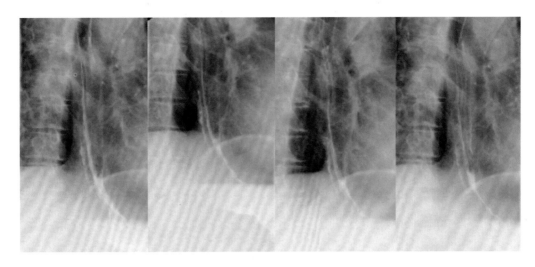

病例11图1 食管双重对比造影（入院时）

注：食管中段可见造影剂外漏，沿着食管轮廓线（黏膜线）外向下流动至食管下端，
呈不规则线状影，未见造影剂弥散，纵隔未见明显充气影。

2. 胃十二指肠穿孔 多有溃疡病史，患者会出现剧烈上腹部疼痛，板状腹，腹肌紧张，中上腹压痛明显，腹平片可见膈下游离气体。患者腹痛不明显，无腹膜炎体征，无溃疡病史，上消化道造影未见胃十二指肠造影剂外漏，可进一步完善胃镜以鉴别。

3. 急性胰腺炎 多与进食油腻食物、酗酒、胆道结石有关，表现为上腹刀割样剧痛，向后背放射，弯腰可缓解，血淀粉酶、脂肪酶升高，CT可见胰腺水肿、渗出、坏死。患者症状不典型，未见淀粉酶、脂肪酶升高，CT未见胰腺异常，暂不考虑此诊断。

4. 急性胆囊炎 多表现为进食油腻食物后右上腹绞痛，查体Murphy征阳性，右上腹压痛、反跳痛，可有胆红素、γ-GT升高。患者症状发作后曾在外院诊断为急性胆囊炎，予禁食禁水、补液、抗感染后仍有腹痛，完善腹部CT未见胆囊增大、胆囊壁增厚，血生化未见相关异常，暂不考虑此诊断。

二、诊疗经过

入院后完善相关化验，WBC $4.29×10^9/L$，Hb 130g/L，Neut% 58.3%，ALT 64U/L，TBIL 9.2mmol/L，Na 143mmol/L，K 4.66mmol/L，其余常规、生化、电解质均未见异常。患者目前一般状况可，无感染征象，考虑为不完全穿孔，未引起纵隔及胸腔感染，暂不予手术干预，采取保守治疗，密切监测患者症状。予禁食水、胃肠减压、静脉营养、保肝、抗感染等对症治疗，记出入量，患者诉腹痛较前减轻，无恶心、呕吐，无发热、胸痛、呼吸困难，无咳嗽、咳痰等不适。

3天后复查血生化，示ALT 25U/L，AST 18U/L，TBIL 10.2mmol/L，Na 140mmol/L，K 4.25mmol/L，均未见异常。血常规示WBC $7.62×10^9/L$，Hb 114g/L，Neut% 79.2%，患者中性粒百分比、白细胞较前升高，但无发热、胸痛等感染征象，CRP、PCT未见异常。复查胸部CT提示：原双肺见少许纤维条索较前减少，左肺下叶外基底段见一椭圆形透亮影。气管及主要支气管通常。纵隔见小淋巴结，胸腔内未见积液征。食管内见置管影，管壁增厚，中下段为著。继续目前治疗方案，检测患者体温及血象变化。

5天后完善胃镜检查提示（病例11图2）：食管S-CJ 40cm，食管20～25cm、30～34cm、35cm

多发纵行凹陷，底部充血，周围无充血水肿，35cm处似可见黏膜下窦道，齿状线规整，贲门口不松弛。胃窦花斑，血管透见，散在陈旧出血及糜烂，幽门正常。诊断：食管多发纵行凹陷伴窦道形成，食管机械损伤后改变可能大。患者病情平稳，考虑长期静脉营养可能会引起肠道菌群失调，予安素肠内营养灌注，逐步增加用量替代静脉营养，继续抗感染治疗，监测患者症状变化。患者大便正常，为黄色条状便，1～2天／次，无发热、腹痛、腹胀、胸闷、咳嗽、咳痰等。

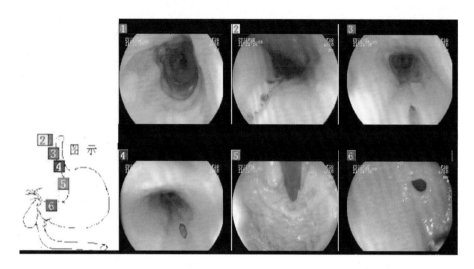

病例 11 图 2　胃镜检查（入院后 5 天）

注：食管 S-CJ 40cm，食管 20～25cm、30～34cm、35cm 多发纵行凹陷，

底部充血，周围无充血水肿，35cm 处似可见黏膜下窦道。

10 天后复查食道造影提示（病例 11 图 3）：原食管中下段瘘口处仅有很少量造影剂外漏，沿着食管轮廓线外向下呈约 1.5cm 长细线样影，瘘口较前明显缩小，未见造影剂弥散。结论：食管壁不全穿孔，较前好转。考虑目前治疗有效，继续肠内营养、胃肠减压、抗感染、记出入量等治疗，定期复查血常规及血生化，表现为白蛋白下降及轻度贫血，余未见异常，考虑为近期营养不良所致。增加安素用量，监测患者生命体征及症状变化。

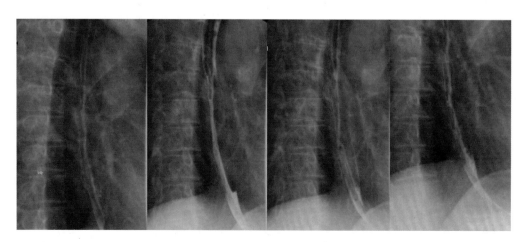

病例 11 图 3　食管双重对比造影（入院后 10 天）

注：原食管中下段瘘口处仅有很少量造影剂外漏，沿着食管轮廓线外向下呈约 1.5cm 长细线样影，

瘘口较前明显缩小，未见造影剂弥散。

17 天后复查上消化道造影提示（病例 11 图 3）：食管各段造影剂通过顺畅，未见明确造影剂外漏。结论：食管未见明显异常。患者病情平稳，一般情况良好，拔出胃管，恢复自主饮食，准予出院，嘱其按时于门诊复诊，不适随诊。

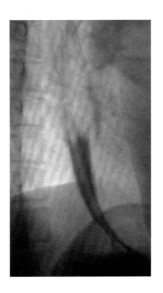

病例 11 图 4　食管双重对比造影（入院后 17 天）

注：食管各段造影剂通过顺畅，未见明确造影剂外漏。

三、讨论

食管穿孔的原因大致可分为：①异物性：多有吞食坚硬、锐利物品史，如鱼刺、鸡骨、猪骨、电池等；②医源性：行食管镜或胃镜检查时缺乏经验、操作不当，行内镜治疗如狭窄扩张、黏膜切除术、过度频繁的硬化剂治疗等；③外伤性：如胸部挤压伤、刀刺伤等；④自发性：食管原有疾患如炎症、溃疡或憩室等常是易发因素，剧烈恶心、呕吐等多是诱因。患者早餐后出现恶心、呕吐，随后出现腹痛，早餐未进坚硬食物，考虑食管穿孔与剧烈呕吐有关。

食管破裂、穿孔的典型症状包括呕吐、胸痛及皮下气肿，但实际工作中并不多见，经常存在诊断延误，如本患者。症状与穿孔部位、裂口大小有关，发生在食管上段的穿孔多有颈部疼痛甚至头部难以转动，上胸痛；而下段穿孔可出现上腹痛，并有放射至肩胛、背部、上肢者。穿孔较小者早期症状多不明显。因食管中上段周围毗邻大血管、神经、脊柱、气管，纵隔胸膜多次反折使食管相对固定，具有相互支撑保护作用，而下端毗邻较少，胸膜与其相对游离，解剖学结构薄弱，故食管下段穿孔更为常见。患者穿孔部位位于距门齿 35cm 处，属于下段穿孔，但由于为不完全破裂，所以仅有腹部隐痛，未引起纵隔感染、肺部感染等严重并发症的。

在诊断上，选用水溶性的泛影葡胺行食管造影使确诊食管穿孔的主要检查手段，内镜检查则可明确穿孔部位、大小等，但许多患者无法耐受该检查。食管造影检查优于胃镜之处在于既可以发现病变位置，又可以显示与相邻组织的沟通情况，对于食管穿孔的诊断安全有效及时。造影剂不宜选用钡剂，因其流入纵隔或胸腔后不能被吸收，会形成二次污染。内镜检查不是确诊的必需手段，因食管充气可致创口扩大及纵隔内污染扩散，在合并其他病变时，难以全面的观察病变情况。

该患者采取保守治疗，未进行手术干预。根据既往文献，保守治疗的适应证包括：①早期的小穿孔，特别是器械性或小的异物（如枣核）所致的穿孔；②临床症状轻，无明显感染中毒症状；③食管造影仅见纵隔积气，造影剂无明显漏出；④穿孔远端通畅；⑤穿孔发现较晚，但临床症状不严重，全身情况好，穿孔向自然愈合趋势发展；⑥年龄大而一般情况差，心肺功能不全，开胸手术危险性大。保守治疗的主要措施：禁食水，充分胃肠减压，抗生素局部冲洗或全身应用，以及支持治疗（输血、静脉高营养、空肠造瘘等）。保守治疗是否成功，应以临床症状、体温、血象以及胸部 X 线的纵隔与胸腔情况来决定。这些动态观察至关重要，因为保守治疗的适应证都是相对的，应综合病情全面考虑，一旦临床症状加重或长治无效，便及时改换手术治疗。

食管穿孔是病情凶险、病死率高的临床急症，治疗的关键是早期就诊和治疗，应根据患者食管穿孔的原因、穿孔部位选择合理的治疗方法。

（丁士刚　薛　艳　聂尚姝）

参考文献

［1］周士锋，康永红，刘东艳．食管穿孔破裂案例分析［J］．法医临床学专业理论与实践——中国法医学会·全国第二十一届法医临床学学术研讨会，2018，中国贵州贵阳．

［2］王云杰，等．自发性食管破裂——急腹症中罕见而不可忽略的鉴别诊断之一［J］．中华胸心血管外科杂志，2000，16（4）：249-250．

［3］袁步奇，等．17 例食管穿孔临床诊疗分析［J］．保健医学研究与实践，2017，14（1）：69-70，79．

［4］Kuwabara J，et al．Successful closure of spontaneous esophageal rupture(Boerhaave's syndrome) by endoscopic ligation with snare loops，Springer Plus，2016，5（1）：921．

［5］王建国，王桂荣，王俊东．食管破裂与穿孔 15 例的临床诊治分析［J］．中国医药科学，2014，4（6）：209-211．

病例 **12**　胃溃疡

一、病例摘要

一般情况：患者男，62 岁，汉族，退休。

主诉："间断上腹痛 3 个月"于 2016 年 11 月 1 日入院。

现病史：患者 3 个月前无明显诱因出现间断上腹痛，为胀痛，无放射痛，多于进食后 1 小时出现，持续 1～2 小时可逐渐缓解，无发热、恶心、呕吐、反酸、烧心，无腹胀、腹泻、黑便等，间断自服硫糖铝片症状可明显缓解，停药后症状反复。1 个月前就诊于我科门诊，给予雷尼替丁、铝镁加混悬液治疗，患者未规律用药，症状无明显缓解，为进一步诊治收入院。患者自发病以来精神可，食欲无下降，睡眠可，大小便如常，体重近 1 个月稍减轻（具体不详）。

既往史：5 年前体检时 ^{13}C 尿素呼气试验阳性，未治疗。8 年前外院诊断为甲状腺功能亢进（甲亢），口服药物治疗（具体不详），后停药，监测甲状腺功能正常。4 天前受凉后出现鼻塞、流涕、咳痰，考虑上呼吸道感染，目前自服感冒清热颗粒治疗。否认肝炎、结核等传染病史，否认高血压、冠心病、糖尿病史，否认阿司匹林及 NSAIDs 用药史，40 余年前摔伤致双腕骨折，右眼视神经萎缩。否认其他外伤、手术史，否认输血史，否认药敏史。

个人史：吸烟史 43 年，平均每天 6 支。否认饮酒史。

查体：T 36.5℃，P 84 次／分，R 18 次／分，BP 146/84mmHg。神清，一般情况可，皮肤黏膜无黄染、淤斑及出血点。双肺呼吸音清，未闻及干湿性啰音，心率 84 次／分，律齐，未闻及病理性杂音及额外心音，腹软，无压痛、反跳痛，无肌紧张，肝脾肋下未及，Murphy 征（－），移动性浊音阴性。

初步诊断：①腹痛原因待查；②幽门螺旋杆菌感染；③甲状腺功能亢进。

病例特点：①患者老年男性，慢性病程；②上腹胀痛，多于餐后出现，服用胃黏膜保护剂症状有所缓解；③既往幽门螺杆菌感染史；④查体无明显阳性体征。

诊断及鉴别诊断：

1. 消化性溃疡　主要表现为周期性、节律性上腹痛，多于秋冬、冬春季节交替时出现，胃溃疡常表现为餐后上腹痛，十二指肠球溃疡常见表现为饥饿痛，查体可有中上腹压痛，合并出血时可有贫血，实验室检查示血色素下降。此患者有上述典型表现，既往曾检查发现幽门螺杆菌感染，未治疗，故考虑消化性溃疡，尤其胃溃疡可能性较大。内镜检查可明确诊断。

2. 胆石症　疼痛与进食油腻食物相关，通常位于右上腹，并放射至肩背部，可伴有发热及黄疸，症状可反复发作，查体右上腹压痛，可 Murphy's 征阳性，实验室检查可见炎症指标升高、肝功能异常、胆红素升高，腹部 B 超、CT 可协助明确诊断。此患者无胆石症病史，疼痛主要表现为上腹部胀痛，不伴有发热、黄疸、背部放射痛，查体无明显阳性体征，考虑此可能性不大，需进一步完善腹部影像学检查除外。

3. 慢性胰腺炎　可由长期大量饮酒、自身免疫、遗传、病毒感染等因素引起，常表现为腹痛、腹泻、营养不良、血糖升高，影像学检查可见胰腺钙化、结石、胰管扩张、胰腺萎缩等表现。此患者无长期饮酒史，仅表现为腹痛，无其他慢性胰腺炎典型临床表现，考虑此可能性不大，需进一步完善影像学检查除外。

4. 胃癌　好发于中老年人，早期可无明显表现，随病情进展可出现腹痛、腹胀、纳差、消瘦等表现，内镜下活动期消化性溃疡尤其是巨大溃疡有时不易与胃癌相鉴别，需溃疡边缘组织活检病理诊断。

5. 胃泌素瘤（Zollinger-Ellison 综合征）　由胰岛非 B 细胞瘤分泌过量胃泌素、导致胃酸过度分泌所致，表现为反复发作的消化性溃疡，可伴腹泻等症状。溃疡大多为单发，多发生于十二指肠或胃窦小弯侧，穿孔、出血等并发症发生率高，按难治性溃疡行手术治疗后易复发。由于胃泌素对胃黏膜具有营养作用，患者胃黏膜过度增生，皱襞肥大；化验血清胃泌素明显升高有助于诊断。

6. 功能性消化不良（functional dyspepsia,FD）　部分 FD 患者尤其上腹痛综合征（epigastric pain syndrome，EPS）患者症状与消化性溃疡相似，但不伴有出血、Hp 感染相关胃炎等器质性改变，内镜检查可协助鉴别诊断。

二、诊治经过

入院后化验回报：血常规：WBC 8.24×10^9/L、Hb 126g/L、NEUT 71.4%，便潜血阴性，肝功能、肾功能、凝血及各项肿瘤标志物未见明显异常，肝胆胰脾双肾超声未见明显异常。胃镜检查示（病例 12 图 1）：胃角溃疡（A2 期），胃窦、胃体萎缩，胃窦多发糜烂，十二指肠球炎，快速尿素酶检测阳性。病理回报：胃角溃疡 3 块，幽门型黏膜慢性炎（重度）伴急性炎，局灶淋巴组合增生，淋巴滤泡形成，局灶腺体肠化及萎缩，Hp（-）。胃体后壁示：幽门型黏膜慢性炎（重度）伴急性炎，小灶颈部腺体轻度非典型增生，局灶淋巴组织增生，淋巴滤泡形成，中 - 重度腺体肠化，局灶腺体萎缩，Hp（+）。予艾司奥美拉唑、阿莫西林、克拉霉素、铋剂四联根除 Hp 治疗 14 天，继续服用艾司奥美拉唑至 8 周，停药半月后复查 ^{13}C 尿素呼气试验阴性，3 个月后复查胃镜示溃疡愈合。

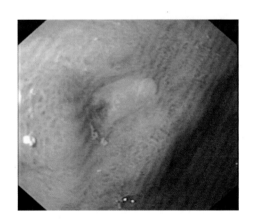

病例 12 图 1　胃镜检查

注：胃角中部偏胃窦侧可见一溃疡病变，约 0.6cm×0.4cm 大小，覆白苔，
溃疡面偏前壁侧可见疑似血管裸露，周围黏膜充血水肿。

最后诊断：①胃溃疡；②慢性萎缩性胃炎；③幽门螺旋杆菌感染；④甲状腺功能亢进。

诊断依据：①老年，男性；②慢性病程，餐后上腹痛为主；③胃镜示萎缩性胃炎、胃角溃疡；④多种方法 Hp 检测阳性。

三、讨论

消化性溃疡是指在各种致病因子的作用下，黏膜发生炎性反应与坏死、脱落、形成溃疡，病变达固有肌层或更深。本病为最常见的消化系统疾病之一，好发于男性，十二指肠溃疡常较胃溃疡常见，其发病机制主要与胃、十二指肠黏膜的损伤因素和黏膜自身防御－修复因素失平衡有关，其中幽门螺杆菌感染、NSAIDs类药物广泛应用是引起消化性溃疡的最常见损伤因素。大量临床研究已证实，消化性溃疡患者的幽门螺杆菌检出率显著高于普通人群，而根除幽门螺杆菌后溃疡的复发率显著降低。消化性溃疡的典型临床表现为中上腹疼痛，呈周期性、节律性发作，腹痛发生与进食的时间关系是鉴别胃、十二指肠溃疡的重要临床线索，胃溃疡腹痛多发生在餐后 0.5～1h，服用抗酸制剂及 NSAIDs 类药物者可无典型症状，部分患者以上消化道出血为首发症状。消化性溃疡的并发症主要有上消化道出血、穿孔及幽门梗阻，上消化道内镜检查是主要的诊断方法，可明确溃疡的部位、形态、大小、深度、病期以及病变周围黏膜情况，同时对鉴别良恶性溃疡具有重要价值。早期胃癌的内镜下表现可酷似良性溃疡或糜烂，内镜下活检部位应选择溃疡边缘、黏膜糜烂表面、皱襞变化移行处。活组织检查结果是明确病变性质的金标准。

对于消化性溃疡应常规行快速尿素酶试验、组织学检测、^{13}C 或 ^{14}C 尿素呼气试验等以明确是否存在幽门螺杆菌感染。抑酸治疗提高胃内 pH 值，与溃疡尤其是十二指肠溃疡的愈合有直接关系，其治疗通常采用标准剂量 PPI 每日 1 次早餐前 0.5h 服药，治疗胃溃疡的疗程为 6～8 周，通常胃镜下溃疡愈合率达 90％，联合应用胃黏膜保护剂可提高消化性溃疡的愈合质量。对于存在高危因素以及巨大溃疡，应适当延长疗程。对于明确存在 Hp 感染的溃疡，应常规行根除幽门螺杆菌治疗，是溃疡愈合和预防复发的有效措施，在根除治疗结束后，应继续使用 PPI 至疗程结束，治疗后应复查胃镜至溃疡愈合。

本患者为慢性病程，以间断上腹痛为主要表现，具有进食后腹痛发作的节律性，应用胃黏膜保护剂症状可有所好转，既往检查提示幽门螺杆菌感染，未进行治疗。根据此患者病史，考虑胃溃疡可能性大，最终以胃镜检查明确诊断，为幽门螺杆菌阳性的消化性溃疡，予以含铋剂四联根除幽门螺杆菌治疗，PPI 疗程共 6～8 周。

为鉴别良恶性溃疡可行放大胃镜检查。放大胃镜可根据病变有无边界以及有无异常腺管、微血管结构判断病变性质，并可协助判断是否为早期病变，用以指导下一步治疗。既往认为胃溃疡具有一定的癌变率，但目前更倾向于认为消化性溃疡与胃癌是两种不同发展的疾病。

（高　岩　吴改玲）

参考文献

[1]Malfertheiner P, Megraud F, O' Morain CA, et al. Management of Helicobacter pylori infection--the Maastricht V/Florence Consensus Report[J]. Gut, 2017, 66（1）: 6-30

[2] 中华消化杂志编委会 . 消化性溃疡诊断与治疗规范（2016 年，西安）[J]. 中华消化杂志，2016，36（8）：508-513.

病例 **13** 十二指肠溃疡

一、病例摘要

一般情况：患者男，32岁，汉族，职员。

主诉：间断上腹胀4年余，上腹痛半月。于2016年9月26日入院。

现病史：患者4年余前间断出现腹胀、剑突下饱胀感，多为饱餐后或进食用凉食后出现，无反酸、烧心，无发热、心慌、盗汗，无腹痛、便秘、腹泻等其他不适，未诊治。半月前患者出现中上腹痛，多于空腹及夜间出现，疼痛尚可忍受，持续2～3小时可自行缓解，偶有反酸、烧心、呃逆，无恶心、呕吐隔夜食物，无便秘、腹泻，无呕血、黑便，无乏力、消瘦、盗汗等其他不适，为进一步诊治收入我科，患者自发病以来，神志清，精神可，二便如常，体重近半年内无明显变化。

既往史：鼻炎10年余，间断鼻喷滴鼻剂（具体不详）治疗。否认肝炎、结核等传染病史，否认高血压、冠心病、糖尿病史，否认胃肠道、肝胆系疾病史，否认阿司匹林及NSAIDs用药史，否认外伤、手术史，否认输血史，青霉素皮试（+），头孢皮试（+）（头孢具体不详）。

个人史：生于山西省，长期居住北京市，偶有饮酒，否认吸烟史。

查体：T 36.5℃，P 88次/分，R 18次/分，BP 138/84mmHg。神清，一般情况可，皮肤黏膜无黄染、淤斑及出血点，睑结膜无苍白。双肺呼吸音清，未闻及干湿性啰音，心率88次/分，律齐，未闻及病理性杂音及额外心音，腹平软，脐周压痛、无反跳痛，无肌紧张，肝脾肋下未及，Murphy征（−），移动性浊音（−）。

初步诊断：①腹痛原因待查；②过敏性鼻炎。

病例特点：①患者青年男性，慢性病程；②间断上腹胀4年，上腹痛半月，腹痛多于空腹及夜间出现；③查体无贫血貌，皮肤巩膜无黄染，脐周压痛，无反跳痛，余无阳性体征。

诊断及鉴别诊断：

1. **消化性溃疡** 主要表现为周期性、节律性上腹痛，多于秋冬、冬春季节交替时出现，胃溃疡常表现为餐后上腹痛，十二指肠球溃疡常见表现为饥饿痛，查体可有中上腹压痛，合并出血时实验室检查可提示贫血。本例患者为青年男性，慢性病程，以夜间痛、空腹痛为主，考虑十二指肠溃疡可能性大，胃镜可明确诊断。

2. **胆石症** 疼痛与进食油腻食物相关，通常位于右上腹，并放射至肩背部，可伴有发热及黄疸，症状可反复发作，查体右上腹压痛，可有Murphy's征阳性。本例患者临床表现与上述特点不符，考虑该诊断可能性小。肝功能、腹部B超、CT可协助明确诊断。

3. **胃癌** 好发于中老年人，早期可无明显表现，随病情进展可出现消瘦、黑便等报警症状，查体有贫血貌，锁骨上淋巴结肿大，可有腹部压痛，腹部包块，实验室检查可见贫血、肿瘤标志物升高。本例患者为青年男性，病程中无恶性肿瘤报警症状，考虑该诊断可能性不大，胃镜有助于明确诊断。

4. **功能性消化不良** 患者上腹痛及上腹不适症状与消化性溃疡相似，症状出现至诊断至少需6

个月，但不伴消化道出血、贫血、消瘦等报警症状。本例患者慢性病程，餐后不适与空腹痛同时存在，需行胃镜检查除外器质性疾病以进行鉴别。

二、诊治经过

入院后化验：血常规：WBC 11.18×10^9/L、Hb 170g/L、NEUT 60.1%，便潜血阴性，肝功能、肾功能、肿瘤标志物未见明显异常。胃镜示（病例13图1）：十二指肠球部黏膜欠光滑、变形，黏膜充血水肿，大弯侧偏前壁可见溃疡灶，直径约0.6cm左右，溃疡凹陷，深凿，表面附着黄浊物，未见血迹，周边黏膜充血水肿，胃窦部HP快速尿素酶检测强阳性。考虑十二指肠球溃疡、幽门螺杆菌感染诊断明确，患者既往青霉素过敏史，予以雷贝拉唑20mg 2次/天、枸橼酸铋钾220mg 2次/天、米诺环素100mg 2次/天、甲硝唑400mg 3次/天口服根除幽门螺旋杆菌治疗14天，后继续口服雷贝拉唑20mg 1次/天治疗4周，停药半月后复查^{13}C尿素呼气试验阴性。

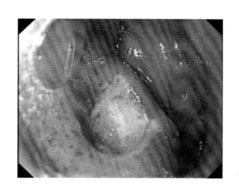

病例13图1 胃镜表现
注：十二指肠球部变形，前壁可见一深凿溃疡，直径约0.6cm，覆黄白苔，周围黏膜充血水肿。

最后诊断：①十二指肠球部溃疡；②幽门螺旋杆菌感染；③过敏性鼻炎。

诊断依据：①青年，男性；②慢性病程，夜间痛、空腹痛为主；③胃镜示：十二指肠球部变形，可见活动期溃疡。

三、讨论

十二指肠溃疡（duodenal ulcer，DU）常较胃溃疡常见，可发生于任何年龄，但以青年居多，男性明显多于女性，胃酸分泌增多被认为是十二指肠溃疡发生的重要因素之一，许多十二指肠溃疡患者都存在基础酸排量（basal acid output，BAO）、夜间酸分泌、最大酸排量（maximal acid output，MAO）、十二指肠酸负荷等增高的情况。而胃溃疡患者除了幽门前区溃疡外，其胃酸分泌量大多正常甚至低于正常。吸烟、饮食因素、遗传、应激与心理因素、胃十二指肠运动异常等在消化性溃疡的发生中也起一定作用。十二指肠溃疡的典型临床表现为中上腹疼痛，呈周期性、节律性发作，腹痛多发生在空腹及夜间，病史是诊断十二指肠溃疡的主要依据，具有"疼痛—进食—缓解"这一典型规律是诊断的重要线索，最终确诊需依靠X线检查及内镜检查。X线检查发现壁龛或龛影可明确活动性十二指肠溃疡，内镜检查优于X线检查，在内镜检查下十二指肠溃疡呈圆形、椭圆形、线形和不规则形，可为单发或多发，合并出血的病变可在内镜下评估再出血风险，必要时给予内镜下止血治疗。抑酸治疗降低胃内酸度，与十二指肠溃疡的愈合存在直接关系，是缓解十二指肠溃疡症状、促进溃疡愈合的主要措施，PPI 是首选药物，通常采用标准剂量 PPI，每日 1 次，早餐前 0.5 小时服药，疗程为 4～6 周，对于存在高危因素和巨大溃疡患者，应适当延长疗程，同时，PPI 的应用可降低上消化道出血等并发症的发生率，H₂ 受体拮抗药的抑酸效果较 PPI 弱，常规采用标准剂量每日 2 次，疗程需 8 周，用于胃溃疡时疗程应更长。

幽门螺杆菌（Helicobacter pylori，Hp）感染是约 90% 以上 DU 和 70%～80% 胃溃疡的病因，根除 Hp 可促进溃疡愈合，显著降低溃疡复发率和并发症发生率，显著改善胃黏膜炎性反应，阻止或延缓胃黏膜萎缩、肠化生发生和发展，部分逆转萎缩，但难以逆转肠化生。临床应用的非侵入性 Hp 检测试验中，尿素呼气试验是最受推荐的方法，单克隆粪便抗原试验可作为备选，血清学试验限于一些特定情况（消化性溃疡出血、胃 MALT 淋巴瘤和严重胃黏膜萎缩）而不作为 Hp 现症感染的常规指标。若患者无活组织检查禁忌，胃镜检查如需活检，推荐快速尿素酶试验作为 Hp 检测方法，由于根除治疗后 Hp 在胃内分布发生改变，易造成检测结果假阴性，因此不推荐用于根除治疗后 Hp 状态的评估。除血清学和分子生物学检测外，Hp 检测前必须停用 PPI 至少 2 周，停用抗菌药物、铋剂和某些具有抗菌作用的中药至少 4 周。Hp 根除治疗后应常规评估其是否被根除，最佳方法是尿素呼气试验，粪便抗原试验可作为备选，评估应在治疗结束后 4～8 周进行。目前 Hp 对阿莫西林、四环素和呋喃唑酮的耐药率仍很低，我国多数区域对克拉霉素、甲硝唑和左氧氟沙星的耐药状况越来越突出，目前推荐铋剂四联（PPI ＋铋剂＋2 种抗菌药物）作为主要的经验性治疗根除 Hp 方案，共推荐 7 种方案（病例 13 表 1），均为 14 天疗程。除含左氧氟沙星的方案不作为初次治疗方案外，根除方案不分一线、二线，应尽可能将疗效高的方案用于初次治疗，初次治疗失败后，可在其余方案中选择一种方案进行补救治疗，克拉霉素和左氧氟沙星应避免重复使用。青霉素过敏者可用耐药率低的四环素替代阿莫西林。此外，选择作用稳定、疗效高、受 CYP2C19 基因多态性影响较小的 PPI 可提高 Hp 根除率。

病例 13 表 1　推荐的幽门螺杆菌根除四联方案 7 种抗菌药物组合、剂量和用法

方案	抗菌药物 1	抗菌药物 2
1	阿莫西林 1000mg，2 次／天	克拉霉素 500mg，2 次／天
2	阿莫西林 1000mg，2 次／天	左氧氟沙星 500mg，1 次／天或 200mg，2 次／天
3	阿莫西林 1000mg，2 次／天	呋喃唑酮 100mg，2 次／天
4	四环素 500mg，3 次／天或 4 次／天	甲硝唑 400mg，3 次／天或 4 次／天
5	四环素 500mg，3 次／天或 4 次／天	呋喃唑酮 100mg，2 次／天
6	阿莫西林 1000mg，2 次／天	甲硝唑 400mg，3 次／天或 4 次／天
7	阿莫西林 1000mg，2 次／天	四环素 500mg，3 次／天或 4 次／天

注：标准剂量的质子泵抑制剂和铋剂（2 次／天，餐前半小时口服）＋2 种抗菌药物（餐后口服）；标准剂量质子泵抑制剂为艾司奥美拉唑 20mg、雷贝拉唑 10mg（或 20mg）、奥美拉唑 20mg、兰索拉唑 30mg、泮托拉唑 40mg、艾普拉唑 5mg（以上选一）；标准剂量铋剂为枸橼酸铋钾 220mg。

（高　岩　王　叶）

参考文献

[1] 中华消化杂志编委会. 消化性溃疡诊断与治疗规范（2016年，西安）[J]. 中华消化杂志，2016，36（8）：508-513.

[2] 华医学会消化病学分会幽门螺杆菌学组，全国幽门螺杆菌研究协作组. 第五次全国幽门螺杆菌感染处理共识报告 [J]. 中华消化杂志，2016，36（8）：508-513.

病例 **14** 复合性溃疡

一、病例摘要

一般情况：患者男，62岁，汉族，退休。

主诉："黑便2天"于2016年12月28日入院。

现病史：患者2天前无明显诱因出现黑便，每日3～4次，柏油样便，每次量约100ml，无恶心、呕吐、呕血，无腹痛、发热，无心悸、胸闷，无头晕及黑矇，未诊治。当天夜间出现心前区疼痛，为闷痛，无后背放射痛，无心悸，自服速效救心丸后约20min胸痛缓解，后就诊于我院急诊，化验便潜血阳性，HGB 87g/L，心电图及心肌酶未见异常，考虑上消化道出血、不稳定性心绞痛，予奥美拉唑静脉滴注抑酸、硝酸异山梨酯扩冠治疗，胸痛症状缓解，仍有不成形黑便，4～5次/天，并出现暗红色血便，1天前复查血红蛋白57g/L，患者自述有心悸及头晕，查心电图示窦性心动过速，HR 101次/分，V_4～V_5导联ST段轻度压低，复查心肌酶正常，予PPI静脉泵入、凝血酶口服止血，单硝酸异山梨酯扩冠并输注压积红细胞2单位后心悸、头晕症状有所缓解，复查血色素76g/L。今晨患者再次排黑稀便1次，量约100ml，冲之变红，为进一步诊治收入病房。

既往史：高血压病史5年，长期口服硝苯地平控释片30mg 1次/天，自述血压控制尚可；5年前因冠心病于外院行PCI术，置入支架1枚，之后长期口服阿司匹林＋硫酸氢氯吡格雷片（波立维）双联抗血小板治疗，1天前来诊后遵医嘱停用。高脂血症病史5年，规律口服阿托伐他汀钙（立普妥）20mg 1次/每晚。否认肝炎、结核等传染病史，否认糖尿病史，否认胃肠、肝胆系疾病史，否认外伤史，有输血史，否认药敏史。

个人史：否认饮酒史。吸烟40余年，15支/天，未戒烟。

查体：T 36.8℃，P 94次/分，R 19次/分，BP 119/69mmHg。神清，一般情况可，皮肤黏膜苍白，无黄染、蜘蛛痣、淤斑及出血点。双肺呼吸音清，未闻及干湿性啰音，心率律齐，未闻及病理性杂音及额外心音，腹平坦，中上腹压痛，无反跳痛，无肌紧张，肝脾肋下未及，Murphy's征（-），肠鸣音3次/分，移动性浊音阴性，双下肢无水肿。

初步诊断：①上消化道出血原因待查；②失血性贫血（重度）；③冠状动脉粥样硬化性心脏病、PCI术后；④高血压病；⑤高脂血症。

病例特点：①老年男性，急性病程；②长期服用阿司匹林＋氯吡格雷抗血小板药物；③黑便，伴心悸、头晕、胸闷，心动过速等周围循环障碍表现；④查体贫血貌，中上腹压痛。

鉴别诊断：根据患者病例特点，消化道出血诊断可明确，考虑病因及鉴别诊断如下。

1. **消化性溃疡**　多表现为中上腹反复发作、节律性疼痛，少数患者无症状，或以出血、穿孔等并发症为首发症状。查体中上腹可有局限性压痛，伴消化道出血时可有皮肤睑结膜苍白等贫血表现。内镜检查是确诊消化性溃疡的主要方法，在内镜直视下可确定溃疡的部位、大小、形态与数目，结合病理检查判断良恶性溃疡及溃疡分期。此例患者长期联合应用抗血小板类药物，而抗血小板药物是诱发消化性溃疡的常见病因，故本例患者首先考虑消化性溃疡合并出血。

2. 急性糜烂出血性胃炎　常表现为上腹痛、呕血、黑便等，可因长期服用 NSAIDs、严重创伤、大手术、大面积烧伤、颅内病变、败血症及其他严重脏器或多器官功能衰竭出现。。本例患者存在长期 NSAIDs 用药史，不除外急性糜烂出血性胃炎可能性，急诊胃镜有助于明确诊断。

3. 胃癌　早期多无症状，后期可逐渐出现上腹痛、纳差、厌食、体重下降表现，可并发出血、消化道梗阻、消化道穿孔，查体可触及腹部包块，实验室检查可提示贫血、肿瘤标志物升高。该患者急性病程，发病过程中无肿瘤报警症状，可行胃镜检查帮助鉴别诊断。

4. Dieulafoy lesion　是引起消化道尤其是上消化道大出血的原因之一。此病多见于中青年患者，主要症状是反复发作性呕血和柏油样大便，严重者可出现失血性休克；出血前无明显上腹部不适和疼痛，亦无消化道溃疡病史和家族遗传史。此例患者为老年男性，以黑便为主要表现，无呕血，此前无消化道出血病史，考虑该诊断可能性不大。

5. 小肠出血　小肠病变出血亦可表现为黑便，胃镜、结肠镜检查未见出血病变时需考虑小肠出血可能。此例患者长期应用抗血小板药物，以黑便为主要表现，无呕血，不除外下消化道黏膜损伤合并出血可能。必要时行胶囊内镜检查有助于鉴别诊断。

二、诊治经过

入院后完善相关检查：血常规：WBC $8.58×10^9$/L，HGB 66g/L，NEUT 75.2%，LYM 16.0%，PLT $156×10^9$/L。便常规：OB 阳性。生化：BNP 199.60pg/ml。CTnI 0.001ng/ml。K 3.8mmol/L，Na 142mmol/L，CL 106mmol/L。消化道肿瘤标志物均正常。胃镜检查示（病例 14 图 1）：食管裂孔功能障碍，胃窦溃疡（H 期），十二指肠球溃疡（A 期）。入院后给予患者禁饮食、艾司奥美拉唑 40mg 2 次 / 天静脉滴注抑酸、替普瑞酮保护胃黏膜、输血等治疗，患者未再出现活动性出血表现，逐步恢复饮食，复查便潜血阴性，胃镜病理及 ^{13}C 尿素呼气试验提示幽门螺杆菌感染，予阿莫西林、克拉霉素、奥美拉唑、铋剂四联根除幽门螺杆菌，疗程共 14 天，PPI 疗程共 6 ～ 8 周。

最后诊断：①复合性溃疡伴出血；②失血性贫血（重度）；③冠状动脉粥样硬化性心脏病、PCI 术后；④高血压病；⑤高脂血症。

诊断依据：①老年，男性，急性病程；②黑便伴贫血、周围循环障碍表现；③胃镜示胃窦、十二指肠球部多发溃疡。

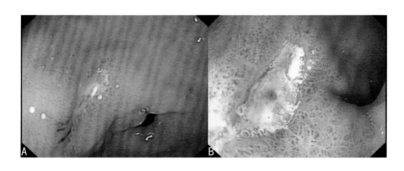

病例 14 图 1　胃镜检查

注：图 A：胃窦幽门前区前壁溃疡，覆薄白苔，周围黏膜充血水肿，溃疡周边可见红色新生上皮；图 B：十二指肠球部前壁溃疡，覆薄白苔，溃疡面中心可见疑似血管断端，无活动性出血或渗血，周围黏膜充血水肿。

三、讨论

复合性溃疡指胃和十二指肠同时存在的溃疡，多见于男性，疼痛多缺乏节律性，复合性溃疡中幽门狭窄的发生率较单独胃溃疡或十二指肠溃疡显著增高，出血的发生率也有所增高。

消化性溃疡最常见的并发症是上消化道出血，发生率20%～25%，也是上消化道出血最常见的病因。消化性溃疡出血的临床表现取决于出血的部位、速度和出血量。每日出血量＞5ml时便潜血试验可呈阳性，每日出血量达50～100ml以上可出现黑便，胃内积血量250～300ml可引起呕血，一次出血量不超过400ml时可无全身症状，出血量超过500ml且出血速度快时可出现头晕、乏力、心动过速、血压低等表现。失血量大、出血速度快，短时间内失血超过1000ml，可出现周围循环衰竭表现，如头晕、乏力、心悸、黑矇或晕厥，皮肤湿冷、心率加快、血压下降甚至休克，进一步可出现精神萎靡、烦躁不安、意识模糊。例如十二指肠后壁溃疡常可穿透至毗邻的胰十二指肠动脉而导致大量出血，出血速度快而量大者多表现为呕血及黑便，出血量少者仅表现为黑便。

有以下临床表现时考虑仍有活动性出血：①反复呕血，黑便次数增多、粪质稀薄，颜色呈暗红色，伴有肠鸣音亢进；②周围循环衰竭表现经积极补液输血后未见明显改善，或虽有好转但再次恶化，中心静脉压波动；③红细胞计数、血红蛋白测定、血细胞比容持续下降，网织红细胞计数持续增高；④补液与尿量足够情况下血尿素氮持续或再次升高。

本例患者消化道出血以黑便为首发表现，胃镜提示胃溃疡和十二指肠球溃疡诊断明确，经禁饮食、抑酸、补液、纠正贫血等治疗未再出现活动性出血表现，复查便潜血阴性。此患者通过 ^{13}C- 尿素呼气试验明确幽门螺杆菌感染，同时因患冠心病、PCI术后长期口服阿司匹林及氯吡格雷抗血小板治疗。非甾体类抗炎药是引起消化性溃疡尤其是引起胃溃疡的另一个重要因素，常见药物有阿司匹林、吲哚美辛、乙酰氨基酚等。研究表明，在服用NSAIDs的患者中，HP感染将使罹患溃疡的风险增加3.53倍；反之，在HP感染的患者中，服用NSAIDs将使罹患溃疡的风险增加3.55倍。HP感染和NSAIDs均独立地显著增加消化性溃疡的出血风险，两者均已被公认为消化性溃疡的独立危险因素。

NSAIDs损伤胃肠黏膜的机制包括直接作用和系统作用，在胃内溶解后释放 H^+ 破坏胃黏膜屏障；环氧合酶（cyclooxygenase，COX）和 5- 脂肪加氢酶在花生四烯酸生成前列腺素（PG）和白三烯的过程中起核心催化作用，而PG对胃肠道黏膜具有重要的保护作用。传统NSAIDs抑制COX-1较明显，导致内源性前列腺素合成受阻，COX-2选择性抑制药减轻了对COX-1的抑制作用，理论上对胃肠黏膜的损伤较小。此外，NSAIDs可促进中性粒细胞释放氧自由基增多，导致胃黏膜微循环障碍，同时也引起肠道损伤，导致小肠和结肠糜烂、溃疡等病变。NSAIDs溃疡多发生于胃窦部、升结肠和乙状结肠，亦可见于小肠。对于NSAIDs相关溃疡，治疗上首先应尽可能停用该类药物，必须使用时，应选用对胃肠道黏膜损伤较小的药物，如COX-2抑制剂。对于伴有Hp感染、需长期服用NSAIDs的患者，应根除Hp治疗，以降低消化性溃疡及消化道出血的风险。质子泵抑制剂可有效对抗此类溃疡，为临床首选药物。

氯吡格雷氯吡格雷作为非竞争性血小板ADP受体拮抗药，可抑制血小板聚集和促血管生长因子合成，进一步导致血小板源性生成因子释放减低和血管内皮生长因子合成减少，从而导致新生血管形成障碍，使得胃肠受损伤黏膜修复受阻[4]。尚无确切证据表明氯吡格雷具有独立的损伤胃肠道黏膜的作用。氯吡格雷不是溃疡产生的直接原因，而主要通过抑制血小板聚集及新生血管形成而阻碍溃疡愈合，诱发已存在的溃疡出血。

对于高血栓风险而接受 ASA 抗血小板治疗，尤其是合用氯吡格雷双抗治疗的患者，增加消化道损伤的风险，内镜检查对于胃肠道出血的早期诊断和治疗非常有价值，除非有危及生命的出血，在确认内镜止血后应尽早恢复抗血小板治疗。

（蓝　宇　高　岩）

参考文献

[1] 中华医学会消化内镜分会. 急性非静脉曲张性上消化道出血诊治指南（2015 年，南昌）[J]. 中华医学杂志，2016，96（4）：254-259.

[2] 国家风湿病数据中心，中国系统性红斑狼疮研究协作组. 非甾体消炎药相关消化道溃疡与溃疡并发症的预防与治疗规范建议 [J]. 中华内科杂志，2016，56（1）：81-85。

[3] 中华消化杂志编委会. 消化性溃疡诊断与治疗规范（2016 年，西安）[J]. 中华消化杂志，2016，36（8）：508-513.

[4]Bhatt DL, Scheiman J, Abraham NS, et al.ACCF/ACG/AHA 2008 expert consensus document on reducing the gastrointestinal risks of antiplatelet therapy and NSAID use: a report of the American College of Cardiology Foundation Task Force on Clinical Expert Consensus Documents [J].J Am Coll Cardiol, 2008, 52：1502-1517.

[5] 路国涛，蓝宇，阴英，等. 小剂量阿司匹林所致消化道损伤防治状况调查 [J]. 中华内科杂志，2013，3（52）：226-228.

病例 15 早期胃癌

一、病例摘要

一般情况：患者男，64岁，汉族，已婚，退休。

主诉："发现早期胃癌2周"于2019年01月07日入院。

现病史：患者2周前体检电子胃镜检查发现：胃窦大弯偏后壁一Ⅱa＋Ⅱc样病变，范围约3.0cm×2.5cm，边界清晰，黏膜不平，凹陷处细微结构略紊乱，血管呈网状。诊断：胃窦Ⅱa＋Ⅱc样病变。活检病理报告示：浅层黏膜慢性炎（活动性）伴肠化，灶性中度异型增生。患者无恶心、呕吐，无反酸、烧心，无腹痛、腹胀，无腹泻、黑便，无发热等不适，为进一步诊治收入我科。患者自发病来，精神好，睡眠好，食欲好，大小便正常，体重无明显变化。

既往史：否认肝炎、结核病史，否认高血压、心脏病史，否认糖尿病、脑血管疾病、精神疾病史，否认手术、外伤、输血史，否认食物及药物过敏史，预防接种史不详。

查体：T 36.3℃，P 72次/分，R 16次/分，BP 121/68mmHg。神清，精神可。心肺查体无异常发现。腹部平坦，全腹软，全腹无压痛，无反跳痛及肌紧张，腹部无包块，肝脾肋下未及，肠鸣音正常，4次/分。双下肢无水肿。

辅助检查：血常规、电解质、血糖、血脂、凝血功能、降钙素原、血沉、C反应蛋白、肝肾功能、心肌酶谱及肿瘤标志物均正常。胸部正位片、腹部彩色超声、超声心动图、肺功能检查均无特殊异常。

2018年12月25日电子胃镜检查（病例15图1）：胃窦大弯偏后壁一Ⅱa＋Ⅱc样病变，范围约3.0cm×2.5cm，边界清晰，黏膜不平，凹陷处细微结构略紊乱，血管呈网状。诊断：胃窦Ⅱa＋Ⅱc样病变。

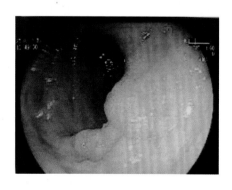

病例15图1　胃窦大弯侧后壁一Ⅱa＋Ⅱc样病变

初步诊断：胃黏膜中度异型增生。

病例特点：①老年男性，隐匿起病；②体检发现胃窦Ⅱa＋Ⅱc样病变；③查体：无阳性体征；④既往及家族史无特殊；⑤辅助检查：入院常规无明显异常，肿瘤标志物正常。胃活检病理：浅层黏膜慢性炎（活动性）伴肠化，灶性中度异型增生。

诊断及鉴别诊断：

1. 早期胃癌　患者行胃镜检查示：胃窦大弯偏后壁一Ⅱa＋Ⅱc样病变，范围约3.0cm×2.5cm，边界清晰，黏膜不平，凹陷处细微结构略紊乱，血管呈网状。诊断：胃窦Ⅱa＋Ⅱc样病变。虽病理回报为中度异型增生，但不能排除早期胃癌，需进一步ESD治疗获得完整标本，进一步明确诊断。

2. 胃原发性恶性淋巴瘤　占胃恶性肿瘤0.5%～8%，多见于青壮年，好发胃窦部，临床表现与胃癌相似，30%～50%的霍奇金病患者呈持续性或间歇性发热。该患者老年男性，无发热，胃镜及病理结果不支持该诊断，可进一步手术切除病灶后行病理检查以除外。

3. 进展期胃癌　进展期胃癌是指癌组织浸润到黏膜下层以下的胃癌，该患者胃镜检查示：胃窦大弯偏后壁一Ⅱa＋Ⅱc样病变，范围约3.0cm×2.5cm，边界清晰，黏膜不平，凹陷处细微结构略紊乱，血管呈网状。考虑进展期胃癌可能性不大，可行胃ESD术进一步明确病变深度以鉴别，必要时行腹部增强CT或PETCT评估肿瘤远处转移情况。

二、诊治经过

入院后完善术前常规检查与化验，排除手术禁忌证后于2019年1月10日行全麻下胃ESD术切除病灶（病例15图2）：全麻下进镜，角切迹花斑，黏膜粗糙不平，窦后壁侧黏膜Ⅱa＋Ⅱc样病变，范围约2.0cm，靛胭脂喷洒后病变边界显示清楚，Dual刀标记病变边缘，于病变周围注射肾上腺素＋亚甲蓝盐水液后病变抬起，继续以Dual刀病变边缘环周切开，并逐渐剥离黏膜下层，直至完整切除病变，创面大小3.0cm×4.0cm，以APC及热活检钳止血，异物钳回收标本送病理。过程顺利，术中患者生命体征平稳，血压120～140/70～90mmHg，心率60～80次/分，血氧饱和度100%。病理回报：慢性萎缩性胃炎伴肠化，中至重度异型增生，多灶性癌变（黏膜内癌）。

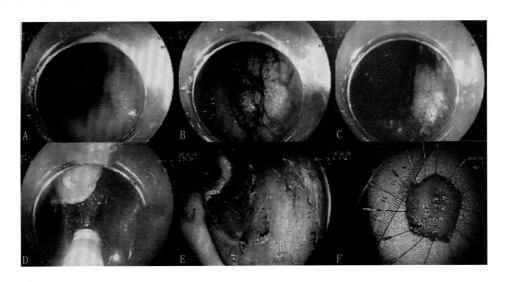

病例15图2　胃ESD

最后诊断：早期胃癌。

诊断依据：病理回报黏膜内癌（病例15图3）。

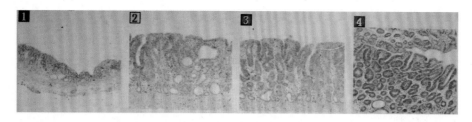

病例 15 图 3　病理回报

注：慢性萎缩性胃炎伴肠化，中至重度异型增生，多灶性癌变（黏膜内癌）。

三、讨论

胃癌是发生于胃黏膜上皮细胞的恶性肿瘤，可分为早期胃癌和进展期胃癌。早期胃癌是指癌组织浸润深度限于胃黏膜层内或黏膜下层的胃癌，而不论癌的大小及是否淋巴结转移；进展期胃癌是指癌组织浸润到黏膜下层以下的胃癌。临床表现为食欲缺乏、胃酸缺乏、贫血以及上腹部肿块等，但是早期胃癌常缺乏特异症状，需要借助内镜及病理组织学检查以明确。

早期胃癌病理大体分型，可分三型：隆起型（Ⅰ型）：癌肿呈隆起性病灶，其隆起高度超过黏膜厚度的 2 倍。隆起形状为有蒂、无蒂或广基。表面黏膜不规则，可呈颗粒状，有出血和糜烂，直径在 1～2cm。表浅型（Ⅱ型），此型又分为 3 个亚型。Ⅱa 型：又称浅表隆起型，与Ⅰ型相似，其高度小于黏膜厚度的 2 倍，外观圆形或椭圆形，表面凹凸不平，有不均匀的颗粒，色泽较周围胃黏膜发红或苍白，可有糜烂。Ⅱb 型：又称浅表平坦型，病变隆起和凹凸不明显，较难发现，黏膜灰白或深红色，较粗糙，触之易出血，与周围黏膜分界不清。Ⅱc 型：又称浅表凹陷型，在早期胃癌中最常见。在癌性糜烂中造成黏膜凹陷改变，浅溃疡底部呈颗粒状，凹凸不平，颜色苍白或有白苔，边缘不规则，周围黏膜变细或变钝，或互相融合，或黏膜集中，或中断。凹陷型（Ⅲ型）：又称溃疡型，溃疡底部有坏死渗出，形成白苔或出血，边缘不规则，周围黏膜平坦或略隆起，有不规则的小结节，皱襞向病灶中心集中，融合或中断。

近年来，内镜下对早期胃癌的诊断有了许多新的技术方面的进展：①超声内镜 EUS：对局限性病变，特别是胃肠道肿瘤的诊断及其浸润深度和分期具有很高的应用价值；②新型放大染色内镜：为变焦内镜，可放大 60～170 倍，接近实体显微镜放大倍数，可重点观察隐窝、腺管开口或黏膜下血管形态，对早期黏膜病变的诊断效果明显优于普通内镜；③内镜窄带成像技术 NBI：主要优势在于不仅能够精确观察消化道黏膜上皮形态，还可观察上皮血管网形态，更好地区分胃肠道上皮、胃肠道炎症病变中的血管形态改变、胃肠道早期肿瘤腺凹不规则改变，从而提高内镜诊断准确率。NBI 作为一种新兴的内镜技术，已初步显示出它在消化道良、恶性疾病诊断中的价值。NBI 的窄带光谱有利于增强消化道黏膜血管图像，对一些伴有微血管改变的病变，NBI 系统较普通内镜优势明显；④共聚焦激光显微内镜：最大的优点是可获取活体内表面及表面下结构的组织学图像，对黏膜做即时高分辨率的组织学诊断。与其他光学技术比较，共聚焦激光显微内镜的优势在于它不仅可以观察上皮表层结构，而且由于可以进行断层扫描，观察黏膜深层结构。这种放大 1000 倍的图像可以使内镜医生在内镜检查同时减少或不需活检而获得组织学诊断，并根据组织学诊断及时采取治疗措施，避免重复的内镜检查和多次活检。

近年来，内镜技术的发展，ESD 技术得到广泛应用，部分早期胃癌的患者可通过 ESD 治愈。内镜黏膜下剥离术（endoscopic submucosal dissection，ESD）是指利用各种电刀对＞2cm 的病变进行黏膜下剥离的内镜微创技术。这一技术可以实现较大病变的整块切除，并提供准确的病理诊断分期。随着内镜器械的不断发展，ESD 已成为消化道早癌及癌前病变的首选治疗方法。

对于早期胃癌，目前国内外指南中公认的 ESD 绝对适应证为病灶直径≤2cm、无合并溃疡存在的分化型黏膜内癌。此类患者发生淋巴结转移的风险几乎为零，应用 ESD 可达到治愈性切除。若不伴有脉管浸润，以下类型肿瘤发生淋巴结转移的可能性亦非常小，适合进行 ESD 治疗：①病灶直径＞2cm、无合并溃疡存在的分化型黏膜内癌；②病灶直径≤3cm、合并溃疡存在的分化型黏膜内癌；③病灶直径≤2cm、无合并溃疡存在的未分化型黏膜内癌。另外研究还显示，病灶直径≤3cm 的分化型浅层黏膜下癌（sm1，黏膜下层浸润深度≤500μm）发生淋巴结转移的风险亦较低，在大多数情况下应用 ESD 可达到治愈性切除。

由于胃癌的病因复杂，患者的体质因素不同，故在胃癌发生的预防上提倡"三早"，即早期发现、早期诊断、早期治疗。此例患者早期胃癌的发现得益于患者定期体检胃镜，及时发现与治疗能极大改善患者的预后。胃癌的高危因素包括：男性，年龄在 50 岁以上，社会地位低下，有家族胃癌史，具有一些上消化道症状，胃部受到放射线照射，具有重盐、嗜食烟熏、泡腌食物等饮食习惯等；还有一些基础胃病也是胃癌的高危因素，包括慢性萎缩性胃炎、肠上皮化生、胃溃疡、胃息肉、术后残胃、恶性贫血和幽门螺杆菌感染。建议以上人群定期复查，一经确诊，尽早争取综合治疗。

通过本病例，提示各位临床医师对于具有胃癌高危因素的患者，尤其是具有一些胃癌相关基础胃病的患者，积极进行患者教育，嘱患者合理饮食，调理情志，积极防治胃的基础病变，与患者建立长期的随访关系，嘱患者定期复查，努力做好三级预防工作。

（丁士刚　薛　艳　吕炜康）

参考文献

[1] 国家消化系统疾病临床医学研究中心，中华医学会消化内镜学分会，中国医师协会消化医师分会.胃内镜黏膜下剥离术围术期指南［J］.中国医刊，2018，57（2）：84-89.

[2] 陆再英.内科学.第 7 版［M］.北京：人民卫生出版社，2008.

[3] 中华医学会消化内镜学分会.中国早期胃癌筛查及内镜诊治共识意见（2014 年，长沙）［J］.胃肠病学，2014，34（7）：433-448.

病例 **16** 进展期胃癌

一、病例摘要

一般情况：患者男，60岁，汉族，已婚，退休。

主诉："黑便2个月，恶心呕吐2周"于2018年12月13日入院。

现病史：患者2个月前无明显诱因出现黑便，大便成形，无黏液及鲜血，1次/天，量同以往，约150g左右，无腹痛、腹胀、腹泻、里急后重，无恶心、呕吐、反酸、烧心，无呕血、纳差，无寒战、发热，未诊治。2周前无明显诱因出现恶心、呕吐，呕吐物为胃内容物，量少，每次约100ml，伴剑突下不适，无反酸、嗳气、腹胀等不适。口服奥美拉唑、铝碳酸镁片（达喜）、云南白药胶囊后，恶心、呕吐症状较前好转，仍有黑便。3天前就诊于当地医院，行胃镜检查示胃窦占位，胃潴留。胃窦病理活检示腺癌。予胃肠减压、抑酸、补液等对症支持治疗，每日进食水及流食约300ml。现为进一步治疗，就诊于我院，门诊以胃窦恶性肿瘤收入院。患者自发病以来，精神好，睡眠好，食欲稍差，小便正常，大便如上，体重较前无明显减轻。

既往史：否认高血压、冠心病、糖尿病等慢性病史，否认肝炎、结核等传染病史，否认外伤、手术、输血史，否认食物及药物过敏史，预防接种史不详。

查体：T 36.5℃，P 70次/分，R 17次/分，BP 126/84mmHg。神清，精神尚可，全身皮肤黏膜无黄染，浅表淋巴结未触及。双肺呼吸音清，未闻及干湿啰音。心率70次/分，律齐，未闻及病理性杂音。腹平坦，无腹壁静脉曲张，无胃肠型及蠕动波，全腹软，无压痛、反跳痛，肝脾肋下未及，Murphy征阴性，未触及包块，叩诊鼓音，移动性浊音阴性，肠鸣音正常，4次/分，振水音阴性。双下肢无水肿。

辅助检查：胃镜（2018年12月10日，外院）（病例16图1）：胃窦部黏膜见巨大溃疡性病变，大量食物潴留，影响观察病变全貌，取病理6块，质脆。胃体、胃角大量胃内容物及潴留液，无法观察。胃底未见明显异常。距门齿40cm达贲门，黏膜光滑。食管黏膜光滑，粉红色，血管纹理清晰，蠕动正常。诊断：胃窦占位，胃潴留。病理诊断（2018年12月10日，外院）：胃窦腺癌，HP（-）（病例16图2）。

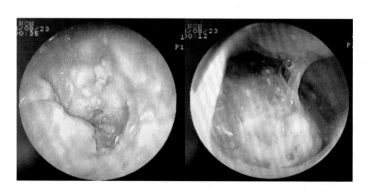

病例 16 图 1　胃镜图片

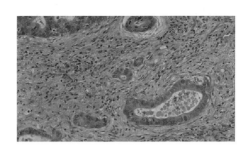

病例 16 图 2 病理切片

初步诊断：①胃癌；②胃潴留。

病例特点：①老年男性，慢性病程；②主要症状为黑便，伴恶心呕吐；③既往体健；④查体：T 36.5℃，P 70 次 / 分，R 17 次 / 分，BP 126/84mmHg。一般状况可，心肺查体无异常，腹平坦，全腹软，无压痛、反跳痛，肝脾肋下未及，Murphy 征阴性，未触及包块，移动性浊音阴性，肠鸣音 4 次 / 分，振水音阴性；⑤辅助检查：胃镜：诊断：胃窦占位，胃潴留。病理诊断：胃窦腺癌，HP（－）。

诊断及鉴别诊断：

1. 胃癌　多见于老年人，早期多无明显症状，晚期多有体重减低、上腹痛，有时有呕血、黑便、恶心、呕吐，甚至恶病质。胃镜检查常提示胃壁僵硬，局部可见溃疡或隆起病变，消化道造影常提示胃壁僵硬、破坏，可见腔内龛影或充盈缺损，病理活检可确诊。本患者为老年男性，有黑便、恶心、呕吐等症状，胃潴留考虑存在梗阻，胃镜提示胃窦占位，病理诊断为腺癌，故本诊断明确。

2. 消化性溃疡　发病人群较胃癌患者年轻，有典型溃疡疼痛反复发作史，与进食相关，胃溃疡为餐后痛，十二指肠溃疡为空腹痛、餐后缓解，抑酸治疗有效。胃溃疡多表现为餐后痛，抑酸治疗亦可缓解。胃镜检查可见局部溃疡病变，边缘整齐，蠕动波可通过病灶，基底平坦，有白色或黄白苔覆盖，周围黏膜水肿、充血，黏膜皱襞向溃疡集中，消化道造影可见腔外龛影。本患者胃镜检查提示胃窦部巨大溃疡。胃镜病理诊断为腺癌。故考虑溃疡性质为恶性溃疡。

3. 胃淋巴瘤　占胃恶性肿瘤的 2%～ 7%，老年人多见，症状常不典型，以上腹部不适、胃肠道出血及腹部肿块为主要临床表现，95% 以上的胃原发恶性淋巴瘤为非霍奇金淋巴瘤，常广泛浸润胃壁，胃镜可提示胃内占位或溃疡病变，常累及多个部位，表现为大的溃疡、巨大的腔内肿物，误诊率较高，确诊需依靠病理组织学，必要时行免疫组化。本患者为老年男性，黑便 2 月，胃镜检查提示胃窦部溃疡性病变，镜下表现不能除外淋巴瘤，但病理未提示淋巴瘤。

4. 胃肠道间质瘤　间叶源性肿瘤，约占胃肿瘤的 3%，肿瘤膨胀性生长，可向黏膜下或浆膜下浸润形成球形或分叶状的肿块，表面黏膜可见浅表溃疡。瘤体小症状不明显，可有上腹不适或类似溃疡病的消化道症状，瘤体较大时可扪及腹部肿块，常有上消化道出血的表现。患者黑便 2 个月，胃镜检查提示胃窦占位，溃疡性病变，但病理诊断为腺癌，故不考虑此诊断。

5. 胃良性肿瘤　约占全部胃肿瘤的 2%，按组织来源可分为上皮细胞瘤和间叶组织瘤，前者常见为胃腺瘤，后者以平滑肌瘤常见。一般体积较小，发展较慢。胃窦和胃体为多发部位。多无明显临床表现，X 线钡餐为圆形或椭圆形的充盈缺损，而非龛影；胃镜下则表现为黏膜下肿块。患者老年男性，有黑便、恶心、呕吐等症状，胃镜提示胃窦占位、溃疡性病变，病理诊断为腺癌，不考虑此诊断。

二、诊治经过

入院后完善相关化验检查，化验回报：血常规：WBC 6.36×10⁹/L，RBC 3.62×10¹²/L↓，Hb 110g/L↓，PLT 390×10⁹/L↑；生化：总蛋白54.1g/L↓，白蛋白30.8g/L↓；癌胚抗原22.05ng/ml；余未见明显异常。

检查回报：腹盆腔增强CT（病例16图3）：胃占位，考虑恶性，Ca？肝多发小囊肿，前列腺增生；胸部CT：左下肺少许索条、炎症，双肺气肿；椎颈动脉超声：双侧颈动脉斑块形成，狭窄率低于49%；双下肢静脉未见血栓，超声心动无明显异常。

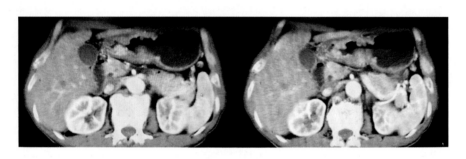

病例16图3　患者CT图像

予禁食水，放置中心静脉管，给予完全肠外营养支持治疗，留置胃管，给予生理盐水洗胃治疗，定期复查血常规及电解质，并给予抑酸等对症支持治疗。后患者复查化验提示轻度贫血、低白蛋白血症，Hb最低89g/L，白蛋白最低27.0g/L，给予对症补铁、补白蛋白治疗，加强营养支持，术前恢复至Hb 99g/L，白蛋白34.7g/L。

入院后第11天，患者胃肠减压已无明显食物残渣，完善术前检查已排除手术禁忌证，遂于全麻下行腹腔镜探查＋开腹远端胃癌根治性切除术（D2）毕2式吻合（Un-cut）＋术中热灌注治疗。腹腔镜探查肝脏及盆腔未见明显转移灶，可见肿块位于胃窦部，浸出浆膜。开腹行远端胃癌根治性切除术，肿物位于胃窦部，大小约8cm×6cm，累及胃窦环周，溃疡性，侵及浆膜，胃周可见肿大淋巴结，切除肿物，术中冰冻病理回报远近断端未见癌。行毕2式吻合，于吻合口旁置引流管，脐部上下腹前线水平放置四根热灌注引流管，行热灌注治疗。手术顺利，术后患者安返病房，未诉特殊不适，予一级护理、心电监护、吸氧、预防应用抗生素、补液、抑酸、镇痛、雾化吸入、补充白蛋白等治疗。患者恢复良好，出院。

术后病理回报：小弯侧隆起型中分化管状腺癌，Lauren分型：肠型，癌肿大小7cm×7cm×3cm，癌浸透胃壁全层达浆膜下脂肪组织；未见明确脉管内癌栓及神经侵犯。远近断端及环周切缘未见癌。胃大弯侧淋巴结未见癌转移（0/11），另见癌结节两枚；胃小弯侧淋巴结未见癌转移（0/18），另见癌结节一枚。

最后诊断：①胃管状腺癌溃疡型Ⅱ期（T₃N₀M₀）；②肝多发小囊肿；③双侧颈动脉斑块形成。

诊断依据：①老年男性，慢性病程；②有黑便、恶心、呕吐等消化道症状；③CEA升高；④胃镜检查提示胃窦占位、胃潴留；病理活检为胃窦腺癌；⑤术后病理提示癌浸透胃壁全层达浆膜下脂肪组织（T₃）；无淋巴结转移（N₀）；未见明确脉管内癌栓及神经侵犯（M0）；病理诊断为中分化管状腺癌。

三、讨论

胃癌（Gastric Carcinoma）是指原发于胃的上皮源性恶性肿瘤。在我国胃癌发病率仅次于肺癌居第二位，死亡率排第三位，男女发病之比为（2.3～3.6）∶1，任何年龄均可发生，40～60岁约占2/3。本患者为60岁老年男性，正是胃癌高发人群。胃癌的发生为多因素长期作用的结果，包括饮食因素、化学因素、幽门螺杆菌感染（儿童期感染）、遗传因素、免疫监视机制失调等，本患者目前病史及检查暂未发现相关因素。

我国早期胃癌发现比例很低，仅约20%，因为早期胃癌患者常无特异的症状，需经内镜检查发现，大多数发现时已是进展期。本患者以黑便、恶心、呕吐为首发表现，此时已出现肿瘤侵犯血管导致消化道出血、占位致使幽门梗阻引起呕吐、胃潴留等情况，已属进展期表现，其他进展期表现还有体重减轻、贫血、乏力、胃部疼痛（如疼痛持续加重且向腰背放射，则提示可能存在胰腺和腹腔神经丛受侵；胃癌一旦穿孔，可出现剧烈腹痛的胃穿孔症状）、腹泻（患者因胃酸缺乏、胃排空加快）、转移灶的症状等。此外进展期患者可有腹部深压痛、上腹部肿块、胃肠梗阻、腹水征、锁骨上淋巴结肿大、直肠前窝肿物、脐部肿块等，其中锁骨上窝淋巴结肿大、腹水征、下腹部盆腔包块、脐部肿物、直肠前窝种植结节、肠梗阻表现均为提示胃癌晚期的重要体征，与肿瘤转移相关，而本患者暂无这些体征，胸腹CT检查亦未见转移征象，考虑病情未达晚期，这是选择以手术为主要治疗方式的重要依据。

除了CT检查，X线气钡双重对比造影、腹部超声、超声内镜、MRI、PET-CT、ECT等，均有助于对肿瘤进行定位、判断转移、分期。患者胃镜检查于镜下直接观察病变，并取病理活检协助诊断；对于较早期的患者，超声内镜可以协助观察病灶浸润深度，本患者胃窦病变已致梗阻，考虑浸润程度深，术后病理证实肿瘤已浸润胃壁全层，无超声内镜检查必要；对于无法内镜检查且排除梗阻的患者可考虑X线气钡双重对比造影，但主要反应腔内病变；腹部超声检查快速便捷，但空腔脏器、深部结构观察效果差；MRI对软组织显像较好，临床筛查仍以CT检查为主；PET-CT可以显示异常代谢部位从而发现肿瘤转移，较CT敏感，但价格较昂贵，ECT主要用于发现骨转移，可作为肿瘤转移的检查，目前患者临床表现、CT暂无转移征象，可暂不行该检查。肿瘤标志物如CA72-4、CEA、CA199、AFP和CA125等对肿瘤有一定的诊断和预后价值，患者CEA升高与原发胃癌相关，此项亦可作为术后重要随访项目之一。

进展期胃癌治疗的总体策略是以外科为主的综合治疗，大致有以下分类：①早期胃癌且无淋巴结转移证据，可根据肿瘤侵犯深度，考虑内镜下治疗或手术治疗，术后无需辅助放射治疗或化疗；②局部进展期胃癌或伴有淋巴结转移的早期胃癌，应当采取以手术为主的综合治疗。根据肿瘤侵犯深度及是否伴有淋巴结转移，可考虑直接行根治性手术或术前先行新辅助化疗，再考虑根治性手术。成功实施根治性手术的局部进展期胃癌，需根据术后病理分期决定辅助治疗方案（辅助化疗，必要时考虑辅助化放射治疗）；③复发/转移性胃癌应当采取以药物治疗为主的综合治疗手段，在恰当的时机给予姑息性手术、放射治疗、介入治疗、射频治疗等局部治疗，同时也应当积极给予止痛、支架置入、营养支持等最佳支持治疗。本患者术前考虑局部进展期胃癌，影像学检查未发现肿瘤转移，故直接行根治性手术，术后病理分期为$T_3N_0M_0$，手术切缘未见癌，未行辅助放化疗，但需要定期随访，以早期发现转移复发，并及时干预。

随访应按照患者个体化和肿瘤分期的原则，本患者既往体健，身体状况允许接受一旦复发而需要的抗癌治疗，可对其进行常规肿瘤随访/监测，主要项目是胃镜检查，主要目的是在胃镜下发现新生肿瘤或原发肿瘤复发，很少发生胃的吻合口局部复发，胃镜下可观察吻合口情况并取胃的局部组织活检以判断肿瘤复发情况。胃镜检查的策略：推荐术后 1 年内进行胃镜检查，每次胃镜检查行病理活检若发现有高级别不典型增生或者胃癌复发证据，则需在 1 年内复查。建议患者每年进行 1 次胃镜检查。对全胃切除术后，发生大细胞性贫血者，应当补充维生素 B_{12} 和叶酸。PET/CT、MRI 检查仅推荐用于临床怀疑复发合并常规影像学检查为阴性时，比如持续 CEA 升高但腹部 CT 检查或超声为阴性。目前不推荐将 PET/CT 检查列为常规随访 / 监测手段。随访的具体方法及频率详见病例 16 表 1。

病例 16 表 1　胃癌治疗后随访要求及规范

目的	基本策略
进展期胃癌根治性术后及不可切除姑息性治疗随访	随访频率：开始前 3 年每 6 个月 1 次，然后每 1 年 1 次，至术后 5 年
	随访内容：（无特指即为每次）①临床病史；②体格检查；③血液学检查（CEA 和 CA19-9）；④（PS）功能状态评分；⑤体重监测；⑥每年 1 次超声或胸、腹 CT 检查（当 CEA 提示异常时）
	随访 / 监测频率前 2 年每 3 个月 1 次，然后 6 个月 1 次至 5 年
	随访 / 监测内容：（无特指即为每次）①临床病史；②体格检查；③血液学检查（CEA 和 CA19-9）；④（PS）功能状态评分；⑤体重监测；⑥每 6 个月 1 次超声或胸、腹 CT 检查（当 CEA 提示异常时）
症状恶化及新发症状	随时随访

（丁士刚　薛　艳　刘瑞生）

参考文献

[1] 国家卫生健康委员会 . 胃癌诊疗规范（2018 年版）[J/CD]. 中华消化病与影像杂志（电子版），2019，9（3）：118-144.

病例 **17**　胃 MALT 淋巴瘤

一、病例摘要

一般情况：患者女，63 岁，汉族，退休。

主诉：间断腹胀 1 年余，发现胃体溃疡 2 个月。于 2019 年 1 月 16 日入院。

现病史：患者 1 年余前无明显诱因间断出现上腹胀，进食肉类后明显，活动后可缓解，约 1 次 / 月，无腹痛、腹泻，无恶心、呕吐，无反酸、烧心、嗳气，无发热、黄疸、消瘦，未治疗。6 个月前体检发现 CA199 升高，达 64U/ml，腹盆腔增强 CT 提示"右肾结石，其余未见异常"。3 个月前于外院行胃镜检查提示：胃息肉，冷电切；慢性非萎缩性胃炎伴糜烂；尿素酶 HP 测试（－），病理回报为胃底腺息肉，幽门腺型慢性胃炎。3 个月前于外院行结肠镜检查，提示结肠息肉，冷切除及钳净。病理回报为管状腺瘤，低级别。2 个月前患者再次复查，CA199 升高达 84U/ml，胃镜检查提示胃体溃疡，恶性肿瘤不除外。超声内镜提示胃体溃疡，局限于黏膜深层及黏膜下层，病理回报为近黏膜肌层处见片状淋巴样细胞，必要时再活检。现患者为进一步诊治收入我院，患者自发病以来，精神好，食欲好，睡眠正常，二便正常，体重无明显变化。

既往史：骨质疏松 4 年余，平素口服钙片治疗，高脂血症 4 年余，未服药。否认肝炎、结核、疟疾病史，否认高血压、心脏病史，否认糖尿病、脑血管疾病、精神疾病史，否认外伤、输血史，否认食物、药物过敏史，预防接种史不详。

查体：T 36.2℃，P 80 次 / 分，R 16 次 / 分，BP 125/72mmHg。神情，精神可，营养良好，查体合作。全身皮肤黏膜无黄染，浅表淋巴结无肿大。双肺呼吸音清晰，未闻及干湿啰音。心率 80 次 / 分，律齐，各瓣膜听诊区未闻及杂音，无心包摩擦音。腹平坦，无腹壁静脉曲张。腹部柔软，无压痛、反跳痛，腹部无包块。肝脏未触及，脾脏未触及，Murphy 征阴性，肾脏无叩击痛，无移动性浊音。肠鸣音正常，4 次 / 分。

辅助检查：（2018 年 11 月 12 日）胃镜检查（病例 17 图 1）：胃体前壁见一溃疡，范围约 1cm，中央可见凹陷，周围黏膜呈颗粒样改变，活检 3 块软。结论：胃体溃疡、恶性肿瘤不除外。超声胃镜（病例 17 图 2）：胃体溃疡超声探查：见病变部位黏膜层及黏膜下层增厚，为低回声取代，后方固有肌层完整。结论：胃体溃疡，局限于深层及黏膜下层。（2018 年 11 月 15 日）消化病理（病例 17 图 1）：（胃体）胃底腺黏膜组织，形态结构大致正常，炎症不明显，近黏膜肌层处见片状淋巴样细胞，请结合临床，必要时再活检。胃底腺型慢性胃炎（+），活动性（－），萎缩性（－），肠上皮化生（－），HP（－）。

初步诊断：① CA199 升高原因待查；②胃体溃疡性质待定；③高脂血症；④骨质疏松；⑤右肾结石。

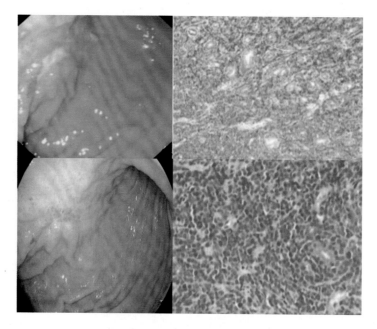

病例 17 图 1　胃镜检查及病理结果

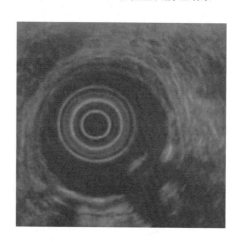

病例 17 图 2　超声内镜结果

诊断及鉴别诊断：

1. CA199 升高　考虑以下原因：①胰肝胆系癌症：本病多有 CA199 升高，可有腹痛、腹胀、黄疸、消瘦、乏力、腹部包块、腹水等症状，腹部 CT 检查可见肝胆胰腺异常征象。患者无相关临床表现，CT 检查未见肝胆胰腺明显异常，暂不考虑此诊断；②结直肠癌：本病可有 CA199 升高，可有腹痛、腹泻、便血或肠梗阻的表现，可有贫血、发热、乏力、体重下降等肿瘤消耗的表现，中老年多见，肠镜下多局限于某一肠段，多位于直肠、回盲部、升结肠，多表现为不规则隆起溃疡性病变，表面粗糙，质脆易出血，病理见到癌细胞。患者无相关临床表现，肠镜检查仅示结肠腺瘤性息肉，暂不考虑此诊断；③胃癌：本病可有 CA199 升高，早期常无特异性症状，可有腹痛、腹胀、恶心、呕吐、食欲缺乏、早饱、黑便、呕血等症状，内镜下可有隆起、平坦、溃疡等表现，病理活检见癌细胞可确诊。患者无相关临床表现，胃镜检查见胃体溃疡，但多次病理检查均未见癌细胞，需等待病灶切除后活检明确；④其他原因：一些良性疾病如胰腺炎、胆汁淤积性胆管炎、胆石症、慢性活动性肝炎等也可有 CA199 升高，但患者无腹痛、黄疸等症状、CT 及其他相关生化指标无明显异常，可进一步完善影像学检查以鉴别。

2. **胃体溃疡性质待定**　需与以下疾病鉴别：①早期胃癌：镜下可表现为溃疡，临床症状无特异性表现，病理活检见癌细胞可确诊；②胃淋巴瘤：胃黏膜相关淋巴组织淋巴瘤症状多为非特异性，内镜下形态多样，典型表现为多发性浅表溃疡，与早期胃癌相比，界限不清，黏膜面可见凹凸颗粒状改变，充血明显。进展至晚期可发展为高度恶性淋巴瘤，内镜下表现为多发的巨大溃疡和结节状隆起，与胃癌相比，胃壁舒展性较好。本患者胃镜检查见胃体溃疡，周围黏膜呈颗粒样改变，病理提示淋巴细胞增多，提示 MALT 可能，需进一步完善大活检以确诊；③胃黏膜良性病变：如消化性溃疡，多有周期性上腹痛，胃壁柔软，活动好，周围炎症明显，需病理结果进一步鉴别。

其余诊断均由既往病史提供。

二、诊疗经过

入院后完善相关化验，CA199 77.9U/ml，γ-GT 72U/L，总胆固醇 6.57mmol/L，低密度脂蛋白胆固醇 4.77mmol/L，余生化结果未见异常。血常规、便常规、凝血、血沉、CRP、糖化血红蛋白、甲状腺功能、免疫八项未见明显异常。腹部 B 超提示：右肾结石，脂肪肝。患者 γ-GT、总胆固醇、低密度脂蛋白胆固醇异常考虑与高脂血症、脂肪肝有关，嘱患者低脂饮食，增加运动，暂不予药物干预。胸片、超声心动图、肺功能检查未见明显异常。

第 3 日行全麻下胃 EMR 术，术中所见：胃体前壁可见一处溃疡，范围约 1.2cm×1.0cm，中心凹陷，周边黏膜可见颗粒样改变，质软，在根部一点注射 3ml 0.005% 肾上腺素盐水，镜下观察病变抬起，圈套器套扎根部，提起，高频电切除。观察残端无残余病变，无活动出血，创面裸露血管予热活检及 APC 烧灼，和谐夹及钛夹夹闭创面。异物钳回收病变。诊断结论：胃体前壁溃疡性质待定；慢性萎缩性胃炎。术后予禁食水、补液、抑酸治疗，患者未诉不适。病理结果回报：体底交界大弯（EMR 标本体积约 11mm×10mm×3mm，连切 4 块）可见较多小到中等大小淋巴细胞弥漫浸润，淋巴细胞胞质较丰富，淡染，有的核不规则，染色质中等，细胞核仁不明显，近似中心细胞样细胞，有的细胞质空亮，近似单核样细胞，并见淋巴上皮病变。免疫组化结果显示 CD20（+ 较多），CD79a（+），CD3（散在 +），CD45Ro（散在 +），bc1-2（+），mum-1（+），bc1-6（-），CD10（-），EMA（-），CK（-），Ki67（约20% 细胞 +），诊断为胃 MALT 淋巴瘤（病例 17 图 3）。目前患者于肿瘤科行放射治疗，继续随访中。

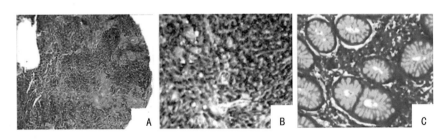

病例 17 图 3　MALT 淋巴瘤病理结果图

三、讨论

黏膜相关淋巴组织淋巴瘤是起源于黏膜相关淋巴组织边缘区的 B 细胞淋巴瘤，属于非霍奇金淋巴瘤的一种，约占非霍奇金淋巴瘤的 8% 左右，其中胃是最常见的发病部位。

胃 MALT 淋巴瘤患者缺乏特异性临床症状及体征，一般表现为上腹部胀痛不适，呕血，黑便，贫血，食欲缺乏以及体质量下降等，本患者表现为上腹胀，无特异性症状，难以从临床表现判断疾病类型。

MALT 淋巴瘤内镜下表现可以分为溃疡型、糜烂型、隆起型及浸润型，形态学易与胃炎、胃溃疡及胃癌等特点混淆。可供鉴别的要点为：①普通胃镜：胃 MALT 淋巴瘤纤维组织增生少，胃壁延展性相对较好，而胃癌纤维组织增生较多，延展性差，胃壁僵硬；其次，胃 MALT 淋巴瘤病变常常位于黏膜深部，病灶边界不清，隆起边缘表面可覆盖正常上皮组织。该患者胃镜下见胃体单发溃疡，难以从形态上鉴别；②超声内镜：观察胃壁层次是否完整、胃壁厚度、固有肌层是否增厚等方面鉴别良恶性病变。固有肌层增厚仅出现于胃恶性病变患者。超声内镜检查皮革胃和淋巴瘤的区别如下：皮革胃沿胃壁横轴分布，病变界限模糊，只表现为黏膜肥厚，早期可见胃 2、3 层（黏膜肌及黏膜下层）增厚，回声不均质减低；胃淋巴瘤在胃壁内沿纵轴浸润型生长，病变形态多样且界限清楚，胃 2、3 层回声较皮革胃更低且更均质。患者超声内镜结果提示病变累及黏膜深层及黏膜下层浅层，符合 MALT 淋巴瘤表现。

最终胃 MALT 淋巴瘤的确诊仍依赖于组织病理学检查以及免疫组织化学检查等。因胃 MALT 淋巴瘤在内镜下缺乏特异性表现，可表现为正常黏膜或黏膜点状出血，故应注意多点、多次、深部取材，保证诊断的准确性。该患者病变范围小，采取整块切除后病理活检的方法，保证了诊断的准确性。

胃淋巴瘤的治疗方案主要有 Hp 根除、化疗、局部放射治疗及手术治疗等。①Hp 根除治疗。胃 MALT 淋巴瘤目前公认与 Hp 感染相关，对于 Hp 阳性的 MLAT 淋巴瘤治疗方案已经被建立，Hp 根除是其一线的治疗方案，国内外研究表明胃 MALT 淋巴瘤患者中 Hp 感染率可达 80%～ 90%，但本文患者为 Hp 阴性，对于 Hp 阴性的 MLAT 淋巴瘤治疗仍存在争议；②系统性化疗：胃 MALT 淋巴瘤的化疗传统采用 CHOP 方案。近年来利妥昔单抗广泛应用于 B 细胞淋巴瘤的化疗。抗 CD20 抗体利妥昔单抗、环磷酰胺、阿霉素、长春新碱和泼尼松（R-CHOP）被推荐作为标准的胃大 B 细胞淋巴瘤的治疗方案；③局部放射治疗：放射治疗对局灶性胃 MALT 淋巴瘤患者有效，低剂量放射治疗保留胃功能，并能避免外科切除引起的营养性疾病。该患者病变范围小，局限于黏膜及黏膜下层，病理提示为低度恶性，可采用此疗法；④外科手术：目前胃 MALT 淋巴瘤治疗方案以抗 HP 治疗、放射治疗、化疗等联合治疗为主，对于低度恶性胃 MALT 淋巴瘤如合并有溃疡、急性出血或穿孔并且内镜不能处理的患者方才考虑手术。

（丁士刚　薛　艳　聂尚姝）

参考文献

[1] 孙萍胡，等 . 胃 MALT 淋巴瘤的形态特征及诊断 [J]. 胃肠病学和肝病学杂志，2012，21（11）：1019-1022.

[2] 唐也 . 超声内镜在胃黏膜相关淋巴组织淋巴瘤诊断中的应用进展 [J]. 现代医药卫生，2018，34（18）：2852-2854.

[3] 李兴文，赵晓宁，李军 . 胃黏膜相关淋巴组织淋巴瘤的诊治 [J]. 中华普通外科杂志，2006，21（10）：745.

病例 18　胃间质瘤伴出血

一、病例摘要

一般情况：患者女，65岁，汉族，退休。

主诉：呕血伴黑便2天入院。

现病史：2天前无明显诱因出现头晕、心悸，自服速效救心丸略好转，于当天夜间呕咖啡色液及鲜血各1次，量共约500ml，无发热、腹痛，收住我院急诊，查血常规示HGB 95g/L。予禁食水、抑酸、补液等对症治疗，于急诊留观期间再次呕吐咖啡色液1次，量约100ml，排黑色稀便2次，量共约200ml，无头晕、心悸，现为进一步诊治收住消化科。患者患病以来禁饮食，睡眠欠佳，小便量偏少，大便同上，体重无明显变化。

既往史：高血压病史5年，血压最高180/100mmHg，规律服用硝苯地平控释片降压，自述血压控制可，否认肝炎、结核等传染病史，否认胃肠道、肝胆胰疾病史，否认阿司匹林及NSAIDs用药史，否认外伤、手术史，否认输血史，否认药敏史，无烟酒嗜好。

查体：T 36.5℃，P 84次/分，R 18次/分，BP 126/65mmHg。神清，一般情况可，皮肤黏膜苍白，无黄染、淤斑及出血点，无蜘蛛痣及肝掌，睑结膜苍白，巩膜无黄染，浅表淋巴结无肿大。双肺呼吸音清，未闻及干湿性啰音，心界不大，心律齐，未闻及病理性杂音及额外心音，腹部平坦，无腹壁静脉曲张，全腹软，左下腹轻压痛，无肌紧张及反跳痛，未及包块，肝脾肋下未及，Murphy征（－），移动性浊音（－），双下肢无水肿。

辅助检查：血常规：WBC 7.45×10^9/L，RBC 3.29×10^{12}/L，Hb 95g/L，HCT 29.6%，PLT 243×10^9/L，NEUT 69.3%。便常规：OB阳性，镜检未见异常。呕吐物潜血：OB阳性。生化：肝肾功能及电解质基本正常。

初步诊断：①上消化道出血：消化性溃疡？消化道肿瘤？②高血压病。

病例特点：①老年女性，急性病程；②呕血伴黑便2天；③既往：有高血压病史，无肝病及消化性溃疡病史，无阿司匹林及NSAIDs用药史；④查体贫血貌，左下腹轻压痛，余无异常发现；⑤辅助检查：HGB 95g/L，大便及呕吐物OB阳性。

诊断及鉴别诊断：

1. 上消化道出血　患者老年女性，无诱因出现呕血伴黑便，血色素下降，呕吐物及大便潜血均为阳性，故该诊断成立，出血病因需要鉴别。

2. 消化性溃疡伴出血　消化性溃疡是上消化道出血最常见的病因，多见于中、青年人，既往多有中上腹部规律性及周期性疼痛病史，容易并发呕血或黑便。本例患者既往无消化性溃疡病史，此次出血前亦无腹痛病史，无阿司匹林及NSAIDs用药史，但仍不能除外该常见疾病，需完善胃镜明确。

3. 肝硬化食管胃底静脉曲张破裂　该病多见于肝硬化门脉高压症患者，表现为突发的呕血和（或）黑便，出血量大，严重时可引起失血性休克。本例患者无肝病病史，无黄疸、肝掌、蜘蛛痣及腹部静脉曲张体征，暂不考虑此诊断，待胃镜及腹部B超等进一步除外。

4. **血管病变** 胃、十二指肠血管畸形、动脉瘤破裂可致消化道出血，出血可自行停止，本例患者老年，不除外血管病变出血可能，需行胃镜，必要时行腹部血管CTA、血管造影等检查予以明确。

5. **消化系统恶性肿瘤** 该病多见于老年人，消化道出血表现的同时多伴有一段时期内纳差、乏力、消瘦等恶性肿瘤消耗表现，查体可有贫血、浅表淋巴结肿大、腹部包块等表现，化验肿瘤标志物可升高，内镜及腹部CT检查有助于明确诊断。本例患者老年，无诱因突发呕血黑便，考虑该病可能，但患者一般状态较好，无纳差、消瘦等症状，不支持该病，待胃镜、腹部CT等进一步明确。

6. **胃肠间质瘤伴出血** 胃肠间质瘤可向胃肠腔内或外生长，早期多无症状。发现时常较大，表现为上消化道出血、贫血及上腹部包块等。本例患者无诱因出现上消化道出血，考虑该病可能，但腹部未及包块，需行胃镜检查明确诊断。

高血压病：根据病史诊断。

二、诊治经过

入院后完善化验，2019年4月19日血常规：RBC 2.32×10^{12}/L，Hb 68g/L，HCT 21.7%，WBC及PLT正常。便OB阳性。血ALB 28.9g/L，转氨酶、肾功能及凝血功能基本正常，乙肝、丙肝检查阴性，血肿瘤标志物阴性。2019年4月30日复查血常规：RBC 2.99×10^{12}/L，Hb 87g/L，HCT 28.8%。胃镜（病例18图1）示：胃底部可见圆形隆起，表面部分黏膜充血、糜烂，顶端可见溃疡，内可见血管断端，镜下行硬化剂注射治疗。胃镜胃底隆起病变病理示黏膜轻度慢性浅表炎伴急性活动。超声内镜（病例18图2）示：胃底可见来源于固有肌层一壁内占位病变，大小约31.2mm×25.8mm，低回声，回声不均匀，可见片状高回声区，部分截面浆膜层欠连续，内可见点状血流信号。肝胆胰脾双肾彩超诊断：胆囊息肉样病变。腹部CT（平扫+增强）（病例18图3）诊断：胃后壁偏大弯侧近胃底处类圆形软组织影，增强后可见强化，边界较清楚，直径3.5cm。入院后予禁食、补液、艾司奥美拉唑静脉泵入及内镜下止血治疗等治疗后患者呕血、黑便停止。据胃镜及超声内镜等结果考虑胃间质瘤可能性大，为了尽可能完整切除肿瘤选择行腹腔镜下胃部分切除术。转入外科行术前评估，在全麻下行腹腔镜胃部分切除术，手术顺利，患者术后恢复良好。手术肿瘤组织病理（病例18图4）示：梭形细胞肿瘤，结合免疫组化结果符合胃间质瘤，肿瘤大小4.0cm×3.8cm×3.0cm，核分裂<5/50HPF，为低度恶性，免疫组化（病例18图5）：CD117（+），CD34（+），Desmin（-），Vimentin（+），DOG1（+），Ki67（+<10%）。

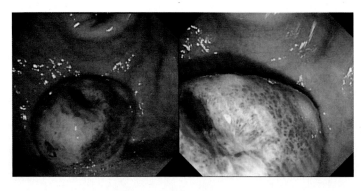

病例18图1 胃镜检查

注：胃底部可见圆形隆起，表面部分黏膜充血、糜烂，顶端可见溃疡。

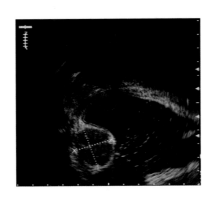

病例 18 图 2　超声内镜

注：胃底可见来源于固有肌层一壁内占位病变，大小约 31.2mm×25.8mm，低回声，
回声不均匀，可见片状高回声区，浆膜层欠连续。

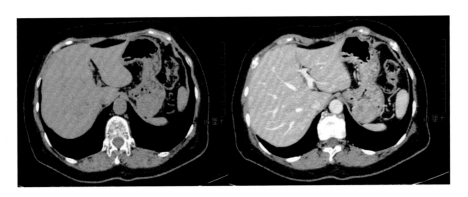

病例 18 图 3　CT 片

注：胃后壁偏大弯侧近胃底处类圆形软组织影，增强后可见强化，边界较清楚，直径 3.5cm。

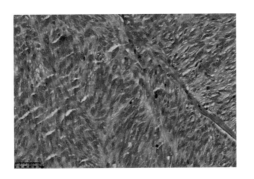

病例 18 图 4　胃底隆起病变病理示梭形肿瘤细胞 HE40×10

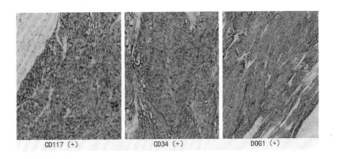

病例 18 图 5　胃隆起病变免疫组化，20×10

最后诊断：①胃间质瘤伴出血，低度恶性；②高血压病。

诊断依据：①老年女性，急性病程；②呕血、黑便2天；③化验血色素减低，大便及呕吐物潜血阳性；④胃镜：胃底黏膜下隆起病变，顶部溃疡；⑤超声内镜：胃底可见来源于固有肌层—壁内低回声占位病变，大小约31.2mm×25.8mm；⑥手术病理：肿瘤大小4.0cm×3.8cm×3.0cm，核分裂<5/50HPF，免疫组化：CD117（+），DOG1（+），CD34（+），符合胃间质瘤，低度恶性。

三、讨论

胃肠间质瘤（gastrointestinal stromal tumors，GIST）是起源于胃肠道壁内包绕肌丛的间质细胞的非上皮性肿瘤，亦可发生于肠系膜以及腹膜后组织，以梭形肿瘤细胞CD117免疫组化阳性为特征。GIST不是既往所指的平滑肌肿瘤和神经鞘瘤。90% GIST好发于40～79岁，中位发病年龄60岁，发病率男性较女性略多或持平，多发于胃（70%），其次为小肠（20%～25%）。GIST部分患者可发生基因突变，从分子水平上分为c-kit基因突变型、PDGFRa基因突变型和c-kit/PDGFRa野生型。其生长方式表现为腔内型、壁内型、腔外型、腔内-腔外哑铃型、胃肠道外肿块型。GIST的临床表现与肿瘤大小、部位、生长方式有关。一般症状隐匿，多在体检或腹腔手术中被发现。常见的临床表现为消化道出血、腹痛和腹部肿块。内镜已成为发现和诊断GIST的主要方法，内镜下可见胃肠壁黏膜下肿块呈球形或半球形隆起，边界清晰，表面光滑，表面黏膜色泽正常，可有顶部中心呈溃疡样凹陷，覆白苔及血痂，肿块表面有正常组织覆盖时，普通活检难以获得肿瘤组织，需要穿刺活检。肿块顶部有溃疡者活检的阳性率高。GIST超声内镜表现为胃肠壁固有肌层或黏膜肌层的低回声团块，并可在超声内镜引导下穿刺活检明确诊断。腹部CT和MRI检查通常用于对肿瘤的定位、特征、分期和术后监测。诊断主要依靠内镜及超声内镜检查，病理是诊断的金标准，表现为梭形肿瘤细胞，免疫组化CD117（+）（85%～100%），DOG1（+），CD34（+）（60%～70%）。原发GIST切除术后根据肿瘤大小、有丝核分裂指数（MI）和肿瘤原发部位将危险度分级（NIH2008改良版），①极低级：肿瘤直径≤2cm，MI≤5/50高倍镜视野（HPF），肿瘤在任何部位；②低级：肿瘤直径2.1～5cm，MI≤5/50HPF，肿瘤在任何部位；③中级：肿瘤<2cm，MI 6～10/50HPF，肿瘤在任何部位；或肿瘤直径2.1～5cm，MI 6～10/50HPF，肿瘤在胃部；或肿瘤直径5.1～10cm，MI≤5/50HPF，肿瘤在胃部；④高级：肿瘤>10cm，或MI>10/50HPF，肿瘤在任何部位；或肿瘤破裂等。需要与平滑肌瘤、平滑肌肉瘤、神经鞘瘤等肿瘤鉴别，鉴别手段主要依靠病理结果。GIST治疗原则是争取手术彻底切除，复发转移或不能切除者采取甲磺酸伊马替尼治疗，放化疗几乎无效。预后与患者的年龄、性别、肿瘤部位、大小、细胞核分裂象、基因突变及肿瘤恶性度等因素有关。

本例患者因呕血黑便行胃镜检查，发现胃底黏膜下隆起病变，顶部发生溃疡，普通胃镜活检仅为慢性炎症，未见肿瘤细胞，可能与活检部位或活检标本较表浅有关。超声内镜示胃底低回声隆起病变来源于固有肌层，大小为31.2mm×25.8mm，考虑胃间质瘤可能性大。最新版中国胃肠间质瘤治疗共识（2017年版）指出对于局限性GIST和潜在可切除GIST，手术切除为首选治疗方法，推荐位于胃大弯侧及胃底体前壁直径≤5cm的病灶可以考虑腹腔镜手术方式。共识同时指出由于多数GIST起源于固有肌层，生长方式多种多样，瘤体与周围肌层组织界限并不十分清晰，内镜下不易根治性切除，且操作并发症的发生率较高，目前尚缺乏内镜下切除GIST的中长期安全性的对比研究，故内镜下治疗不作为常规推荐。该患者病变位于胃底固有肌层，直径<5cm，遵循共识意见采取腹腔镜

手术方式切除病灶，手术完整切除病灶，术后患者恢复良好。手术病理提示为胃间质瘤，肿瘤大小4.0cm×3.8cm×3.0cm，核分裂＜5/50HPF，根据原发GIST切除术后危险度分级（NIH 2008改良版）本例患者为低危级。共识指出具有中高危复发风险的患者适合术后辅助治疗，本例患者为低危级，术后可不用辅助治疗，仅予随诊。共识建议对术后复发低危级患者每6个月进行CT或MRI检查，持续5年，每年进行1次胸部X线检查，出现相关症状情况下推荐进行ECT骨扫描，根据共识建议予以本例患者复查。

（吴改玲　蓝　宇）

参考文献

[1] 林三仁，等. 消化内镜学高级教程［M］. 北京：人民军医出版社，2009：220-225.

[2] 中国临床肿瘤学会胃肠间质瘤专家委员会. 中国胃肠间质瘤诊断治疗共识（2017年版）［J］. 肿瘤综合治疗电子杂志，2018，4（1）：31-41.

病例 **19** 胃间质瘤

一、病例摘要

一般情况，患者男，46岁，技术人员。

主因"内镜发现胃底黏膜下隆起3年"入院。

现病史：患者3年前无特殊不适行胃镜检查提示胃底小弯侧可见一2.0cm×2.8cm半球状隆起，表面光滑，中央无溃疡形成，无黏膜桥形成。患者无恶心、呕吐，无反酸、烧心，无腹痛、腹胀，无腹泻、黑便、便血，未予特殊治疗，建议患者复查超声内镜。患者后行超声内镜检查提示：病灶处可见低回声团块，呈椭圆形，大小约2.0cm×2.6cm，向腔内突出，边界清楚，内部回声均匀，起源于固有肌层。今患者为进一步治疗由门诊收入我院，患者自发病以来，精神好，睡眠可，食欲可，大小便正常，体重无明显变化。

既往史：右股骨干骨折术后7年。否认高血压、心脏病史，否认糖尿病、脑血管病、精神病史，否认食物、药物及其他过敏史。

查体：T 36.1℃，P 72次/分，R 16次/分，BP 138/86mmHg。神清，双肺呼吸音清，未闻及干湿啰音，心率72次/分，心律齐，各瓣膜区未闻及杂音。腹部平坦，触之软，无压痛、反跳痛及肌紧张，肝脾肋下未及，胆囊区无触痛，Murphy征阴性。腹部叩鼓音，肠鸣音4次/分。双下肢无水肿，关节活动正常。

辅助检查：

2015年8月28日我院超声内镜（病例19图1）：诊断印象：胃底小弯侧可见一2.0cm×2.8cm半球状隆起，表面光滑，中央无溃疡形成，无黏膜桥形成。超声所见：病灶处可见低回声团块，呈椭圆形，大小约2.0cm×2.6cm，向腔内突出，边界清楚，内部回声均匀，起源于固有肌层，考虑间质瘤。

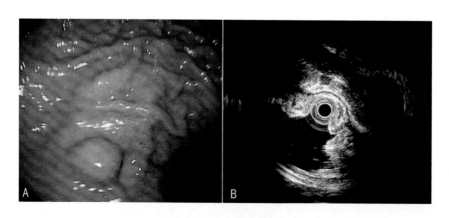

病例19图1 超声内镜

注：图A：镜下可见半球状隆起，表面光滑，中央无溃疡形成，无黏膜桥形成（图片出处：Surg Endosc，2019，10.）；

图B：超声内镜下表现：病灶处可见低回声团块，呈椭圆形，向腔内突出，边界清楚，内部回声均匀，

起源于固有肌层（图片出处：Surg Endosc，2019，10.）。

初步诊断：①胃底黏膜下隆起；②右股骨干骨折术后。

病例特点：①中年男性，慢性病程，隐匿性起病；②内镜发现胃底黏膜下隆起 3 年；③既往：右股骨干骨折术后 7 年；④查体：生命体征平稳，心肺查体无异常，腹部平坦，触之软，无压痛、反跳痛及肌紧张，肝脾肋下未及，胆囊区无触痛，Murphy 征阴性。腹部叩鼓音，肠鸣音 4 次 / 分；⑤辅助检查：我院超声内镜提示胃底小弯侧黏膜下病灶，考虑间质瘤。

诊断及鉴别诊断：

1. 胃底黏膜下隆起　患者中年男性，慢性病程，主因内镜下发现胃底隆起病变 3 年入院，超声内镜提示病变起源于固有肌层，考虑该诊断明确，但需对病灶的性质予以鉴别。

（1）胃间质瘤：胃间质瘤是常见的起源于黏膜下层的隆起性病变，好发于胃和十二指肠，起病较为隐匿，进展较慢，大多无临床症状，多为体检内镜发现，超声内镜有助于诊断。该患者我院超声内镜提示病灶起源于固有肌层，且为低回声团块，考虑该诊断可能性大，但需要术后病理明确。

（2）平滑肌瘤及平滑肌肉瘤：两者与间质瘤的影像表现相似。平滑肌瘤为良性肿瘤，平扫为接近肌肉密度，增强扫描呈现均匀增强；平滑肌肉瘤为比较少见的平滑肌源性恶性肿瘤，多见于小肠系膜。通常临床发现时肿瘤已较大，常有出血及钙化、囊变及坏死，实性部分增强。常有胃肠压迫症状，可出现腹膜种植性转移及腹主动脉旁淋巴结肿大。注意追查术后病理以鉴别。

（3）炎性肌纤维母细胞瘤：是一种少见而独特的间叶性肿瘤，可发生于任何年龄，最好发部位为肺，其次是肠系膜、网膜或腹膜后，大部分起病隐匿，平扫示病灶呈实性或囊实性包块，边界清晰或不清，大部分密度均匀，钙化及出血少见，明显强化或不均匀强化。该患者发病部位非常见部位，且无发热、体重减轻、疼痛等临床表现，故考虑可能性小。

2. 右股骨干骨折术后　根据既往史诊断明确。

二、治疗经过

患者入院后后积极完善入院常规检查，排除手术禁忌证，择期行全麻腹腔镜下手术，手术过程记录如下：

麻醉成功后，患者取平卧分腿位，消毒铺巾，脐下开 1cm 竖口穿刺气腹针，进气腹针，负压明显，进气，至气压为 12mmHg，穿刺 trocar。进镜探查：无腹水，肝脏表面光滑，无结节，胃窦部可见肿物。腹腔镜引导下穿刺其他 3 枚，trocar（1.5cm 1 个，0.5cm 2 个），头高体位，将大网膜和小肠推向下腹，部分网膜与腹壁粘连，松解粘连。近胃壁打开小网膜，断小网膜侧进入肿瘤的血管，见肿瘤为胃间质瘤样，位于小弯侧，距离胃窦约 5cm 左右。游离系膜后，提起肿物，ENDOGIA 夹胃壁拟切除处，发现肿瘤在胃壁内生长基底较广泛，切除后胃腔易狭窄，决定开腹，停气腹。上腹正中切口，长约 6cm，逐层切开入腹。保护切口，将间肿物连同胃壁提至切口处。切开突部前壁，暴露后壁，距肿物边缘约 1cm 处将肿物完整切除，送快速冰冻，结果回报：间梭形细胞肿瘤，GIST 可能性大。横行连续缝合关闭胃切口，外再予浆肌层间断缝合，满意。胃无狭窄。将胃送回腹腔，关闭切口。冲洗腹腔，查无活动性出血，清点纱布器械无误，肝下缘放置引流一根，经左上腹 Trocar 孔处引出、固定。停气腹，缝合各切口。手术过程顺利，安返病房。予吸氧、心电监测。患者术后禁食禁水、抑酸补液，恢复正常饮食后医嘱离院。术后病理结果回报：①胃体底交界大弯前壁：胃肠道间质瘤，综合其光镜下最大径、光镜下所见［核分裂象可见（＜ 5 个 /50HPF）］及免疫组化结果［肿瘤细胞 DOG-1

弱（+），CD17 弱（+），CD34（+），S-100（-），Desmin（-），Ki-67 阳性细胞率＜5%]，为极低度危险组。

三、讨论

消化道间质瘤（gastrointestinal stromal tumors，GISTs）是一种常见的起源于间质细胞的消化系统肿瘤性疾病。统计显示该病的发病率为每百万人中 6.8～14.5 例，GISTs 最常见的位置为胃，其次是小肠、结肠和直肠，也有部分研究报道在食管以及其他腹腔脏器中发现间质瘤。消化道间质瘤通常没有明显的临床表现，多数患者是由于体检胃镜发现或者是其他手术常规检查时发现的。但也有部分患者因一些常见的消化道症状如腹痛、腹胀、腹部不适、黑便、呕血等就诊而发现的。内镜是常用的 GISTs 检测手段之一，间质瘤在内镜下通常呈现为黏膜下光滑的局部隆起，也有一些表现为边界不清、溃疡形成等恶性肿瘤的表现。间质瘤通常起源于黏膜下层或肌层，普通内镜对于外观正常的 GISTs 诊断价值有限，也不能反应肿瘤起源的位置。超声内镜可以对肿瘤的位置、大小并且对肿瘤的性质做出初步的判断。GISTs 在超声内镜下通常呈现为低回声实性肿块，这有助于其与脂肪瘤、囊肿和血管瘤的鉴别，然而许多其他的恶性疾病如淋巴瘤、转移瘤、内分泌瘤等超声下也可以表现为低回声实性肿块。

消化道间质瘤的良恶性目前没有定论，但总体上将其认为是潜在恶性肿瘤。除了表现为局部溃疡的之外，大多数的 GISTs 表面都覆盖正常的黏膜，因此胃镜下的常规活检无法取到真正的病变组织，对于诊断的意义不大。超声引导下细针穿刺是一种比较理想的取活检的方法，然而对于＜1cm 的肿瘤而言，超声引导下细针穿刺难以实现，因此多数学者推荐该方法用于＞1cm 的肿瘤。组织学上 GISTs 主要分类为梭形细胞、上皮细胞或者两者的混合型。HE 染色难以区分 GISTs 和平滑肌瘤等其他间质性肿瘤，通常情况下，GISTs 表现为 KIT 或者是 CD34 阳性，可以据此对 GISTs 进行诊断。核分裂象对于判定 GISTs 的良恶性是极为重要的，然而超声引导下细针穿刺所取标本较少，难以获得足够的标本评估核分裂象，术后的病理标本显得极为重要。

关于 GISTs 是否需要治疗以及采取何种治疗目前尚有争议。主流观点认为对于超声内镜下直径＜1cm 的肿瘤可以选择随访，对于直径＞1cm 的肿瘤可以选择超声引导下细针穿刺，穿刺结果证实 GISTs 的则可以选择手术切除。手术方法包括外科手术和内镜下手术。外科手术主要为腹腔镜下楔形切除或节段性切除，这种术式不仅能保证 R_0 切除，也能最大程度的减少对器官功能的影响，因此在 GISTs 的治疗中应用最多。内镜下手术主要包括内镜黏膜下层剥离术、内镜黏膜下肿瘤挖除术或黏膜下内镜隧道切除术，由于 GISTs 多位于黏膜下层和肌层，其次是间质瘤血供相对较为丰富，因此内镜下手术常见并发症包括出血和穿孔，术中操作者应注意避免，术后也应该加强管理、警惕相关并发症。

GISTs 术后生存时间和肿瘤的生长位置、体积以及核分裂象有关。一般而言，在胃、小肠和结直肠处生长的 GISTs 其 5 年生存率逐渐下降。对于直径＜2cm 的肿瘤，其 5 年生存率约 100%，而直径＞10cm 的肿瘤其 5 年生存率只有 20%。高倍镜下每 50 个细胞中核分裂象越多预示着患者的预后越差。GISTs 具有潜在恶变的可能，即使肿瘤体积较小，病理提示核分裂象不高，其也有后续恶变的可能，因此术后的随访很重要。目前推荐对于中低程度转移风险的患者推荐 4～6 个月随访 1 次，有效的随访手段包括超声内镜和增强 CT。而对于出现转移或者复发后难以手术的患者，酪氨酸激酶抑制剂如伊马替尼可以作为有效的一线治疗药物来改善患者的预后。

（薛　艳　陶河清）

参考文献

[1]Goettsch WG, Bos SD, Breekveldt-Postma N, et.al.Incidence of gastrointestinal stromal tumoursis underestimated：results of a nation-widestudy [J].Eur J Cancer, 2005，41：2868-2872.

[2]Joensuu H.Risk stratification of patients diagnosed with gastrointestinal stromal tumor [J].Hum Pathol, 2008，39：1411-1419.

[3]Akahoshi K, Sumida Y, Matsui N, et.al.Preoperative diagnosisof gastrointestinal stromal tumor by endoscopic ultrasound-guided fneneedle aspiration [J].World J Gastroenterol, 2007，13：2077-2082.

[4]Palazzo L, Landi B, Cellier C, et al.Endosonographic features predictive of benign and malignant gastrointestinal stromal cell tumours [J].Gut, 2000，46：88-92.

[5]Tishida T, Hirota S, Yanagisawa A, et al.GIST Guideline Subcommittee.Clinical practice guidelines for gastrointestinal stromal tumor (GIST) in Japan：English version [J].Int J Clin Oncol, 2008，13：416-430.

病例 **20** 胃息肉

一、病例摘要

一般情况：患者男，63 岁，汉族，已婚，退休。

主诉："左上腹痛 2 个月余"于 2018 年 12 月 19 日入院。

现病史：患者 2 个月余前无明显诱因出现左上腹隐痛，为持续性，无放射痛，腹痛于饥饿时加重，进食后可略缓解。后出现恶心，伴呕吐 4～5 次，呕吐物为胃内容物，无咖啡色物质。6 周前于我院行胃镜检查，示：胃窦花斑，小弯偏前壁侧可见一山田Ⅲ型息肉，直径约 2.5cm，表面多发糜烂，局部小凹呈脑回状，活检质软。病理示浅层黏膜慢性炎中重度活动性。现为进一步诊治收入我院，患者自发病以来，精神一般，睡眠正常，食欲一般，大小便正常，体重无明显变化。

既往史：高血压 20 余年，血压最高 200/130mmHg，目前规律服用拜新同 30mg 2 次/天治疗，血压控制在 150/100mmHg；2 型糖尿病 20 余年，空腹血糖最高 22mmol/L，目前规律使用卜可（盐酸二甲双胍缓释片）0.5g 2 次/天、诺和锐 30 笔芯（门冬胰岛素 30 注射 38U 2 次/天）治疗，血糖控制欠佳；高脂血症 10 余年，目前规律服用力平之（非诺贝特胶囊）0.2g 1 次/晚治疗；否认食物及药物过敏史。

查体：T 36.3℃，P 68 次/分，R 14 次/分，BP 160/98mmHg。心肺查体未见异常。腹部平坦，全腹软，全腹无压痛，无反跳痛及肌紧张，肝脾未触及，Murphy 氏征阴性，移动性浊音阴性，肠鸣音正常，4 次/分，双下肢无水肿。

辅助检查：2018 年 11 月 5 日消化电子胃镜：食管 S-CJN 45cm，黏膜光滑，血管网清晰，齿状线不完整，贲门口不松弛。胃底花斑，黏液池清，胃体花斑，角切迹光整，胃窦花斑，小弯偏前壁侧可见一山田Ⅲ型息肉，直径约 2.5cm，表面多发糜烂，局部小凹呈脑回状，活检质软。幽门正常。十二指肠球及降部未见异常。2018 年 11 月 7 日消化病理：窦前壁息肉：浅层黏膜慢性炎，中重度活动性。WS（-），窦大弯不平：轻度慢性非萎缩性（浅表性）胃炎。WS（-），体小花斑：浅层黏膜慢性炎伴轻度肠化，轻度活动性。WS（-）。

初步诊断：①胃息肉；②2 型糖尿病；③高血压 3 级（很高危）；④高脂血症。

病例特点：①老年男性，慢性病程；②左上腹痛 2 个月余；③既往：高血压 20 余年；2 型糖尿病 20 余年；高脂血症 10 余年；④查体：T 36.3℃，P 68 次/分，R 14 次/分，BP 160/98mmHg。心肺查体未见异常。腹部平坦，全腹软，全腹无压痛，无反跳痛及肌紧张，肝脾未触及，Murphy 氏征阴性，移动性浊音阴性，肠鸣音正常，4 次/分，双下肢无水肿；⑤辅助检查：2018 年 11 月 5 日消化电子胃镜：胃底花斑，黏液池清，胃体花斑，角切迹光整，胃窦花斑，小弯偏前壁侧可见一山田Ⅲ型息肉，直径约 2.5cm，表面多发糜烂，局部小凹呈脑回状，活检质软。2018 年 11 月 7 日消化病理：窦前壁息肉：浅层黏膜慢性炎，中重度活动性。WS（-）。

诊断及鉴别诊断：

1. **胃息肉**　患者老年男性，慢性病程。2 个月余前无明显诱因出现左上腹隐痛，为持续性，无放射痛，腹痛于饥饿时加重，进食后可略缓解。后出现恶心，伴呕吐 4～5 次，呕吐物为胃内容物，无血性成分。6 周前于我院行胃镜检查，示胃窦息肉。病理示浅层黏膜慢性炎中重度活动性。考虑患者胃息肉诊断明确，其类型分析如下：①腺瘤性息肉：为癌前病变，可分为管状腺瘤、绒毛状腺瘤、管状绒毛状腺瘤，绒毛成分越多，癌变率越高。患者老年男性，不排除该性质的可能，可待息肉电切治疗后行病理学检查以明确；②炎性息肉：常因炎症刺激产生，多有炎症感染性疾病史，为多发息肉，形态各异，表面可充血、水肿、糜烂。患者胃镜下所见符合此特点，但既往无感染性疾病史，可待息肉电切治疗后行病理学检查以明确；③增生性息肉：好发于胃体下部、胃窦部，为幽门腺或腺管增生，恶性率低，息肉直径大，表面可粗糙不平。患者息肉位于胃窦，直径小，考虑该诊断可能性小，可待息肉电切治疗后行病理学检查以明确；④早期胃癌：患者老年男性，慢性病程。于我院行胃镜检查，示：胃窦花斑，小弯偏前壁侧可见一山田Ⅲ型息肉，直径约 2.5cm，表面多发糜烂，局部小凹呈脑回状，活检质软，应除外该可能，可待息肉电切治疗后行病理学检查以明确。

2. **2 型糖尿病**　根据既往史，诊断明确。

3. **高血压 3 级（很高危）**　根据既往史，诊断明确。

4. **高脂血症**　根据既往史，诊断明确。

二、诊治经过

入院后完善检验检查：血常规：WBC 9.93×10^9/L，RBC 5.51×10^{12}/L，Hb 139.0g/L，PLT 132×10^9/L，中性粒细胞百分数 83.9%；红细胞沉降率 3.0mm/hr。生化：丙氨酸氨基转移酶 25.0U/L，天冬氨酸氨基转移酶 23.0U/L，总胆红素 22.5μmol/L，总胆汁酸 3.9μmol/L，总蛋白 69.6g/L，γ-谷氨酰转移酶 132.0U/L，尿素 4.8mmol/L，肌酐 95.0μmol/L，总胆固醇 4.61mmol/L，三酰甘油 8.84mmol/L，高密度脂蛋白胆固醇 0.66mmol/L，低密度脂蛋白胆固醇 1.05mmol/L，葡萄糖 11.9mmol/L，钾 3.41mmol/L；糖化血红蛋白 A1c 8.8%。尿常规、便常规、凝血功能、肿瘤标志物、C 反应蛋白、术前免疫八项、甲状腺功能等未见明显异常。

腹部彩超（多系统）：脂肪肝，脾大。

超声心动图检查：心内结构大致正常，左室舒张功能减退，LVEF 71%。

颈动脉、椎动脉超声：双侧颈动脉粥样硬化斑块形成。

完善术前检查，除外禁忌后，于 2018 年 12 月 21 日行全麻下胃 ESD 术，报告示：胃窦前壁可见一山田Ⅱ型息肉，约 2.5cm×2.2cm，色红、表面充血，予 APC 分点标记病变周边，黏膜下注射 0.005% 副肾生理盐水＋亚甲蓝溶液，病变抬举好，蓝染，FLUSH 刀，IT 刀沿病变周边划开黏膜，使用 IT 及 Dual 刀分层剥离黏膜下层，直至病变完整切除，近幽门处黏膜略粗糙、隆起，予圈套器套扎隆起根部，提起，高频电切除，予止血钳、APC 处理术中少量出血，予 APC 及和谐夹处理术后创面裸露血管，磷酸铝覆盖创面，异物钳取出病变标本送病理（病例 20 图 1）。创面大小约 3.5cm×3.0cm，观察无出血，退镜。操作过程中，患者持续心电血压监测 BP 120～170/70～90mmHg，HR 60～80 次/分，SaO₂ 99%～100%。

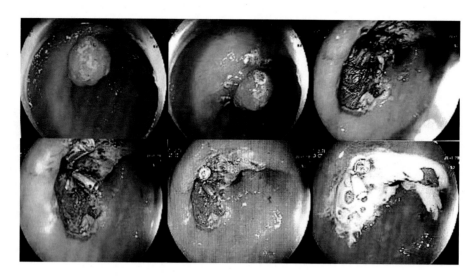

病例 20 图 1　窦前壁息肉 ESD ＋ EMR

病理回报：窦前息肉（ESD+EMR 标本体积约 15mm×15mm×10mm，连切 5 块）：增生性息肉伴糜烂；另见多块组织呈轻度萎缩性胃炎，灶性淋巴细胞浸润，小凹上皮增生，小凹稍长，比较符合增生性息肉（病例 20 图 2）。

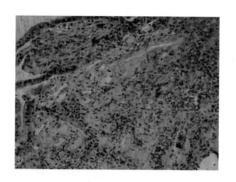

病例 20 图 2　窦前壁息肉病理 HE 10×10

术后患者安返病房，未诉不适，查体未见阳性体征。于术后第 2 日恢复流食，术后第 3 日恢复半流食。患者生命体征平稳，无不适主诉，查体未见阳性体征，请示上级医师，准予患者出院，2 周后于我科门诊复诊。

出院诊断：①胃息肉；②2 型糖尿病；③高血压 3 级（很高危）；④高脂血症；⑤脂肪肝；⑥脾大；⑦颈动脉粥样硬化。

诊断依据：患者老年男性，慢性病程。因"左上腹痛 2 个月余"入院。于我院行胃 ESD，示胃窦前壁可见一山田 Ⅱ 型息肉，约 2.5cm×2.2cm，色红、表面充血。术后病理回报为增生性息肉。

三、讨论

胃息肉是指胃黏膜局限性上皮隆起性的病变。就大体形态学分类来看，目前比较常用的是日本山田分类法，这也是内镜室大夫最常用的分类方法。它是将胃内隆起性病变按其形态的不同，不论其性质将其分为四型：Ⅰ型息肉最为常见，其形态一般呈无蒂半球形，隆起与胃黏膜间角度＞90°，色泽与周围黏膜相似或稍红，好发于胃窦、胃体及胃底。Ⅱ型息肉常呈半球形，无蒂，其隆起与胃黏膜间角度近90°，表面发红，中央可见凹陷，多见于胃体、胃窦及胃底交界处。Ⅲ型息肉好发于幽门部，表面不规则，呈菜花样、山脉状或棒状，无蒂，息肉与黏膜间角＜90°。Ⅳ型息肉有细蒂，蒂的长短不一，表面光滑，可有糜烂或近似颗粒状，异型性显著。癌变率最高，可高达25.7%。在组织分类方面，国内外比较认同的是Morson的组织分类，即分为肿瘤性息肉（如乳头状腺瘤、管状腺瘤、腺管乳头状腺瘤）和非肿瘤性息肉（如炎性息肉、良性淋巴滤泡性息肉、错构瘤性息肉）。胃息肉是发病率最高的消化道息肉，也是消化道比较常见的良性病变，但是胃息肉的临床表现并不具有明显特异性，早期患者通常无不适症状。有症状者中也多以上中腹部不适感或上腹隐痛最为常见，偶尔伴有恶心、呕吐等。但是大多出现消化道症状的胃息肉患者多伴有慢性胃炎、溃疡等其他消化疾病，所以这很难说明这种不适症状是由息肉本身引起。但是如果不加以及时治疗息肉癌变概率会增加。

目前已将胃息肉归为癌前疾病，其癌变率为6%～47%。在人群中胃息肉的发病率为2%～4%，其中炎性息肉又称假性息肉比较常见，约80%，癌变率低；直径＞1cm的增生性息肉存在癌变的可能，约占1%；腺瘤性息肉检出率较低但癌变率较高，为6%～47%，且易复发，对术后患者进行随访发现复发率可达2.6%，且有1.3%的患者可进展为胃癌。

就国内外近几年研究来看，胃息肉的具体病因及发病机制尚不明确，但大量研究表明胃息肉的发生与慢性炎症刺激、幽门螺旋杆菌（Hp）感染、胆汁反流、长期应用质子泵抑制剂（PPI）、遗传易感性（APC基因、MYH基因突变有关）及其他因素（吸烟、饮食习惯等）存在一定相关性。

胃镜病理检查一直被视为胃十二指肠疾病诊断的金标准。胃息肉具有一定的恶变性，故临床上不管是良性还是恶性，多主张一经发现则立即切除，进而预防和减少胃癌的发生。目前主要采用方法为内镜下息肉电切术、内镜钳除术、内镜下黏膜切除术、内镜黏膜下剥离术以及胃部分或者全部切除术，这多根据息肉的部位、大小、形态、有蒂或无蒂等具体情况制定最佳的内镜下手术方式，且有替代传统开腹切除术的趋势。在治疗费用上也较低，易被患者所接受。

内镜下治疗并发症较少，有出血、穿孔、腹痛、发热等并发症，其中出血相对较多。术中即刻出血通常是因术中局部处理不好造成，多在术中喷洒1∶10000肾上腺素生理盐水，或局部电凝等可达到止血效果，一般不会出现严重后果。行EMR后出血，经打钛夹加强后出血即可停止。术后近期出血是指术后24h内的出血，术后禁食24～48h，控制活动，输质子泵抑制剂等保守治疗一般能达到止血目的，如果出血量较大，保守治疗往往无效，需再次内镜检查，如果发现活动性出血，需内镜下止血处理。

（丁士刚　薛艳　周晨）

参考文献

[1] 刘静．胃息肉的研究进展［J］．锦州医科大学学报，2017（5）：104-107.

病例 21　胃石症

一、病例摘要

一般情况：患者女，52 岁，汉族，已婚，职员。

主诉："间断腹痛、呕血、黑便 4 天"于 2019 年 2 月 12 日入院。

现病史：患者 4 天前空腹进食山楂后出现腹胀，后又进食鸡肉、蔬菜等食物，约 4 小时后出现上腹部持续性绞痛，伴腹胀、恶心、呕吐，呕吐物为食物残渣及黑褐色黏液，量约 500ml，呕吐后腹痛、腹胀稍减轻，无腹泻、黑便，无发热、头晕、心悸等不适。3 天前患者进食少量米粥，仍有上腹部隐痛，进食后无加重，可忍受，夜间出现腹痛加重，为上腹部绞痛，按压可缓解，伴头晕、大汗、黑矇，无恶心、呕吐、腹泻，患者未就诊。2 天前清晨腹痛自行缓解，排黑色糊状便 1 次，量约 700ml，后间断排黑褐色稀水样便 8～9 次，量共 400～500ml，起身时感头晕、黑矇，无意识丧失。1 天前患者再次出现呕吐，呕吐物为黑褐色黏液，量约 300ml，伴大汗、黑矇，仍有上腹痛，遂就诊于我院急诊，查生命体征平稳，血常规及生化示：白细胞 17.89×10^9/L ↑，红细胞 3.0×10^{12}/L ↓，血红蛋白 93.0g/L ↓，血小板 403.0×10^9/L ↑，中性粒细胞绝对值 12.84×10^9/L ↑；快速尿素 16.0mmol/L。考虑上消化道出血，予禁食水、补液、抑酸、生长抑素治疗，患者腹痛缓解，未再出现呕血、黑便，行急诊胃镜检查，见胃结石及多发 A2-H1 期溃疡，行碎石术。现为进一步治疗收入我科。患者自发病以来，睡眠、精神一般，饮食如前述，小便正常，大便如前述，体重无明显变化。

既往史：否认高血压、冠心病、糖尿病等慢性病史，否认肝炎、结核等传染病史，否认外伤、手术史，青霉素皮试过敏，花粉过敏，表现为皮疹，预防接种史不详。

查体：T 36.4℃，P 73 次/分，R 16 次/分，BP 125/60mmHg。神清，精神尚可，贫血貌，全身皮肤黏膜无黄染，浅表淋巴结未触及。双肺呼吸音清，未闻及干湿啰音。心率 73 次/分，律齐，未闻及病理性杂音。腹部平坦，无腹壁静脉曲张，无胃肠型及蠕动波，全腹软，中上腹部轻压痛，无反跳痛，肝脾肋下未及，Murphy 征阴性，未触及包块，叩诊鼓音，移动性浊音阴性，肠鸣音正常，4 次/分，未闻及胃部振水音。双下肢无水肿。

辅助检查：

血常规（2019 年 2 月 12 日，本院）：WBC 7.47×10^9/L，RBC 2.14×10^{12}/L ↓，Hb 66.0g/L ↓，PLT 288.0×10^9/L ↑，中性粒细胞百分数 76.1% ↑；血生化（2019 年 2 月 12 日，本院）：快速尿素 5.0mmol/L，快速钠 134mmol/L ↓。

胃镜（2019 年 2 月 12 日，本院）：胃内可见一巨大结石，约 4cm×5cm，色黑，予圈套器、异物钳反复圈套、刺戳，粉碎结石，体下、移行部散在 3 处溃疡，不规则形，0.2cm×0.5cm 至 0.4cm×0.8cm，底覆白苔，周围黏膜发红。角切迹见一巨大溃疡横跨前后壁，约 0.8cm×3cm，底尚平坦，覆白苔，周围黏膜稍发红。结论：胃结石，碎石术；胃多发溃疡，A2-H1 期。

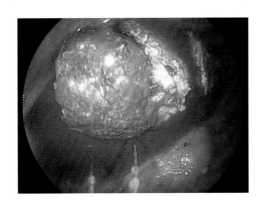

病例 21 图 1　内镜下胃石

初步诊断：①胃多发溃疡，A2-H1 期，Forrest Ⅲ级；②胃结石；③上消化道出血；④中度贫血。

病例特点：①中年女性，急性病程；②间断腹痛、呕血、黑便 4 天，发病前进食山楂史；③既往体健，青霉素皮试过敏；④查体：腹软，中上腹压痛，无反跳痛；⑤化验：中度贫血，血象、血尿素升高，复查恢复；⑥胃镜检查：胃结石，碎石术；胃多发溃疡，A2-H1 期。

诊断及鉴别诊断：

1. 急性胃黏膜病变　本病常因服用 NSAID 类药物或在严重烧伤、中枢神经系统疾病等急重应激状态下出现胃黏膜糜烂及出血，临床上可有急性腹痛、上消化道出血症状，内镜下可见多发糜烂及浅表溃疡。患者有急性腹痛、上消化道出血表现，内镜下见胃多发溃疡，但患者无 NSAID 类用药史及应激因素，考虑本病可能性小。

2. 胃癌　本病多发于老年人，早期常无明显症状或仅有上腹部不适、早饱、腹胀等消化道表现，晚期可出现贫血、消瘦甚至梗阻，可出现出血、穿孔，引起急性腹痛、呕血、黑便，内镜下表现可为隆起型、浸润型或溃疡型，溃疡型胃癌溃疡面较大，不规则，基底污秽，边缘结节样隆起。患者中年女性，有急性腹痛、呕血、黑便、贫血，但无消瘦，胃镜下见胃多发溃疡，但溃疡小，底覆白苔，与胃癌溃疡表现不符，考虑本病可能性小，可完善肿瘤标志物及病理检查以除外。

3. 消化性溃疡出血　本病常有慢性、规律性上腹痛，与季节、进食相关，胃溃疡为餐后痛，十二指肠溃疡为空腹痛、餐后缓解，抑酸治疗有效，胃镜检查可见局部溃疡病变，边缘整齐，蠕动波可通过病灶，基底平坦，有白色或黄白苔覆盖，周围黏膜水肿、充血，黏膜皱襞向溃疡集中，消化道造影可见腔外龛影，溃疡出血可出现急性腹痛、呕血、黑便表现。患者有急性腹痛、上消化道出血表现，内镜下见胃多发溃疡，但患者无慢性、规律性上腹痛史，考虑本病可能性小。

4. 急性胃肠炎　本病夏秋季节多发，常有不洁进食史，进食后出现急性腹痛，可伴恶心、呕吐、腹泻、发热，病情较重时可有呕吐咖啡样物、黑便表现，可因呕吐、腹泻出现电解质紊乱，精神萎靡，化验血象可升高，内镜检查常无明显异常。患者有急性腹痛、腹泻、恶心、呕吐，血象升高，但冬日起病，无不洁进食史，内镜检查见胃结石、胃多发溃疡，可除外本病。

5. 胆道出血　本病多由于肝胆外伤、胆管肿瘤、严重胆管感染所致，临床上可有腹痛、上消化道出血、黄疸三联征，间歇发作，但出血量少，以梗阻性黄疸为主要表现。患者有腹痛、上消化道出血表现，但出血量较大，且无黄疸，无外伤、胆管感染、肿瘤等诱因，可除外本病，必要时完善肝胆B 超检查进一步除外。

二、诊治经过

入院后完善常规化验检查，化验回报：血红蛋白经输血治疗后恢复至 79g/L，便潜血阳性，余化验及检查未见明显异常。继续予禁食水、补液、静脉输注 PPI 及碳酸氢钠口服治疗，患者腹痛减轻，未再呕吐。入院第 2 天黑便 1 次，大便成形，患者腹痛轻，无头晕、乏力、黑矇等不适。定期复查血常规及血生化，血红蛋白逐渐恢复，最高达 89g/L，血尿素未再升高，考虑上消化道活动性出血停止。逐渐恢复饮食，于入院第 4 天恢复流食，患者未诉不适，入院第 6 天复查便潜血阴性，恢复半流食，停止静脉补液，PPI 改为口服治疗，继续碳酸氢钠口服。入院第 7 天，患者腹痛基本消失，未再呕吐、黑便，复查胃镜提示：未见胃石；胃多发溃疡，H1 期；慢性浅表性胃炎。胃结石已清除，溃疡处于愈合期，考虑患者恢复良好，准予出院，嘱其出院后继续 PPI 抑酸治疗，定期复查。

最后诊断：①胃多发溃疡，H1 期，Forrest III 级；②胃结石；③上消化道出血；④中度贫血

诊断依据：①中年女性，急性病程；②间断腹痛、呕血、黑便 4 天；③发病前进食山楂史；④查体：腹软，中上腹压痛，无反跳痛；⑤化验：中度贫血，血象、血尿素升高，复查恢复；⑥胃镜检查：胃结石，胃多发溃疡，A2-H1 期。结合病史及化验检查，考虑患者因进食山楂后形成胃结石，结石损伤胃壁引起继发性胃溃疡，溃疡出血导致贫血。

三、讨论

胃石（gastric bezoar）是指进食某些食物或药物后在胃内聚集形成特殊的凝固物或硬块，既不能被消化，也不能顺利通过幽门部的异物。胃石可由各种成分组成，根据其来源可大致分为植物性、动物性、药物性及混合性胃石。①植物性胃石：主要由于食入各种难以消化的水果、蔬菜、植物纤维等与胃酸作用凝集成块所致。它在各种胃石中最为多见。进食柿子、黑枣、山楂、石榴、葡萄、香蕉、芹菜、海带等均可形成胃石；②动物性胃石：是由于咽下较多的毛发、兽毛或兽毛制品、难消化的瘦肉等在胃内缠绕或沉积而成。此类患者多有病态心理或嗜异症病史；③药物性胃石：药物性胃石是长期服用含钙、铋等无机化学药物或制酸药（如氢氧化铝凝胶、磷酸钙）、中药丸以及 X 线造影钡剂等形成。这些药物可在胃内沉淀，也可在胃酸作用下形成小团块与食物残渣聚结在一起形成胃石；④混合性胃石：是针对胃石的主要成分及其形成因素而言，由多种成分混合而成。此外，胃石症的发生尚与胃消化功能降低、胃蠕动减弱及胃病理性狭窄有关。本患者为中年女性，考虑存在胃消化、蠕动功能减低等因素，其进食山楂后出现腹痛、呕血、黑便，内镜下可见胃部结石，考虑与山楂含有大量的鞣酸、果胶及树胶有关，鞣酸有较强的蛋白结合能力，其单体在胃酸环境下相聚并与植物纤维结合形成鞣酸 - 纤维蛋白复合物，而鞣酸作为黏聚性物质，本身可阻止胃石溶解，同时果胶、树胶遇酸也可发生凝结，并将果皮、纤维及食物残渣胶着在一起形成凝块，许多凝块可互相黏结积聚形成巨大团块状的植物性胃石。患者进食山楂后又进食鸡肉等高蛋白食物，可能增大了胃石发生的风险。

胃石症临床表现主要取决于胃结石大小、形态、表面情况等，可无任何症状，或有上腹部不适、疼痛、胀满、食欲缺乏、反酸、胃灼热、吞咽困难、恶心、呕吐等消化系统症状，可引起胃、十二指肠溃疡、上消化道出血及胃穿孔等并发症。本患者主要表现为腹痛、呕血、黑便，胃结石大小为 4cm×5cm，胃内多发溃疡，考虑胃石在胃的蠕动下前进，反复摩擦致使胃黏膜机械性损伤，并反复刺激使胃酸分泌增多，加重了黏膜破损糜烂，同时胃石压迫胃壁导致缺血性坏死，引起糜烂和溃疡，从而导致胃出血。严重者还可有消化道穿孔，胃穿孔可出现急性腹膜炎的症状，若进入小肠可引起肠梗阻的症状；病期

久的患者多有体重减轻和体力下降。

胃镜是大多数胃石症确诊的首要检查手段，最直观，并可同时予以治疗，但对消化道症状较重、年老体弱、小儿等特殊患者很难常规应用，具有一定的局限性。本患者无内镜禁忌，首先选择了内镜检查，并予内镜下治疗。其他可选择的检查包括：①腹平片：可见胃内不透光之团块影；② X 线钡餐：表现为胃内圆形、类似圆形充盈缺损，部分形态不规则，边缘不规整，表面呈不规则的斑片、斑点及网格状钡剂涂布，变换体位时充盈缺损影多有大幅度滚动或移动，然而 X 线对较稀疏网状结石很难显示，对胃石症有较高的误诊率；③超声检查：饮胃肠造影剂或饮水后观察，胃壁结构及黏膜组织清晰可见，并于胃腔内见数量不等、大小不一、形态不规则的强回声光团，探头加压后团块均有不同程度移动，但形状无明显改变，后方均伴有明显声影。超声诊断方法简便快捷、无损伤、阳性率高，有研究推荐其作为胃石症的首选检查方法，常规应用；④ CT 或 MRI 检查可协助诊断。

胃石症的治疗包括药物治疗、内镜治疗和手术治疗。

1. 药物治疗　①抑酸 / 抗酸药：根据胃石的形成机制，胃酸在其形成、发展过程中起重要的作用。应用抑酸剂造成胃内低酸的环境，有利于胃石的裂解、溶解、变小，易于通过幽门经肠道排出；部分抗酸药与胃酸作用产生大量二氧化碳，增加胃内压，促进胃石粉碎及排出。另外，抑酸剂对胃石引起的胃黏膜糜烂、溃疡均有作用，主要适用于形成不久、较软的胃石及合并糜烂、溃疡病变者；②胃动力药：如多潘立酮，可促进已破碎的胃石排出。临床常联合抑酸药及其他治疗措施；③临床有应用番木瓜蛋白酶、果胶酶、可口可乐等治疗成功的报道，其他药物如中药对胃石症治疗也有一定效果。

2. 内镜治疗　包括活检钳、异物钳、四爪钳、异物篮、圈套器等碎（取）石法；微波碎石法；激光碎石及引爆碎石法；热探头碎石法等。结石小、形成时间短的可以利用活检钳、异物钳、圈套器等破坏结石的表面，将其碎掉、取出；病程较长，结石较大，表面坚硬，机械碎石比较困难的患者，可以采用微波、热活检钳烧灼，甚至还可以用激光碎石治疗。内镜治疗过程中及治疗后均可应用碳酸氢钠等药物协助治疗，提高疗效。

3. 手术治疗　主要适用于动物性胃石、胃石并发胃大量出血、穿孔、肠梗阻的患者。缺点是患者痛苦大、费用高、并发症多。本患者的治疗以内镜为主，原因：①明确诊断，患者以腹痛、消化道出血来诊，内镜是明确病因的首选检查；②考虑胃石较大、较硬，单纯药物治疗效果不佳，且已行内镜检查，同时内镜下治疗既方便，疗效也更确切；③患者消化道出血症状明显，内镜检查可以明确有无活动性大出血，并行内镜下止血治疗。药物治疗可以作为辅助用药，本患者就应用了碳酸氢钠、PPI 等药物，既促使胃石溶解，又促进溃疡愈合。患者恢复良好，复查胃镜结石已清除，故无需手术治疗。

本病预后良好，大多经内镜及药物治疗后可痊愈。预防方面主要是病因预防，如避免短时间大量进食含鞣酸、果胶等成分的食物，对于消化道狭窄的患者更应注意，若有不适症状且存在相关病因，应及时行相关检查，避免延误病情，致使胃结石变大、变硬，增加处理难度，甚至出现胃穿孔、大出血等并发症。

（丁士刚　薛　艳　刘瑞生）

参考文献

[1] 迟莉丽，程艳. 脾胃病新治 [M]. 北京：中医古籍出版社，2015.

[2] 刘芳，等. 现代常见病中西医结合诊疗学（上）[M]. 长春：吉林科学技术出版社，2016.

病例 **22** Menetrier 病

一、病例摘要

一般情况：患者男，69 岁，已婚，退休。

主诉：腹胀、纳差 2 个月。

现病史：患者 2 个月前无明显诱因出现腹胀，以上腹胀为主，肛门排气后可缓解，腹胀与进餐无关，伴纳差，偶有反酸，双下肢水肿，无发热、腹痛，无吞咽困难，无烧心、恶心、呕吐、腹泻、黑便及黄疸，无咳嗽咳痰及喘憋，无心慌、胸闷，无少尿、血尿，精神欠佳，睡眠可，二便正常，2 个月来体重减轻 5kg。

既往史：有高血压病 10 余年，无心脏病、慢性肺病及肾病，无烟酒嗜好。对青霉素过敏。

查体：T 36.5℃，P 61 次 / 分，R 18 次 / 分，BP 130/67mmHg。全身浅表淋巴结无肿大，眼睑无水肿，巩膜无黄染，结膜无苍白，心肺无阳性体征，腹平软，无压痛，未及肿块，肝脾肋下未及，移动性浊音阴性，肠鸣音 3 次 / 分，双下肢凹陷性水肿。

辅助检查：无。

初步诊断：①腹胀、纳差待查：慢性胃炎？溃疡病？消化系统肿瘤？②高血压病。

病例特点：①老年男性，慢性病程；②腹胀、纳差、双下肢水肿、体重减轻 2 个月；③既往：高血压病史；④查体心肺腹部无阳性发现，双下肢凹陷性水肿；⑤辅助检查暂缺。

诊断及鉴别诊断：

1. 慢性胃炎、溃疡病　患者老年男性，腹胀、纳差，考虑该病可能，但患者无腹痛、恶心呕吐，无呕血黑便等，下肢水肿不能解释该病，需做胃镜等检查明确诊断。

2. 消化系统肿瘤　患者老年男性，腹胀、纳差、双下肢水肿、体重减轻，考虑胃肠或肝胆胰肿瘤可能，但查体无贫血貌，腹部无压痛，未扪及包块等，需要完善大便潜血、血清肿瘤标志物、胃肠镜及腹部 B 超、CT 等检查明确诊断。

3. 心功能不全　患者老年，腹胀、纳差、双下肢水肿，有高血压病病史，考虑该病可能，但患者无心脏病、肺部疾病史，虽有高血压病史，但血压控制良好，无心悸、喘憋等心功能不全症状，查体心肺无阳性发现，不支持该病，需要进一步检查除外。

4. 高血压病　根据病史诊断成立。

二、诊治经过

入院后完善检查，血常规：WBC、RBC、PLT 均正常，嗜酸细胞比例 7%（正常值：1%～5%）。二便常规正常，大便潜血阴性。血生化：血浆总蛋白 27.30g/L（正常值：60.0～80.0g/L），白蛋白 24.20g/L（正常值：35.0～55.0g/L），肝肾功能正常。血沉正常，血 CEA 正常。胃液蛋白定量

48mg/dl（正常值：60mg/dl）。B超：胆囊多发细碎结石，肝胰腺及双肾未见异常。腹部CT：胃壁增厚，肝、胰腺及双肾未见异常。胃镜（病例22图1）：胃底和胃体部黏膜粗大、隆起，表面糜烂，无溃疡，质地脆，弹性差，触之易出血；胃窦黏膜欠光滑，散在半圆形隆起，充血、糜烂，质地软，蠕动尚存；幽门多量胆汁反流；十二指肠未见异常；幽门螺杆菌快速尿素酶试验阳性。内镜诊断：胃黏膜隆起性质待查。胃黏膜大活检（胃体大弯处隆起黏膜）病理：胃黏膜深度达黏膜肌层及黏膜下层，胃小凹延长，扭曲，黏液腺分泌亢进，间质淋巴细胞、浆细胞及多量的嗜酸细胞浸润，病理幽门螺杆菌阴性（病例22图2）。病理诊断：Menetrier病。全消化道造影：胃黏膜粗大、紊乱、变形，小肠多发憩室。超声胃镜：胃窦壁5层结构存在，部分黏膜层增厚；胃体壁增厚，层次结构尚清（病例22图3）。最终诊断：Menetrier病，幽门螺杆菌感染。给予奥美拉唑、克拉霉素、替硝唑2周根除幽门螺杆菌感染，奥美拉唑抑酸治疗2个月，间断输白蛋白等治疗，患者腹胀、纳差缓解，下肢水肿消退，血浆白蛋白升至30.0g/L。1年半后复查血浆白蛋白正常；胃镜示胃底和胃体黏膜肥厚明显好转，充血、糜烂亦较前好转（病例22图4），幽门螺杆菌快速尿素酶试验阴性；病理示胃黏膜炎症较前好转，幽门螺杆菌阴性。出院后随访7年，患者无消化道症状，下肢无水肿，血浆白蛋白正常，因患者拒绝而未再行胃镜复查。

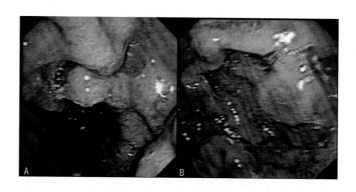

病例22图1　胃镜检查

注：图A：胃体部四壁黏膜粗大、隆起，表面充血、糜烂；图B：胃底黏膜粗大、隆起，表面充血、糜烂。

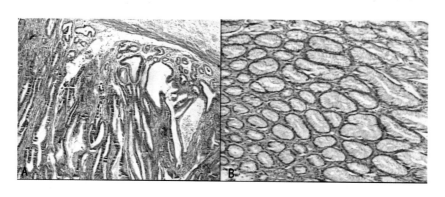

病例22图2　病理检查

注：图A：（HE×4）：胃体黏膜大活检病理示胃小凹延长，扭曲，炎症细胞浸润；
图B：图4（HE×40）：胃体黏膜大活检病理示黏液腺分泌亢进。

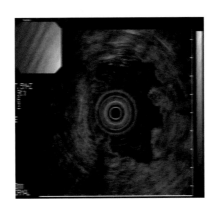

病例 22 图 3　超声内镜

注：胃体壁增厚，以黏膜下为著，五层结构尚清晰。

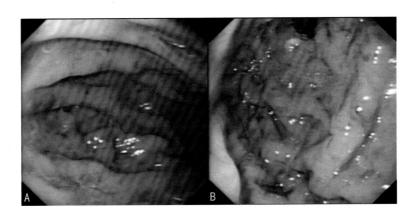

病例 22 图 4　治疗一年半后复查胃镜

注：图 A：胃体黏膜肥厚明显好转，充血、糜烂亦较前好转；

图 B：胃底黏膜肥厚明显好转，充血、糜烂亦较前好转。

最后诊断：① Menetrier 病，幽门螺杆菌感染；②低蛋白血症；③高血压病。

诊断依据：Menetrier 病：①老年男性，慢性病程；②腹胀、纳差，双下肢水肿，体重减轻；③血浆总蛋白及白蛋白降低；④胃镜：胃底体部黏膜粗大、隆起、糜烂；胃窦黏膜散在半圆形隆起，充血、糜烂；⑤胃黏膜大活检病理：胃黏膜深度达黏膜肌层及黏膜下层，胃小凹延长，扭曲，黏液腺分泌亢进，间质淋巴细胞、浆细胞及多量的嗜酸细胞浸润；⑥幽门螺杆菌感染；⑦超声胃镜：胃体、窦壁黏膜层增厚，五层结构存在；⑧根除幽门螺杆菌及抑酸等治疗后患者症状改善，胃黏膜肥大亦减轻。

三、讨论

Menetrier 病指胃黏膜的过度增生而使胃壁广泛增厚，可发生于任何年龄，男性多于女性，可有上腹痛、食欲减低、恶心、体重减轻、无力、水肿等症状，同时可能由于胃黏膜屏障受损而丢失蛋白，导致血浆白蛋白降低。研究资料显示，下肢水肿者占 36.8%，低蛋白血症占 71.6%。Menetrier 病只是引起蛋白丢失性胃肠病的基础疾病其中一种，还有诸多疾病如小肠淋巴管扩张症、消化道恶性肿瘤及免疫系统疾病等，需要临床鉴别。Menetrier 病病因不明，幽门螺杆菌感染是可能的病因之一。胃镜检查可见巨大黏膜皱襞，表面不规则呈结节样或息肉样，黏膜活检可见腺窝明显延长、扭曲，整个黏膜中黏液细胞约占 1/3，固有层及黏膜肌层内淋巴细胞浸润，嗜酸细胞浸润非常明显。病理表现为胃小凹显著增生，小凹腺体向下延长扩张，黏液腺明显增生，黏膜层明显增厚，黏膜肌层增厚，黏膜下层增宽、水肿明显，血管增多。Menetrier病因黏膜增厚及多发结节样改变，须与淋巴瘤、胃癌、胃多发息肉、嗜酸细胞性胃肠炎等相鉴别。超声胃镜可观察胃壁的5层结构是否完整，有无浸润性病灶，为鉴别良恶性胃黏膜皱襞增厚提供了新的手段，但最终诊断仍须依靠病理结果。目前主张用圈套型活检钳大块活检方可获得黏膜下较多组织，有利于组织学诊断；外科手术取得胃全层活检亦可确诊。

Menetrier病治疗方案不一，主要包括内科保守治疗和外科手术治疗。对轻症以及早期的Menetrier病可以采用内科保守治疗，主要为对症及支持治疗，如胃黏膜有糜烂、出血或溃疡者可用质子泵抑制剂及胃黏膜保护剂，对于频繁呕吐者可行胃肠减压，对于有明显低蛋白血症和贫血者可适当补充白蛋白和血浆，对于合并幽门螺杆菌感染者需根除幽门螺杆菌感染，往往可获疗效。经保守治疗无效或伴有癌变时，可考虑行部分或全胃切除术。Menetrier病为少见病，易误诊，临床误诊率可达31.6%，以误诊为胃恶性疾病居多。本例患者最初入院诊断未考虑到Menetrier病，胃镜诊断为胃黏膜隆起性质待查，而非Menetrier病，常规活检的病理诊断因取材未达到黏膜肌层及黏膜下层，不能确定该病及除外其他疾病，随后黏膜大活检病理提示为Menetrier病。本例的诊断过程提醒我们要熟悉少见病，在疾病的诊断思路中除了要考虑常见病，还要想到少见病，才能把误诊减少到最低点。

（吴改玲 蓝 宇）

参考文献

[1] 刘烨,夏志伟,宋志强,等. 国人Menetrier病95例临床特点的荟萃分析[J]. 中华消化杂志, 2009, 29：816420.

[2] 鞠爱红,牟正彬,明俊英. 胃黏膜粗大皱襞的胃镜诊断与病因分析[J]. 中国内镜杂志,2002,8：57-61.

[3] 刘晓红,陈红燕,杨爱明,等. 内镜下胃黏膜皱襞粗大45例分析 [J]. 中华消化内镜杂志, 2002, 19：281-283.

[4] 郭文,张亚历,刘思德. Menetrier病的黏膜剥离活检诊断 [J]. 中华消化内镜杂志, 2007, 24：308-310.

[5] 陈旻湖,杨云生,唐承薇. 消化病学 [M]. 北京：人民卫生出版社,2019：156.

病例 **23** 胃恒径动脉出血（Dieulafoy 病）

一、病例摘要

一般情况：患者男，23 岁，汉族，未婚，职员。

主诉："上腹痛 1 周，呕血、黑便 2 天"于 2016 年 2 月 1 日入院。

现病史：患者 1 周前无明显诱因出现上腹烧灼痛，饭后明显，伴烧心、腹胀，无发热，无反酸、恶心呕吐，无腹泻、黑便，自服三九胃泰后腹痛、腹胀缓解。2 天前无明显诱因出现呕暗红色血液，量约 100ml，排不成形柏油样黑便 3 次，每次约 200ml，伴乏力、活动后头晕，无晕厥、意识丧失，遂收入我科。患者病来精神弱，睡眠差，禁食水，小便如常，大便如上所述。

既往史：既往偶有上腹不适，未予诊治。平素饮食不规律。否认食物及药物过敏史。

查体：T 36.2℃，P 86 次 / 分，R 18 次 / 分，BP 100/60mmHg。神清，精神稍弱，面色稍苍白，问话可正确回答，巩膜无黄染，双肺呼吸音清，未闻及干湿啰音，心律齐，未闻及病理性杂音，腹部平坦，全腹软，全腹无压痛，无反跳痛及肌紧张，肝脾肋下未及，叩鼓音，肠鸣音 4 次 / 分，双下肢无水肿。肛诊未查。

辅助检查：便常规示：不成形黑便、隐血阳性。血常规：Hb 108g/L、WBC $3.85×10^9$/L。凝血功能、肝肾功能、肿瘤标志物及心肌酶谱均正常。

初步诊断：上消化道出血原因待查：消化性溃疡？急性胃黏膜病变？贲门黏膜撕裂？

病例特点：①青年，男性；②腹痛 1 周，呕血伴黑便 2 天；③查体：贫血貌，腹软，无压痛；④辅助检查：轻度贫血，粪隐血阳性。

诊断及鉴别诊断：

1. 消化性溃疡　患者青年男性，主要表现为上腹灼烧感、呕血、黑便，但既往无规律性腹痛等病史，无 NSAIDS 药物服用史，需完善胃镜以明确诊断。

2. 急性胃黏膜病变　患者青年男性，表现为急性消化道出血，但无明显诱因或应激状态，无机械通气、凝血功能障碍、既往消化道溃疡或出血病史等危险因素、无特殊用药及饮食，故考虑急性胃黏膜病变可能性不大，需完善胃镜以明确诊断。

3. 贲门黏膜撕裂　患者青年男性，无大量饮酒后呕吐或其他导致腹压增大的诱因，暂不考虑该病，需完善胃镜以明确诊断。

4. 消化道血管发育异常出血　患者青年男性，主要表现为上腹灼烧感、呕血、黑便，查体无特殊表现，需完善胃镜以明确诊断。

5. 消化道肿瘤出血　患者青年男性，主要表现为上腹灼烧感、呕血、黑便，但既往无腹痛、食欲缺乏、消化不良等病史，无乏力、消瘦、纳差，无贫血，需完善胃镜 / 腹盆 CT 以明确诊断。

6. 食管静脉曲张破裂出血　患者青年男性，临床表现为急性消化道出血，但该患者无慢性肝病、门脉高压症病史及腹围增加、腹壁静脉曲张等门脉高压的临床表现，肝功能无异常，考虑该病可能性不大，需完善胃镜以明确诊断。

二、诊治经过

入院后予禁食水、补液、抑酸等治疗，复查血常规：Hb 87g/L，肝肾功、电解质、心肌酶、凝血功能、艾滋梅毒乙肝丙肝均大致正常，完善心电图、胸片、腹部超声未见异常，同时完善胃镜：胃恒径动脉出血，予钛夹止血。术后未再黑便、呕血，监测 Hb 回升至 102g/L。术后 1 周复查胃镜：钛夹周围黏膜轻度充血，无糜烂、溃疡。

最后诊断：胃恒径动脉出血；Dieulafoy 病。

诊断依据：①青年，男性；②急性病程，腹痛、呕血、黑便；③血红蛋白进行性下降，粪隐血阳性；④胃镜下可见胃恒径动脉出血。

三、讨论

Dieulafoy 病作为一种消化道血管畸形，又称黏膜下恒径动脉破裂出血，是引起上消化道出血的少见病因。恒径动脉来源于胃左动脉，大部分位于贲门下方 6.0cm 范围内。Dieulafoy 病是指黏膜下动脉在胃壁内黏膜下小动脉增多、迂曲，并保持内径 1～4mm 而不变细，常穿过小的黏膜破损突起于黏膜表面。任何能引起胃黏膜破损或血压升高的因素，均可增加上消化道出血的概率，如饮酒、药物、应激等刺激。Dieulafoy 病多位于胃体上部、贲门下 6cm 的范围内，小弯侧居多。因此，Dieulafoy 病出血的常见表现为复发性大呕血，常伴有黑便和失血性休克。该患者初次发病，发病时上腹不适，其后出现呕暗红色血液及黑便，伴乏力头晕，临床表现与该病相符，但临床上需要与消化性溃疡伴出血相鉴别。

内镜检查是 Dieulafoy 病的首选诊断方法，尤其是对于急性消化道出血的患者，内镜下诊断的阳性率较高。Dieulafoy 病出血的患者，可以在内镜下见到胃小弯黏膜局灶缺损伴喷射状出血或黏膜浅凹陷，可见血管走行其中，表面覆有血凝块，或小动脉孤立突起于黏膜表面伴搏动性出血。在没有活动性出血的情况下，Dieulafoy 病部位可能看不到异常血管，而是像凸起的乳头，或者可以见到血管，但无相关溃疡，容易易漏诊或误诊。由于大部分 Dieulafoy 病难以发现，在不明原因出血的鉴别诊断中应考虑该病，并在完善内镜检查时仔细探查，避免漏诊或误诊。超声内镜亦可协助诊断和评估疗效，超声内镜下显示为胃黏膜下的迂曲血管。该患者病变位于胃体小弯，黏膜浅凹陷，似可见血管断端，内镜下表现比较典型（病例 23 图 1）。

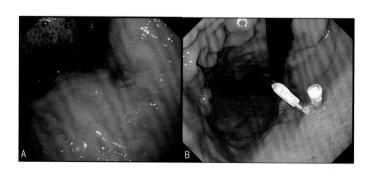

病例 23 图 1　胃镜检查

注：图 A：治疗前；图 B：钛夹夹闭后。

目前有多种方法均可治疗Dieulafoy病，首选内镜下治疗，包括内镜下注射肾上腺素后采用双极探头凝固、热探头热凝或止血夹等，其持续止血率可达85%。治疗后复查超声内镜显示病变部位血流消失，可证实Dieulafoy病治疗成功。如果内镜治疗后再次出血，部分患者仍可通过内镜下治疗达到持续性止血的目的，只有少部分患者需要外科干预。该患者内镜下钛夹止血后出血停止，随访2年未再有消化道出血。

Dieulafoy病出血常为急性出血，诱因不明确、出血量大，应及时完善出血量和生命体征的评估，根据当地经验和专业技术条件实施具体的治疗措施，同时加强止血后监测和评估。

（吴咏冬　宗　晔　栾子健）

参考文献

[1]Jeon HK, Kim GH.Endoscopic Management of Dieulafoy's Lesion [J]. Clinical endoscopy, 2015, 48：112-120.

[2]Mumtaz R, Shaukat M, Ramirez FC.Outcomes of endoscopic treatment of gastroduodenal Dieulafoy's lesion with rubber band ligation and thermal/injection therapy [J].Journal of clinical gastroenterology, 2003, 36：310-314.

[3]Nojkov B, Cappell MS.Gastrointestinal bleeding from Dieulafoy's lesion：Clinical presentation, endoscopic findings, and endoscopic therapy [J].World journal of gastrointestinal endoscopy, 2015, 7：295-307.

[4]Baxter M,Aly EH.Dieulafoy's lesion:current trends in diagnosis and management[J].Annals of the Royal College of Surgeons of England, 2010, 92：548-554.

病例 24 上消化道异物

一、病例摘要

一般情况：患者女，58岁，汉族，无业。

主诉："间断上腹痛3天"于2016年8月16日收入院。

现病史：患者3天前进食2粒大枣后出现上腹痛，为阵发性跳痛，按压可有所缓解，伴恶心、嗳气，无呕吐、反酸、烧心、发热，症状每次持续约数秒钟可自行缓解。2天前于睡眠中出现上腹痛，性质大致同前，持续约3小时无缓解，遂就诊于我院急诊，化验血常规、血淀粉酶、转氨酶、肾功能、C反应蛋白未见异常，γ-GT 64U/L，心电图未见异常，予消旋山莨菪碱10mg肌内注射后腹痛完全缓解，3～4小时后症状再发，予匹维溴胺、艾司奥美拉唑口服治疗，效果欠佳，仍有间断上腹跳痛，与进食及排便无明显相关，无皮疹，无放射痛，为进一步诊治入院。患者自发病来精神可，饮食可，睡眠良好，小便正常，大便每日1次，为成形黄便，体重无明显改变。

既往史：否认肝炎、结核等传染病史，否认高血压、冠心病、糖尿病史，否认胃肠道、肝胆系疾病史，否认阿司匹林及NSAIDs用药史，否认外伤、手术史，否认输血史，否认药敏史。

个人史：生于山东省，现长期居住于北京，否认疫区、疫水接触史。饮酒10余年，每日酒精量约20g。否认吸烟史。

查体：T 36.5℃，P 80次/分，RR 18次/分，BP 96/68mmHg。神清，双肺呼吸音清，未闻及干湿啰音，心律齐，各瓣膜听诊区未闻及病理性杂音，腹软，无压痛、反跳痛及肌紧张，墨菲征（-），未扪及包块，双下肢无水肿。

初步诊断：腹痛原因待查。

病例特点：①中年女性，急性病程；②主要表现为上腹痛，进行性加重；③查体无明显阳性体征。

诊断及鉴别诊断：

1. 消化性溃疡　多表现为中上腹反复发作性节律性疼痛，少数患者无症状，或以出血、穿孔等并发症为首发症状。查体中上腹可有局限性压痛，消化道出血可有贫血和营养不良体征，内镜检查是确诊的主要方法。此患者病程短，无典型节律性疼痛，且疼痛与进食无关，考虑消化性溃疡可能性小。

2. 急性胰腺炎　多有胆道疾病史或暴饮暴食、饮酒史，表现为突发上腹部剧烈疼痛，可有背部放射痛，伴有恶心、呕吐、发热、腹胀，查体中上腹、左上腹压痛，重者可有反跳痛、肌紧张，化验炎症指标升高，腹部B超或CT可提示胰腺炎表现。此患者无以上发病诱因，且疼痛性质与急性胰腺炎不符，查体无压痛，血淀粉酶正常，暂不考虑该诊断。

3. 急性胆囊炎　多于饱餐或进食油腻食物后出现，持续右上腹痛，向右肩背部放射，可伴有寒战、发热、黄疸，查体右上腹压痛明显，Murphy征阳性，有时可触及肿大的胆囊，实验室检查可见血白细胞升高，尿胆红素阳性，肝功能异常，腹部B超或CT可协助诊断。本例患者为间断上腹痛，持续时间短，腹部查体无阳性体征，实验室检查血常规肝功能正常，不考虑该诊断。

4. 胃十二指肠穿孔　中青年多见，可先有中上腹痛，后扩散至全腹持续性疼痛，腹膜刺激征阳性，腹平片显示膈下游离气体可明确诊断。该患者腹痛为间断性，腹部查体无明显压痛及腹膜刺激征，诊断可能性小，可完善相关影像学检查除外诊断。

5. 急性心肌梗死　多表现为活动后心前区疼痛，部分患者也可表现为上腹痛，休息后可缓解，常有高血压、糖尿病、高脂血症、吸烟等危险因素，症状发作时心电图可有心肌缺血表现。此患者腹痛发作持续时间长，而无典型心电图变化，此诊断可能性小，必要时可完善心肌酶检查除外诊断。

二、诊治经过

入院后化验回报：WBC 7.29×10⁹/L，Hb 145g/，ESR1 38mm，GGT 55U/L，CHOl 6.91mmol/L，TRIG 2.02mmol/L，LDL-C 4.78mmol/L，AFP 8.26ng/ml，NSE 17.5ng/ml，便潜血阴性。腹部超声未见明显异常。胃镜所见（病例24图1）：幽门前区可见一枣核样异物横贯于幽门前区前后壁，两端刺入胃壁内，周围黏膜充血水肿，以异物钳行内镜下异物取出术（病例24图2），术后禁食24小时，予奥美拉唑40mg静脉滴注抑酸、康复新液口服保护黏膜治疗，观察无出血、穿孔等并发症表现，病情好转出院。术后追问病史，患者无自觉异物（枣核）吞食情况。

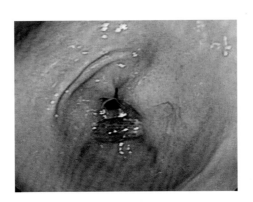

病例24图1　胃窦枣核崁顿

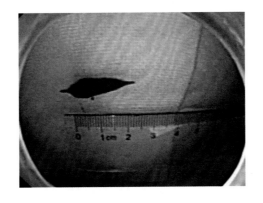

病例24图2　内镜下取出异物

最后诊断：上消化道异物。

诊断依据：①中年女性；②急性病程，上腹痛进行性加重；③胃镜见胃窦枣核样异物嵌顿。

三、讨论

上消化道异物是指在上消化道内不能被消化且未及时排出而滞留的各种物体，是临床常见急症之一，可发生于任何年龄段，尤其老年人和儿童，以食管入口处最多见，其次为胃、十二指肠。异物导致的出血、梗阻、穿孔等并发症常发生于消化道狭窄和折返弯曲处，伴有先天性消化道畸形或消化道手术史的异物患者常为并发症的高危人群。异物吞食史是患者就诊的主要原因。胃内或十二指肠内异物患者多无明显临床表现，出血、感染、梗阻等并发症有相应的特异性的临床表现。病史及临床表现提示异物位于口咽部、食管入口上方者，先行喉镜检查，发现异物后应尝试取出。喉镜检查结果阴性者尚无法排除诊断，仍需行影像学检查；病史及临床表现提示异物位于食管入口以下部位者，应首先行影像学检查。通过正位和侧位 X 线平片，可以确定异物部位、大小、形状、数量，发现潜在的梗阻和穿孔等并发症。但是，仅 60%～90%的上消化道异物在平片下可见，食物团块、木屑、塑料、玻璃、细金属异物等往往表现为阴性结果，CT 扫描诊断异物的敏感度为 70%～100%，特异度为 70%～94%，可以发现部分 X 线平片未能显示的异物，并判断是否存在相关并发症，应作为诊断上消化道异物的重要影像学手段，可疑伴发腹膜炎、脓肿、瘘等，增强 CT 的诊断价值更高。拟诊上消化道异物而喉镜或影像学检查结果阴性的患者，需进一步行胃镜以明确诊断，发现潜在基础疾病，并给予相应的治疗。实验室检查用以评估病情，可提示是否合并出血、感染等并发症。上消化道异物处理方式主要包括自然排出、内镜处理和外科手术。在西方国家，绝大多数（80%～90%）消化道异物让其自然排出，10%～20%须内镜处理，约 1%的患者借助外科手术，但蓄意吞服异物者内镜处理比例高达 63%～76%。我国上消化道异物种类与西方国家不同，内镜处理比例较高。与传统外科手术相比，内镜处理具有创伤小、并发症少、恢复快、费用低等优点，兼具诊断和治疗的双重价值。原则上，耐受内镜操作且无并发症的普通上消化道异物均适合内镜处理：口咽部、食管入口上方的异物，应首先用喉镜试取，失败者再行胃镜或硬质食管镜；食管中上段异物可在胃镜或硬质食管镜下处理；虽然某些胃内或十二指肠内异物可等待其自然排出，但存在排出失败、长期滞留于体内而造成并发症的风险，临床实践中，可酌情安排内镜干预，尝试取出。内镜处理时机取决于临床表现、异物种类、部位、滞留时间等，主要包括急诊内镜和择期内镜。原则上，高危异物以急诊内镜处理为主，普通异物常于择期内镜下处理。

本例患者因间断上腹痛入院，入院后各项实验室检查结果未见严重异常，完善胃镜检查见胃窦部见一枣核样异物横贯于幽门前区前后壁，两端刺入胃壁内，诊断明确，行内镜下异物取出术。但在询问病史过程中患者并未提供异物吞食史，胃内异物多缺乏特异性表现，使得临床鉴别诊断存在一定困难，需反复追问病史以协助诊断。治疗上，在异物经内镜取出后以保护胃黏膜、抑酸治疗为主，需密切观察有无出血、穿孔、感染等并发症表现，以及时给予对症处理。

在上消化道异物中，食管异物发生率最高，且所致并发症发生率最高，与滞留时间成正相关，滞留≥24h、72h 的并发症发生率分别上升 2 倍和 7 倍，内镜治疗成功率因此下降。口咽部、食管内异物患者症状较明显，常表现为异物阻塞感、恶心、呕吐、疼痛、吞咽困难等。异物造成食管周围软组织肿胀并压迫气管者，可表现为咳嗽、气促等呼吸系统症状，此时仍需警惕消化道异物可能，吞咽唾液困难、流涎者常伴随食管完全梗阻，颈部肿胀、红斑、压痛高度怀疑食管穿孔，致命性大出血警惕食管 - 主动脉瘘。

（蓝 宇 高 岩）

参考文献

[1] 中华医学会消化内镜学分会 . 中国上消化道异物内镜处理专家共识意见 [J]. 中华消化内镜杂志，2016，33（1）：19-28.

病例 **25** 胃轻瘫

一、病例摘要

一般情况：患者男，51岁，已婚，无业。

主诉：间断恶心、呕吐22天，加重2天入院。

现病史：患者于22天前进食早餐后出现恶心、呕吐，非喷射状，呕吐物为胃内容物，量较多，有宿食，呕吐10余次/天，含少量咖啡样物，伴大汗，无发热、腹痛、腹胀、腹泻，无头痛、头晕、心慌，无胸痛、胸闷、喘憋、呼吸困难，查血糖24.1mmol/L，尿酮体阳性，血气分析pH 7.393，以糖尿病酮症收入我院内分泌科，予补液纠酮、降糖、抑酸等治疗后好转出院。间断腹胀、早饱、反酸、烧心，纳差，无吞咽困难，10天前患者无明显诱因再次反复出现恶心、呕吐，特点基本同前，遂就诊于我院急诊，化验呕吐物潜血阳性，血糖14.0mmol/l，尿葡萄糖（+++），尿酮体（+），血气分析：pH 7.443，给予补液、降糖、纠酮、止吐等治疗后症状无明显改善，再次收入我院内分泌科，予禁食、补液、纠酮、降糖、抑酸等治疗后好转出院。2天前无明显诱因再次反复出现恶心、呕吐，特点同前，1天前就诊于我院消化科，行胃镜检查示全胃可见多量食糜残留，胃蠕动差，幽门及十二指肠无梗阻。胃镜诊断：Barrett黏膜，滑动型食管裂孔疝，浅表性胃炎（中度），胃潴留，胃石形成，十二指肠炎（轻度），幽门螺杆菌阴性（病例25图1）。患者反复出现恶心、呕吐，为进一步诊治收入消化科。患者自发病以来，精神差，食欲差，睡眠欠佳，大便1次/2～3天，留置尿管，小便量可，近期体重无明显变化，发病前无大量进食山楂、柿子及黑枣等食物史。

既往史：2型糖尿病12年，胰岛素治疗，血糖控制不佳，糖化血红蛋白8.7%～9.2%，有糖尿病周围血管病变、糖尿病周围神经病变，糖尿病肾病III期；高血压病4年，最高血压180/110mmHg，近期口服厄贝沙坦片150mg 1次/天，苯磺酸氨氯地平片5mg 1次/天，酒石酸美托洛尔片25mg 2次/天降压治疗，平素血压控制120～130/70～80mmHg。尿潴留2年。反流性食管炎病史2年。否认肝炎、结核等传染病史，否认冠心病史，否认肝胆系疾病史，否认药敏史。无特殊嗜好。

查体：T 35.7℃，P 110次/分，R 19次/分，BP 139/97mmHg，BMI 17.3。发育良好，体型偏瘦，神志清，精神弱，全身皮肤黏膜未见黄染、苍白，全身浅表淋巴结未及肿大，双肺呼吸音清，未闻及干湿性啰音，心率110次/分，心律齐，各瓣膜区未闻及病理性杂音，腹部未见胃肠型及蠕动波，全腹软，无压痛、反跳痛，肝脾未及，移动性浊音阴性，振水音阴性，肠鸣音3次/分，双下肢无水肿。双足背动脉搏动减弱。

辅助检查：胃镜（2014年5月19日）：Barrett黏膜，滑动型食管裂孔疝，浅表性胃炎（中度），胃潴留，胃石形成，十二指肠炎（轻度），幽门螺杆菌阴性。

病例特点：①中老年男性，慢性病程；②反复恶心、呕吐，呕少量咖啡样物，伴腹胀，早饱、反酸、烧心，禁食补液、抑酸、降糖、纠酮治疗后好转；③既往2型糖尿病、高血压及反流性食管炎病史；④查体：体型偏瘦，精神弱，HR 110次/分，肺腹部无阳性发现，双足背动脉搏动减弱；⑤辅助检查：

胃镜:Barrett 黏膜,滑动型食管裂孔疝,浅表性胃炎(中度),胃潴留,胃石形成,幽门螺杆菌阴性。

初步诊断:①恶心呕吐待查 糖尿病胃轻瘫,胃石形成;②糖尿病酮症;③胃食管反流病,浅表性胃炎(中度),十二指肠球炎(轻度);④2 型糖尿病、糖尿病周围血管病变、糖尿病周围神经病变、糖尿病肾病Ⅲ期;⑤高血压病 3 级 很高危;⑥尿潴留。

诊断依据:糖尿病胃轻瘫、胃石形成:患者中老年男性,反复恶心、呕吐胃内容物 20 余天,呕吐物内有宿食,呕吐量较多,伴腹胀、早饱,无发热、腹痛、腹泻,有 2 型糖尿病多年,血糖控制不佳,已出现糖尿病周围血管及神经病变。胃镜示:全胃可见多量食糜团块残留,胃蠕动差,幽门及十二指肠无梗阻,排除上消化道肿瘤。

诊断及鉴别诊断:

1. 糖尿病酮症 患者有 2 型糖尿病基础,且平素血糖控制不佳,呕吐发作时血糖高,尿糖及酮体均阳性,糖尿病酮症诊断成立。糖尿病酮症严重者可以出现糖尿病酮症酸中毒、昏迷,患者无酸碱失衡,清醒,不支持糖尿病酮症酸中毒诊断。患者纠正酮症后仍反复呕吐,且胃镜有胃潴留,胃石形成,不能单纯用糖尿病酮症解释恶心呕吐症状。

2. 肠梗阻 高位肠梗阻可有恶心呕吐,本例患者除呕吐外,无腹痛,排气排便存在,查体无肠梗阻体征不支持该病,可进一步行腹部 CT 等排除。

3. 腹腔脏器急性炎症 急性腹腔脏器炎症常常出现恶心、呕吐等不适,常见有急性腹膜炎、急性胆囊炎、胆石症、急性胰腺炎等病因,该患者无发热腹痛,腹部无腹膜炎体征,不支持,可完善血尿淀粉酶、腹部 CT 等相关检查进一步除外。

4. 浅表性胃炎 患者恶心、呕吐,伴腹胀,胃镜示浅表性胃炎(中度),诊断成立。胃炎不是患者恶心、呕吐的全部病因,因患者同时存在胃潴留。

5. 胃食管反流病 患者既往有反流性食管炎病史,平素反酸、烧心,近期胃镜示滑动型食管裂孔疝,Barrett 黏膜,无食管炎表现,诊断为非糜烂性胃食管反流病。

2 型糖尿病、糖尿病周围血管病变、糖尿病周围神经病变、糖尿病肾病Ⅲ期、高血压病 3 级(很高危)、尿潴留等均根据病史诊断。

二、诊疗经过

患者入院后完善相关检查,化验血常规、肝肾功能正常,血尿淀粉酶正常。24 小时尿蛋白定量 607.5mg,24 小时尿微量白蛋白定量 1840.5mg。肝胆胰脾双肾彩超示:肝胆胰脾双肾未见明显异常;双下肢动脉彩超示双下肢动脉硬化。入院前胃镜示全胃可见多量食糜残留,胃蠕动差,未见占位性病变,幽门及十二指肠无梗阻,患者发病前未大量进食山楂、柿子及黑枣等食物,而有 2 型糖尿病多年,血糖控制不理想,并且已出现糖尿病周围神经、血管病变及肾损害,考虑糖尿病胃轻瘫,入院后给予禁食、补液、抑酸、降压、降糖、调节肠道菌群等治疗,8 天后复查胃镜示胃石消失,但仍有较多胃液潴留(病例 25 图 2)。嘱患者逐渐恢复饮食,加用枸橼酸莫沙必利片促动力治疗,但患者食欲差,间断恶心,偶有呕吐,虽禁食 14 小时以上胃镜检查时仍见胃潴留,并见胃蠕动差,提示胃排空延迟,考虑其难以完成胃排空检查,故未安排。患者乏力明显,食欲差,长期依靠静脉营养,亦不同意下鼻空肠管肠内营养。诉睡眠差,且情绪低落,存在抑郁状态,加用阿普唑仑、氟哌噻吨美利曲辛口服后睡眠、情绪有所改善。患者长期尿潴留留置尿管,尿常规提示白细胞(+++),见到大量细菌,中段尿培养为大肠埃希菌，菌量＞10万cfu/ml，予左氧氟沙星抗感染。电解质提示低钠血症，予静脉补充，同时建议患者高钠饮食。患者逐渐恢复饮食，监测血糖仍偏高，空腹血糖8～10mmol/L，调整胰岛素用量，血糖控制尚可出院。

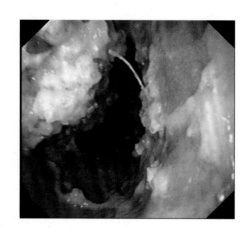 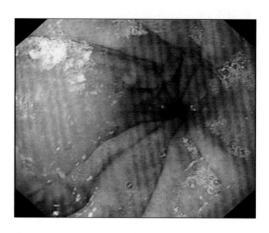

病例25图1　第一次胃镜示胃内有较多团块食糜　　　　病例25图2　第二次胃镜示胃石消失，但胃内
　　　　　　　　　　　　　　　　　　　　　　　　　　　　　　有较多胃液及食物残渣

最后诊断：①糖尿病胃轻瘫，胃石形成；②糖尿病酮症；③胃食管反流病，浅表性胃炎（中度），十二指肠球炎（轻度）；④2型糖尿病、糖尿病周围血管病变、糖尿病周围神经病变、糖尿病肾病Ⅳ期；⑤抑郁状态；⑥尿潴留　泌尿系感染；⑦高血压病3级（很高危）。

诊断依据：①中老年男性，慢性病程；②反复恶心、呕吐，呕吐宿食，不伴发热、腹痛、腹泻，禁食补液、抑酸、促动力、降糖、纠酮等治疗后可好转；③既往有2型糖尿病史多年，血糖控制不理想，已出现糖尿病周围血管及神经病变；④查体腹部无阳性体征；⑤胃镜示胃潴留，胃石形成，胃蠕动差，无上消化道肿瘤、幽门梗阻；⑥经禁食、补液、促动力等治疗后复查胃镜胃石消失，胃潴留好转。

三、讨论

胃轻瘫综合征（gastroparesis）简称胃轻瘫，是一组无上消化道机械性梗阻或结构损害，以胃排空延缓为主要临床特征的综合征，主要表现为早饱、腹胀、恶心、发作性干呕或呕吐、体重减轻等，可发生于任何年龄，女性多见，男女之比为3∶25，按病因分为原发性胃轻瘫和继发性胃轻瘫，继发常见的病因有糖尿病、结缔组织病、感染、代谢异常和药物影响等。糖尿病胃轻瘫是在糖尿病基础上出现上述症状，同时合并明显的胃排空延迟，上胃肠测压动力异常等。文献报道30％～50％的糖尿病患者合并有不同程度的胃轻瘫，糖尿病胃轻瘫的发病主要与自主神经病变及功能障碍有关，表现为胃动力障碍、胃十二指肠协调运动障碍、近端胃顺应性减低、内脏感觉敏感性增强、胃电节律紊乱、胃肠激素调节异常等。诊断流程是对怀疑糖尿病胃轻瘫的患者，应常规行胃镜或消化道造影、上腹部超声等检查以明确排除器质性疾病，检查时见胃内大量潴留液、胃蠕动减少有助于胃轻瘫诊断，必要时可行胃排空、胃电图、胃十二指肠测压及胃电子恒压器检查明确诊断。2013年美国胃轻瘫临床管理指南指出，胃轻瘫的诊断需要符合以下3个标准：①具有胃轻瘫症状；②排除幽门部器质性病变导致的出口梗阻；③确诊胃排空延迟。指南指出，固体试餐的闪烁照相观察固体试餐后4小时的胃内被标志物存留情况，是评估胃排空、诊断胃轻瘫最可靠的方法。检测胃排空延迟的方法还有不透X线标志物法、超声法、^{13}C 呼气试验、无线动力胶囊（WMC）内镜等，但仍不能替代闪烁照相技术。不透 X 线标志物法胃排空检查简单易行，但不够精确；核素闪烁照相技术是胃排空检查的金标准，有条件的医院应选择该方法。胃轻瘫除积极治疗原发病外，可用促动力剂、胃电刺激、内镜治疗如 G-PEOM 术及手术等治疗。2013 年美国胃轻瘫临床管理指南推荐以营养治疗为主，药物及其他疗法为辅的治疗原则。本例患者糖尿病病史 12 年，平素血糖控制不理想，已出现糖尿病周围血管及神经病变，近期出现反复恶心呕吐，而无发热、腹痛、腹泻等症状，查体腹部无腹膜炎体征，发病初期化验提示存在糖尿病酮症，但纠酮治疗后仍反复恶心呕吐发作，伴早饱、腹胀，考虑糖尿病胃轻瘫可能，初次胃镜证实胃潴留，胃石形成，并见胃蠕动差，排除了上消化道肿瘤及幽门、十二指肠梗阻，支持糖尿病胃轻瘫诊断。考虑本例患者食欲差，反复恶心、呕吐，胃排空检查耐受差，且患者在禁食 14h 以上胃镜仍示有胃潴留，并见胃蠕动差，提示胃排空延迟，故未进行胃排空检查。经禁食补液、抑酸、促动力及积极控制血糖治疗后恶心呕吐症状减轻，复查胃镜胃石消失，但仍有较多胃液潴留。出院后电话随访患者，血糖控制仍不理想，空腹及餐后血糖有时可高达 14～16mmol/L，仍间断恶心、呕吐，反复多次于外院住院补液等治疗，复查胃镜仍有胃潴留，近期于外院行胃肠减压，治疗效果不理想。对于恶心呕吐症状明显，存在胃潴留的患者，口服促动力药因难以进入肠道，不能被吸收起效，故通常效果欠佳，可静脉应用胃动素类似物红霉素，以促发胃窦 MMC Ⅲ期运动，从而增加胃排空；体表电刺激及胃电起搏对于自主神经受损的糖尿病胃轻瘫患者是有前景的非药物治疗方法。预防糖尿病胃轻瘫最好的策略是早期控制血糖，避免慢性并发症的发生。预防糖尿病胃轻瘫最好的策略是早期控制血糖，避免慢性并发症的发生。本例诊治经过提醒我们对于恶心呕吐的患者除了考虑急性消化系统炎症、机械梗阻等外，还要考虑胃轻瘫，尤其是有糖尿病的患者，以便及时正确诊断和治疗。

（蓝　宇　吴改玲）

参考文献

[1] 陆星华，钱家鸣. 消化系疾病诊断与诊断评析 [M]. 上海：上海科学技术出版社，2006：104-110.

[2]Amenrican College of Gastroenterology.Clinical Guideline：Management of Gastroparesis [J].Am J Gastroenterol, 2013, 108（1）：18-37.

病例 26 胃泌素瘤

一、病例摘要

一般情况：患者女，50岁，汉族，已婚，无业。

主诉："反复腹泻10年，腹痛、烧心9年"于2015年8月25日入院。

现病史：患者10年前无明显诱因出现黄色稀水样便，每日7～8次，每次300～400ml，与进食无明显关系，无腹痛、恶心、呕吐，无发热，未就诊。腹泻逐渐加重至每日10～20次，伴有明显乏力。9年前出现脐周和上腹部痛，伴反酸、烧心，间断呕吐，频繁就诊当地医院，以胃肠炎治疗，具体方案不详，仅可短期缓解。7年前于外院行胃镜示胃炎、胃十二指肠溃疡，予奥美拉唑20mg 2次/天口服，腹泻、腹痛明显缓解，大便1～2次/天。近2年，自行将奥美拉唑减量至2～3日服用20mg，腹泻再次加重，7～8次/天，性状同前，偶有大便失禁，临时加服奥美拉唑后可减轻。2014年4月因腹痛、腹泻加重就诊于外院，查血清胃泌素209.4pmol/L（正常值：0.01～5.00）；查胃镜示：胃体黏膜粗大，胃窦糜烂；腹部MRI：未见明显异常。对症治疗后好转。2015年8月至我院门诊就诊，查血常规：WBC 11.49×10^9/L，NEUT% 84.1%，Hb 158g/L；生化：ALT 86U/L，AST 54U/L，K 3.4mmol/L，Cr 52 μmol/L，TBil 7.3μmol/L，GGT 16U/L，TCO_2 25.1mmol/L；大便未见红白细胞，苏丹Ⅲ染色阳性；大便培养阴性；腹盆增强CT：十二指肠水平段前方软组织密度灶伴明显强化，神经内分泌肿瘤可能；病灶周围系膜上多发淋巴结；胃及十二指肠黏膜面明显增粗伴异常强化；肝内多发异常灌注灶。为进一步诊治收入院。患者病程中否认骨折、骨痛、身高变矮，否认尿中排石、肉眼血尿，否认腰痛、头痛、视野异常。患者自发病以来，精神、睡眠可，小便如常，体重近2年无明显变化。

既往史：胆囊炎病史。否认食物及药物过敏史。

查体：T 36.5℃，P 80次/分，R 14次/分，BP 121/70mmHg。神清，精神可，营养良好，对答切题，巩膜无黄染，双肺呼吸音清，未闻及干湿啰音，心律齐，心率80次/分，未闻及病理性杂音，腹部平坦，全腹软，全腹无压痛，无反跳痛及肌紧张，肝脾肋下未及，叩鼓音，肠鸣音3次/分，双下肢无水肿。肛门指诊未及肿物，指套可见黄色稀便。

初步诊断：Zollinger-Ellison综合征，胃泌素瘤可能。

病例特点：①中年，女性；②反复水样腹泻为主要表现，伴烧心、腹痛，严重时有电解质紊乱、循环血容量不足。PPI类抑酸药可明显缓解腹泻症状；③查体：腹软，无压痛；④辅助检查：外院GAS 209.4pmol/L；大便未见红白细胞，苏丹Ⅲ染色阳性，细菌培养阴性；腹部增强CT可见十二指肠水平段前方软组织密度灶伴明显强化，肝内多发异常灌注灶。

诊断及鉴别诊断：

1. Zollinger-Ellison综合征　患者存在腹痛、慢性中大量腹泻、血清胃泌素升高、胃十二指肠溃疡，抑酸药治疗有效，考虑胃泌素瘤可能性大。入院后首先可以完成禁食试验，明确腹泻类型。

定性诊断方面，胃泌素测定受测量方法、药物（如 PPI 类）、激素水平波动影响，入院后应重复送检 GAS，同时查血清铬离素。定位诊断方面，患者腹部增强 CT 可见十二指肠水平段前方软组织密度灶伴明显强化，肝内多发异常灌注灶，可完善生长抑素受体显像辅助定位，并明确肝内病灶是否为转移。

2. 血管活性肠肽瘤（vasoactive intestine peptide，VIP 瘤） VIP 瘤的典型表现为 WDHA 综合征：大量水样便（watery diarrhea）、低钾（hypokalemia）、低胃酸或无胃酸（hypochlorhydria or achlorhydria）。VIP 瘤的腹泻为分泌性腹泻，患者的每日腹泻量多大于 700ml，70% 的患者可达到 3000ml/d，20% 的患者可出现颜面潮红，部分患者可有低血钾及脱水相关表现。患者虽有反复水样泻病史，但未出现严重低钾血症。且 VIP 瘤无法解释患者严重的反酸、烧心症状及胃泌素升高，入院后可送检血清 VIP 浓度以除外 VIP 瘤。

3. 多发性神经内分泌肿瘤 1 型 是一种易于发生甲状旁腺肿瘤、垂体前叶肿瘤和肠 – 胰内分泌细胞肿瘤的常染色体显性遗传病，由于 11q13 染色体上编码 Menin 蛋白的 MEN1 基因失活性突变所致，临床上将其定义为：出现两种或以上主要的 MEN1 肿瘤类型，或者具有 MEN1 临床诊断患者的家族成员中出现一种 MEN1 相关肿瘤。患者暂无甲状旁腺、垂体腺瘤表现，且无家族史，入院后可行相关筛查以除外 MEN1。

4. 肿瘤性疾病 小肠癌或淋巴瘤可导慢性腹泻等临床表现，但小肠癌发病率很低，以局部症状为主，罕见病例可伴发严重腹泻者。淋巴瘤患者除腹泻外，还可伴有发热、消化道出血等表现。目前考虑本患者无肿瘤性疾病的相关提示。

二、诊治经过

入院首日腹泻 2 次，次日清晨出现双下肢无力，急查血钾 3.2mmol/L，予静脉补钾治疗后好转。复查胃泌素 51.4pg/ml。当日午餐后开始禁食试验，日间大便 2 次，夜间大便 8 次，大便量总计 3200ml，有明显烧心、腹痛，有明显口渴感、尿量减少，复查血 K 3.3mmol/L，Na 138mmol/L，Cl 107mmol/L。考虑患者禁食后腹泻量仍巨大，较快出现容量不足，电解质紊乱，提前终止禁食试验，考虑患者符合分泌性腹泻。禁食试验终止后开始给予奥美拉唑肠溶胶囊（洛赛克）40mg 1 次 / 天抑酸治疗，至次日午间仅排一次稀糊便，约 200ml，腹痛、反酸、烧心等症状缓解。入院第 3 日，行电子胃镜检查，提示：反流性食管炎（LA-B）；胃体多发黏膜隆起，性质待定；十二指肠多发溃疡。超声内镜示：胃体上部前后壁各见一半球状隆起，表面黏膜结节样不平，病灶处可见黏膜及黏膜下层增厚，达 0.9cm，呈中低回声，并可见多发低回声结节，较大者直径 1.1cm；胰腺回声形态正常，未见异常占位性病变。考虑胃体黏膜肿物，神经内分泌肿瘤可能。病理：考虑胃内结节可能为高胃泌素刺激引起的肠嗜铬样细胞增生。入院第 7 日，复查胃泌素 400.81pg/ml（< 100pg/ml）；血清嗜铬粒蛋白 > 1200U；生长抑素受体显像，示第三腰椎水平，腹主动脉左前方，生长抑素受体高表达灶，考虑神经内分泌肿瘤可能性大，部位与增强 CT 所见十二指肠水平部前方病变一致（病例 26 图 1）；68G-PET-CT，示十二指肠水平段前方高摄取灶与奥曲肽显像位置相同；胰头可疑代摄取增高灶。患者遂转至基本外科，于全麻下行胰十二指肠切除术，术中见胰颈部下方 2cm 大小实性质硬结节，与术前影像学检查定位一致，先行切除该结节送快速病理检查，病理回报为：送检肿瘤结节，排列成腺管状，周围可见少许淋巴组织，结合临床考虑为神经内分泌肿瘤。术后第 3 日，开始善宁 0.2mg 1 次 /8h 皮下注射。术后第 7 日，停用洛赛克、醋酸奥曲肽（善宁），予奥美拉唑口服。患者术后恢复良好，术后病理回报：

（胰十二指肠及部分胃）胰腺微小神经内分泌瘤；十二指肠水平段前方结节为转移的神经内分泌肿瘤。腹主动脉旁结节为淋巴结慢性炎症。

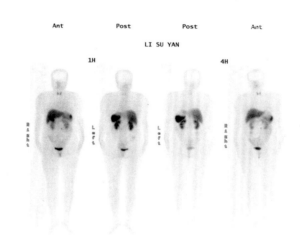

病例 26 图 1　生长抑素受体显像

注：第 3 腰椎水平，腹主动脉左前方，生长抑素受体高表达灶，考虑神经内分泌肿瘤可能性大。

　　最后诊断：①胰腺神经内分泌肿瘤，胃泌素瘤，十二指肠溃疡，胃黏膜皱襞增生；②十二指肠水平段前方淋巴结转移。

　　诊断依据：①中年，女性；②临床表现为反复腹痛、水样腹泻，PPI 类抑酸药治疗有效；③胃泌素 400.81pg/ml；血清 CgA > 1200U；十二指肠多发溃疡；腹部增强 CT 可见十二指肠水平段前方软组织密度灶伴明显强化；生长抑素受体显像，示前述部位生长抑素受体高表达灶；镓标 PET-CT 示十二指肠水平段前方高摄取灶与奥曲肽显像位置相同，胰头可疑摄取增高灶；④胰十二指肠切除术术后病理回报：胰腺微小神经内分泌瘤；十二指肠水平段前方结节为转移的神经内分泌肿瘤。

三、讨论

　　胃泌素瘤是一种罕见的神经内分泌肿瘤，因胃酸分泌过多导致严重的酸相关消化性疾病和腹泻，以上特征又被称为佐林格－埃利森综合征（Zollinger-Ellison syndrome，ZES）。胃泌素瘤以高胃酸分泌和难治性、多发性、反复性溃疡为主要特征，本例患者表现为反复腹痛、水样腹泻，使用 PPI 类药物可使症状明显缓解，但是停药后出现复发，内镜下可见十二指肠多发溃疡。对于此类常规治疗效果较差的溃疡、慢性腹泻患者，均应考虑胃泌素瘤的可能。

　　胃泌素瘤的年发病率为 0.5/100 万～ 2/100 万。大多数患者的诊断年龄为 20 ～ 50 岁，男性发病率高于女性。80% 左右的胃泌素瘤为散发型，20% ～ 30% 的胃泌素瘤与多发性内分泌腺肿瘤 I 型（multiple endocrine neoplasia type 1，MEN1）相关。

　　胃泌素瘤的好发部位称为胃泌素三角，该区域是指由胆囊管与胆总管的交界点、十二指肠降部外缘和水平部下缘切线的交点和胰头与胰颈的交界点三点连线做构成的三角形区域，约 90% 的病灶位于这个区域内。根据起源部位来分，25% 的胃泌素瘤起源于胰腺，50% ～ 88% 起源于十二指肠，最常见于主要见于十二指肠第一部分。相比胰腺胃泌素瘤，十二指肠胃泌素瘤通常较小（< 1cm），常呈多发性，在诊断时发生肝转移的比例较小。另有 5% ～ 15% 的胃泌素瘤起源于腹内非胰腺、非十二

指肠部位（胃、胰周淋巴结、肝脏、胆管、卵巢），以及腹外部位（心脏、小细胞肺癌）。

胃泌素瘤可表现为消化性溃疡及慢性腹泻。溃疡主要在十二指肠球部，25%发生于十二指肠降部、水平部、食管下段或空肠上段，10%～20%为多发性溃疡。临床上常表现为上腹部烧灼样疼痛，且对正规溃疡病治疗反应欠佳，易导致出血、穿孔等并发症。此外，胃泌素瘤刺激胃酸大量分泌，不能被小肠和结肠完全再吸收，形成大量水样泻。另外，大量胃酸无法被胰腺分泌的碳酸氢盐中和，导致肠内容物的 pH 偏低，胰酶失活，脂肪吸收障碍，同时可能损害肠上皮细胞和绒毛，而导致消化不良和吸收不良，形成脂肪泻。应用 PPI 抑酸治疗后腹泻可以明显好转对诊断有重要指导价值。对于存在多发性或难治性消化性溃疡、溃疡位于十二指肠远端、消化性溃疡病同时伴有腹泻、胃襞增大的患者、怀疑 MEN1 的患者均应怀疑胃泌素瘤的可能。

诊断方面，可行血清胃泌素测定确定高胃泌素血症存在，正常人和普通消化性溃疡患者的空腹胃泌素水平多 < 150ng/L，血清胃泌素浓度大于正常上限的 10 倍（1000pg/ml）且同时胃 pH < 2 时，可诊断胃泌素瘤。对于血清胃泌素浓度 > 200mg/L，但 < 1000ng/L 者，可行胰泌素或钙离子激发试验。肿瘤定位方面，需要完成消化内镜、增强 CT 或 MRI 成像，以及生长抑素受体显像或 ^{68}Ga DOTATATE PET/CT。

（李景南　陈楚岩）

参考文献

[1]Zollinger, Robert M, et al.Primary Peptic Ulcerations of the Jejunum Associated with Islet Cell Tumors[J].Annals of Surgery, 1980.

[2]Epelboym I, Mazeh H.Zollinger-Ellison syndrome：classical considerations and current controversies[J].The oncologist, 2014, 19（1）：44-50.

[3]Matthew H Kulke, Lowell B Anthony, David L Bushnell, et al.NANETS treatment guidelines：well-differentiated neuroendocrine tumors of the stomach and pancreas[J].Pancreas, 2010, 39（6）：735.

[4]Metz DC, Jensen RT.Gastrointestinal neuroendocrine tumors：pancreatic endocrine tumors[J].Gastroenterology, 2008, 135（5）：1469-1492.

[5]Bruce E, Stabile, et al.The gastrinoma triangle：Operative implications[J].The American Journal of Surgery, 1984.

[6]Praveen K.Roy, David J.Venzon, Houmayoun Shojamanesh, et al.Zollinger-Ellison syndrome.Clinical presentation in 261 patients[J].Medicine, 2000, 79（6）：379.

[7]Tetsuhide Ito, Hisato Igarashi, Hirotsugu Uehara, et al.Pharmacotherapy of Zollinger-Ellison syndrome[J]. Expert Opinion on Pharmacotherapy, 2013, 14（3）：307-321.

[8]Marc J, Berna K, Martin Hoffmann, et al.Serum Gastrin in Zollinger-Ellison

Syndrome[J].Medicine，2006，85（6）：295-330.

[9]James E，Mcguigan M.Michael Wolfe.Secretin injection test in the diagnosis of gastrinoma[J].Gastroenterology，1980，79（6）：1324-1331.

[10]Deppen SA，Liu E，Blume JD，et al.Safety and Efficacy of 68Ga-DOTATATE PET/CT for Diagnosis，Staging，and Treatment Management of Neuroendocrine Tumors[J].Journal of Nuclear Medicine，2016：708-714.

病例 27　Ⅰ型胃神经内分泌肿瘤

一、病例摘要

一般情况：患者男，59 岁，汉族，已婚，退休。

主诉：因"反复脐周胀痛"于 2018 年 10 月 06 日入院。

现病史：患者 2 年余前无明显诱因下出现反复脐周胀痛，VAS 评分 3～4 分，持续 1～2 天后自行缓解，腹痛与进食无关，否认肛门停止排气排便、反酸、黑便、腹泻，未进一步诊治。2 个月余前外院胃镜示：慢性萎缩性胃炎（胃体为主），伴肠化、胆汁反流；胃窦息肉样隆起性病变，腺瘤不除外，活检病理至北京协和医院会诊：（胃体大弯）黏膜显慢性炎伴中度肠化，黏膜内可见小灶（直径 1mm）巢索状排列的肿瘤组织，免疫组化：AE1/AE3（弱 +），CgA（+），Syn（+），LCA（−），Ki-67（1% +），符合神经内分泌肿瘤（核分裂 1＜/10HPF，G1）；（贲门部后壁）胃黏膜显慢性炎，伴轻度肠化；（胃体小弯）胃黏膜显慢性炎，伴中度肠化及黏膜及增厚，符合慢性萎缩性胃炎；（窦远端大弯息肉）绒毛腺管状腺瘤。后转诊至我院，查胃泌素 1117.0pg/ml；超声内镜：慢性萎缩性全胃炎，胃体多发浅隆起，NET 可能，胃窦隆起病变，息肉可能；腹盆增强 CT ＋胃重建：胃窦大弯侧结节状隆起，性质待定；胃窦部胃壁稍增厚，胃黏膜面强化增高，炎性改变可能；生长抑素受体显像未见异常。现为行进一步治疗收治入院。患者自病起一般情况好，胃纳可，二便无殊，体重无变化。

既往史：10 余年前发现肝内外胆管结石，未治疗。2018 年发现甲状腺结节，未诊治。否认食物及药物过敏史。

个人史：吸烟 40 余年，30 包 / 年，饮酒 40 余年，每日 2 两白酒。

查体：T 36.8℃，P 82 次 / 分，R 15 次 / 分，BP 115/73mmHg。神清，精神好，营养良好，对答切题，巩膜无黄染，双肺呼吸音清，未闻及干湿啰音，心律齐，心率 82 次 / 分，未闻及病理性杂音，腹部平坦，全腹软，全腹无压痛，无反跳痛及肌紧张，肝脾肋下未及，叩鼓音，肠鸣音 3 次 / 分，双下肢无水肿。肛门指诊未及肿物，指套可见黄色稀便。

辅助检查：电子胃镜检查（放大）：慢性萎缩性胃炎，需除外自身免疫性胃炎，胃体下部黏膜隆起，NET 待除外，胃窦大弯侧黏膜隆起腺瘤可能（病例 27 图 1）。病理：[胃窦大弯黏膜隆起（主）]胃黏膜腺体高级别上皮内肿瘤；（胃体下部小弯侧）胃黏膜显中度慢性炎，伴中度肠化，固有腺体减少；（胃体大弯）胃黏膜显中度慢性炎；（胃体上部大弯靠后）胃黏膜显中度慢性炎，伴重度肠化，固有腺体重度萎缩。

初步诊断：①胃腺瘤；②胃神经内分泌肿瘤（G₁），Ⅰ型可能；③慢性萎缩性胃炎，A 型可能；④胆管结石；⑤甲状腺结节。

病例特点：①中年，男性；②临床以反复腹胀起病，腹胀与进食无关，不伴反酸、黑便、大便性状改变、肠梗阻等。胃镜及病理明确胃腺瘤及神经内分泌肿瘤，伴胃泌素显著升高；③查体：腹软，无压痛；④血清胃泌素明显升高；胃镜及病理提示胃窦黏膜隆起，考虑高级别上皮内瘤变可能；胃体下部黏膜隆起，考虑神经内分泌肿瘤可能。

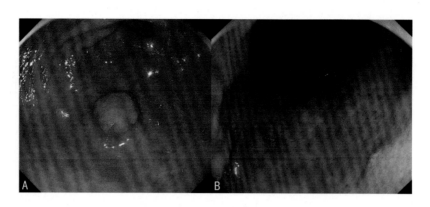

病例 27 图 1　胃窦大弯侧黏膜隆起腺瘤可能，胃体下部黏膜隆起，NET，待除外

诊断及鉴别诊断：

1. 胃窦腺瘤　根据既往胃镜及病理，患者胃窦腺瘤诊断明确。胃腺瘤多发生于慢性萎缩性胃炎中，以胃窦部、单发、< 2cm 病灶多见，临床常无症状，少数以消化道出血为表现，患者临床表现符合，病理提示为高级别上皮内肿瘤，应积极处理，择期行 ESD。

2. 胃神经内分泌肿瘤　胃的 I 型神经内分泌肿瘤多继发于慢性萎缩性胃炎。自身免疫性慢性萎缩性胃炎患者胃酸缺乏，导致胃窦 G 细胞增生，分泌大量胃泌素，刺激胃底和胃体肠嗜铬细胞（ECL）增生，形成 I 型胃 NET。患者慢性萎缩性胃炎明确，胃镜见胃体多发浅隆起，考虑 I 型胃 NET 可能性大，可取病理以明确。

二、诊治经过

入院后完善内因子抗体 25.28Au/ml，考虑自身免疫性胃炎诊断明确。次日于全麻下 ESD 术，术中见胃体下部大弯可见 1 处黏膜隆起，顶端充血，WLI-NBI-ME 观察，MSP 规则呈菊花样排列，MVP 扩张、迂曲，活检 1 块、软，直径 0.4cm，用 Dual 刀标记周边。胃窦大弯侧可见 I a 型黏膜隆起。ESD 术后病理示：（胃窦大弯侧）胃增生性息肉伴高级别上皮内瘤变（大小 1.1cm×1cm×0.5cm，大体分型 I 型），未累及切缘；胃黏膜神经内分泌细胞增生；（胃体下部）病变符合自身免疫性慢性萎缩性胃炎，壁细胞缺乏，伴广泛肠化、假幽门腺化生及神经内分泌细胞增生，局灶微类癌形成（最大径< 0.5mm，侵及黏膜下层，黏膜下浸润深度< 500μm），未见明确脉管内瘤栓，侧切缘及底切缘未见肿瘤。免疫组化结果：CgA（+），Gastrin（+），HP（-）。术后患者每 28 天予醋酸奥曲肽微球 20mg 肌内注射 1 次，胃泌素下降良好，未出现 NET 复发。

最后诊断：①胃窦高级别上皮内瘤变（T1aN$_0$M$_0$）；②自身免疫性慢性萎缩性胃炎（A 型），胃体神经内分泌瘤（I 型）；③胆管结石；④甲状腺结节。

诊断依据：①中年，男性；②无特征性临床表现；③血清胃泌素升高；④慢性萎缩性胃炎背景下神经内分泌细胞增生。

三、讨论

随着胃镜检查的普及，胃息肉的检出率逐年升高。胃息肉可以分为胃底腺息肉、胃增生性息肉、胃腺瘤及胃神经内分泌肿瘤。胃底腺息肉在我国最为常见，多为散发性，其致病机制目前仍不明确，但胃底腺息肉多为良性；胃增生性息肉常见于幽门螺杆菌感染患者中，是胃黏膜慢性炎症刺激下过度再生的结果，可通过慢性胃黏膜炎症→异型增生→胃癌的顺序发展为恶性肿瘤；胃腺瘤常发生于慢性萎缩性胃炎患者中，多为单发，是胃浸润性腺癌的癌前病变；胃神经内分泌肿瘤（neuroendocrine tumor，NET）来源于肠嗜铬样（enterochromaffin-like，ECL）细胞，其中Ⅰ型胃神经内分泌肿瘤也继发于自身免疫性萎缩性胃炎所致的高胃泌素血症。本例患者在自身免疫性萎缩性胃炎的背景下发现了胃窦部位单发的较大息肉，病理提示高级别上皮内瘤变，同时内镜医师没有遗漏胃体多发隆起，活检提示胃神经内分泌瘤。因此对于此类患者，尤其是有慢性萎缩性胃炎的患者，不仅需要关注增生性息肉及胃腺瘤，也需要适当对其他的黏膜、黏膜下隆起进行活检，否则可能导致胃神经内分泌肿瘤的漏诊。

根据欧洲神经内分泌肿瘤学会（European Neuroendocrine Tumor Society，ENETS）指南，胃NET的临床分型可以分为三个亚型，其中Ⅰ型胃NET最常见，占70%～80%，多继发于自身免疫性慢性萎缩性胃炎，胃酸缺乏导致胃窦G细胞增生，分泌大量胃泌素，刺激胃底和胃体肠嗜铬细胞（enterochromaffin-like cells，ECL）增生，形成NET；2型与胃泌素瘤或多发性内分泌腺瘤病1型相关，肿瘤分泌大量胃泌素，可表现为典型的Zollinger-Ellison综合征；3型多为散发，血清胃泌素正常，确诊时常伴转移，预后相对较差。

Ⅰ型胃NET的治疗目前存在较大的争议，主要的治疗手段有内镜下切除、手术切除及生长抑素类似物治疗。最新的ENETS指南推荐对直径＜1cm的Ⅰ型胃NET进行1～2年内镜随访观察，对直径≥1cm或有浸润固有肌层可能的Ⅰ型胃NET进行内镜下切除；但是另有学者认为应该切除所有肉眼可见的病灶。对于多发的病灶，若不能完成内镜下切除，可以选择手术切除全胃或胃窦，但是目前主流观点认为手术是过度治疗。不能行手术者，还可以选择生长抑素类似物，但是生长抑素类似物的使用周期，停药时机，随访策略，均无明确指南。

Ⅰ型胃NET有较高复发风险，单纯内镜切除治疗的Ⅰ型胃NET在随访中有高达30.6%的患者出现了复发。并且，根据Ⅰ型胃NET的发病机制，如果不能够纠正高胃泌素对于ECL细胞的刺激作用，那么ECL细胞将持续处于增生状态，导致Ⅰ型胃NET的多发与复发。

（李景南　陈楚岩）

参考文献

[1]Castro R，Pimentel-Nunes P，Dinis-Ribeiro M.Evaluation and management of gastric epithelial polyps[J].Best practice & research.Clinical gastroenterology，2017，31（4）：381-387.

[2]Corey B，Chen H.Neuroendocrine Tumors of the Stomach[J].The Surgical clinics of North America，2017，97（2）：333-343.

[3]Delle Fave GF，O'Toole D，Sundin A，et al.ENETS Consensus Guidelines Update for

Gastroduodenal Neuroendocrine Neoplasms[J]. Neuroendocrinology, 2016, 103 (2): 119-124.

[4]Elettra Merola, Andrea Sbrozzi-Vanni, Francesco Panzuto, et al. Type I Gastric Carcinoids: A Prospective Study on Endoscopic Management and Recurrence Rate[J]. Neuroendocrinology, 2012, 95 (3): 207-213.

[5]Hyung Hun Kim, Gwang Ha Kim, Ji Hyun Kim, et al. The efficacy of endoscopic submucosal dissection of type I gastric carcinoid tumors compared with conventional endoscopic mucosal resection[J]. Gastroenterology Research and Practice, 2014, 79: 253860.

[6]Ahmet, Uygun, MD, et al. Long-term results of endoscopic resection for type I gastric neuroendocrine tumors[J]. Journal of Surgical Oncology, 2014, 109 (2): 71-74.

[7]Constantin S. Jianu, Reidar Fossmark, Unni Syversen, et al. Five-year follow-up of patients treated for 1 year with octreotide long-acting release for enterochromaffin-like cell carcinoids[J]. Scandinavian Journal of Gastroenterology, 2011, 46 (4): 456.

[8]Li TT, Qiu F, Qian ZR, et al. Classification, clinicopathologic features and treatment of gastric neuroendocrine tumors[J]. World journal of gastroenterology, 2014, 20 (1): 118-125.

病例 **28** 多发性内分泌腺瘤病Ⅰ型

一、病例摘要

一般情况：患者男，51岁，汉族，已婚，干部。

主诉："心悸、大汗、黑矇14年，剑突下疼痛、反酸、烧心5年"于2016年11月4日入院。

现病史：2002年患者晨起去厕所返回途中出现心悸、大汗，伴头晕、黑矇，四肢乏力，休息5～10分钟后自行缓解，此后反复出现头晕、乏力症状，未予诊治。2005年于当地卫生院查体时再次出现心悸、大汗，伴头晕、黑矇、四肢软瘫，未查血糖，予10%葡萄糖静脉注射后上述症状缓解。完善腹部超声提示腹膜后占位（未见报告单）；腹部CT提示腹膜后、胰尾占位（未见报告单）。患者转诊至上级医院，考虑胰岛素瘤，行胰体＋胰尾＋脾脏切除术，病理符合胰岛细胞瘤（未见病理报告）。2011年患者开始出现反复剑突下疼痛，疼痛程度逐渐加重（隐痛→烧灼样痛），发作次数逐渐增加（数月1次→每月至少1次），多于饱餐后出现，伴有返酸、烧心、嗳气、腹胀，自行手指刺激会厌部催吐，呕吐物多为未消化的食物，有咖啡样物，呕吐后上述症状缓解。先后2次于当地医院行胃镜检查示浅表性胃炎、十二指肠溃疡，予奥美拉唑口服后症状缓解。因症状反复发作，为除外神经内分泌肿瘤，完善生化示GLU 7.33mmol/L，Ca 2.65mmol/L↑，P 0.90mmol/L，ALP 62U/L，i-PTH 80.3pg/ml（正常值12～88），GH 5.160ng/ml（正常值0.003～0.971），胃泌素95.44pg/ml（正常值1～15）；胸腹盆CT示左肾小结石；超声内镜示：十二指肠下角处偏内侧可见直径约1.2cm隆起性病变，内部回声尚均匀，边界清楚，位于黏膜及黏膜下层，考虑神经内分泌瘤可能性大，十二指肠球溃疡（H1）；生长抑素受体显像示十二指肠降部及水平部阳性灶。患者病程中否认骨折、骨痛、身高变矮，否认尿中排石、肉眼血尿。患者自发病以来，精神、睡眠可，大便1次/天，成形软便，夜尿1次/晚，术前体重70kg左右，术后维持在65kg左右。

既往史：既往胆结石、甲状腺结节、肺结核病史。患者胰体尾切除术后出现血糖升高，即开始应用诺和灵50R降糖治疗，目前为诺和灵50R早10～12U、晚10～12U餐前半小时皮下注射，监测空腹血糖7～8mmol/L，餐后血糖14～15mmol/L，HbA1C 8.5%左右。否认食物及药物过敏史。

家族史：女儿有胰岛素瘤史。有高血压、脑梗死、肾结石家族史，弟弟有纵隔类癌、胃癌、十二指肠神经内分泌肿瘤、双肾结石史。

查体：T 36.2℃，P 54次/分，R 18次/分，BP 118/73mmHg。神清，精神尚可，对答切题，巩膜无黄染，双肺呼吸音清，未闻及干湿啰音，心律齐，心率54次/分，未闻及病理性杂音，腹部平坦，左侧上腹部沿肋缘一长约20cm手术瘢痕，全腹软，全腹无压痛，无反跳痛及肌紧张，肝脾肋下未及，叩鼓音，肠鸣音3次/分，双下肢无水肿。肛门指诊未及肿物，指套可见黄色稀便。

辅助检查：见现病史。

初步诊断：多发性内分泌腺瘤病Ⅰ型可能性大，十二指肠黏膜下肿物，胃泌素瘤可能性大，十二指肠球溃疡，原发性甲状旁腺功能亢进可能性大，高钙血症，左肾小结石，胰岛素瘤，胰体尾脾脏切除术后，糖尿病。

病例特点：①中年，男性；②临床以低血糖症状起病，外院胰体尾切除术后病理示胰岛细胞瘤；病程中出现剑突下疼痛，伴发酸、烧心，抑酸药治疗有效；有肾结石；③查体无殊；④家族史：女儿有胰岛素瘤病史，弟弟有纵隔类癌、胃癌、十二指肠神经内分泌肿瘤、双肾结石病史；⑤辅助检查：胃泌素、血钙及 GH 水平偏高，PTH 正常高值，CT 示肾结石，多次胃镜示十二指肠溃疡，超声内镜示十二指肠占位，生长抑素受体显像阳性。

拟诊讨论：患者中年男性，隐匿起病，慢性病程。病初有低血糖的症状，应用 10% 葡萄糖后临床症状迅速缓解，当时虽未测血糖，但基本符合 Whipple 三联征，影像学检查发现胰尾部占位，术后出现血糖升高，病理符合胰岛细胞瘤的诊断。2011 年开始出现胃部疼痛，伴反酸、烧心，胃镜示十二指肠溃疡，应用奥美拉唑症状可缓解，近期外院检查显示十二指肠壁占位性病变，胃泌素水平明显升高，患者临床以上特点倾向胃泌素瘤的诊断，但因为质子泵抑制剂会显著增加胃泌素的分泌，需要除外药物的影响，入院后应复查胃泌素进行定性检查。胰腺及十二指肠是胃泌素瘤常见的发病部位，完善胰腺灌注增强 CT、生长抑素受体显像进行定位检查。患者目前无其他胰腺－胃肠道激素分泌增多的临床表现，如 VIP 瘤、胰高血糖素瘤等，可完善胰高血糖素等进行筛查。甲状旁腺功能亢进症方面，患者外院查血钙水平偏高，PTH 为正常高值，考虑原发性甲状旁腺功能亢进症可能性大，定性方面复查血钙、磷、ALP、PTH，留取 24 小时尿钙、磷，完善甲状旁腺超声以及 MIBI 显像进行定位检查。此外需要除外垂体瘤的可能性，复查 GH、IGF-1，完善血 F、ACTH、24 尿 UFC、甲状腺功能、性激素等垂体前叶激素检查，完善鞍区 MRI 平扫进行筛查。该患者另一特点是具有很明确的家族史，弟弟有胸腺类癌、十二指肠神经内分泌肿瘤，女儿有胰岛细胞瘤。综上特点，多发性内分泌腺瘤病 1 型的诊断基本明确，MEN1 为常染色体显性遗传病，可查基因协助诊断，家族成员亦应进行相关筛查。MEN-1 患者肾上腺腺瘤比一般人更常见，可完善 24h 尿儿茶酚胺、立位醛固酮、肾素等进行筛查。另外，类癌虽然在 MEN1 中发生率没有甲状旁腺、胰腺和垂体疾病发病率高，但 MEN1 患者发生胸腺类癌瘤的频率增加，且往往具有侵袭性，患者弟弟有纵隔类癌病史，完善胸部 CT 检查进行筛查。

二、诊治经过

入院后完善 MEN1 相关方面筛查，垂体方面，PRL 944.00ng/ml，高泌乳素血症诊断明确，垂体动态增强 MRI 定位示：动态增强早期垂体左翼及下缘见不规则低强化影，边界清，横径约 18.0mm，高约 10.2mm，垂体柄受压，向右移位；病灶向上突入鞍上池，视交叉未见明显受压抬高；左侧海绵窦被包绕；垂体占位病变，考虑垂体大腺瘤可能。完善溴隐亭敏感试验，服药后 8h PRL 较基线 PRL 下降约 88%，提示患者对溴隐亭较为敏感，开始小剂量溴隐亭治疗，1.25mg 1 次／晚，一周后加量至 2.5mg 1 次／晚。

甲状旁腺方面，游离钙升高 [FCa(++)1.41mmol/L，校正 1.33mmol/L]，24h 尿钙处于正常高限（24h UCa 7.61mmol/24h），同期 PTH 未被抑制（PTH 98.0pg/ml），有双肾结石，考虑原发性甲状旁腺功能亢进诊断明确。定位诊断方面，甲状旁腺超声甲状腺右叶下极下后方见 1.7cm×0.8cm×1.1cm 低回声，^{99m}Tc-MIBI 显像：相当于甲状腺右叶下极水平放射性增高区，考虑为功能亢进的甲状旁腺组织。

胰腺方面，完善胰腺灌注增强 CT 示：胰头多发动脉期明显强化结节影，十二指肠降部、水平部多发动脉期明显强化结节影，上述表现可符合多发性内分泌腺瘤病。肝脏多发动脉期明显强化结节影，

完善 ^{68}Ga-PET：胰头及十二指肠（降段、水平段）可见多个放射性摄取增高结节，大小 0.8～1.7cm，SUVmax 1.7～19.3（病例 28 图 1）。肝脏未见明确生长抑素受体高表达病灶，无法完全除外胃泌素瘤肝转移，嘱患者密切随诊。

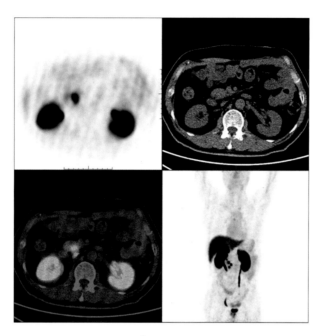

病例 28 图 1　68Ga-DOTATATE-PET/CT

注：胰头及十二指肠（降段、水平段）可见多个放射性摄取增高结节

胃泌素瘤方面，口服奥美拉唑 20mg 1 次／天治疗后。多科会诊考虑胰腺-十二指肠多发胃泌素瘤，可考虑手术切除，但需全胰＋十二指肠切除，术后胰腺内分泌功能及外分泌功能均要依靠药物替代，生活质量影响大。可应用生长抑素类似物治疗，并密切随访，3～6 个月复查胰腺灌注 CT 监测肿瘤变化。如已有肝转移，需考虑积极手术；如能除外肝转移，病情稳定，且 PPI 对症治疗有效，可暂不手术，密切随访。

胸腺类癌方面，完善胸部 CT：纵隔内升主动脉前方小结节影，直径 1.0cm，密度较均匀，胸外科会诊考虑胸腺瘤可能，胸腺类癌不除外，有手术探查指征。完善 PET-CT 示该结节代谢稍增高，SUVmax 1.6，良性病变可能。

考虑甲旁亢治疗方面，患者年龄 51 岁，游离钙及 24h UCA 偏高，有双肾结石，且血钙升高可刺激胃泌素的分泌，甲状旁腺有手术指征，可择期行甲状旁腺切除。

基因方面，MEN1 基因检测结果显示 MEN1：E8/CDS8 基因无义突变，导致 Menin 截短蛋白的发生。

最后诊断：①多发性内分泌腺瘤病 I 型，原发性甲状旁腺功能亢进症，双肾小结石，多发胃泌素瘤可能性大，十二指肠球溃疡，胰岛素瘤，胰体尾脾脏切除术后，继发性糖尿病，垂体泌乳素大腺瘤，纵隔占位，胸腺类癌不除外，肝动脉期强化结节，灌注异常可能，肝转移待除外；②胆囊多发结石。

诊断依据：①中年，男性；②临床以低血糖起病，逐渐出现上腹痛、反酸，有肾结石；③血钙升高，PTH 升高；十二指肠球溃疡，胃泌素升高；胰体尾切除术后病理示胰岛素瘤；PRL 升高，垂体 MRI 示垂体大腺瘤；纵隔占位；④家族史；⑤MEN1 基因检测示 E8/CDS8 基因无义突变，导致 Menin 截短蛋白的产生。

三、讨论

多发性内分泌腺瘤病 1 型（multiple endocrine neoplasia type 1，MEN1）是一种由于 11q13 染色体上编码 Menin 蛋白的 MEN1 基因失活性突变所致的常染色体显性遗传病，MEN1 患者易同时发生甲状旁腺肿瘤、垂体前叶肿瘤和肠 - 胰内分泌细胞肿瘤。本例患者依次出现了胰岛素瘤、胃泌素瘤、甲状旁腺腺瘤、垂体腺瘤，同时发现了暂未明确病理的纵隔占位，同时出现了 2 种或 2 种以上的 MEN1 主要类型，且存在家族成员中同时出现至少一种 MEN1 相关肿瘤，符合 MEN1 的临床定义。同时该患者 MEN1 基因检测示 E8/CDS8 基因无义突变，可以明确 MEN1 的诊断。

甲状旁腺是 MEN1 型中最主要的受累腺体，在 40 ～ 50 岁时的外显率几乎为 100%，与引起原发性甲状旁腺功能亢进症的散发性甲状旁腺腺瘤相似，大部分患者无症状，常规生化筛查可发现存在高钙血症，生化诊断可根据证实存在高钙血症及不恰当升高的血清 PTH 浓度做出。MEN1 相关甲旁亢与散发性甲旁亢相比，前者发病年龄更早，且多个腺体受累，复发率较高。有文献报道 MEN 相关甲状旁腺功能亢进患者行三个半甲状旁腺 / 四个全切＋部分移植的手术方式，在随访超过 10 年时，仍有 20% ～ 60% 复发率。

半数以上 MEN1 患者可出现垂体瘤，视肿瘤是否有功能病分泌过多激素而具有不同的临床表现，最常见类型为泌乳素腺瘤，但也可发生促生长激素肿瘤、促肾上腺皮质激素细胞肿瘤、促性腺激素肿瘤和临床上非功能性肿瘤，MEN1 在极少见的情况下可出现多发性垂体瘤。MEN1 相关的泌乳素瘤大部分为大腺瘤，与海绵窦关系较散发患者更密切，治疗效果相对较差。

大约 1/3 的 MEN1 患者存在临床上明显的功能性胰岛细胞或胃肠道内分泌细胞肿瘤，由于不同来源的胰岛细胞或胃肠道内分泌细胞肿瘤可分泌不同种类的激素或生物活性物质，因此临床表现主要为相应激素分泌增多的症状，如胃泌素瘤、胰岛细胞瘤、胰高血糖素瘤、VIP 瘤、胰多肽瘤、生长抑素瘤等，最常见原因是胃泌素瘤导致的多发性消化性溃疡。最常见的是胃泌素瘤，占 30% ～ 40%，与散发胃泌素瘤不同，MEN1 患者中的胃泌素瘤恶性程度低，多位于十二指肠黏膜下，病灶呈多发性。治疗上，因其相对良性倾向，可保守治疗，PPI 类药物起始剂量较大，可长期小剂量维持治疗；直径 2cm 以上、远处转移、恶性程度相对较高的胃泌素瘤可手术治疗，但手术效果较差，术后复发率高。胃泌素瘤以外，其次是胰岛素瘤，腺瘤通常较小、可能多发，并且可能同时伴有其他胰岛细胞肿瘤。该患者起初表现为胰岛素瘤，随后表现为胃泌素瘤，文献报道 MEN1 患者胰腺可先后出现两种类型的神经内分泌肿瘤。

目前已知的与 MEN1 类似由明确基因突变导致的具有家族遗传倾向的神经内分泌肿瘤包括 MEN2a/b、von Hippel-Lindau（VHL）综合征、琥珀酸脱氢酶（Succinate dehydrogenase，SDH）变异导致的遗传性嗜铬细胞瘤等，而其他的神经内分泌肿瘤多为散发性。

由于 MEN1 所致的内分泌腺瘤可随年龄增长逐一出现，因此对于 MEN1 患者及未排除风险的家族成员，均需要定期筛查是否存在 MEN1 相关肿瘤。需要关注的临床表现包括：肾结石、闭经、溢乳、生长异常、类库欣综合征变化、头痛、视力问题、性功能障碍、消化性溃疡病、慢性腹泻、低血糖症状等，同时需要至少每年检测血清钙浓度。有条件者可每年规律复查 PTH、胃泌素、空腹血糖、胰岛素、胰岛素样生长因子 1（insulin-like growth factor 1，IGF-1）、催乳素和嗜铬粒蛋白 A 等生化指标，同时建议每1～3年进行1次影像学检查，如垂体MRI、腹部CT、MRI或EUS以评估有无肠胰肿瘤，但建议证据水平较低。

（李景南　陈楚岩）

参考文献

[1]Manuel C.Lemos, Rajesh V.Thakker.Multiple endocrine neoplasia type 1（MEN1）: analysis of 1336 mutations reported in the first decade following identification of the gene[J].Human Mutation, 2008, 29（1）: 22-32.

[2]Maria Luisa Brandi, Robert F.Gagel, Alberto Angeli, et al.Guidelines for diagnosis and therapy of MEN type 1 and type 2[J].Journal of Clinical Endocrinology & Metabolism, 2001, 86（12）: 5658-5671.

[3]Carlos Del Pozo, Luis García-Pascual, Montserrat Balsells, et al.Parathyroid carcinoma in multiple endocrine neoplasia type 1. Case report and review of the literature[J].Hormones, 2011, 10（4）: 326.

[4]Eller-Vainicher C, Chiodini I, Battista C, et al.Sporadic and MEN1-related primary hyperparathyroidism: differences in clinical expression and severity[J].Journal of Bone & Mineral Research, 2009, 24（supp-S2）: S275-S275.

[5]Burgess JR, Shepherd JJ, Parameswaran V, et al.Spectrum of pituitary disease in multiple endocrine neoplasia type 1（MEN 1）: clinical, biochemical, and radiological features of pituitary disease in a large MEN 1 kindred[J].J Clin Endocrinol Metab, 2017, 81（7）: 2642-2646.

[6]Fendrich V, et al.Management of sporadic and multiple endocrine neoplasia type 1 gastrinomas[J].British Journal of Surgery, 2007, 94（11）: 1331-1341.

[7]Francesco Giudici, Gabriella Nesi, Maria Luisa Brandi, et al.Surgical management of insulinomas in multiple endocrine neoplasia type 1[J].Pancreas, 2012, 41（4）: 547-553.

[8]Rajesh V Thakker, Paul J Newey, Gerard V Walls, et al.Clinical Practice Guidelines for Multiple Endocrine Neoplasia Type 1（MEN1）[J].The Journal of Clinical Endocrinology and Metabolism, 2012, 97（9）: 2990-3011.

[9]Jens Waldmann, Volker Fendrich, Nils Habbe, et al.Screening of patients with multiple endocrine neoplasia type 1（MEN-1）: a critical analysis of its value[J].World Journal of Surgery, 2009, 33（6）: 1208.

病例 **29** 十二指肠淤滞症

一、病例摘要

一般情况：患者男，27岁，男，汉族，已婚，工人。

主诉：间断右上腹胀痛5年，加重1个月。

现病史：患者5余年前无明显诱因出现间断右上腹胀痛，为持续性隐痛，伴右肩背部不适，伴反酸、嗳气、烧心，伴恶心、呕吐，无厌油、小便及皮肤发黄，无咳嗽、咳痰，无胸闷、胸痛，无发热、盗汗。曾多次就诊于社区医院，对症治疗后症状好转。1个月前，患者进食"烧烤"出现上述症状加重，伴恶心、呕吐，呕吐物为胃内容物，混有胆汁，无臭味。上述症状进食约半小时后加重、俯卧位症状减轻。余症状同前。就诊于当地医院，胃镜检查示浅表性胃炎。现患者为求进一步治疗，入住我科，患者自发病以来大小便正常，近5年来体重减轻约8kg。

既往史：反复口腔溃疡10余年，否认结核、病毒性肝炎等传染病史及密切接触史，有输血史（O型，RH阳性），15年前因急性阑尾炎行阑尾切除术。否认食物、药物过敏史，预防接种史随当地。

个人史：生于原籍，无外地久居及疫区滞留史，无毒物及放射性物质接触史。无吸烟史，偶有饮酒，平均酒精摄入量约10g/d。

婚育史：25岁结婚，育有1子，配偶及儿子均体健。

家族史：否认家族性遗传病史。

查体：T 37.0℃，P 82次/分，R 17次/分，BP 102/56mmHg，体重56kg，身高176cm。青年男性，神志清，精神可，发育正常，营养欠佳，自主体位，查体合作。全身皮肤黏膜无黄染、皮疹及出血点。无肝掌、蜘蛛痣。腹平，无腹壁静脉曲张，触软，右上腹轻压痛，无反跳痛，肝脾肋下未触及，肝肾区无叩击痛，移动性浊音阴性，肠鸣音5次/分。肛门、外生殖器未见异常。

辅助检查：2018年3月4日血常规：WBC 5.41×10^9/L，NEU 3.1×10^9/L；RBC 4.3×10^{12}/L；Hb 113g/L。2018年3月5日电子胃镜慢性非萎缩性胃炎。

入院诊断：腹痛原因待查：消化道肿瘤？消化道溃疡？十二指肠淤滞综合征？

病例特点：患者青年男性，慢性起病，既往体健，无长期用药史。临床表现为间断上腹部疼痛伴恶心、呕吐，症状于进食后加重，体位变化后症状可缓解。当地医院胃镜检查未见异常，大便潜血（±）。

鉴别诊断：

1. **小肠腺癌**　好发中老年病人，病变多位于十二指肠、空肠近段小肠，起病隐匿、无特异性临床表现，临床表现多为腹痛、腹胀，也可表现为梗阻、消化道出血、消瘦。消化道造影、CT、MRI、小肠镜有助于明确诊断。

2. **原发性小肠淋巴瘤**　起源于小肠黏膜固有层或黏膜下层的淋巴组织，多好发于末段回肠，可为多发。临床表现为腹痛、腹部肿块、梗阻、消化道出血、消瘦等。CT可表现为肠壁增厚、肠腔内肿块、病变处肠腔动脉瘤样扩张、肠系膜淋巴结肿大。

3．小肠神经内分泌肿瘤　来源于胚胎神经鞘，好发于十二指肠、回肠，早期即可出现肠系膜淋巴结的转移。增强CT病变呈明显强化，典型病变边缘呈放射状改变。

二、诊疗经过

患者入院后，完善辅助检查。血常规、肝肾功未见明显异常。血生化示K 3.2mmol/L。肿瘤标志物CA-199、CEA、AFP均正常。大便潜血（±）。上消化道造影示：食管黏膜及蠕动未见异常、见十二指肠水平段造影中断。与患者沟通后，患者要求行小肠镜检查（病例29图1），十二指肠水平段可见肠腔外压性改变，角度锐利，腔内黏膜正常，未见糜烂、溃疡及新生物。近段十二指肠未见明显扩张。考虑十二指肠淤滞症可能。

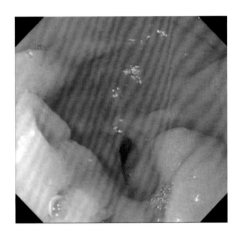

病例29图1　小肠镜
注：十二指肠水平段可见肠腔外压性改变，角度锐利，腔内黏膜正常

最终诊断：十二指肠上动脉压迫综合征。

诊断依据：患者青年男性，慢性起病。临床表现为间断上腹部疼痛伴恶心、呕吐，症状于进食后加重，体位变化后症状可缓解。上消化道造影示十二指肠水平段造影中断。小肠镜检查，十二指肠水平段可见肠腔外压性改变，角度锐利，腔内黏膜正常，考虑十二指肠淤滞症。

三、讨论

良性十二指肠淤滞症（benign duodenal stasis）即十二指肠上动脉压迫综合征（superior mesenteric artery syndrome），临床较为少见，发病年龄在30岁左右，男女比例大约1∶1，常见于体重偏轻、高分解状态的病人。主要原因为肠系膜上动脉发出位置过低、与主动脉之间夹角过小，致十二指肠水平段被压迫引起梗阻，从而使得十二指肠近段食物潴留并扩张。此外，腹腔内粘连、十二指肠悬韧带过短牵拉、内脏下垂牵拉肠系膜或环状胰腺也是发病原因。脊柱前突及严重的腰背畸形矫正术后也可使其夹角变小导致完全或不完全性肠梗阻

患者主要的症状为反复发作性上腹痛、腹部饱胀，常伴呃逆、恶心及呕吐。呕吐多在进食后15～40分钟出现，部分病人有呕吐宿食史，呕吐物为胃内容物，含有胆汁。俯卧或胸膝位症状可缓解。体格检查可见上腹部膨隆，有时可以见到胃型，腹部压痛、肌紧张常为阴性，肠音正常，病期较长者可伴有消瘦、贫血等。胃肠减压可引出大量胃液。

　　X线钡餐为首选诊断方法，可见胃扩张、近段十二指肠扩张、拉长；钡剂在十二指肠水平部远侧脊柱中线处中断，且呈整齐的斜形切迹（"刀切征"或"笔杆征"）；远段十二指肠通过延迟，在2～4小时钡剂不能从十二指肠排空；可有较为明显的十二指肠逆蠕动、甚至逆流入胃；部分病人俯卧位或左侧卧位时可缓解，十二指肠内钡剂迅速通过水平部。腹部超声检查可见十二指肠降段扩张，呈"斗形"或"葫芦形"图像，肠系膜上动脉与腹主动脉夹角减小。

　　治疗包括非手术治疗和手术治疗。非手术治疗包括禁饮食、胃肠减压、维持水、电解质与酸碱平衡、营养支持。如非手术治疗效果差，患者症状持续无法缓解，则考虑手术治疗，根据病情可选用十二指肠空肠吻合术、十二指肠空肠前移改路吻合术、屈氏韧带可分解术等术式、胃大部切除、胃空肠吻合术。

（左秀丽　马　田）

参考文献

[1] 陈志新,张汉国,梁立华.肠系膜上动脉夹角的解剖研究 [J].实用放射学杂志,2005,21（2）:150-151.

[2] 谭克平,李军,张雪雁,等.CT对十二指肠淤滞症与肠系膜上动脉夹角的相关性研究 [J].中国临床医学影像杂志,2014,25（1）:51-52.

[3] Cho BS, Suh JS, Hahn WH, et al.Multideterctor computed tomographyfindings and correlations with proteinuria in nutcracker syndrome[J].PediatrNephrol, 2010, 25：469-475.

[4] 郑楠楠,胡道予,邵剑波,等.正常肠系膜上动脉的 MSCTA 表现 [J].放射学实践,2013,28（2）:184-186.

病例 **30**　NSAIDs 相关肠炎

一、病例摘要

一般情况：患者女，71 岁，汉族，已婚，退休。

主诉：间断呕血、黑便 7 天。

现病史：患者 7 天前进食李子后出现恶心、呕吐，初为胃内容物，后为暗红色血性物质，无血块，量约 300ml，后出现柏油样便，稀便，共 3 次，量共约 700ml，无发热，无头痛、头晕，无腹痛。后患者就诊于滕州市心人民医院急论内科，化验示：Hb 43g/L，PLT 924×10^9/L，ALB 26g/L。急诊胃镜检查示：贫血胃，胃黏膜未见异常。嘱禁饮食，给予抑酸、补液及输血等治疗，共输注 RBC 6U。患者仍间断呕血、黑便。现仍有黑便，为不成形稀便，伴恶臭。2 天前患者就诊于我院急科，化验示：ALB 25g/L，K 3.4μmol/L，HGB 76g/L，PLT 611×10^9/L。D-Di 1.88μg/ml。给予禁饮食、抑酸、补液、舒普深抗感染。补充白蛋白等对症支持治疗。患者入急诊科后，仍有黑便，约 3 次 / 天，量共约 500ml。现患者为求进一步治疗，收入我科病房。患者自发病以来，神志清，精神差，禁饮食，大便如上所述，小便正常，体重无明显变化。

患者诊为血小板增多症 15 年余，规律服用阿司匹林 100mg/ 天、羟基脲 2.5 片 / 天等药物治疗，现已停用 7 天。

既往史：10 余年前因子宫脱垂行手术治疗（具体术式不详），有输血史（O 型，RH 阳性）。否认乙肝、结核等传染病史及密切接触史，否认重大外伤史，否认食物及药物过敏史，预防接种史随当地。

个人史：生于原籍，无疫区居留史。否认吸烟饮酒等不良嗜好。

月经史及婚育史：既往月经规律，停经 20 余年。适龄结婚，育有 1 子 1 女，丈夫因贲门癌去世。

家族史：否认家族性遗传疾病史。

体格检查：T 36.7℃，P 77 次 /min，R 22 次 / 分，BP 132/60mmHg，身高 160cm。

体格检查：老年女性，神志清，精神差，贫血貌，自主体位，查体合作。全身皮肤黏膜及巩膜无黄染，浅表淋巴结未触及肿大。睑结膜、口唇、甲床略苍白。腹部平坦，未见胃肠型及蠕动波，触软，全腹无压痛，无反跳痛；肝脾肋下未及，肝、脾区叩击痛（-），移动性浊音（-），肠鸣音正常。辅助检查：2018 年 6 月 14 日 Hb 43g/L，PLT 924×10^9/L，ALB 26g/L。（以上结果来自滕州市中心人民医院）

2018 年 6 月 14 日急诊胃镜检查示：贫血胃，胃黏膜未见异常。

2018 年 6 月 18 日 ALB 25g/L，K 3.4μmol/L，HGB 76g/L，PLT 611×10^9/sl，D-Di 1.88μg/ml。（以上结果来自山东大学齐鲁医院）

初步诊断：

1. 消化道出血　NSAIDs 相关消化道黏膜损害？小肠血管畸形？小肠肿瘤？

2. 血小板增多症。

病例特点：患者老年女性，急性发病。血小板增多症病史 15 年，规律服用阿司匹林。临床表现以间断呕血、黑便为主，辅助检查示贫血。胃镜检查未见异常，出血部位考虑屈氏韧带以上消化道可能性大。患者长期服用阿司匹林，不能除外 NSAIDs 相关消化道黏膜损害，此外，患者为老年女性，故小肠肿瘤及小肠血管畸形出血也不能除外。

诊断及鉴别诊断：

1. NSAIDs 相关消化道黏膜损害　是由于应用 NSAIDs 类药物引起的消化道黏膜病变。特别是在用药的前 3 个月最为常见，小肠损伤以近段小肠最为常见，临床表现可为各种腹部症状，腹痛、腹胀、便秘、黑便、便血、梗阻等。

2. 小肠血管畸形　常发生于老年人，病史较长，临床可表现为黑便、便血，实验室检查、影像学检查多无特异性表现。

3. 小肠腺癌　好发中老年病人，病变多位于十二指肠、空肠近段小肠，起病隐匿、无特异性临床表现，临床表现多为腹痛、腹胀，也可表现为梗阻、消化道出血、消瘦。病变多呈环周生长，病变范围一般＜10cm，由于肿瘤生长迅速，故容易出现坏死以及淋巴结转移。消化道造影、CT、MRI、小肠镜有助于明确诊断。

4. 小肠间质瘤　起源于胃肠道间叶组织的肿瘤，好发于空肠及十二指肠，为息肉状或菜花状软组织肿块，但多位于腔外，为外生性生长。起病隐匿、临床症状不典型，与肿瘤的性质、位置、大小密切相关，消化道出血为最常见的临床表现。CT 可表现为低密度团块影，如有坏死时，可表现为混杂信号影，增强 CT 呈延迟强化。

二、诊疗经过

患者入院后，给予禁饮食、全肠外营养等治疗。同时完善辅助检查 2018 年 6 月 20 日血常规：WBC 9.19×10⁹/L [（3.5～9.5）×10⁹/L]，中性粒细胞比率 NEU％ 92.00％↑（40％～75％）；RBC 2.62×10¹²/L↓[（3.8～5.1）×10⁹/L]；Hb 81g/L↓（115～150g/L）；PLT 666×10⁹/L↑[（125～350）×10⁹/L]。2018 年 6 月 20 日 ALB 30g/L↓（35～50g/L），肾功、血生化未见异常。乙肝、丙肝阴性。PT-sec15.80s↑（11.00～14.50second），PT％ 69.00％↓（70.00％～120.00％），APTT-sec 34.80s（28.00～45.00second），D-Di 1.29μg/ml↑。患者入院第 2 天再次出现黑便，稀便，量约 300ml。复查血常规，2018 年 6 月 21 日 WBC 8.65×10⁹/L [（3.5～9.5）×10⁹/L]，NEU％ 86.80％↑（40％～75％）；RBC 2.52×10¹²/L↓[（3.8～5.1）×10⁹/L]；Hb 75g/L↓（115～150g/L）；PLT 662×10⁹/L↑[（3.5～9.5）×10⁹/L]。与患者及家属沟通后，决定行小肠镜检查。给予患者输注去白悬浮红细胞 2U，同时给予聚乙二醇缓慢导泻。2018 年 6 月 22 日小肠镜镜下所见：静脉麻醉下首先经口进镜，经幽门口进入十二指肠，十二指肠球部变形，前壁见假憩室形成，继续进镜十二指肠水平段近段见两处环形膜状狭窄，黏膜充血糜烂，局部可见溃疡及少许新鲜血迹，远侧环形狭窄处其旁见一憩室，憩室内黏膜尚光滑，可见白色瘢痕，继续进镜到达回肠上段，退镜观察：所见回肠上段及空肠黏膜光滑，未见狭窄、糜烂及新生物。十二指肠水平狭窄处黏膜渗血较前明显，给予去甲肾上腺素盐水喷洒，血止。胃黏膜充血水肿，幽门口黏膜充血水肿糜烂。镜下诊断：小肠多发溃疡性病变并狭窄、出血（NSAIDs 相关小肠损害）（病例 30 图 1）。小肠镜后患者未再出现黑便、便血，嘱患者停用 NSAIDs 药物，患者好转后出院。随访后未再出血。

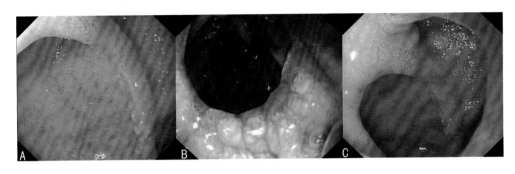

病例 30 图 1　十二指肠

注：图 A：十二指肠水平段可见环形膜状狭窄，黏膜充血糜烂；图 B：十二指肠水平段可见环形膜状狭窄，黏膜充血糜烂；图 C：十二指肠水平段可见环形膜状狭窄，黏膜充血糜烂。

最终诊断：NSAIDs 相关肠炎。

诊断依据：患者老年女性，急性发病。既往规律服用阿司匹林。临床表现以间断呕血、黑便为主。辅助检查示贫血。小肠镜示：十二指肠球部变形，前壁见假憩室形成，十二指肠水平段近段见两处环形膜状狭窄并溃疡形成。患者停用 NSAIDs 药物后，未再出血。

三、讨论

非甾体抗炎药（non-steroidal anti-inflammatory drugs, NSAIDs）在临床广泛应用，其中阿司匹林因具有抗血小板聚集的作用被广泛应用于心脑血管疾病的防治中。虽然 NSAIDs 通过抑制环氧化酶影响花生四烯酸的代谢，减少前列腺素的合成，从而可以抑制炎症反应，但由于前列腺素同时对胃肠道黏膜的增生和修复发挥重要作用，所以 NSAIDs 药物主要的不良反应便是消化道黏膜损害。此外，其与黏膜表面多次重复接触也可造成黏膜局部损伤。

NSAIDs 药物可引起全消化道黏膜的损害，常发生于用药的前 3 个月，其中小肠损伤的主要部位在近段小肠，以多发溃疡常见，溃疡后黏膜下纤维化以及黏膜肌层增厚可形成典型的隔膜样狭窄。临床表现可为各种腹部症状，腹痛、腹胀、便秘、黑便、便血、梗阻等。治疗最主要为停用 NSAIDs 药物。

（左秀丽　马　田）

参考文献

[1]Bjarnason L, et al.Side effects of nonsteroidal anti-inflammatory drugs on the small and large intestine in humans [J].Gastroenterology, 1993, 104 (6)：1832-47.

[2]Nakamura M, et al.The diagnosis and clinical feature of NSAIDs-associated enteritis [J].Nihon Rinsho.2011, 69 (6)：1088-1092.

病例 *31* 小肠出血

一、病例摘要

一般情况：患者男，64岁，汉族，退休。

主诉：间断黑便3天。

现病史：3天来无诱因排黑色稀便2次，量共约400ml，伴头晕、大汗、心悸，无腹痛，无恶心呕吐，无反酸烧心，无发热，无晕厥，来我院就诊。

既往史：体健，否认肝炎等慢性病史，无长期服药史，无长期饮酒史，否认药物和食物过敏史。

入院查体：T 36.7℃，P 86次/分，R 15次/分，BP 130/66mmHg。神清，精神可，睑结膜略苍白，巩膜无黄染，双肺呼吸音清，未闻及干湿啰音，心率86次/分，心律齐，未闻及病理性杂音，腹部平坦，全腹软，无肌紧张，无压痛，无反跳痛，肝脾肋下未及，叩鼓音，肠鸣音3～4次/分，双下肢无水肿。肛门指诊未及肿物，指套可见少量黑色血迹。

辅助检查：便常规：黑色稀便，潜血阳性。血常规：Hb 96g/L，WBC、PTL正常。血凝血功能、肝肾功能均正常。急诊胃镜提示反流性食管炎，浅表性胃炎。结肠镜检查未见异常。

入院诊断：消化道出血原因待查，小肠出血可能性大。

病例特点：①老年，男性；②间断黑便3天；③查体：肛诊指套可见少量黑色血迹；④辅助检查：粪隐血阳性，血红蛋白96g/L。胃镜及结肠镜均未发现出血灶。

诊断及鉴别诊断：

1. 小肠肿瘤　是老年小肠出血的主要原因之一，该患者不除外。但患者发病前无明显贫血消瘦，尚无明显依据支持恶性肿瘤。所以需要进一步行小肠CT成像等检查。

2. 血管畸形　也是老年小肠出血的主要原因之一，可间断出血，在显性出血的活动期胶囊内镜的检查有助于诊断。

3. NSAID引起小肠出血　同样是老年小肠出血的主要原因，但该患者无任何用药史，所以基本可以排除。

二、诊治经过

入院第2天行小肠CT成像，并没有发现病变。入院第3天患者突然再次便血，共排暗红色血便约2000ml，伴心慌，无其他不适。行急诊肠系膜动脉造影，术中未见明显异常血管团影及染色，肠系膜上下动脉均未见明显造影剂外溢征象，但结合临床，仍考虑小肠出血，所以于肠系膜上动脉置管，持续泵入垂体后叶素1天，患者便血逐渐停止，遂拔除动脉置管。入院第5天行胶囊内镜，胶囊内镜检查当天患者再次突然便血，平均每半小时排便暗红色血便300～500ml，血压最低降至54/30mmHg，立刻进行补液输血治疗，并再次行急诊肠系膜动脉造影，术中可见回肠动脉分支造影剂外溢（病例31图1），选择责任分支栓塞术后，患者生命体征逐渐平稳。胶囊内镜结果提示回肠大量新鲜血迹，未发现明确病灶（病例31图2）。栓塞术后患者仍间断少量黑便，外科因出血病变不确定，并且考虑血管栓塞后小肠坏死面积可能较大，故暂不手术。栓塞术后1周，行小肠镜（经肛）：单气囊小肠镜进镜至回肠中下段，于回肠中下段可见黏膜充血水肿伴糜烂及浅溃疡，伴少量渗血，触之出血较多，于病变肛侧予2枚钛夹标记（病例31图3）。小肠镜（经口）：小肠黏膜下隆起病变伴出血，间质瘤可能性大，钛夹于病变处做了标记（病例31图4）。明确了病变，转外科治疗。外科进行开腹探查，距回盲部100cm可触及质硬肿物，直径0.5cm，同时可见内镜标记的钛夹，行小肠部分切除。术后病理提示：黏膜平坦区为慢性溃疡，隆起区黏膜呈慢性炎，黏膜下层血管及脂肪组织反应性增生。结节区免疫组化：CD117（-），Dog-1（-），CD34（-），S-100（-），Actin（部分+），Desmin（部分+），Ki-67（散在+），特染EVG示扩张静脉，内膜炎、血栓形成伴机化。最终诊断：小肠血管畸形伴出血。术后逐渐恢复饮食，无腹痛、便血表现，营养状况恢复良好。

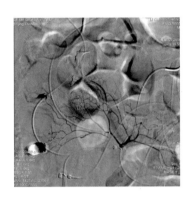

病例31图1　肠系膜血管造影发现回肠动脉分支造影剂外溢

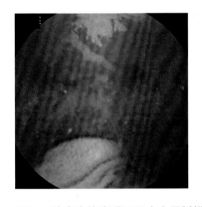

病例31图2　胶囊内镜发现回肠内大量新鲜血迹

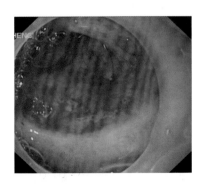

病例31图3　经肛小肠镜提示黏膜糜烂，与正常黏膜界限清晰

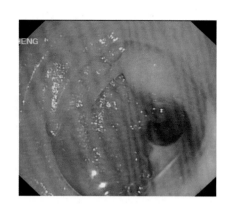

病例 31 图 4　经口小肠镜发现一黏膜下隆起，其上可见出血灶

最后诊断：小肠血管畸形伴出血。

诊断依据：①老年，男性；②急性发病，先黑便，后排暗红色血便；③胃镜及结肠镜均未发现出血灶；急性大量出血期行肠系膜血管造影发现回肠动脉分支造影剂外溢；小肠镜发现回肠黏膜下隆起病变伴出血；④外科手术后病理提示黏膜下隆起为扩张血管。

三、讨论

小肠出血虽然少见，但经上消化道内镜检查、结肠镜检查和小肠影像学评估未发现明显病因的持续性或复发性消化道出血大多源于小肠出血。在过去，如果内镜检查未发现出血源，则将其称为隐匿性消化道出血。然而近来总结发现，5%～10%的消化道出血患者无法通过标准内镜检查和影像学检查发现出血源，其中大约75%的患者出血源于小肠。该例患者以黑便为临床表现，行胃肠镜检查未见明显病灶，所以初步诊断小肠出血可能性大。

小肠出血有多种潜在原因。这些病因的相对发生率尚不明确，其中40岁以下的患者中，小肠出血更可能是由炎症性肠病、Meckel憩室、Dieulafoy病或小肠肿瘤（如胃肠道间质细胞瘤、淋巴瘤、类癌、腺癌或息肉）引起。而年龄＞40岁的患者中，小肠出血多是由血管畸形、Dieulafoy病、肿瘤以及非甾体类抗炎药相关性溃疡引起。本例患者内镜下表现为黏膜下隆起，表面出血，一开始从内镜下考虑怀疑小肠间质瘤，但病理提示为血管畸形。

小肠出血可能是隐性的，也可能是显性的。病史和体格检查中有些因素可提示出血原因和部位，有助于确定采用何种侵入性检查，如以呕血为临床表现的小肠出血，那提示出血部位在 Treitz 韧带附近；但以黑便为临床表现时，往往不好定位。体格检查如发现唇或口咽部毛细血管扩张，提示遗传性出血性毛细血管扩张症的可能；如双下肢出现皮肤紫癜，那么小肠出血有可能为腹型紫癜等。对于初次胃镜和结肠镜评估结果为阴性的消化道出血患者，进一步的检测方法取决于出血呈隐性还是显性、患者有无严重出血征象、患者能否承受侵入性检查等，需要进行综合评价。对于血流动力学稳定的患者，如果初次评估结果不理想，如肠道清洁准备欠佳或结肠镜未达盲肠等，可重复胃肠镜检查。若胃肠镜复查结果为阴性或无需复查胃肠镜，下一步通常应进行胶囊内镜。因为胶囊内镜为非侵入性检查，患者容易耐受，并且非常有助于下一步的治疗选择，是手术还是小肠镜治疗。在2015年的美国胃肠病学会临床指南中把小肠CT成像（CTE）及核磁小肠成像也放在了较重要的位置，可以与胶囊内镜相互补充。该病例虽然行了CTE，但由于病变太小（手术标本提示0.5cm），所以检查是阴性结果。胶囊内镜提示回肠有新鲜的血液,但由于出血量大,掩盖了病变,所以未能诊断。对于显著持续出血患者,行血管造影非常有帮助,并且如果发现病变,同时可行血管栓塞治疗,但是往往患者出血量＞0.5ml/分时才能有阳性发现,并且血管栓塞可引起肠梗死。本例患者入院 3 天时消化道出血行血管造影并未发现病变,可能与当时出血量还未足以到达发现病变的程度,但肠系膜上动脉置管予垂体后叶素治疗是有效的。患者再次大出血,再次血管造影发现了造影剂外溢,予血管栓塞后,患者仍间断黑便,行小肠镜提示除了出血病变外还有明显的小肠溃疡,溃疡与正常黏膜界限清楚,根据栓塞的部位,可以推断小肠溃疡是由血管栓塞引起的。所以血管造影栓塞治疗往往是在出血量大,其他方法不能进行时采取,存在肠壁缺血和梗死的风险。小肠镜是诊断小肠出血有效的方法,由于要求技术高,小肠镜对接困难,如果不能判断出血的相对位置,单纯依靠小肠镜来诊断仍旧是比较困难的,并且如果患者出现血流动力学不稳时,无法完成小肠镜检查。该患者的病变部位是通过小肠镜发现的,而胶囊内镜和血管造影对病变的部位亦有所提示。

　　小肠出血的具体治疗方法取决于出血部位和病因,采取相应的对症或对因治疗措施。对于合并血管发育异常的小肠出血患者,若为持续隐性出血,应积极补铁治疗,必要时予内镜下止血治疗;若为显性出血,建议予积极的止血治疗,如内镜下烧灼、内镜下夹闭,甚至是手术切除治疗。该患者由于内镜下怀疑间质瘤,所以选择了手术治疗。如果对疾病的认识更深入,内镜下治疗也许会同样有效。

(宗　晔　吴咏冬)

参考文献

[1]Raju GS, Gerson L, Das A, et al.American Gastroenterological Association (AGA) Institute medical position statement on obscure gastrointestinal bleeding [J]. Gastroenterology, 2007; 133: 1694-1496.

[2]Gerson LB, Fidler JL, Cave DR, et al.ACG Clinical Guideline: Diagnosis and Management of Small Bowel Bleeding [J].Am J Gastroenterol, 2015, 110 (9): 1265-1287.

[3]Pennazio M, Spada C, Eliakim R, et al.Small-bowel capsule endoscopy and device-assisted enteroscopy for diagnosis and treatment of small-bowel disorders: European Society of Gastrointestinal Endoscopy(ESGE)Clinical Guideline[J].Endoscopy,2015,47(4): 352-376.

[4]Yamamoto H, Ogata H, Matsumoto T, et al.Clinical Practice Guideline for Enteroscopy [J].Dig Endosc, 2017; 29: 519-546.

病例 **32** 小肠癌

一、病例摘要

一般情况：患者男，44 岁，汉族，已婚，职员。

主诉：头晕、乏力伴间断黑便 6 个月余。

现病史：患者 6 个月前，无明显诱因出现头晕、乏力，伴上腹阵发性绞痛，进食后疼痛加重，伴间断黑色成形软便，遂就诊于当地医院，腹部 CT、腹部超声未见明显异常（未见报告），血常规示：RBC 3.1×10^9/L，Hb 61g/L，MCV 60fl，MCH 21pg，MCHC 0.29，诊断为缺铁性贫血，给予蔗糖铁及输血治疗后，患者头晕、乏力症状好转出院。院外继续口服蔗糖铁治疗。5 个月前，患者无明显诱因出现视物模糊，就诊于施尔明眼科医院，血常规示 HGB 68g/L，诊断为缺血性视神经病变，继续给予口服补铁治疗，视物模糊稍有改善，仍偶有头晕、乏力、间断黑便等症状。遂于 20 天前再次就诊于胜利油田中心医院。2018 年 11 月 7 日血常规示：WBC 4.4×10^9/L，RBC 2.9×10^9/L，Hb 68g/L，Plt 318×10^9/L。贫血系列示：铁蛋白 4.1ng/ml，维生素 B_{12} 699pmol/L，EPO 500.75U/L。消化道肿瘤标志物未见异常。2018 年 11 月 9 日结肠镜及胃镜检查未见明显异常。腹盆部增强 CT 示：空肠局部肠壁不均匀增厚，病变周围略肿大淋巴结，考虑恶性可能，淋巴瘤不除外。现患者为行小肠镜检查，门诊以小肠病变收入我院。患者自发病以来，饮食睡眠可，小便正常，大便如上所述，体重无明显变化。

既往史：高血压病史 1 年余，最高达 198/77mmHg，平素服用缬沙坦治疗，血压控制可，6 个月前因贫血停用降压药。否认冠心病、糖尿病等慢性病病史。否认乙肝、结核等传染病病史及接触史。否认外伤、手术史，有输血史。否认食物、药物过敏史。预防接种史随当地。

个人史：生于原籍，否认外地久居及疫区接种史，吸烟史 20 余年，平均 6 支 / 天，饮酒史 20 余年，平均酒精摄入量约 30g/ 天。

婚育史：26 岁结婚，育有 1 女，配偶及女儿体健。

家族史：否认家族性遗传病史。

生命体征：T 36.1 ℃，P 77 次 / 分，R 17 次 / 分，BP 143/75mmHg，体重 78kg，身高 167cm。

体格检查：中年男性，神志清，精神可，贫血貌，发育正常，营养中等，自主体位，查体合作。睑结膜、口唇、甲床苍白，全身皮肤黏膜无黄染、皮疹及出血点。无肝掌、蜘蛛痣。腹平，无腹壁静脉曲张，未见胃肠型及蠕动波，腹部触软，中上腹及右下腹轻压痛，无反跳痛，肝脾肋下未触及，肝肾区无叩击痛，移动性浊音阴性，肠鸣音 5 次 / 分。肛门、外生殖器未见异常。

辅助检查：

2018 年 6 月 2 日血常规：RBC 3.1×10^9/L，Hb 61g/L，MCV 60fl，MCH 21pg，MCHC 0.29。

2018 年 11 月 7 日血常规：WBC 4.4×10^9/L，HGB 68g/L，PLT 318×10^9/L。

2018 年 11 月 7 日贫血系列示：铁蛋白 4.1ng/ml，维生素 B_{12} 699pmol/L，EPO 500.75U/L。消化道肿瘤标志物未见异常。

2018 年 11 月 9 日结肠镜：所见回肠末端、回盲部、结肠、直肠黏膜光滑，黏膜下血管纹理清晰。镜下诊断：结肠镜检查未见异常。

2018 年 11 月 9 日胃镜：食管黏膜光滑，齿状线距门齿 40cm，关闭好。黏液湖清，量中等。胃底体黏膜充血，胃角呈弧形，胃窦黏膜红白相间，呈花斑样改变，蠕动规则。幽门口圆，光滑，轮缩好。十二指肠球部及降部黏膜未见异常。镜下诊断中；慢性萎缩性胃炎。

2018 年 11 月 15 日血常规：WBC $4.6×10^9$/L，Hb 79g/L，PLT $272×10^9$/L。

初步诊断：

1. 空肠占位？小肠淋巴瘤？小肠癌？小肠间质瘤？

2. 缺铁性贫血 消化道出血？

3. 缺血性视神经病变。

病例特点：中年男性，慢性起病。以头晕、乏力、间断黑便为主要临床表现，口服铁剂治疗效果欠佳。既往体健。辅助检查血常规呈小细胞低色素性贫血，胃肠镜检查未见异常。CT 可见空肠局部肠壁不均匀增厚，并周围肿大淋巴结，考虑恶性可能。故考虑小肠恶性病变可能性大。

诊断及鉴别诊断：

1. 小肠腺癌 好发中老年病人，病变多位于十二指肠、空肠近段小肠，起病隐匿、无特异性临床表现，临床表现多为腹痛、腹胀，也可表现为梗阻、消化道出血、消瘦。病变多呈环周生长，病变范围一般＜10cm，由于肿瘤生长迅速，故容易出现坏死以及淋巴结转移。消化道造影、CT、MRI、小肠镜有助于明确诊断。

2. 原发性小肠淋巴瘤 起源于小肠黏膜固有层或黏膜下层的淋巴组织，多好发于末段回肠，可为多发。临床表现为腹痛、腹部肿块、梗阻、消化道出血、消瘦等。CT 可表现为肠壁增厚、肠腔内肿块、病变处肠腔动脉瘤样扩张、肠系膜淋巴结肿大。

3. 小肠间质瘤 起源于胃肠道间叶组织的肿瘤，好发于空肠及十二指肠，为息肉状或菜花状软组织肿块，但多位于腔外，为外生性生长。起病隐匿、临床症状不典型，与肿瘤的性质、位置、大小密切相关，消化道出血为最常见的临床表现。CT 可表现为低密度团块影，如有坏死时，可表现为混杂信号影，增强 CT 呈延迟强化。

4. 小肠神经内分泌肿瘤 来源于胚胎神经鞘，好发于十二指肠、回肠，早期即可出现肠系膜淋巴结的转移。增强 CT 病变呈明显强化，典型病变边缘呈放射状改变。

二、诊疗经过

患者入院后，完善相关辅助检查：2018 年 12 月 2 日血常规：WBC $3.0×10^9$/L，Hb 85g/L，PLT $137×10^9$/L；大便潜血阳性；凝血系列、肝肾功、血生化、肿瘤标志物未见明显异常。2018 年 12 月 2 日腹盆部增强 CT 示：空肠局部肠壁不均匀增厚，病周围略肿大淋巴结，考虑恶性可能，淋巴瘤不除外（病例 32 图 1）。与患者及家属沟通后决定行小肠镜检查。2018 年 12 月 5 日小肠镜：进入小肠约 120cm，到达空肠中段，见一环周溃疡，底凹凸不平，覆污苔及血迹，周边黏膜呈堤样隆起，管腔狭窄，无法继续进镜，活检 6 块，质硬易出血，于病变口侧给予卡纳琳黏膜下注射标记，操作顺利（病例 32 图 2），退镜观察：空肠上端见一约 2.0cm×2.0cm 盘状黏膜隆起，表面略粗糙（病例 32 图 3）活检 4 块，质软，于病变对侧给予纳米炭混悬注射液（卡纳琳）黏膜下注射标记，操作顺利，余空肠、十二指肠黏膜光滑。镜下诊断：空肠中段、空肠上段占位（小肠 Ca？淋巴瘤？）。2018 年 12 月 10 日活检病理：（空肠中段）腺癌；（空肠上段）高级别上皮内瘤变。与患者家属沟通后，患者于 2018 年 12 月 10 日转入外科行腹腔镜探查术＋小肠部分切除术。术中自屈氏韧带探查小肠，距屈氏韧带 15cm 见卡纳林标记处切开小肠对系膜侧肠壁约 1.5cm，见系膜侧肠黏膜内隆起型肿物，约 2.0cm×1.5cm，基地部较宽，小肠系膜内可见染色淋巴结。距屈氏韧带 55cm 见另一卡纳林标记，可触及大小约 5.0cm×4.0cm 质硬肿物，肠腔狭窄。探查剩余小肠至回盲部，未及明显肿物，近段小肠系膜内可见多个肿大淋巴结。考虑近段小肠黏膜病变较大，决定将两处病变及受累肠管一并切除。后行近远端小肠侧侧吻合，吻合口宽度约 3cm，于左结肠沟旁放置引流管 1 根，缝合关闭切口。术后病理：（距屈氏韧带 15cm）中分化腺癌，隆起型，肿瘤切面积 8.8cm×1.5cm，浸透肌层达浆膜下脂肪组织；未查见明确脉管内癌栓及神经侵犯；上、下切线均未查见癌，肠周查见淋巴结 12 枚（4/12），其中 4 枚查见转移癌。（距屈氏韧带 55cm）小肠黏膜上皮呈低级别上皮内瘤变，切面基 3cm×0.8cm，上、下切缘均未查见病变；肠周查见淋巴结 9 枚（0/9），未查见转移癌。免疫组化：Her-2（＋），Ki-67 阳性率 70%；MSH：缺失（异常）；MSH6：缺失（异常）；MLH1：无缺失（正常）；PMS2：无缺失（正常）。

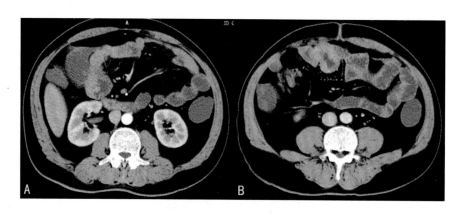

病例 32 图 1　腹盆部增强 CT

注：图 A：CT 示空肠局部肠壁不均匀增厚，病周围略肿大淋巴结；
图 B：CT 示空肠局部肠壁不均匀增厚，病周围略肿大淋巴结。

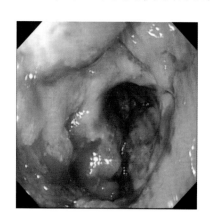

病例 32 图 2　小肠镜检查

注：空肠中段，见一环周溃疡，底凹凸不平，覆污苔及血迹，周边黏膜呈堤样隆起，管腔狭窄。

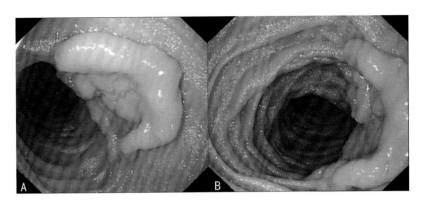

病例 32 图 3　观察空肠

注：图 A：空肠上端见一约 2.0cm×2.0cm 盘状黏膜隆起，表面略粗糙；

图 B：空肠上端见一约 2.0cm×2.0cm 盘状黏膜隆起，表面略粗糙。

最后诊断：小肠腺癌。

诊断依据：患者中年男性。临床以头晕、乏力、间断黑便为主要临床表现。辅助检查血常规呈小细胞低色素性贫血。CT 可见空肠局部肠壁不均匀增厚，并周围肿大淋巴结，考虑恶性可能。小肠镜下可见不规则黏膜隆起，表面充血溃烂。手术病理证实为小肠腺癌。

三、讨论

小肠腺癌（small bowel adenocarcinoma, SBA）占消化道恶性肿瘤的 2%～3%，占所有小肠肿瘤的 40%，北美及西欧为高发地区，亚洲发病率较低，近年来发病率呈上升趋势。小肠腺癌最好发于十二指肠，其次为空肠，再次为回肠。

由于起病隐匿，无特异性临床表现，且由于小肠的检查难以实现，以致部分病人初诊时即已发生远处转移。临床表现常有腹痛，此外还可表现为肠梗阻、肠出血、恶心、呕吐、贫血、消瘦等。

实验室检查无特异性指标，可有外周血红细胞减少，大便潜血阳性，外周血肿瘤标志物如 CEA、CA199 可正常或轻度升高。

影像学检查：全消化道造影可表现为肠壁不规则增厚伴管腔狭窄，造影剂通过受限，近段肠管扩，但其敏感性较低。CT、MRI 扫描病变呈密度不均匀软组织肿块，管腔狭窄，管壁僵硬，近段肠管明显扩张，并可见肿大淋巴结影，增强扫描病变呈不均匀强化，十二指肠乳头腺癌可见胆总管、胰管扩张。随着 CT、MRI 分辨率的不断提高，临床价值越来越凸显。尤其 CT 已成为小肠腺癌的主要诊断方法，灵敏度可达 85% 以上，特异度达 90% 以上。病变合并出血时，可行选择性肠系膜动脉造影明确病变部位。

内镜检查：上消化道内镜包括胃镜和十二指肠镜，可以发现十二指肠乳头及以上的肿瘤，且可活检明确诊断。单气囊小肠镜及双气囊小肠镜对于十二指肠乳头以下的小肠病变可活检明确诊断。此外，胶囊内镜可探查小肠，但无法活检，且对于怀疑肠梗阻的病人应慎重选择。

手术切除是唯一可以治愈的办法，对于已有远处转移的病变，不推荐切除原发灶，除非出现肠梗阻、穿孔或大出血。如原发肿瘤不可切除或后腹膜淋巴结受累者应考虑新辅助化疗，以使肿块缩小，并杀灭不可见的转移细胞，2～3 个月后再评估能否行根治性手术治疗。对于晚期小肠癌，可行姑息性化疗以缓解临床症状、延长生存期。

小肠癌患者的预后与病变的大小、部位、TNM 分期有重要的关系。TNM Ⅰ期的病人 5 年生存率达

50％以上，但 TNM Ⅳ期的病人 5 年生存率＜5％。

（左秀丽　寇冠军）

参考文献

[1] 鲁亚明，程鹏，张玲利，等 . 原发性小肠腺癌的临床特点及文献分析 [J]. 世界华人消化杂志，2019，27（4）：282-286.

[2]Chen-Shuan Chung, et al.Small bowel tumors：A digestive endoscopy society of Taiwan（DEST）multicenter enteroscopy-based epidemiologic study [J] .J Formos Med Assoc，2018，117（8）：705-710.

病例 **33**　小肠间质瘤

一、病例摘要

一般情况：患者男，48 岁，汉族，已婚，工人。

主诉：间断黑便 17 年，加重 2 个月余。

现病史：患者 17 年前无明显诱因出现大便发黑，为成形软便，最多达 2 次 / 天，持续 3 ～ 4 天，无恶心、呕吐、呕血、发热等症状，后于当地医院就诊，血常规示贫血（具体不详），大便 OB（+），未行胃肠镜检查，诊为消化道出血，给予止血药物后症状好转。此后 5 年未再出现黑便。12 年前患者无明显诱因再次出现成形黑色软便，性质同前，2 ～ 3 次 / 天，就诊于多家医院，多次行胃镜及肠镜检查均未见异常（未见报告），黑便停止后，未再行特殊治疗。5 年前患者再次出现黑便，2 ～ 3 次 / 天，血色素最低为 70g/L 左右，有输血治疗，就诊于甄城县人民医院行剖腹探查，未明确诊断。后间断出现黑便，性质同前，1 ～ 2 次 / 天。2 个月前患者黑便次数增加，最多达 3 ～ 4 次 / 天，柏油样便，偶有暗红色血便，无腹痛、头晕、恶心等症状，禁饮食、止血治疗后，症状消失。现为明确病情，就诊于我院，患者自发病以来饮食较差，睡眠尚可，小便如常，大便如上所述，体重较前减轻约 11kg。

既往史：既往体健，否认肝炎结核等传染病密切接触史，否认冠心病、糖尿病等慢性疾病病史，曾多次输血，否认外伤史，否认食物药物过敏史，预防接种史不详。

个人史：生于原籍，无外地久居史，否认毒物及放射性物质密切接触史，无烟酒等不良嗜好。

婚育史：21 岁结婚，育有 2 子，儿子及配偶身体健康。

家族史：否认家族相关疾病病史，否认家族其他遗传性疾病病史。

体格检查：T 36.2℃，P 90 次 /min，R 22 次 / 分，BP 110/69mmHg，体重 69kg，身高 173cm。

体格检查：中年男性，发育正常，营养欠佳，神志清，精神可，自主体位，查体合作。贫血貌，全身皮肤黏膜无黄染，无出血点，无肝掌及蜘蛛痣，浅表淋巴结未触及肿大。腹平坦，中下腹部可见一长约 15cm 纵行瘢痕，愈合良好，腹壁未见静脉曲张、肠型及蠕动波，腹软，无压痛及反跳痛，肝脾肋下未触及，Murphy 征（-），肝肾区无叩痛，移动性浊音阴性，肠鸣音正常。

辅助检查：

2012 年 10 月 22 日大便隐血阳性。

2012 年 10 月 22 日血常规：RBC 2.67×10^{12}/L，Hb 84g/L，PCV 27.4（山东大学齐鲁医院）。

初步诊断：消化道出血：小肠占位？小肠血管畸形？

病例特点：患者中年男性，慢性起病，病程较长。既往体健，无长期用药史。主要症状为间断黑色成形软便，查体未见明显阳性体征。大便潜血（+），反复多次胃肠镜检查均未见异常，考虑小肠病变。既往剖腹探查，亦未明确出血原因，考虑良性或低度恶性病变较小探查难以发现或为血管病变可能性较大。

诊断及鉴别诊断：

1. 小肠间质瘤　　起源于胃肠道间叶组织的肿瘤，好发于空肠及十二指肠，为息肉状或菜花状软组织肿块，但多位于腔外，为外生性生长。起病隐匿、临床症状不典型，与肿瘤的性质、位置、大小密切相关，消化道出血为最常见的临床表现。CT 可表现为低密度团块影，如有坏死时，可表现为混杂信号影，增强 CT 呈延迟强化。

2. 小肠血管畸形　　常发生于老年人，病史较长，临床可表现为黑便、便血，实验室检查、影像学检查多无特异性表现。

二、诊疗经过

患者入院后完善辅助检查。2012 年 10 月 25 日血常规：WBC 1.42×10^9/L，NEU 0.72×10^9/L；RBC 1.73×10^{12}/L；Hb 54.6g/L，给予输注 RBC 4U 治疗，纠正贫血状况。2012 年 10 月 31 日胶囊内镜：胃窦黏膜光滑，小肠可见两处新鲜血迹，未见溃疡及占位性病变，检查结束时胶囊已到达结肠。镜下诊断：小肠出血。与患者及家属沟通后，于 2012 年 11 月 6 日行电子小肠镜检查，镜下所见（病例 33 图 1）：静脉麻醉下首先经口进镜，循腔进镜达小肠远段，于屈氏韧带下约 100cm 左右见半球形黏膜下隆起，直径 3cm，活检钳触之较韧，隆起表面可见新鲜溃疡面，覆黄白苔，病变对侧黏膜给予黏膜下注墨标记，继续进镜约 200cm，所见肠段可见 2 处囊样淋巴管扩张，余未见明显异常。继而进镜，循腔进镜达回盲部，沿回盲部进入回肠，进镜约 200cm，退镜观察：所见各段回肠黏膜正常，未见出血及占位性病变。镜下诊断：空肠黏膜下占位并溃疡，间质瘤可能。遂于全麻下行腹腔镜探查＋小肠肿瘤切除术。术中探查见：腹腔内粘连，分离粘连，腹壁、大网膜无转移结节，肿瘤位于空肠，距屈氏韧带约 56cm，肿瘤近端可见墨迹标记，肿瘤大小约 3cm×3cm×2cm，质硬，呈腔内腔外生长，周围可见数枚标记淋巴结。根据术中探查所见，决定行腹腔镜探查＋小肠肿瘤切除术。首先结扎并切断距肿瘤上下各 5cm 肠管血供，近端用荷包钳钳夹，荷包线缝合后切断肠管，置入吻合器底钉座，收紧荷包；距肿瘤下缘约 3cm 切开肠管，置入吻合器，行近端空肠与远端空肠的端侧吻合，距肿瘤下缘约 5cm 断空肠，切除标本，残端闭合器闭合。吻合口及断端加固缝合，关闭系膜裂孔。查无活动出血，清点器械无误后，逐层关腹。手术顺利。病理检查结果：（小肠）胃肠间质瘤，切面积约为 3.7cm×2.1cm，核分裂数＜5/50HPF。免疫组化：CD117（+）DOG1（+），CD34（+），SMA 弱（+）Desmin（-），S-100（-）Ki67 阳性率约为 5%。

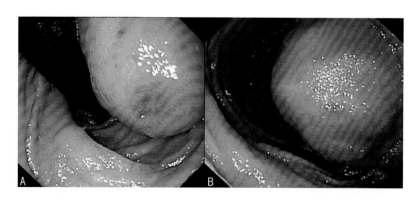

病例 33 图 1　小肠镜检查

注：图 A：空肠见半球形黏膜下隆起，隆起表面可见新鲜溃疡面，覆黄白苔；图 B：空肠见一半球形黏膜下隆起。

最后诊断：小肠间质瘤。

诊断依据：患者中年男性，慢性起病，无长期用药史。间断黑便为主要症状。小肠镜示：于屈氏韧带下约 100cm 左右见半球形黏膜下隆起，直径 3cm，活检钳触之较韧，隆起表面可见新鲜溃疡面。手术病理证实为：（小肠）胃肠间质瘤。

三、讨论

胃肠间质瘤（gastrointestinal stromal tumor，GIST）是一类起源于胃肠道间叶组织的肿瘤，生物行为学上可从良性至恶性。男性发病率高于女性，好发于中老年病人。本病例即为一位中年男性。小肠是仅次于胃的第二好发部位，原发性小肠间质瘤占胃肠间质瘤的 25%～40%，占全身肿瘤的 0.2%，占胃肠道肿瘤的 3%～6%，其中以十二指肠及空肠间质瘤最为常见。小肠间质瘤的恶性程度明显高于胃间质瘤。

小肠间质瘤临床表现并无特异性，症状取决于肿瘤性质、位置、大小，其中消化道出血最常见，可以表现为黑便、便血，出血部位较高、出血量大时，可为呕血，甚至是失血性休克。此外，患者还可以出现腹痛、腹胀、腹部包块、肠梗阻等。但由于早期间质瘤缺乏特异性表现，早期诊断困难。病例中的病人为空肠上段的间质瘤，随着肿瘤生长，肿瘤表面间断破裂，所以临床表现为间断黑便，患者无其他临床表现。

间质瘤无特异性实验室检查，如果肿瘤破裂出血，可有大便潜血阳性、血色素降低，病程较长者，可伴有低蛋白血症。肿瘤标志物一般无升高。

X 线造影显示病变处小肠充盈缺损以及腔外弧形压迹，可见指压迹或抱球征改变。肿块中央坏死溃疡形成，可见钡斑残留。CT 由于无创、操作方便且分辨率高，是目前重要的检查手段。CT 下可见小肠腔内或腔外生长的类圆形或分叶状软组织肿块，病变中央可见囊变坏死及点状钙化灶。增强扫描，肿块呈不均匀强化，中央囊性坏死区无强化。病变表面溃烂时，可见溃疡形成，病变较大产生梗阻时，可有近段肠管扩张并可见气液平。内镜下小肠间质瘤主要表现为黏膜下占位，病变顶部黏膜常有糜烂或溃疡样改变。本例病人当地医院剖腹探查未见阳性发现，故考虑病变体积较小，且由于病变位置首先考虑小肠病变，所以未行 CT 检查，直接选择了胶囊内镜及小肠镜。

小肠间质瘤诊断的金标准为病理组织学及免疫组化。70% 胃肠道间质肿瘤呈梭形细胞，20% 为上皮样细胞，少数为两者混合。其最特征性的免疫组化特点是 CD117 阳性或 DOG1 阳性。

外科手术是唯一可以治愈的手段。对于局限性 GIST 原则上可直接进行手术切除，不能切除的局限性 GIST，或接近可切除但切除风险较大或可能严重影响脏器功能者，宜先行术前分子靶向药物（伊马替尼）治疗，待肿瘤缩小后，再行手术。对于复发或转移性 GIST，应综合患者肿瘤大小、手术切除风险、既往是否应用分子靶向药物治疗来综合考虑，如 GIST 引起消化道大出血、肠梗阻、消化道穿孔、肿瘤破裂，经内科治疗无效者，应行急症手术。

（左秀丽　寇冠军　马　田）

参考文献

［1］中国临床肿瘤学会胃肠间质瘤专家委员会．中国胃肠间质瘤诊断治疗共识（2017 年版）［J］．肿瘤综合治疗电子杂志，2018，4（1）：31-43．

［2］Lim KT，Tan KY，et al.Current research and treatment for gastrointestinal stromal tumors［J］.World J Gastroenterol，2017，23（27）：4856-4866.

病例 **34**　肠结核

一、病例摘要

一般情况：患者女，70 岁，汉族，已婚，退休。

主诉："腹痛 2 个月"于 2019 年 2 月 20 日入院。

现病史：患者 2 个月前无明显诱因出现腹痛，以上腹部及右下腹为主，呈阵发性隐痛，无腰背部放射痛，疼痛与进食、体位无关，偶有腹胀，无反酸、烧心，无恶心、呕吐，无发热，无胸闷、憋喘，无口腔溃疡、肛周脓肿、皮疹。2018 年 12 月就诊于济宁市第一人民医院，行胃肠镜检查示：非萎缩性胃炎伴糜烂，回盲部病变，回肠末端溃疡，升结肠多发憩室；病理示：（回肠末端、回盲瓣）黏膜急慢性炎伴溃疡形成，局部腺瘤样增生，并见坏死组织，建议治疗后复查，给予泮托拉唑、硫酸铝混悬凝胶、美沙拉嗪等药物治疗后好转出院。2019 年 1 月 28 日再次出现腹痛，排便次数 2～3 次/天，黄色不成形软便，再次就诊于济宁市第一人民医院，行胃肠镜示：非萎缩性胃炎伴糜烂，胃息肉钳除，十二指肠降段憩室，回肠末端溃疡，横结肠黏膜糜烂性质待查，病理示：（胃体）胃底腺息肉；（回肠末端）黏膜组织急慢性炎伴溃疡形成；（横结肠）黏膜组织急慢性炎，给予兰索拉唑、康复新液、美沙拉嗪等药物治疗后，大便为 1 次/天，为黄色成形软便，现患者为求进一步诊治入住我科。患者自发病以来，精神食欲尚可，睡眠差，口服艾司唑仑可入睡，小便正常，大便如上，体重未见明显变化。

既往史：高血压病 35 年，最高 180/100mmHg，院外口服缬沙坦、螺内酯、呋塞米、比索洛尔，血压控制可。预激综合征 35 年，冠心病 17 年，7 年前行冠状动脉支架置入术，口服单硝酸异山梨酯（欣康）、氯吡格雷（停药 2 个月）、阿司匹林（停药 2 个月）、瑞舒伐他汀治疗。有黄酒过敏史，否认其他食物及药物过敏史。

查体：T 36.2℃，P 67 次/分，R 18 次/分，BP 142/71mmHg。老年女性神志清，精神可，巩膜无黄染，双肺呼吸音粗糙，未闻及干湿啰音，心率 67 次/分，心律齐，未闻及病理性杂音，腹部平坦，全腹软，全腹无压痛，无反跳痛及肌紧张，肝脾肋下未及，叩鼓音，肠鸣音 4 次/分，双下肢轻度凹陷性水肿。肛门指诊未及肿物，指套可见黄色稀便。

辅助检查：

胃镜：非萎缩性胃炎伴糜烂，胃息肉钳除，十二指肠降段憩室。

肠镜：回肠末端溃疡（报告未见）。

肠镜病理：（回肠末端）黏膜组织急慢性炎伴溃疡形成。

初步诊断：

1. 回肠末端溃疡　回肠炎？肠结核？克罗恩病？

2. 高血压病（3 级，很高危）。

3. 冠状动脉粥样硬化性心脏病、冠状动脉支架植入术后。

4. 预激综合征。

　　病例特点：①老年，女性；②腹痛2个月，以上腹部及右下腹为主；③查体未见明显阳性体征；④既往高血压病、冠状动脉粥样硬化性心脏病、预激综合征病史；⑤当地医院肠镜示回肠末端溃疡，（回肠末端）黏膜组织急慢性炎伴溃疡形成。

　　诊断及鉴别诊断：

　　1. 小肠结核　好发于中青年人，女性稍多于男性，病史较长。部分患者既往患有其他部位结核或结核密切接触史。临床表现为腹痛、腹泻与便秘交替。腹痛以间歇性右下腹或脐周绞痛最为常见。病变最易发生于回盲瓣及其相邻的回肠和结肠。患者可有血沉增快、C反应蛋白升高。

　　2. 小肠克罗恩病　好发于青壮年为高发人群，男性略多于女性，病史较长。临床表现以腹痛、腹泻最常见，此外还可以便血。典型的CT表现包括肠壁增厚、肠壁分层呈"靶征"或"双晕征"、肠系膜血管增多可呈现"木梳征"，此外还可有系膜脂肪密度增高、模糊、肠系膜淋巴结肿大等。

二、诊治经过

　　入院后给予低盐低脂流质饮食，继续给予美沙拉嗪（艾迪莎）1000mg 4次/天治疗。行大便常规示：黄色软便、隐血阴性，镜检红细胞阴性、白细胞阴性；血常规：WBC 5.11×10^9/L、中性粒细胞71.5%、RBC 3.75×10^{12}/L、Hb 112g/L、PTL 393×10^9/L；血沉：91mm/h；CMV-DNA定量＜500.00拷贝/ml，EB病毒核酸检测（单个核细胞）EBV＜5000.00拷贝/ml，EB病毒核酸检测（血浆）EBV＜5000.00拷贝/ml，结核感染T细胞检测（ESAT-6）80SFCs，结核感染T细胞检测（CFP10）90SFCs。胸腹盆CT平扫＋增强：双肺纤维灶，冠状动脉钙化，双侧胸膜增厚，胃窦部、部分肠壁厚（回肠末端明显），请结合内镜（病例34图1），腹腔略大淋巴结，肝及左肾小囊肿，胆囊术后改变，请结合临床。患者PPD（病例34图2）试验示阳性。余凝血功能、肝肾功能、抗结核抗体未见明显异常。距回盲瓣约150cm至回肠末端见多发散在大小不等溃疡，覆白苔，较大者约1.0cm×1.2cm，溃疡边缘黏膜明显充血水肿，越近远端，病变越重，回肠末端见较多新鲜血迹。于溃疡边缘活检8块。回肠下段见较多直径0.2～0.3cm淋巴滤泡。镜下诊断为回肠多发溃疡。活检病理为：（回肠）黏膜组织肉芽肿性炎伴炎性渗出。小肠镜检查示：回肠下段可见可见多发不规则溃疡，呈环形分布；病理示：（回肠下段）黏膜呈急慢性炎并纤维素样坏死及肉芽组织增生；活检组织未检出结核分枝杆菌。依据内镜及病理结果，考虑肠结核诊断较为明确，嘱患者出院后至外院接受抗结核治疗。

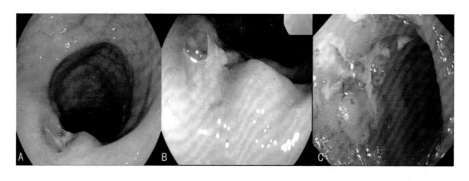

病例34图1　肠镜检查

注：图A：肠镜示回肠末端溃疡；图B：肠镜示回肠末端溃疡；图C：小肠镜示回肠末端多发溃疡。

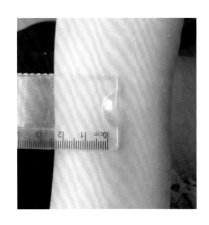

病例34图2 患者PPD试验

最后诊断：

1. 回肠多发溃疡并狭窄、肠结核。

2. 高血压病（3级，很高危）。

3. 冠状动脉粥样硬化性心脏病、冠状动脉支架植入术后、预激综合征。

诊断依据：老年女性；临床表现为腹痛，以上腹部及右下腹为主；实验室检查示血沉91mm/h，结核感染T细胞检测（ESAT-6）80SFCs*，结核感染T细胞检测（CFP10）90SFCs*；PPI及美沙拉嗪治疗效果不佳。小肠镜示回肠下段黏膜多发不规则溃疡，呈环形分布，可见数个狭窄环；肠镜病理示（回肠下段）黏膜呈急慢性炎并纤维素样坏死及肉芽组织增生。

三、讨论

肠结核（intestinal tuberculosis）是结核分枝杆菌引起的肠道慢性特异性感染。90%以上由人型结核分枝杆菌引起，少数由牛型结核分枝杆菌引起。肠结核好发于中青年人，女性稍多于男性。本例患者为老年女性，追问病史并无肺结核病史及接触史。

结核分枝杆菌引起肠结核的途径主要是经口感染，患者常患有开放性肺结核，吞咽含有结核分枝杆菌的痰液而致病。由于肠内容物在回盲部停留时间较久，且结核分枝杆菌容易侵犯淋巴组织，回盲部淋巴组织丰富，故肠结核多以回盲部最为多见，此外，肠结核也可由粟粒型结核血行播散而致，或由腹腔内结核病灶直接蔓延所致。

如同本病例CT及小肠镜所示：肠结核最易发生于回盲瓣及其相邻的回肠和结肠，此外为升结肠、空肠、横结肠、降结肠、阑尾、十二指肠，偶发生于乙状结肠、直肠、胃、食管。根据大体病理，可以分为溃疡型、增生型、混合型。

肠结核最常见的症状即为腹痛、腹泻、便秘。腹痛常为间歇性右下腹或脐周绞痛，常伴腹鸣，进食后加重，排气排便后可有缓解。腹泻是溃疡型肠结核的主要临床表现，常为糊状便，无脓血，大便次数多为2～4次/天，严重者可至十余次。增生型肠结核多以便秘为主要表现。此外，病变肠段连同周围组织、淋巴结粘连，常可于右下腹触及位置固定的肿块，伴轻到中度压痛。此外，患者还可有发热、盗汗、贫血、倦怠等全身症状。晚期肠结核患者，还可出现肠梗阻，少数患者可表现为瘘管、腹腔脓肿、急性肠穿孔等。

肠结核患者可有血沉增快、C反应蛋白升高，可作为结核活动程度的指标。此外溃疡型肠结核病人可有贫血，大便潜血可为阳性。PPD 试验及 T-Spot 试验阳性有助于诊断本病。

消化道造影病变肠段可见黏膜皱襞粗乱，肠壁边缘不规则呈锯齿状。溃疡型肠结核病变肠段常出现激惹征象，快速排空，充盈欠佳，即为 X 线钡剂跳跃征。

内镜检查病变多位于回盲部，可表现为肠黏膜充血水肿、环形溃疡、肠腔狭窄。活检如能发现干酪性肉芽肿则有确诊意义，活检组织抗酸染色阳性有助于本病的诊断。

除注意休息、营养支持、对症处理外，抗结核治疗是肠结核治疗的关键，抗结核治疗有效，则支持肠结核的诊断。如患者出现完全性肠梗阻、急性肠穿孔、肠道大出血或诊断困难者，可行手术治疗。

（左秀丽　寇冠军）

参考文献

[1]Weng MT, et al.Seminar Report From the 2014 Taiwan Society of Inflammatory Bowel Disease (TSIBD) Spring Forum (May 24th, 2014): Crohn's Disease Versus Intestinal Tuberculosis Infection.Intest Res, 2015, 13 (1): 6-10.

[2] 缪飞，赵雪松. 肠结核的影像学诊断进展 [J]. 中华消化杂志，2017，37 (5): 300-302.

病例 35　白塞氏病（1）

一、病例摘要

一般情况：患者男，35 岁，汉族，已婚，职员。

主诉：间断便血 3 个月余，再发 8 天。

现病史：患者 3 个月余前外出后出现便血，为暗红色血便，3～5 次/天，无腹痛、腹胀，无里急后重，无咳嗽、咳痰，无胸闷、气短，无发热，无恶心、呕吐。就诊于张店区人民医院，腹盆部增强 CT 示：盲肠、直肠下段局部管壁略增厚，右下腹肠系膜及回盲部内侧少许小淋巴结。肠镜示：回肠里见大量鲜血，结肠内见多量血性物存留，所见黏膜未见明显异常。胃镜：慢性非萎缩性胃炎。大便隐血（+），HGB 127g/L。住院期间给予禁饮食、止血等治疗 10 余天，患者症状缓解，未再腹痛、便血，建议出院并于上级医院行小肠镜检查。8 天前，患者自觉右下腹部不适，伴暗红色血便，共 5 次，量共约 1500ml，初为稀水样便，后为糊状稀便。伴头晕、一过性双眼发黑，休息后可缓解；伴腹胀、腹疼，无恶心、呕吐，无发热、畏寒。后出现一过性意识模糊后跌倒，头部撞击栏杆后出现裂伤，经 120 送入淄博市中心医院，行头部伤口清创缝合，并给予破伤风抗毒素、抑酸、止血等治疗。化验示 2018 年 7 月 12 日血常规：WBC 5.85×10^9/L，HGB 87g/L。期间偶有双眼发黑、头晕，给予输血治疗，大便 1 次/天。2 天前，为进一步明确出血原因，患者就诊于我院急诊，当天便血 3 次，每次量 300～500ml，给予红细胞 4U 输注，2018 年 7 月 12 日血常规：WBC 8.8×10^9/L，HGB 72g/L。2018 年 7 月 16 日凝血系列 PT 15.30s，PT-INR 1.21，PT% 73.00%，APTT 45.80s，Fib 1.96g/L。1 天前急诊血管介入示各血管及其分支走行自然，未见明显造影剂外溢。现患者为求进一步诊治收入我科病房，患者自发病以来，禁饮食，睡眠可，大便如上所述，小便如常，体重无明显变化。

既往史：反复口腔溃疡（病例 35 图 1）10 余年，否认结核、病毒性肝炎等传染病史及密切接触史，有输血史（O 型，RH 阳性），15 年前因急性阑尾炎行阑尾切除术。否认食物、药物过敏史，预防接种史随当地。

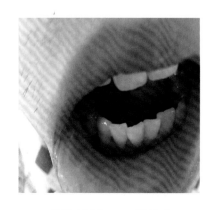

病例 35 图 1　口腔溃疡

个人史：生于原籍，无外地久居及疫区滞留史，无毒物及放射性物质接触史。无吸烟史，偶有饮酒，量少。

婚育史：27岁结婚，育有1子，配偶及儿子均体健。

家族史：否认家族性遗传病史。

查体：T 36.8℃，P 89次/分，R 21次/分，BP 127/66mmHg，体重77kg，身高178cm。青年男性，神志清，精神可，贫血貌，发育正常，营养中等，自主体位，查体合作。右前额可见一长约2cm纵性缝合伤口，愈合良好，无红肿、渗血，全身皮肤黏膜无黄染、皮疹及出血点。无肝掌、蜘蛛痣。腹平，无腹壁静脉曲张，触软，右下腹轻压痛，无反跳痛，肝脾肋下未触及，肝肾区无叩击痛，移动性浊音阴性，肠鸣音5次/分。肛门、外生殖器未见异常。

辅助检查：

2018年4月2日结肠镜：进镜80cm到回肠末端，回肠内见大量新鲜血性液体；回盲瓣及阑尾开口未见异常，退镜所见升结肠、横结肠、降结肠、乙状结肠、直肠内大量血性物残留，所见黏膜未见异常。镜下诊断：消化道出血。

2018年4月2日胃镜：食管黏膜光滑，齿状线距门齿40cm，关闭好。黏液湖清，量中等。胃底体黏膜充血，胃角呈弧形，胃窦黏膜红白相间，以红为主，蠕动规则。幽门口圆，光滑，轮缩好。十二指肠球部及降部黏膜未见异常。镜下诊断中；慢性非萎缩性胃炎。

2018年4月3日腹盆部强化CT：①盲肠、直肠下段局部管壁略增厚；②右下腹肠系膜及回盲部内侧少许小淋巴结。

2018年7月14日血常规：WBC $4.17×10^9$/L，Hb 58g/L。

初步诊断：

1. 消化道出血 Meckel憩室？小肠血管畸形？白塞综合征？

2. 中度贫血。

3. 头部外伤。

4. 阑尾切除术后。

病例特点：青年男性，亚急性起病，间断便血3个月、再发8天。每次出血量大，为暗红色血便。无呕血、明显腹痛、发热。既往反复口腔溃疡病史10余年、阑尾切除术后15年。否认病毒性肝炎病史，否认大量饮酒史。体格检查示：贫血貌、无黄疸、肝掌、蜘蛛痣，腹部触诊右下腹轻压痛，无反跳痛。辅助检查示：盲肠、直肠壁增厚。胃镜未见明显异常。肠镜示回肠末端大量新鲜血性液体，结肠大量血性液体残留。

诊断及鉴别诊断：

1. Meckel憩室 是末端回肠壁对系膜缘上的指状突出物，为胚胎发育过程中，卵黄肠管部分未闭所产生的一种先天性畸形。其好发于青少年，男性发病率多于女性。其临床表现与憩室的长度相关，最常见的为消化道出血，肠梗阻次之。消化道出血常突发突止、无规律性，每次可持续数小时至数天，多为暗红色血便或果酱样便，不伴明显腹痛。核素扫描、超声、小肠镜、钡剂造影、CT、血管造影在诊断中起重要作用。

2. 小肠血管畸形 常发生于老年人，病史较长，临床可表现为黑便、便血，实验室检查、影像学检查多无特异性表现。

3. 白塞综合征　发生于青壮年，男性病人常见，病人多有反复发作的口腔溃疡，消化道症状常为腹痛、消化道出血，无特异性实验室指标，影像学多为回盲部肠壁增厚或溃疡，小肠镜检查病变部位及形态有助于诊断。

二、诊疗经过

患者入院后第 2 天，再次出现暗红色血便共 3 次，量共约 1000ml，伴大汗、心悸、头晕。体格检查示贫血貌、肠鸣音 6 次 / 分。心率 110bpm，血压 70/48mmHg，血常规示 HGB 50g/L。为纠正贫血及后续内镜检查做准备，给予去白悬浮红细胞 4U、新鲜血浆 400ml 滴注。入院第 3 天，患者未再出现便血，心率 89bpm，血压 100/60mmHg，血常规示 Hb 78g/L。遂给予聚乙二醇口服行肠道准备，期间患者未出现便血。遂于入院第 4 天给予肠镜检查，循腔进镜到达回肠末端，回肠末端黏膜未见异常。所见结肠黏膜光滑，黏膜下血管纹理清晰，蠕动好。考虑为小肠出血，拟行小肠镜检查。但患者当晚再次出现便血，暗红色血便，量约 600ml，伴头晕、乏力。心率 101bpm，BP 92/55mmHg。查体贫血貌、肠鸣音亢进，约 5 次 / 分。血常规示 Hb 60g/L，再次给予去白悬浮红细胞 4U、新鲜血浆 400ml 输注。小肠镜检示：肠腔内可见大量新鲜血性液体及血块，沿回盲瓣进入回肠，继续进镜约 150cm，所见回肠黏膜光滑，未见血迹附着，继续进镜约 50cm 仍未见血迹，遂边冲洗边退镜重复观察：回肠末端近回盲瓣可见一大小约 2.5cm×3.0cm 浅溃疡，表覆薄苔，未见活动性出血，取活检 2 块，质软（病例 35 图 2）。病理示：（回肠末端）黏膜慢性轻度炎症伴嗜酸性粒细胞浸润，可见血管炎性改变。

最终诊断：肠白塞综合征。

诊断依据：患者青年男性，亚急性起病。临床表现为：间断便血 3 个月，再发 8 天。患者既往反复口腔溃疡病史 10 余年。体格检查示贫血貌，右下腹轻压痛，无反跳痛。CT 示：盲肠、直肠壁增厚。肠镜示回肠末端大量新鲜血性液体，结肠大量血性液体残留。小肠镜检查示：回肠末端近回盲瓣可见一大小约 2.5cm×3.0cm 浅溃疡，表面覆薄苔。小肠镜病理示：（回肠末端）黏膜慢性轻度炎症伴嗜酸性粒细胞浸润，可见血管炎性改变。

三、讨论

白塞病（Behcet's disease，BD）是一种不明原因的慢性复发性疾病，由于其显著的地域分布，日本、中东、地中海地区高发，又被称为"丝绸之路病"。其好发于 20 ～ 50 岁青壮年，男性发病率多于女性。主要的病理特征为血管炎，可累及口腔、外生殖器、眼、皮肤等多个系统，3%～ 16% 病人会出现出血、溃疡、狭窄等消化道症状，称为肠白塞病，该病相对罕见，起病隐匿且缺乏特异性临床表现及实验室检查，被误诊为阑尾炎、克罗恩病、肠结核、淋巴瘤等疾病。

肠白塞病的临床表现主要包括腹痛、腹泻、便血、腹胀，其中以腹痛最为常见，疼痛以右下腹阵发性疼痛最为常见，也可累及全腹。严重的病人可出现大出血、穿孔、肠梗阻等并发症。文献报道，几乎所有病人会合并反复发作的口腔溃疡，且常为首发症状。部分病人会合并生殖器溃疡、皮肤病变、眼、关节等胃肠道外病变。

肠白塞病无特异性的实验室检查，病人可有不同程度的外周血白细胞、ESR、CRP 升高。部分病人 T 淋巴细胞斑点实验可为阳性。

内镜表现以回盲部病变最为常见，食管、胃、结肠也可受累。溃疡最常见，可单发也可多发，边界清晰的孤立深大的圆形溃疡是最为特征性表现，溃疡严重可出现穿孔、出血。此外，还可以表现为黏膜糜烂、阿弗他溃疡、息肉样增生。病理多数表现为慢性非特异性炎症，少数病人可出现血管炎样改变。

目前尚无白塞氏病根治办法，治疗原则为控制疾病急性发作、维持缓解、减少并发症。药物治疗包括5-氨基水杨酸治疗、糖皮质激素、硫唑嘌呤、肿瘤坏死因子拮抗剂、沙利度胺。药物治疗效果欠佳，或出现消化道大出血、穿孔、梗阻等并发症，则需要手术治疗，术后药物维持治疗可减少疾病复发。

疾病预后与疾病的严重程度、发病年龄、炎症指标、是否发生严重并发症相关。

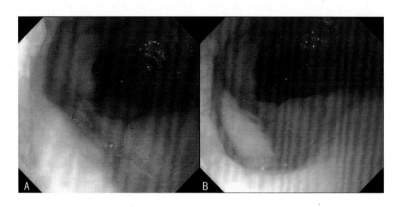

病例35图2　小肠镜检查

注：图A：回肠末端溃疡回肠末端近回盲瓣可见一大小约2.5cm×3.0cm浅溃疡，表覆薄苔；

图B：回肠末端溃疡回肠末端近回盲瓣可见一大小约2.5cm×3.0cm浅溃疡，表覆薄苔

（左秀丽　寇冠军）

参考文献

[1]Lee CR, et al.Colonoscopic findings in intestinal Behçet's disease [J]. Inflamm Bowel Dis, 2001, 7（3）：243-249.

[2]Lee HJ, et al.Optimal diagnosis and disease activity monitoring of intestinal Behçet's disease [J].Intest Res，2017，15（3）：311-317.

病例 **36** 白塞氏病（2）

一、病例摘要

一般情况：患者男，51岁，汉族，农民。

主诉："反复口腔溃疡11年，间断胸痛3年半，腹胀1年余"于2019年3月11日入院。

现病史：患者2008年起反复痛性口腔溃疡，每年发作10余次，可自行缓解。2015年9月出现间断左侧胸背闷痛，逐渐加重，就诊当地医院，诊断为主动脉夹层，行主动脉夹层支架置入术，术后症状无明显改善。2016年01月就诊我院免疫内科门诊，查血常规、肝肾功能基本正常，ESR 35mm/h，hsCRP 33mg/L；C3 1.63g/L↑，IgG 17.8g/L↑，IgA 4.8g/L↑；ANA、ANCA、抗ENA抗体、狼疮抗凝物、抗心磷脂抗体均阴性；T-SPOT.TB 120FC/106MC。考虑为白塞综合征，予美卓乐48mg 1次/天口服（每2～4周减2mg，8～12mg 1次/天维持）、来氟米特20mg 1次/天、沙利度胺50mg 1次/晚、环磷酰胺0.6g静脉注射1次/2w（2016年1月至2017年1月，累积约14g），口腔溃疡逐渐好转，每日1次黄色成形软便，监测血常规、ESR、CRP基本正常。2017年1月复查主动脉CTA：主动脉弓、胸主动脉支架置入术后改变，支架内散在低密度影，局部管腔轻度狭窄，内膜增生或附壁血栓可能；右前下腹小肠阶段性管壁增厚伴明显强化，炎性改变可能。停用环磷酰胺、沙利度胺，换为阿达木单抗（2017年1月至2017年6月，40mg/次，共8程，后因费用问题停用）。2017年6月泼尼松减量为10mg 1次/天，第7程阿达木单抗后，无明显诱因出现右下腹剧烈绞痛，当地医院考虑为阑尾炎，行阑尾切除术。2017年10月出现腹胀，排气排便减少，当地医院诊断为肠梗阻，予通便治疗后改善，症状反复，每2～3个月发作一次，程度逐渐加重。2018年3月我院门诊就诊，查血常规、肝肾功能基本正常；hsCRP 7.68mg/L，ESR 10mm/h。消化道造影（泛影葡胺）：左上腹部分小肠管腔明显狭窄。（病例36图1A)主动脉CTA：与本院2017年1月20日同部位老片对比：原片支架内散在低密度影，局部管腔轻度狭窄，此次未见；右前下腹小肠节段性管壁增厚伴明显强化，较前明显；新见肠系膜根部多发淋巴结，较前明显。（病例36图1C、图1D）胃镜：十二指肠未见明显狭窄。结肠镜：末端回肠和结直肠未见异常。继续使用泼尼松10mg 1次/天、来氟米特20mg 1次/天，加用柳氮磺吡啶肠溶片1g 3次/天，患者症状无明显改善，每3～4天排少量黄色水样便，发作频率逐渐增加至每月1～2次。2019年2月外院胃镜未见明显异常。我院复查血常规、肝肾功能基本正常，hsCRP 9.87mg/L，ESR 18mm/h，肥达、外斐试验及便抗酸染色阴性，血T-SPOT.TB 192FC/106MC；肠道超声：十二指肠远端狭窄、梗阻，左上腹小肠肠壁增厚，肠腔狭窄伴肠周渗出。腹部CT平扫：所示胃腔、十二指肠、近段空肠扩张伴液平，肠梗阻可能，左上腹局部空肠肠壁增厚、肠腔狭窄，梗阻点不除外。（病例36图1B）予戈利木单抗治疗2次，症状无改善。门诊以白塞病并发小肠梗阻收入院。自发病以来，患者否认皮疹、关节痛、外阴溃疡、葡萄膜炎、肛周病变等；近期睡眠、精神可，大便如上述，小便正常，体重近2个月下降10kg。

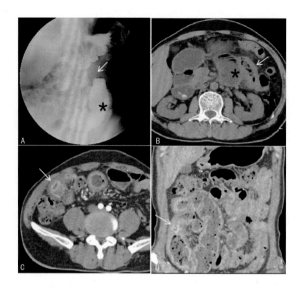

病例36图1　患者两处回肠病变影像表现

注：图A：钡剂小肠造影示空肠黏膜破坏，肠腔明显狭窄（箭头），近端空肠（＊）、胃及十二指肠明显扩张；

图B：腹部CT平扫显示狭窄段空肠肠壁明显增厚（箭头），近端肠管（＊）扩张；

图C：腹盆增强轴位CT显示右下腹回肠局部肠壁增厚，黏膜面异常强化，肠腔明显狭窄（箭头）；

图D：腹盆冠状位CT显示狭窄段肠管（箭头），近端小肠不全梗阻。

既往史：主动脉支架置入术后，阑尾切除术后。否认食物、药物及其他过敏史。

个人史：大量吸烟史。

入院查体：T 36.4℃，P 84次／分，R 14次／分，BP 105/65mmHg。神清，精神可，睑结膜无苍白，巩膜无黄染，双肺呼吸音清，未闻及干湿啰音，心率84次／分，心律齐，未闻及病理性杂音，腹部平坦，右下腹可见陈旧手术瘢痕，全腹软，左上腹轻度压痛，无反跳痛，肝脾肋下未及，肠鸣音3～5次／分，双下肢无水肿。肛门指诊未及肿物，退指指套无染血。

初步诊断：①白塞综合征可能性大、不完全性肠梗阻、主动脉夹层、主动脉夹层支架置入术后；②阑尾切除术后。

病例特点：①中年男性，慢性病程；②突出表现为反复发作的痛性口腔溃疡，以及主动脉夹层，后期出现不完全肠梗阻表现，先后应用激素、免疫抑制剂及生物制剂治疗一度有效，近期病变进展；③既往史：主动脉夹层支架置入术，阑尾切除术；④查体：腹平软，右下腹可见陈旧手术瘢痕，左上腹轻度压痛，未闻及气过水声；⑤腹部增强CT示病变部位为小肠，十二指肠水平段和空肠上段黏膜异常增厚强化以及狭窄。

诊断及鉴别诊断：可导致肠道多发溃疡狭窄的疾病包括：

1. 白塞综合征　是一种慢性血管炎性疾病，临床主要表现为复发性口腔溃疡、外生殖器溃疡、眼炎和皮肤损害，也可累积血管、消化道、神经、关节、肺、肾等多部位。消化道方面，从口腔至肛门的全消化道均可受累，称为肠白塞病。肠白塞病的典型内镜下表现为单发或局限性多发（≤5个）圆形或类圆形位置较深的大溃疡，溃疡边缘分明（病例36图2A），可反复出现，严重者可出现肠腔狭窄、出血、穿孔等。本例患者存在反复痛性口腔溃疡、血管病变以及肠道受累，结合治疗反应，考虑白塞病可能性大。

2. 炎症性肠病　克罗恩病可表现为以小肠为主的节段性黏膜异常强化、狭窄，可因误诊阑尾炎行阑尾切除术；严重者可出现肠梗阻、穿孔、肠瘘、出血等并发症；亦常存在口、皮肤、关节、眼等肠外表现。与白塞病鉴别起来常非常困难，亦无法通过对激素和免疫抑制剂治疗反应加以鉴别。典型的内镜下表现为非连续性病变、纵行溃疡、卵石征（病例36图2B）。特征性病例表现为全层炎、非干酪样肉芽肿，内镜下黏膜活检的诊断率相对较低。本例患者存在严重的口腔溃疡和血管炎症，克罗恩病难以解释，不作为首要考虑。最终确诊需要手术病理。

3. 肠结核　我国是结核高发国家，肠结核患者可有全身中毒症状（低热、盗汗、纳差、消瘦）和局灶感染相关症状和体征，如腹泻便秘交替。肠结核最常累及回盲部，典型内镜下表现为环形溃疡（病例36图2C）。该患者既往血 T-spot.TB 升高，长期应用激素、免疫抑制剂及生物制剂，近期病情变化，需警惕感染性疾病，入院后需结合相关评估，完善 PPD、血 T-spot.TB、胸部 CT、病理抗酸染色等。

4. 淋巴瘤　患者以小肠受累为突出表现，且多年免疫病史，近期对激素、免疫抑制剂和生物制剂效果不佳，需考虑小肠原发肿瘤如淋巴瘤可能，明确诊断需依靠活检或手术病理。

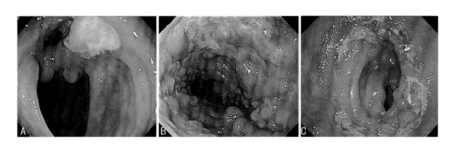

病例36图2　肠白塞病、克罗恩病和肠结核典型的内镜下表现（非本例患者）

注：图A：肠白塞病，单发圆形或类圆形大溃疡；图B：克罗恩病，纵行溃疡、卵石征；图C：肠结核，环形溃疡。

二、诊治经过

原发病方面予甲强龙 40mg 1 次 / 天　静脉注射、环磷酰胺 0.6g 1 次 / 周静脉注射，同时积极内科保守治疗，包括禁食水、肠外营养、留置胃管等，但腹胀改善不明显。考虑高位小肠狭窄明确，有明显梗阻症状，内科保守治疗无效，有手术指征。于2019年3月15日行剖腹探查、术中见：①Treitz 韧带远端约 50cm 处见长约 6cm 空肠段肠壁明显增厚、表面充血红肿，呈"胶皮管"样质地，管腔狭窄近乎闭塞，近端空肠明显扩张；②回盲部近端约 20cm 处见另一处肠壁明显增厚、管腔狭窄段（长约 5cm），色略白，无充血，考虑为陈旧性病变，行小肠部分切除术（两节段）。围术期继续予甲强龙 40mg 1 次 / 天静脉注射、环磷酰胺 0.6g 1 次 / 周静脉注射。术后病理：（空肠）小肠壁组织显急性及慢性炎，伴溃疡及肉芽组织形成，部分区域肌层变薄及缺失，伴纤维血管组织增生，部分血管周围见炎细胞浸润；（回肠）小肠壁组织显慢性炎，部分黏膜下层及浆膜下层血管扩张、充血，可见纤维组织增生。（病例36图3）结合病史及病理结果，考虑白塞病诊断明确。患者术后恢复良好，顺利拔除腹腔引流管，逐渐过渡为肠内营养；原发病方面将激素调整为美卓乐 32mg 1 次 / 天口服，继续环磷酰胺 0.6g 1 次 / 周静脉注射。患者病情平稳出院。出院后激素规律减量（每周减 1 片至 24mg 1 次 / 天后每 10 天减半片），继续应用环磷酰胺和戈利木单抗治疗。

最终诊断：白塞综合征，小肠多发狭窄，机械性肠梗阻，主动脉夹层，主动脉夹层支架置入术后，阑尾切除术后。

诊断依据：①反复发作的痛性溃疡；②血管病变，表现为主动脉夹层；③肠道受累，手术病理示血管周围炎细胞浸润。

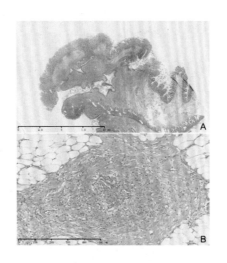

病例 36 图 3　手术病理

注：图 A：小肠壁组织显急性及慢性炎，深大溃疡形成，病变较为局限，
周围肠壁无明显炎细胞浸润（10 倍）；图 B：血管壁炎细胞浸润，管腔狭窄闭塞（100 倍）。

三、讨论

本例患者中年男性，慢性病程，临床表现为反复发作的痛性口腔溃疡、主动脉夹层、不完全性肠梗阻。肠道方面，影像学提示高位小肠肠腔狭窄，肠道黏膜异常增厚强化。病程中先后应用激素、免疫抑制剂及生物制剂治疗一度有效，近期病情进展，经充分药物治疗后，肠梗阻症状难以改善，有外科手术指征。行剖腹探查，术中见近端空肠、回盲部近端肠壁明显增厚及管腔狭窄，行小肠部分切除术。手术病理示小肠壁组织显急性及慢性炎，伴溃疡及肉芽组织形成，部分血管周围见炎细胞浸润。考虑白塞病诊断明确，术后恢复良好，激素规律减量，继续环磷酰胺和戈利木单抗治疗。

白塞综合征是一种可累及全身大、中、小动脉及静脉的系统性血管炎，病情反复、迁延，临床以反复发作的口腔和生殖器溃疡、眼炎及皮肤损害为主要特征，并可累及消化道、关节、血管、神经等全身多个系统。肠白塞病发生率在 2.8%～37%，男女发病相近，全消化道均可受累，以回盲部受累最常见，典型的表现为单发或局限性多发（≤5 个）、圆形或类圆形位置较深的大溃疡，溃疡边缘分明。其他常见受累部位包括结肠、胃、十二指肠、小肠、食道等，可表现为局灶、节段或弥漫溃疡。腹痛为最主要症状，以右下腹痛最常见，其他常见症状包括出血、腹泻、腹胀、腹部包块、发热等。常见的并发症包括消化道出血、肠梗阻、内瘘、肠穿孔。肠白塞病的诊断较为困难，首先需符合白塞病的诊断，见病例 36 表 1。另外，内镜或影像学发现回盲部存在典型或不典型的圆形或椭圆形溃疡，或小肠及结肠出现炎性病变，可进一步考虑为肠白塞病。同时需除外感染性肠炎、肠结核、克罗恩病、溃疡性结肠炎、非特异性结肠炎，以及药物相关结肠炎（如 NSAIDs）等。治疗方面，建议根据患者年龄、性别、疾病类型、器官严重程度和患者的意愿进行个体化治疗。急性发作期应使用糖皮质激素促进溃疡快速愈合；其他常用药物包括氨基水杨酸类药物（柳氮磺胺吡啶、5-ASA）、沙利度胺、硫唑嘌呤、环磷酰胺和来氟米特等，可联合用药。病情严重和（或）难治性患者应考虑使用 TNF-α 单抗（如英夫利昔单抗或阿达木单抗，戈利木单抗处于临床试验阶段）治疗。若合并胃肠道穿孔、大出血或梗阻，应考虑行手术探查。白塞病有眼、血管、神经和胃肠道受累者，预后不佳。部分肠白塞病患者存在染色体异常，常合并骨髓异常增生综合征（myelodysplastic syndrome，MDS），预后极差。

通过本病例，提示各位临床医师白塞病是一种以血管炎为基本病理表现的慢性、复发性、全身性疾病，累及眼、血管、神经和胃肠道时，常提示预后不佳。当患者出现腹痛、腹泻、便血等症状时，需警惕肠白塞病，建议行影像学和内镜评估进一步明确。常见并发症包括消化道出血、肠梗阻、内瘘、肠穿孔。急性期建议糖皮质激素治疗，同时联合免疫抑制剂，病情严重、难治者，应考虑使用TNF-α 单抗。若合并胃肠道穿孔、大出血和机械性梗阻，应考虑行急诊手术探查。

病例 36 表 1　2014 年版白塞综合征国际诊断标准（ICBD）

症状 / 体征	分数
1. 眼部病变（前葡萄膜炎、后葡萄膜炎、视网膜血管炎）	2
2. 生殖器溃疡	2
3. 口腔溃疡（复发性口腔阿弗他溃疡，每年发作 3 次以上）	2
4. 皮肤损害（假性毛囊炎、痤疮样皮疹、结节性红斑）	1
5. 神经病变	1
6. 血管病变（动脉血栓、大静脉血栓、静脉炎、浅静脉炎）	1
7. 针刺试验阳性	1

注：1 ~ 3 条 2 分，4 ~ 7 条 1 分，总分 ≥ 4 分，符合 BD 分类诊断。

（舒慧君　阮戈冲）

参考文献

[1]Hatemi G, et al.2018 update of the EULAR recommendations for the management of Behçet's syndrome[J].Ann Rheum Dis, 2018, 0：1-11.

[2] 郑文洁，李璐. 关于《2018 年最新白塞综合征临床管理 EULA R 指南》解读 [J]. 中华临床免疫和变态反应杂志，2018，12（3）：259-262.

[3]Davatchi F, et al.The International Criteria for Behçet's Disease（ICBD）: a collaborative study of 27 countries on the sensitivity and specificity of the new criteria[J].J Eur Acad Dermatol Venereol, 2014, 28（3）：338-347.

[4]Tadakazu H, et al.Diagnosis and management of intestinal Behçet's disease[J]. Clin J Gastroenterol, 2014, 7：205-212.

[5]Lee SK, et al.Differential diagnosis of Behçet's disease and Crohn's disease[J].Endoscopy, 2009, 41：9-16.

病例 **37** 克罗恩病（回肠中下段）

一、病例摘要

一般情况：患者男，33岁，工人。

主诉：反复黏液便半年余，加重半月余。

现病史：患者半年前无明显诱因反复出现黏液便，4～5次/天，为黄色不成形稀便，偶伴剑突下疼痛，便后无缓解。无便血、发热，无恶心、呕吐，无腰背部疼痛，就诊于菏泽市立医院，行胃镜检查示：浅表性胃炎，十二指肠球部溃疡（A2期）。给予质子泵抑制剂及胃黏膜保护剂后腹痛症状缓解，黏液便较前减少，2～3次/天，未行特殊治疗。半月前，患者进食生冷食物后，大便次数增多，4～5次/天，性质同前，再次就诊于菏泽市立医院，肠镜检查示：盲肠及升结肠散在多发片状溃疡，覆白苔。镜下诊断：结肠多发溃疡。活检病理：（回盲部）肠黏膜中度慢性炎伴轻度活动性炎，局部伴坏死。遂给予美沙拉嗪、谷氨酰胺、马来酸曲美布汀等治疗，效果不佳。现患者为求进一步诊治，收入我科。患者自发病以来，饮食睡眠欠佳，大便如上所述，小便正常，半年来体重下降约8kg。

患者痛风病史6年余，长期服用秋水仙碱、双氯芬酸钠治疗。

既往体健。

个人史：生于原籍，否认外地久居史及疫区居留史，饮酒史10余年，平均酒精摄入量50g/天，吸烟史10余年，平均6支/天。

婚育史：25岁结婚，育有2子，配偶及子女体健。

家族史：父亲患有痛风，否认其他家族性遗传病及传染病病史

体格检查：T 37.2℃，P 70次/分，R 18次/分，BP 113/70mmHg，体重55kg，身高170cm。

体格检查：青年男性，发育正常，营养中等，神志清，精神可，自主体位，查体合作。浅表淋巴结未触及明显肿大。腹部平坦，软，全腹无压痛、反跳痛，肝脾肋下未及，Murphy征（-），移动性浊音（-），肠鸣音正常，未闻及血管杂音。

辅助检查：

2018年8月6日菏泽市市立医院：胃镜：浅表性胃炎，十二指肠球部溃疡（A2期）。

2019年1月19日菏泽市立医院：肠镜检查示：盲肠及升结肠散在多发片状溃疡，覆白苔。镜下诊断：结肠多发溃疡。

2019年1月22日肠镜活检病理：（回盲部）肠黏膜中度慢性炎伴轻度活动性炎，局部伴坏死。

初步诊断：

1. 回盲部多发溃疡。

2. 克罗恩病？

3. 肠结核？

4. 淋巴瘤？

5．痛风。

6．浅表性胃炎。

7．十二指肠球部溃疡。

病例特点：患者青年男性，慢性病程，既往痛风病史，长期服用秋水仙碱、双氯芬酸钠治疗。临床表现为反复腹泻，无腹痛、便血等。当地医院肠镜示盲肠、升结肠多发片状溃疡。肠镜活检示慢性炎症，考虑诊断克罗恩病。

诊断及鉴别诊断：

1．克罗恩病　好发于青壮年为高发人群，男性略多于女性，病史较长。临床表现以腹痛、腹泻最常见，此外还可以便血。典型的 CT 表现包括肠壁增厚、肠壁分层呈"靶征"或"双晕征"，肠系膜血管增多可呈现"木梳征"，此外还可有系膜脂肪密度增高、模糊、肠系膜淋巴结肿大等。

2．肠结核　好发于中青年人，女性稍多于男性，病史较长。部分患者既往患有其他部位结核或结核密切接触史。临床表现为腹痛、腹泻、便秘。腹痛常为间歇性右下腹或脐周绞痛。肠结核最易发生于回盲瓣及其相邻的回肠和结肠。患者可有血沉增快、C 反应蛋白升高。根据不同类型的肠结核可有不同的 CT 表现。

3．淋巴瘤　起源于小肠黏膜固有层或黏膜下层的淋巴组织，多好发于末段回肠，可为多发。临床表现为腹痛、腹部肿块、梗阻、消化道出血、消瘦等。CT 可表现为肠壁增厚、肠腔内肿块、病变处肠腔"动脉瘤样"扩张、肠系膜淋巴结肿大。

二、诊疗经过

患者住院后，完善实验室检查。血常规示 WBC 4.8×10^9/L，Hb 123g/L，PLT 411×10^9/L。ESR 61mm/h，CRP 50.70mg/L。ALB 36.7g/L，EBV、CMV 阴性，ANA、ANCA 阴性，T-SPOT 阴性。胸部 CT 未见明显异常。小肠 CTE：回盲部壁厚并周围多发小淋巴结（病例 37 图 1）。与患者家属沟通后，2019年 2 月 1 日结肠镜检查示：循腔进镜到达回肠末端约 20cm，回肠末端可见多条纵行溃疡，另可见多处阿弗他溃疡。回盲部、升结肠、横结肠可见散在多处阿弗他样溃疡，余结肠黏膜光滑。镜下诊断：回结肠多发溃疡。2019 年 2 月 2 日行小肠镜检查，首先经口侧进镜达回肠中段，进入小肠约 550cm，继续进镜困难，于此处黏膜喷洒结晶紫标记。退镜观察：所见胃黏膜、食管黏膜未见异常，十二指肠、空肠黏膜光滑。回肠可见多处阿弗样溃疡，表覆薄苔，病变近肛侧密集，溃疡间黏膜正常。继而经肛侧进镜，沿回盲瓣进入回肠，进镜约 150cm 到达回肠中段，见结晶紫标记处，实现全小肠检查，退镜观察：回肠中段可见多处片状浅溃疡及阿弗他样溃疡，表覆白苔，溃疡间黏膜正常，靠近肛侧病变加重。回肠末端可见多处大片状溃疡，部分融合呈长纵行溃疡（病例 37 图 2），表覆白苔。回盲瓣可见浅表溃疡，回盲部、升结肠、横结肠见多处阿弗他样溃疡，病变间黏膜正常（病例 37 图 3）。余结肠黏膜光滑，未见糜烂及溃疡。镜下诊断：小肠镜下全小肠检查术；回结肠多发溃疡，考虑克罗恩。肠镜活检病理示:（回肠末端）小肠黏膜呈中度慢性炎伴显著活动性，局灶黏膜糜烂，可见隐窝炎及隐窝脓肿，间质显著充血、水肿，淋巴管显著扩张，固有层查见散在肉芽肿形成，结合临床，符合克罗恩病。遂给予患者美沙拉嗪栓 1.0g 2 次 / 天，谷氨酰胺 0.5g 3 次 / 天治疗。

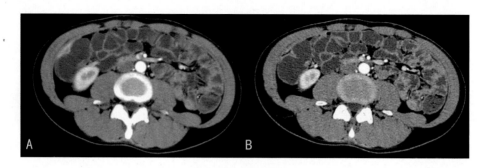

病例37图1　CTE

注：图A：回盲部壁厚并周围多发小淋巴结；图B：CTE：回盲部壁厚并周围多发小淋巴结。

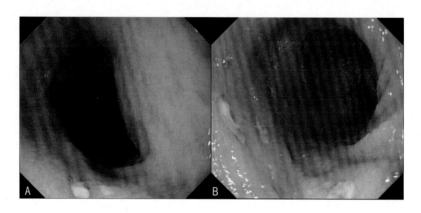

病例37图2　小肠镜检查（1）

注：图A：小肠镜回肠阿佛他样溃疡，溃疡间黏膜正常；图B：小肠镜回肠多发浅溃疡，溃疡间黏膜正常。

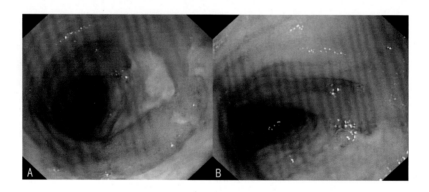

病例37图3　小肠镜检查（2）

注：图A：小肠镜回肠末端纵行溃疡，溃疡间黏膜正常；图B：回肠末端见长纵行溃疡。

最终诊断：克罗恩病。

诊断依据：患者青年男性，慢性病程。临床表现为反复腹泻，无腹痛、便血等。当地医院肠镜示盲肠、升结肠多发片状溃疡。肠镜活检示慢性炎症。小肠CTE：回盲部壁厚并周围多发小淋巴结。小肠镜示：回肠中段可见多处片状浅溃疡及阿弗他样溃疡，回肠末端可见多处大片状溃疡，部分融合呈长纵行溃疡，病变间黏膜正常。肠镜活检病理示：（回肠末端）小肠黏膜呈中度慢性炎伴显著活动性，固有层查见散在肉芽肿形成，结合临床，符合克罗恩病。

三、讨论

克罗恩病是一种可累及胃肠道任何部位的免疫介导的慢性炎症性疾病。近些年，克罗恩病在我国呈逐年上升的趋势，其中以我国南方为著。以 18～35 岁青壮年为高发人群，男性略多于女性。克罗恩病因尚不明确，目前考虑为遗传、环境、免疫、感染等多因素共同作用的结果。

克罗恩病的临床表现多种多样，包括消化道症状、全身症状、肠外症状及并发症。腹痛、腹泻是最常见的消化道表现，此外还可以有便血。全身症状可表现为消瘦、乏力、发热、食欲缺乏、贫血等，青少年病人则可表现为生长发育迟缓。肠外表现可有皮肤、黏膜、关节、眼、肝胆等脏器受累。常见的并发症包括瘘管、腹腔脓肿、狭窄、肠梗阻、肛周病变（肛周脓肿、肛周瘘管、皮赘、肛裂等），此外还可以出现消化道大出血、穿孔、癌变等。

克罗恩病无特异性实验室检查，主要用于评估患者炎症程度及营养状况，包括血常规、CRP、ESR、血清白蛋白等，粪便钙卫蛋白也可以反应炎症严重程度。

CTE/MRE 可反应肠壁的炎症改变、病变分布的部位和范围，肠腔狭窄程度及可能的性质、肠腔外并发症等，所以作为评估小肠病变的标准影像学检查。克罗恩病典型的 CTE 表现包括肠壁增厚（＞4mm）、肠壁分层并肠黏膜内环、浆膜外环明显强化，呈"靶征"或"双晕征"、肠系膜血管增多可呈现"木梳征"，此外还可有肠系膜脂肪密度增高、模糊，肠系膜淋巴结肿大等。MRE 相比于 CTE，虽操作相对复杂，但无放射性，且对肛周病变的评估更具优势。此外，经腹肠道超声检查因其无创、检查方便，在克罗恩病的诊断及效果评价中起到重要作用。

早期 CD 的内镜下表现为阿弗他样溃疡，随着疾病的进展，溃疡逐渐增大并融合成纵行溃疡。内镜下溃疡多为非连续性改变，病变间可有正常黏膜。此外内镜下还可见卵石征、肠腔狭窄等。结肠镜检查是常规的首选检查，且需要到达回肠末端。如怀疑小肠病变，可选择胶囊内镜或小肠镜，但对小肠梗阻或有潜在梗阻风险的病人，应慎重选择胶囊内镜检查。口服小肠造影或钡灌肠可对狭窄肠段进行动态观察。此外，对于少数累及上消化道的病人，可行胃镜检查。

克罗恩病的病理表现为透壁性炎、聚集性炎症分布、黏膜下层增厚、裂隙样溃疡、非干酪样肉芽肿、肠道神经系统异常等。

目前世界卫生组织推荐的克罗恩病的诊断标准应用较为广泛。在此基础上，还应注意与感染性肠炎（难辨梭状芽孢杆菌肠炎、CMV 肠炎、放射性肠炎、NSAIDs 肠炎）、嗜酸性粒细胞性肠炎、淋巴瘤等鉴别诊断。

克罗恩病的治疗包括活动期治疗、药物诱导缓解后的维持治疗、并发症的处理。应依据患者一般情况、病变严重程度、病变的部位以及对治疗的反应，选择氨基水杨酸制剂、糖皮质激素、免疫抑制剂、生物制剂、沙利度胺等药物。当患者出现肛周、肛周脓肿、狭窄、梗阻、癌变等并发症时，应及时手术治疗。

（左秀丽　寇冠军）

参考文献

[1]Torres J, et al.ECCO Guidelines on Therapeutics in Crohn's Disease：Medical Treatment［J］.J Crohns Colitis, 2020.

[2]Lichtenstein GR, et al.ACG Clinical Guideline：Management of Crohn's Disease in Adults［J］.Am J Gastroenterol, 2018, 113（4）：481-517.

病例 38 小肠淋巴瘤

一、病例摘要

一般情况：患者女，38 岁，工人。

主诉：下腹痛、恶心、呕吐 3 个月余。

现病史：患者 3 个月前无明显诱因出现阵发性下腹部疼痛，为绞痛或胀痛，每次发作近 20 分钟，每日发作 2～4 次，伴恶心、呕吐，呕吐物为胃内容物，排稀便，无发热，无黏液血便。就诊于当地卫生院，流质饮食、输液治疗（具体不详）后，腹痛无明显缓解。遂就诊于当地中医院，胃镜检查无明显异常（未见报告），给予奥美拉唑、山莨菪碱、复方嗜酸乳杆菌口服后疼痛较前减轻。为进一步治疗，5 天前来我院急诊就诊，行血常规示：HGB 109g/L，HCT 34.20％，MCH 26.2pg，血浆 D 二聚体 2.53ug/ml。

院外盆腔 CT 平扫增强会诊示：①肠壁增厚并强化，考虑炎性改变；②子宫强化密度不均；③肠系膜淋巴结肿大，盆腔少量积液。肠系膜血管 CTA 示：肠系膜血管未见明显异常；部分胃壁增厚；小肠多节段壁增厚（以左侧盆腔一段为著）并小肠梗阻（或者不全梗阻）；肠系膜及腹膜后多发淋巴结肿大；子宫及宫颈不均匀强化；双侧附件区囊性病变；左肾囊肿。给予间苯三酚、泮托拉唑治疗后未再出现呕吐。门诊以"腹痛待查"收入我科。患者自发病以来，流质饮食，排气正常，大便 3～4 天/次，成形，小便正常，体重较前减轻 5kg。

既往史：平素体健，否认高血压病、冠心病及糖尿病病史，否认肝炎、结核等其他传染病史及密切接触史。无重大外伤及其他手术史，否认输血史，否认食物及药物过敏史。预防接种史不详。

个人史：生于原籍，无疫区及外地久居史，否认毒物接触史，无吸烟酗酒史。

月经婚育史、家族史无特殊。

体格检查：T 36.3℃，P 65 次/分，R 16 次/分，BP 103/57mmHg，体重 47kg，身高 165cm。

体格检查：中年女性，发育正常，营养中等，神志清，精神可，自主体位，查体合作。全身皮肤黏膜无黄染，无出血点，无肝掌及蜘蛛痣，浅表淋巴结未触及肿大。腹平坦，腹壁未见静脉曲张、肠型及蠕动波，腹软，左下腹压痛，无反跳痛，未触及包块，肝脾肋下未触及，Murphy 征（－），肝肾区无叩痛，移动性浊音阴性，肠鸣音正常。

辅助检查：2018 年 6 月 17 日院外盆腔 CT 平扫＋增强会诊：①肠壁增厚并强化，考虑炎性改变；②子宫强化密度不均；③肠系膜淋巴结肿大，盆腔少量积液。2018 年 6 月 18 日血常规：Hb 109g/L，HCT 34.20％，MCH 26.2pg。2018 年 6 月 18 日 D-二聚体 2.53μg/ml。2018 年 6 月 18 日盆腔 B 超：盆腔积液。2018 年 6 月 20 日肠系膜血管 CTA 肠系膜血管未见明显异常；部分胃壁增厚；小肠多节段壁增厚（以左侧盆腔一段为著）并小肠梗阻（或者不全梗阻）；肠系膜及腹膜后多发淋巴结肿大；子宫及宫颈不均匀强化；双侧附件区囊性病变；左肾囊肿。2018 年 6 月 21 日腹部立位平片：腹腔内肠胀气，可见多发气-液平。

初步诊断：

1. 腹痛原因待查　不完全性肠梗阻：小肠淋巴瘤？小肠癌？小肠结核？

2. 盆腔积液。

3. 贫血。

病例特点：中年女性，亚急性起病，既往体健。临床表现以腹痛、腹胀、呕吐为主，有排气、排便，为稀便，无脓血便、便血。查体未见胃肠型及蠕动波，左腹部压痛，无反跳痛。辅助检查CT可见小肠多节段肠壁增厚并梗阻，并可见肿大淋巴结。

诊断及鉴别诊断：

1. 原发性小肠淋巴瘤　起源于小肠黏膜固有层或黏膜下层的淋巴组织，多好发于末段回肠，可为多发。临床表现为腹痛、腹部肿块、梗阻、消化道出血、消瘦等。CT可表现为肠壁增厚、肠腔内肿块、病变处肠腔动脉瘤样扩张、肠系膜淋巴结肿大。

2. 小肠腺癌　好发中老年病人，病变多位于十二指肠、空肠近段小肠，起病隐匿、无特异性临床表现，临床表现多为腹痛、腹胀，也可表现为梗阻、消化道出血、消瘦。病变多呈环周生长，病变范围一般<10cm，由于肿瘤生长迅速，故容易出现坏死以及淋巴结转移。消化道造影、CT、MRI、小肠镜有助于明确诊断。

3. 小肠结核　好发于中青年人，女性稍多于男性，病史较长。部分患者既往患有其他部位结核或结核密切接触史，临床表现为腹痛、腹泻、便秘。腹痛常为间歇性右下腹或脐周绞痛。肠结核最易发生于回盲瓣及其相邻的回肠和结肠。患者可有血沉增快、C反应蛋白升高。根据不同类型的肠结核可有不同的CT表现。

二、诊疗过程

患者入院后完善辅助检查，2018年6月24日血常规：RBC $3.97×10^{12}$/L，Hb 103g/L；血清白蛋白34.6g/L；ESR 20mm/h；CRP 26mg/L；肿瘤标志物、T-SPOT未见异常。2018年7月3日腹部CT平扫＋增强：胃壁增厚，十二指肠及小肠多节段壁增厚，肠系膜及腹膜后多发淋巴结肿大，左肾囊肿，子宫及宫颈不均匀强化，盆腔少量积液（病例38图1）。遂于2018年6月28日给予小肠镜检查，小肠镜所见：静脉麻醉下首先经口进镜，循腔进镜达小肠远段，进入小肠约300cm，可见环周生长不规则黏膜隆起，表面充血水肿溃烂、凹凸不平、覆秽苔，病变至管腔狭窄，镜身无法通过。于病变处活检10块，质硬，易出血。后于病变口侧给予卡纳琳黏膜下注射标记。继而经肛侧进镜，循腔进镜达回盲部，沿回盲瓣进入回肠，进镜约300cm，见环周生长不规则黏膜隆起，表面充血水肿溃烂、凹凸不平，覆秽苔，管壁僵硬，镜身无法通过。于病变处活检6块，质硬，易出血。后于病变肛侧给予卡纳琳黏膜下注射标记（病例38图2）。余所见回肠黏膜光滑，管腔通畅。小肠镜病理检查结果：（小肠）弥漫性大B细胞淋巴瘤。患者出现消化道梗阻，与患者及其家属沟通后，转至外科行全麻下行小肠部分切除术。术中探查见：腹腔内无腹水，腹壁、盆腔、大网膜无异常结节，肝脏色泽、质地正常，距屈氏韧带150cm的小肠可见一肿瘤，约6cm×7cm，质硬，与腹壁粘连致密。小肠系膜及腹膜后见多发肿大淋巴瘤：肿瘤近端小肠明显充血、水肿，结合术前检查，决定行小肠部分切除术。游离肿瘤与周围组织粘连，游离肿瘤远近端各约20cm的小肠系膜，将肿瘤及远近端各约20cm的小肠切除，行远近端小肠端侧吻合（25mm吻合器）。缝合加固吻合口及小肠残端，缝合关闭系膜裂孔。查无出血及漏，吻合口血运良好，无张力。清点敷料、器械无误后逐层关腹。手术顺利，术中出血约 100ml。标本交家属看过后送常规病理。2018 年 7 月 8 日术后组织病理结果示：（小肠）弥漫性大 B 细胞淋巴瘤，生发中心型，肿瘤切面积 8cm×2cm 侵达浆膜。手术上、下切缘未查见肿瘤。肠周淋巴结 7 枚，其中 5 枚淋巴结受累（5/7）。免疫组化 s 结果：CD79a（+），CD20（+），CD10（+），Bcl-6（+）CD2（-），CD3（-），CKpan（-），CyclinD1（-），Mum-1（-），CD5（-），Ki67 阳性率 85%。术后常规进禁饮食、补液，术后 6 天患者恢复顺利出院。

最后诊断：小肠弥漫性大 B 细胞淋巴瘤。

诊断依据：中年女性，亚急性起病，既往体健。临床表现以腹痛、腹胀、呕吐为主。查体左腹部压痛。辅助检查 CT 可见小肠多节段肠壁增厚并梗阻，并可见肿大淋巴结。小肠镜于空肠见环周生长不规则黏膜隆起，表面充血水肿溃烂、凹凸不平、覆秽苔，病变至管腔狭窄。术后组织病理结果示：（小肠）弥漫性大 B 细胞淋巴瘤，生发中心型。

三、讨论

原发性小肠淋巴瘤（primary lymphoma of the small intestine, PSIL）是一种起源于小肠黏膜固有层或黏膜下层淋巴组织的一种少见的消化道恶性肿瘤，常在黏膜固有层或黏膜下层沿器官长轴蔓延，同时向腔内生长，腔外侵犯。占所有原发性小肠恶性肿瘤 20%～30%。病因目前尚不明确，可能与环境、感染、遗传、免疫、药物等多种因素相关，可发生于小肠的任何部位，但好发于淋巴组织丰富的末段回肠，其可发生于各个年龄段，其中以中老年男性常见。

临床表现常为腹痛，多为间断腹痛，可为绞痛或胀痛；部分病人会出现腹部肿块；再严重者可出现小肠梗阻，病人表现为腹胀、腹痛、呕吐、停止排气排便。如肿瘤溃破，可出现穿孔、黑便、便血，如发生于十二指肠的淋巴瘤患者，肿瘤破溃大出血使可表现为呕血。此外，病人还可有发热、体重下降、乏力等非特异性症状。

原发性小肠淋巴瘤无特异性实验室检查，病人可表现为大便潜血阳性、贫血、低蛋白血症，肿瘤标志物多无变化。消化道造影可见单发或多节段的小肠管腔呈偏心性或中心性狭窄，病变边缘可见锯齿样或结节样改变，病变近侧肠管扩张。CT 显示小肠壁中心性或者偏心性增厚，黏膜欠规则，以黏膜下层及肌层增厚为主，常伴有肠管的扩张，典型的病变肠腔呈动脉瘤样扩张。增强扫描病变呈中等强化。肠系膜血管走形区可见多发肿大淋巴结。

病理为诊断的金标准，主要病理类型为非霍奇金淋巴瘤，占 NHL 的 4%～20%，其中以弥漫性大 B 细胞淋巴瘤为主。

小肠原发淋巴瘤属放化疗敏感型肿瘤，本病的治疗方案目前采用以手术治疗为主、辅以术后放化疗的综合治疗方式。手术切除的范围根据肿瘤部位、大小、分期而定。早期诊断对 PSIL 的预后十分重要。

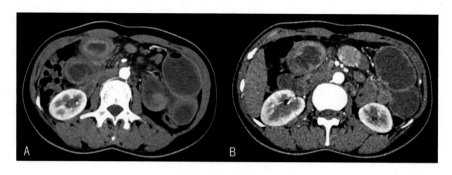

病例38图1　CT检查

注：图A：CT小肠多节段壁增厚，肠系膜及腹膜后多发淋巴结肿大；

图B：CT小肠多节段壁增厚，肠系膜及腹膜后多发淋巴结肿大。

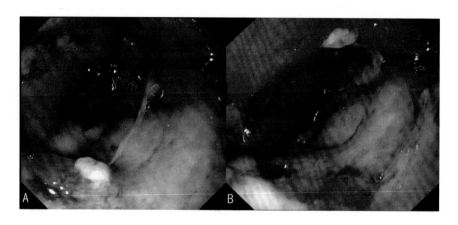

病例38图2　小肠镜检查

注：图A：小肠见环周生长不规则黏膜隆起，表面充血水肿溃烂、凹凸不平，覆秽苔，管壁僵硬；图B：小肠见环周生长不规则黏膜隆起，表面充血水肿溃烂、凹凸不平，覆秽苔，管壁僵硬，管腔狭窄，镜身无法通过。

（左秀丽　寇冠军）

参考文献

[1]Chander U, et al.Pathogenesis of Enteropathy-Associated T Cell Lymphoma, 2018, 13（4）：308-317.

[2]Nan Zhuang, et al.Rare intestinal fistula caused by primary lymphoma of the gastrointestinal tract:Two case reports and literature review［J］.Medicine（Baltimore）, 2018, 97（27）：e11407.

病例 **39** 肠套叠

一、病例摘要

一般情况：患者女，32 岁，农民。

主诉：腹痛、腹胀伴肛门停止排气排便 10 小时。

现病史：患者入院 12 小时前进食大量手抓冰羊肉，2 小时后出现持续性腹部胀痛，阵发性加剧，以脐周为著，无放射，伴恶心、呕吐，呕吐物为胃内容物，呕吐后症状稍减轻，无反酸、嗳气，无呕血、黑便，无寒战、发热，无头晕、头痛、胸闷、气短，自服江中健胃消食片后症状无改善，腹痛程度加重，且蔓延至全腹，腹胀明显，呕吐频次增加，呕吐物从胃内容物转为清水样，量不多，并出现停止排气排便，为求进一步诊治，遂来我院，急诊以"腹痛待查"收住我科。患者自发病以来，神志清，精神差，未再进食，小便正常，未排大便。发病前 1 周有急性胃肠炎病史。

既往史：既往体健。否认高血压、冠心病、糖尿病等慢性病史，否认肝炎、结核等传染病史，否认外伤、手术及输血史。否认药物、食物过敏史，预防接种史不详。

查体：T 36.5℃，P 80 次 / 分，R 20 次 / 分，BP 120/80mmHg。神志清，精神差，急性痛苦面容，自动体位，营养中等，问答切题。全身皮肤黏膜无苍白，巩膜无黄染，全身浅表淋巴结未触及。双肺呼吸音清，未闻及明显干湿性啰音。心率 80 次 / 分，律齐，各瓣膜听诊区未闻及异常杂音及心包摩擦音。腹微膨隆，未见胃肠型及蠕动波；腹软，脐周压痛，无反跳痛，肝脾肋下未触及，腹部未扪及包块，Murphy 征阴性；移动性浊音阴性，无肝肾区叩击痛；肠鸣音减弱，1 ～ 2 次 / 分，无气过水声，未闻及血管杂音。双下肢无水肿。

辅助检查：暂缺。

初步诊断：腹痛待查：急性肠梗阻。

病例特点：①青年女性，起病急，病史短；②以痛、吐、胀、闭为主要临床表现，腹痛呈现持续性腹部胀痛、阵发性加剧为特点，发病前有进食冰冷肉食的诱因；③查体：急性痛苦病容，腹微膨隆，脐周压痛阳性，无反跳痛，未及包块，肠鸣音减弱。

诊断及鉴别诊断：青年女性，起病急，病史短，以进食高脂肪食物为诱因，表现为典型的胀、痛、吐、闭，症状进行性加重，查体：腹微隆，未见胃肠型及蠕动波。腹肌软，脐周压痛阳性，无反跳痛。移动性浊音阴性，肠鸣音弱 1 次 / 数分。故高度怀疑急性肠梗阻可能，但患者既往无腹部手术史，无便秘及大便习惯及性状改变，应进一步明确肠梗阻的病因，应尽快完善腹部平片、腹部 CT 等相关检查，动态观察症状及体征变化，在对症治疗的同时，积极寻找病因，如保守治疗无效、病情加重，可考虑手术探查。

1. **急性胆囊炎**　起病急、病史短、发病前多有过饱饮食及进食高脂肪食物病史，表现为上腹部疼痛、向肩背部放射、多伴恶性、呕吐；多数患者可出现发热、黄疸。查体：Murphy 征阳性。腹部彩超有助于诊断，结合该患者病史特点需积极排除。

2. 急性胰腺炎　急性胰腺炎多急性起病，以大量饮酒、进食高脂肪饮食或胆道疾病为常见诱因，发作时腹痛明显，多为中上腹疼痛，可向腰背部放射，伴发热、恶心、呕吐，吐后腹痛无缓解；急查血尿淀粉酶及脂肪酶异常升高，影像学检查可见胰腺肿大、胰周渗出、坏死等改变。该患者起病急，症状重，发病前以进食高脂肪食物为诱因，表现为腹痛、恶心、呕吐，吐后症状无缓解。应除外急性胰腺炎的可能。

3. 急性阑尾炎　转移性右下腹痛和右下腹固定压痛是急性阑尾炎的典型表现。疼痛始于脐周或上腹部，待炎症波及阑尾浆膜（脏腹膜），腹痛转移并固定于右下腹。阑尾炎病变加重达到化脓或坏疽时，可出现右下腹局限性腹膜炎体征。阑尾一旦穿孔，腹膜炎体征可扩大到全腹，但压痛仍以右下腹最重。结合该患者无寒战、发热，无转移性右下腹痛暂不考虑。

4. 肠结核　该患者来自于牧区，是结核病的好发地区，且肠结核好发于中青年患者，回肠末端为好发部位。多为慢性过程，可表现为腹胀、腹痛、腹泻便秘交替、低热、盗汗、乏力、纳差、消瘦等症状，当合并肠梗阻时可出现急性右下腹痛、局部触痛，化验检查可提示白细胞计数轻度升高等。因其病变为慢性进行性过程，多数症状不典型。结肠镜检查有助于诊断。结合该患者情况依据不足，但应完善 PPD 实验及结肠镜检查以助鉴别。

5. 消化性溃疡　典型患者表现为慢性病史，周期性发作、节律性疼痛，但也有部分患者以消化道出血、穿孔、消化道梗阻为首发症状就诊，甚至有患者可以出现脐周腹痛、后背部疼痛等不典型症状。该患者系中年女性，起病急，病史短，发病前有进食羊肉后诱发，表现为腹痛、恶心、呕吐，呕吐后症状无缓解，无反酸、呕血、黑便等，故消化性溃疡并穿孔、梗阻的可能不大，可完善胃镜检查以助鉴别。

6. 缺血性肠病　典型病史为突发的痉挛性下腹痛伴里急后重感，一般在 24 小时内排黑色或鲜红色血便。体检下腹部压痛、反跳痛阳性，其病变基础为动脉粥样硬化。诱因一般为过度劳累、暴饮暴食。该患者既往无高血压病史，血压稳定，暂排除该诊断。

7. 结肠癌　多为中老年患者，有排便习惯与粪便性状改变，有时表现为痢疾样脓血便；有时表现为顽固性便秘，可有腹痛、腹部包块、进行性贫血等临床表现，可以肠梗阻为首发症状。该患者为青年女性，起病急，无大便习惯、性状改变病史，故考虑此病依据不足，行电子结肠镜检查、X 线钡剂灌肠可助鉴别。

8. 异位妊娠破裂　好发于育龄期妇女，三大主症为急性腹痛、停经及阴道流血，腹痛多位于下腹部，继而向全腹部扩散，呈持续性胀痛，严重者疼痛剧烈，乃至发生休克。约 80% 患者有阴道不规则流血。查体：下腹部明显压痛，肌紧张。结合停经史、尿中 HCG 检测阳性、腹腔穿刺或后穹窿穿刺发现不凝血即可确诊。结合该患者为育龄期妇女，起病急、表现为脐周及全腹部疼痛应予鉴别。

二、诊疗经过

患者入院时腹痛症状明显，伴恶心、呕吐。查体：腹微膨隆，腹软，脐周压痛阳性，无反跳痛。诊断初步考虑急性肠梗阻，积极完善相关化验。血常规提示：WBC 4.52×10^9/L，NE% 70.84%，Hb 138g/L，PLT 180×10^9/L。生化全项提示：Alb（↓）34.5g/L，Glb（↓）19.6g/L，余均正常。腹部立位平片提示：肠腔积气，见气液平，考虑肠梗阻。给予禁食、胃肠减压、静脉应用丙胺酰谷氨酰胺修复胃肠黏膜，予以盐酸雷莫司琼止吐对症、脂肪乳和转化糖营养支持治疗。经上述治疗患者最初腹痛、呕吐症状逐渐减轻，阵发性腹痛间隔时间延长，但 24 小时后患者腹痛、恶心、呕吐等症状再次出现并呈现进行性加重，且腹痛难忍呈现持续性，并出现少许果酱样血便、面色苍白、出冷汗、发热、尿量减少，查体腹部出现腹膜炎体征，立即急查腹部 CT 示：回肠中段局部管腔内小斑片低密度及环状等密度，其以上小肠梗阻性扩张，考虑肠套叠可能性大；结肠空虚（病例 39 图 1）。

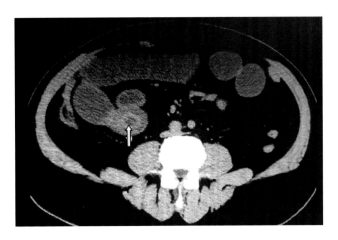

病例 39 图 1　腹部 CT
注：回肠中段局部管腔内小斑片低密度及环状等密度影。

　　患者临床表现经内科积极保守治疗后症状无缓解并出现病情进展，出现果酱样血便，腹膜炎体征，结合腹部 CT 等影像学表现提示肠梗阻系肠套叠，患者病情进行性加重，考虑有肠坏死的发生，请急诊外科会诊后考虑有急诊剖腹探查术指征。完善相关术前准备及术前谈话后急诊行剖腹探查术，术中腹腔见淡黄色渗液 100ml 左右，距屈氏韧带（Treitz 韧带）下约 150cm 处可见约 100cm 小肠肠管套叠，套叠的小肠壁颜色发黑，坏死。松解套叠小肠后可见肠管颜色呈黑褐色、蠕动消失，肠系膜血管搏动消失，确定该段肠管坏死。切除坏死肠管，近段肠管侧壁与远端肠管端侧吻合。术中探查肝脏、脾脏、十二指肠、胃、结肠、胰腺、膀胱均未见异常。术中诊断：肠梗阻、肠套叠伴小肠部分坏死、弥漫性腹膜炎。术后积极予禁食、胃肠减压并予以抗感染（头孢地嗪、奥硝唑）、静脉营养（脂肪乳、氨基酸）、补液、对症支持治疗，患者生命体征平稳，于术后第 2 日出现排气，腹腔引流管通畅，未再引流出液体，切口敷料外观清洁，未见异常渗出；复查血常规正常；腹部 CT 提示：下腹小肠可见高密度吻合器，下腹部及盆腔小肠肠管扩张并可见气液平；右侧髂窝少量积液，盆腔积液。术后 10 天患者排气、排便完全恢复正常，进食后无腹胀、腹痛，无恶心、呕吐，小便正常。腹部查体：腹部切口皮肤无红肿及渗液，全腹未见肠型及蠕动波，无压痛，肠鸣音正常；复查血常规，血生化，肝肾功能，腹部平片等均正常，病情稳定出院。出院 1 个月后随诊患者无特殊不适，血常规正常，腹部立位平片未见异常，腹部 B 超腹腔未见游离液体。术后半年随诊时患者无不适，行结肠镜检查无异常发现。

　　最后诊断：继发性肠套叠（小肠 - 小肠型）并肠梗阻、小肠坏死、弥漫性腹膜炎，肠套叠松解及部分小肠切除术。

　　诊断依据：青年女性，起病急，病史短，以进食高脂肪食物后持续性腹部胀痛不适，阵发性加剧，伴恶心、呕吐，排气排便停止。初步诊断急性肠梗阻，但经内科积极保守治疗后症状无缓解且病情进展，出现果酱样血便，腹膜炎体征，腹部 CT 考虑肠套叠，患者病情进行性加重，急诊行剖腹探查术，术中证实肠套叠并肠梗阻、小肠坏死、弥漫性腹膜炎的诊断。

三、讨论

肠套叠是一段肠腔及系膜内折进入到相邻的肠腔内，常见于儿童，是小儿肠梗阻的常见病因，成人发生肠套叠相对少见，多为慢性复发性肠套叠，与儿童肠套叠多为特发性不同，成人肠套叠多由潜在病因导致，其发生原因常与肠息肉、肠肿瘤等病变有关，也可与感染有关。该患者肠套叠原因考虑与进食不当，发病前急性胃肠炎等有关。肠套叠典型症状是腹痛、血便和腹部肿块，但通常症状不典型，早期症状轻，呈不完全梗阻，由于套叠可自行复位，所以发作后检查常为阴性，该患者发病初期主要表现为肠梗阻，后期才出现果酱样血便，但始终无腹部肿块。

肠套叠可根据发生位置分为小肠－小肠型、回－结肠型及结－结肠型肠套叠，根据原因分为良性、恶性及特发性。成人则根据是否有导入点而进一步分为无导入点肠套叠及有导入点肠套叠。成人肠套叠临床表现往往不典型，诊断起来比较困难，常无典型肠梗阻的痛、吐、胀、闭等表现，而腹痛、腹部包块、果酱样大便等肠套叠三联征更是罕见。由于相当一部分患者表现为亚急性或慢性病程，间歇性腹痛等症状持续时间较长，初始症状往往不重，在缺乏细致深入的影像学检查之前，常被误诊为肠易激综合征、克罗恩病等慢性疾病，而延误治疗。因此，对于急腹症患者应考虑到肠套叠的可能，当出现以下任意一项临床特征时，应高度怀疑成人肠套叠：①腹痛、腹部包块，伴有血便；②反复发作的腹痛，特别是伴有恶心呕吐，一直未明确病因；③肠梗阻反复发作，原因不清；④腹痛伴腹部扪及包块，腹痛及包块可自行消退。此外，成人肠套叠多有慢性复发性的病史，由于其可导致肠梗阻，所以诊断肠梗阻时应进一步查找导致肠梗阻的病因，不满足于肠梗阻或者是其他症状性的诊断。

小肠部位发生的肠套叠多由良性病变造成，常见病因为炎性息肉、腺瘤、脂肪瘤等，而结肠部位发生的肠套叠则多由结肠腺癌引起。选择合适的影像学检查有助于确诊。腹部立位平片对肠梗阻的诊断较敏感，约80%患者行腹部立位平片检查提示肠梗阻，但很少能发现肠套叠。超声检查是疑似肠套叠患者的首选影像学检查，具有较高的特异性和敏感性，往往可以发现肠套叠呈现"靶环征"的特征性表现。但超声检查存在一定的局限性：①超声科医生往往与临床医生缺乏沟通及临床医生超声检查知识较缺乏，因此，临床医生仅靠超声科医生的超声诊断描述进行病情的判断，超声检查提供的静态图像对临床医生帮助不大；②超声检查质量受超声科医生的操作熟练程度和经验影响较大，特别是急诊超声检查、床边超声检查的工作可能更多的是由年资较轻的医生承担，可能会降低肠套叠的超声诊断阳性率；③腹壁存在较厚的脂肪及肠腔明显积气均会明显影响超声成像，而CT检查在急腹症诊断中发挥重要作用，肠套叠的CT图像也表现为特征性的"靶征"。CT检查结果稳定可靠，可判断肠管套入的部位和长度，是否存在绞窄、消化道穿孔等，如行增强CT扫描，还可进一步判断肿瘤的良恶性，是否存在肝脏及淋巴结转移等。结肠镜检查可以协助确定梗阻病因，如肿瘤，部分病例在疾病的早期还可以实施套叠的复位操作，缓解病情，由于只能到达末端回肠，且梗阻时不能有效清肠，所以具有一定局限性。

肠套叠早期可用空气灌肠复位，疗效可达90%以上。由于成人肠套叠早期症状不典型，在病情进展过程中极易发生肠坏死延误病情。因此当高度怀疑肠套叠导致肠梗阻时，临床医生应密切观察腹部体征及疗效，当治疗过程中患者腹痛加重，或空气灌肠复位后出现腹膜刺激征及全身情况恶化，应及时选择手术治疗。

（王学红　郜　茜）

参考文献

[1] 陈灏珠，钟南山，陆再英，等．内科学（第9版）[M]．北京：人民卫生出版社，2018：441-444．

[2] 吴在德，吴肇汉，等．外科学（第7版）[M]．北京：人民卫生出版社，2018：459．

[3] 邓训东．成人肠套叠[J]，中华外科杂志，1979，17（6）：484-486．

[4] 汪存忠，仲明根，许友堂，等．成人肠套叠原因、类型及诊治特点的探讨[J]．实用外科杂志，1990，10（2）：123-125．

[5] 张莉．成人小肠套叠的超声诊断[J]．中国超声医学杂志，1999，14（9）：692-694．

[6]Desai N，Gowen MG，Schultz I，et al.Intussusception in adults[J].Mt Sinai J Med，1999，66（5）：336-340．

病例 *40* 肠梗阻

一、病史摘要

一般情况：患者女，49岁，汉族，农民。

主诉：左侧上腹部疼痛1个月，加重5天。

现病史：患者于入院前1个月无明显诱因出现左侧下腹部疼痛，呈阵发性钝痛，每次持续10～20分钟后可自行缓解，无放射，进食后疼痛加重，伴每次进餐后10分钟左右均出现恶心、呕吐，非喷射状呕吐，呕吐物为胃内容物，无宿食，每次量20～50ml，无胆汁及咖啡渣样液体。2～3日排便1次，为成形便，无黏液及脓血，排气及排便后腹痛症状稍缓解。无呕血、黑便，无头晕、乏力、心悸，无胸闷、气短，无咳嗽、咳痰，无耳鸣及视物旋转，未予特殊治疗。5天前自觉上述症状加重，性质及部位同前，疼痛呈绞痛，呈间歇性发作，伴腹胀、下肢麻木、全身乏力，伴肛门停止排气、排便，无畏寒、寒战、发热。遂至青海省湟中县人民医院就诊，腹部彩超未见异常，腹部立位平片见小液平，给予输液止痛药（具体不详）对症治疗后症状持续未缓解，转来我院。患者自发病以来，精神欠佳，食欲差，1周未进饮食，睡眠差，小便正常，大便如上所述，1个月体重下降约4kg。

既往史：8年前于青海省多巴县医院因阑尾炎行阑尾切除术，术后恢复可；否认高血压、糖尿病、冠心病等慢性病病史，否认肝炎、结核等传染病病史，否认外伤史，否认输血及献血史，预防接种史不详。

查体：T 36℃，P 84次/分，R 21次/分，BP 110/70mmHg。

发育正常，营养中等，体型消瘦，急性痛苦面容，全身皮肤及黏膜无黄染。心肺查体无异常。腹平坦，右下腹部可见长约3cm斜行陈旧性手术瘢痕，无胃肠型及蠕动波，腹软，右下腹压痛阳性，反跳痛可疑，未触及包块，无液波震荡，无震水声，肝脾脏肋下未触及，Murphys征阴性，肝浊音界存在，移动性音阴性，肠鸣音1～2次/分。双下肢无水肿。

辅助检查：（2016年10月2日：青海省湟中县人民医院）腹部彩超：未见异常；立位腹平片示：肠腔内见小气液平面，考虑肠梗阻（病例40图1）。

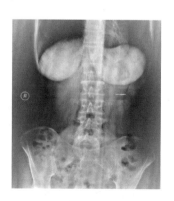

病例40图1 立位腹平片

注：肠腔内可见气液平。

初步诊断：腹痛待查：完全性肠梗阻？阑尾切除术后。

病例特点：

1. 患者中年女性亚急性病程，间断发作，逐渐加重。

2. 主要表现为腹痛，以右下腹部为著，呈阵发性钝痛，伴后背部疼痛，进食后加重，伴恶心、呕吐，症状进行性加重，出现腹胀，并逐渐出现肛门停止排气、排便情况。腹软，全腹部压痛阳性，反跳痛可疑，无腹肌紧张，未触及包块，Murphys 征阴性，肝浊音界存在，移动性音阴性，肝区无叩击痛，双肾区无叩击痛，肠鸣音 1～2 次 / 分。

3. 腹部彩超未见明显异常，腹部平片可见小气液平。

诊断及鉴别诊断：

1. 胃十二指肠穿孔　多有溃疡病史，突发上腹剧痛。迅速蔓延全腹，有明显腹膜炎体征，腹肌高度紧张，可呈板样腹，腹平片可见膈下游离气体。该患者无上述症状，暂不考虑此病。

2. 急性胰腺炎　多于饮酒或暴饮暴食后发病，以上腹部疼痛为主，腹膜炎体征明显，血、尿淀粉酶显著升高。患者无上述诱因及相关症状，暂不考虑此病。

3. 胆石症、急性胆囊炎　疼痛多位于右上腹，以发作性绞痛为主，Murphy 征阳性。B 超检查可发现胆囊结石、胆囊增大、胆囊壁水肿等。该患者无上述症状，暂不考虑此病。

4. 急性阑尾炎　多数患者有较为典型的转移性右下腹痛和右下腹局限性压痛，如并发穿孔，会出现全腹痛和腹膜炎体征。该患者无上述症状，暂不考虑此病。

二、诊疗过程

入院后根据患者主要临床表现为痛、吐、胀、闭，腹部平片有肠腔内见小气液平面，考虑肠梗阻"小液平"等表现，故以肠梗阻为诊断切入点进行诊断和鉴别诊断，符合临床思维过程，首先需进行相关化验及辅助检查以明确肠梗阻的原因及部位、了解肠壁血运状态，评估病情以制订最佳治疗方案。入院当日急查血常规、尿常规、肝肾功能、凝血功能、电解质、炎症指标等化验结果未见异常；腹部平片示肠胀气。按肠梗阻给予禁食、胃肠减压、温开水 100ml ＋开塞露 100ml 灌肠、静脉补液、抗感染、支持及对症处理，腹痛较前稍缓解，但仍有阵发性腹部绞痛情况。后陆续完善 ANA 酶谱、血沉、肿瘤标志物等化验均正常；C 反应蛋白 51.5mg/L；胃镜为非萎缩性胃炎；腹主动脉及上腹部彩超：未见明显异常；肠系上静脉及上动脉 CTA ＋ CTV、全腹增强 CT 结果示：右侧结肠扩张积气积液并局部见气液平（病例 40 图 2）。经过上述内科保守治疗，患者前 5 天症状较前有所改善，但自第 6 天开始出现阵发性腹部绞痛，时间延长，难以忍受，发作频率增加，伴频繁恶心、呕吐，请急诊外科会诊考虑系阑尾切除术后粘连性肠梗阻可能，建议转科行剖腹探查。转科后在术前准备时给予新斯的明注射液 1ml 肌内注射、肥皂水 400ml 灌肠，1 小时后患者排便 1 次，排出一团状物体，用水冲洗后发现为带有有焚文的纸团，随后腹痛症状明显缓解，未再出现恶心、呕吐，次日复查腹部立位平片未见明显异常，排气排便恢复，出院前行结肠镜检查所见回肠末端、直结肠黏膜未见异常，后反复追问患者及家属病史，家属诉入院 1 个月前患者吞服了有经文焚烧后的纸团，之后即逐渐出现右下腹部疼痛。至此，患者肠梗阻考虑系在阑尾切除术后肠粘连基础上因含有重金属的经文纸团堵塞，导致了机械性结肠梗阻。

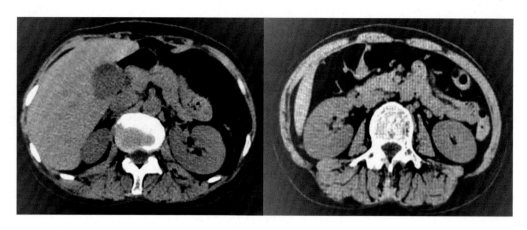

病例 40 图 2　腹部增强 CT
注：右侧结肠扩张、积气，并见气液平。

全腹增强 CT 结果示：右侧结肠扩张积气积液并局部见气液平。

最后诊断：机械性肠梗阻（完全型）。

诊断依据：

1. 患者中年女性，亚急性病程。

2. 主要表现为痛、吐、胀、闭，起初排气、排便尚可，排气及排便后腹痛症状无缓解，且上述症状进行性加重，并出现肛门停止排气、排便；患者存在异物吞服史，排除后症状及客观检查结果好转。

3. 腹部立位片有肠腔内见小气液平面，考虑肠梗阻"小液平"，腹部增强 CT 示：右侧结肠扩张积气积液并局部见气液平，提示肠梗阻。

三、讨论

肠梗阻（intestinal obstruction）是指肠内容物不能正常运行，顺利通过肠道，是外科常见急腹症之一，具有起病急、病情变化快、病因多种多样等特点，如不及时诊治，可使病情加重，一旦肠壁血运循环障碍，发生绞窄性肠梗阻，将会严重影响患者健康，甚至危及生命。故肠梗阻的病因诊断及对病情的准确判断十分重要，把握手术时机是治疗的关键。

肠梗阻的病因不同，表现各异，预后也大相径庭，故对肠梗阻应做出较为明确的分类：按肠梗阻发病的基本原因可分为：①机械性肠梗阻：是由于腹腔内存在着器质性病变或肠道内存在着阻碍物所致，包括肠腔内的阻塞、肠管病变及肠管外疾病；②动力性肠梗阻：麻痹性肠梗阻、痉挛性肠梗阻；③缺血性肠梗阻：肠管无机械性阻塞而是由于肠系膜血管病变直接引起。按肠壁是否发生血液供应障碍可分为单纯性肠梗阻及绞窄性肠梗阻。同时按照梗阻发生的部位可分为小肠梗阻、结肠梗阻。按梗阻的程度可分为完全性肠梗阻与不完全性（或部分性）肠梗阻。不完全性肠梗阻可发展为完全性肠梗阻。按起病的缓急可分为急性肠梗阻与慢性肠梗阻，但急性与慢性并无绝对界限。

机械性肠梗阻和麻痹性肠梗阻均有腹痛、呕吐、腹胀和停止排便排气症状。机械性肠梗阻腹痛呈阵发性绞痛，腹痛时病人常自感有气体串行，可见到或扪到肠型，听到高亢调肠鸣音。呕吐常发生在腹痛的高峰，呕吐后腹痛可以有所缓解。腹痛频率和强度的加剧以及疼痛局限化，预示梗阻的肠段可能有血运障碍，提示需要手术治疗。麻痹性肠梗阻最突出的症状是腹胀，多均匀累及全腹。一般无阵发性绞痛，即使有腹痛也多为持续性胀痛。听诊肠鸣音减弱甚至完全消失。本患者结合患者的诊治经过，患者于入院前 1 个月吞服有经文焚烧后的纸团后逐渐出现左侧上腹部疼痛，考虑纸团梗阻导致此次患者主要不适症状。因此类含有经文的纸团中有重金属，且形成团块后阻塞小肠形成机械性肠梗阻，经积极的治疗、梗阻物排出后症状缓解。当然患者既往有阑尾切除术，术后局部肠管的粘连可能参与此次肠梗阻的发生及发展，患者在治疗期间出现低钾血症，且查体有肠鸣音消失的情况，考虑因低钾血症致麻痹性肠梗阻同时参与其中，经积极地纠正电解质紊乱肠动力逐渐恢复正常，为后续的治疗取得良好的效果奠定了好的基础。

肠梗阻发生后，肠管局部和机体全身将出现一系列复杂的病理和生理变化。单纯性机械性肠梗阻，梗阻部位以上肠蠕动增加，肠腔内因气体和液体的集聚而膨胀，肠壁变薄，肠腔压力不断升高，到一定程度时可使肠壁血运障碍。表现为静脉回流受阻的毛细血管淤血，肠壁充血、水肿、增厚，呈暗红色。由于组织缺氧，毛细血管通透性增加，肠壁上有出血点，并有血性渗出液渗入肠腔致血运障碍，纠正肠壁缺血，有利于肠道功能的恢复。体液丧失及因此而引起的水、电解质紊乱与酸碱失衡，是肠梗阻重要的病理生理改变。胃肠道的分泌液每日约为 8000ml，在正常情况下绝大部分被再吸收。急性肠梗阻患者，由于不能进食及频繁呕吐，大量丢失胃肠液，使水分及电解质大量丢失，尤其是高位梗阻患者为甚。低位梗阻时，则这些液体不能被吸收而潴留在肠腔内。另外，肠管过度膨胀，影响肠壁静脉回流，使肠壁水肿。如有肠绞窄存在，更会丢失大量血液，以及酸碱平衡失调。如十二指肠第一段梗阻，可因丢失大量氯离子和酸性胃液而产生碱中毒。一般小肠梗阻，丧失的体液多为碱性或中性，钠、钾离子丢失较氯离子为多，以及在低血容量和缺氧情况下酸性代谢物剧增，加之缺水、少尿可引起严重的代谢性酸中毒。严重的缺钾可加重肠膨胀，低钾性肠麻痹并可引起肌无力和心律失常。肠梗阻时肠腔内细菌数量显著增加，细菌大量繁殖，而产生多种强烈的毒素。由于肠壁血运障碍或失去活力，肠道细菌移位及细菌和毒素渗透至腹腔内引起严重的腹膜炎、感染和中毒。严重的缺水、血液浓缩、血容量减少、电解质紊乱、酸碱平衡失调、细菌感染、中毒等，可引起严重休克。肠坏死、穿孔，发生腹膜炎时，全身中毒尤为严重。肠腔膨胀使腹压增高，膈肌上升，腹式呼吸减弱，影响肺内气体交换，同时妨碍下腔静脉血液回流，而致呼吸、循环功能障碍，最后可因多脏器功能障碍乃至衰竭而死亡。灌肠通便，排便、排气，排除肠道内大便，促进肠蠕动，可减轻腹胀，降低肠管内压力，减少肠腔内的细菌和毒素吸收，改善肠道内微生态。

肠梗阻是普外科常见急腹症之一，一般仅次于急性阑尾炎和胆道疾病而位居急腹症第三位。具有起病急、病情发展快、病因复杂、对机体干扰大、诊治困难、手术方式不确定等特点。临床工作中肠梗阻较为棘手的是病因诊断，详细询问病史、认真的体格检查及适当的辅助检查手段，常选择影像学检查如：腹部立位平片、CT 等。能使部分病例明确病因。肠梗阻的治疗原则是纠正因梗阻引起的全身生理功能紊乱和解除梗阻。患者入院后应完善各项相关检查，做好术前准备，给予禁食水、胃肠减压、抗炎、补液、维持水电解质及酸碱平衡，并加强营养支持治疗。若患者入院时梗阻的原因已明确，积极采取合理的治疗方案解除梗阻。如果患者入院时即有绞窄性肠梗阻的症状及体征，或有发生绞窄性肠梗阻的趋势，应急诊行剖腹探查术，手术方式应根据术中具体情况而定。如果患者入院时病因暂不明确，且没有急诊手术指征，可继续保守治疗，当然在保守治疗过程中需严密观察病情变化，若症状、体征逐渐缓解，可待梗阻缓解后进一步完善检查、明确梗阻原因，然后行进一步治疗；如果治疗过程中症状、体征持续不缓解或进一步加重，则行剖腹探查术。术后给予胃肠减压、抗炎、补液、营养支持治疗及对症处理，维持水、电解质及酸碱平衡，加强切口换药，观察切口愈合及腹腔愈合情况，预防术后各种意外情况及并发症的发生。

综上所述，引起肠梗阻的最常见的病因是肠粘连及结直肠肿瘤，也有其他原因如肠扭转、腹股沟嵌顿疝、肠套叠、肠道异物等，故肠梗阻的病因诊断及对病情的准确判断十分重要，把握手术时机是治疗的关键。

（王学红　张洪芳）

参考文献

[1] 向春华，智星，邓志刚. 绞窄性肠梗阻的危险因素以及手术时机选择与手术效果的研究 [J]. 医学综述，2015，21（10）：1907-1909.

[2] 王兆刚，陈颢. 绞窄性肠梗阻的诊断及手术时机探讨 [J]. 河南外科学杂志，2014，10（6）：19-20.

[3] 胡孝海，田进. 绞窄性肠梗阻患者诊断指标的多因素分析 [J]. 胃肠病学和肝病学杂志，2015，24（3）：298-300.

[4] 祁冰，陈海龙，尚东，等. 经鼻肠梗阻导管治疗粘连性肠梗阻效果的 Meta 分析 [J]. 疑难病杂志，2013，8（10）：781-784.

[5] 黄锦洪. 超声、螺旋 CT、腹部 X 线诊断肠梗阻的临床价值比较 [J]. 华夏医学. 2016，29（1）：103-104.

病例 **41** 假性肠梗阻

一、病例摘要

一般情况：患者女，34 岁，教师。

主诉：反复腹胀、腹痛 1 年余，加重 10 天。

现病史：1 年前无明显诱因出现全腹胀满不适，发作不规律，平均每周发作 2～3 次，每次发作持续数分钟至 1 小时，进凉食后加重，活动后稍有缓解。偶有腹痛症状，呈隐痛，部位不固定，发作无规律，平均每月 2～3 次，每次持续时间数分钟不等，与体位及饮食无关，与腹胀症状也无明显关联，可自行缓解，无其他伴随症状，大小便正常，但排气不畅。上述症状反复发作，不影响工作生活，未予任何治疗。5 个月余前进凉食后出现腹痛，为全腹持续性胀痛疼痛，阵发性加剧发作，伴恶心、呕吐数次均为胃内容物，无胆汁及咖啡渣样液体，无其他不适，至青海省互助县人民医院住院，行肝肾功能、生化、血糖、甲状腺功能等检查均正常，腹部彩超无异常发现，胃镜为慢性浅表性胃炎，腹部立位片为肠梗阻，诊断不完全性肠梗阻，经内科保守治疗患者症状明显改善，住院 1 周出院。但出院后每遇进食不当感冒后即腹胀、腹痛反复发作，性质同前，可自行缓解。10 天前无明显诱因再发腹胀、腹痛，程度逐渐加重，阵发性绞痛，伴恶心、呕吐、肛门停止排气排便等，无发冷、发热、低热、盗汗等，社区医院输液治疗（具体不详）恶心、呕吐改善，余症状持续，为进一步治疗，遂来我院门诊行腹部平片检查提示"肠腔内见多发液气平考虑肠梗阻"，以肠梗阻收入我科。自发病以来，食欲差，睡眠欠佳，小便正常，近 10 天未排大便，偶有排气，体重未见明显变化。月经正常。

既往史：否认高血压、糖尿病、冠心病等慢性病病史；否认肝炎、结核等传染病病史；否认外伤史及输血史；预防接种史不详。

查体：发育正常，营养中等，神志清楚，急性痛苦病容，步入病房，步态无异常，查体合作。巩膜无黄染，睑结膜色红，双肺听诊呼吸音清未闻及干、湿性啰音。心率 70 次／分，律齐，心音有力，各瓣膜听诊区未闻及杂音。腹部平坦，无腹壁静脉曲张，未见胃肠型及蠕动波；腹软，中上腹压痛阳性，无反跳痛，肝脾肋下未触及，Murphy 征阴性，麦氏点压痛阴性，无液波震颤，无震水声，未触及腹部肿块；全腹叩诊呈鼓音，肝浊音界存在，移动性浊音阴性，肾区叩击痛阴性；肠鸣音减弱，1～2 次／分，无气过水声，未闻及血管杂音。辅助检查：（2018 年 9 月 7 日）腹部平片提示：肠腔内见多发液气平考虑肠梗阻。

初步诊断：不完全性肠梗阻。

病例特点：患者青年女性，起病缓慢，病史长达 1 年，临床主要表现为反复腹胀、腹痛不适，发作不规律，可自行缓解，曾住院诊断为不完全性肠梗阻，近 10 日上述症状加重并伴有肛门停止排气排便现象。腹部平片见"多发液气平"。

诊断及鉴别诊断：

1. 机械性肠梗阻　腹腔内存在器质性病变或肠道内存在阻碍物所致：①肠腔内的阻塞：如息肉、

蛔虫、胆结石及各类粪石等；②肠管病变：婴儿以先天性肠道闭锁或狭窄多见。成人多为肿瘤、结核、Crohn 病、憩室及放射性肠炎等；③肠管外疾病：多为既往手术或炎症造成的粘连，使小肠扭曲成角，甚使其扭转，或者形成粘连带压迫肠管使腔狭窄。各种嵌顿的腹壁疝（股疝、腹股沟斜疝、脐疝等）及腹内疝也是梗阻的常见原因，其他原因也见于腹腔内肿物、脓肿等。患者症状无特异性，也无上述疾病的临床表现，可行腹部 CT、肠镜检查等以进一步排除。

2. 动力性肠梗阻　①麻痹性肠梗阻：多发生在腹部手术后，腹膜炎、腹膜后血肿、肾周围脓肿以及感染中毒性休克、低钾等情况下。这是由于神经、体液等因素直接刺激肠壁肌肉，使其失去蠕动能力而产生梗阻。从患者的临床表现体征及实验室检查均不考虑该因素；②痉挛性肠梗阻：比较少见，且为短暂性的，梗阻是由于肠肌痉挛性收缩以致肠腔缩小而引起，偶见于肠道炎症或神经功能紊乱。

3. 缺血性肠梗阻　由于肠系膜血管病变引起，见于肠系膜血管栓塞、肠系膜血管血栓形成、肠系膜血管血流灌注不足等。因其引起肠壁缺血，继而引起蠕动不能而造成肠梗阻。患者无引起缺血性肠梗阻的基础病变，暂不考虑。

4. 胆石症、急性胆囊炎　疼痛多位于右上腹，以发作性绞痛为主，向后背部放射，伴发冷，发热；查体 Murphy 征阳性；腹部 B 超检查可发现胆囊结石、胆囊肿大、胆囊壁水肿等。患者多次行腹部彩超均无异常发现。

5. 急性阑尾炎　多数患者有较为典型的转移性右下腹痛和右下腹局限性压痛，如并发穿孔，会出现腹膜炎症状及体征，肠梗阻等情况。患者无以上特点，可排除。

二、诊疗经过

入院后查血常规、尿常规、大便常规＋潜血、肝肾功能、离子水平、凝血功能、甲状腺功能、肿瘤标志物、肝炎病毒标志物、HIV 等检验结果未见明显异常；血沉 48mm/h，C 反应蛋白 36mg/L、全腹 CT 平扫＋增强示小肠、结肠多发扩张，腹部超声未见异常。入院按肠梗阻积极予以禁食、胃肠减压、抗炎、扩血管、补液等对症治疗，经治疗 10 天后腹胀症状较前缓解，但腹痛症状缓解不明显。住院期间患者出现口腔溃疡，追问病史，患者诉既往间断有口腔溃疡及光过敏病史，有脱发及关节疼痛情况，故行自身抗体检查发现抗 Sm 抗体 1∶1000 颗粒型，抗 dsDNA 抗体阳性。遂请风湿科医师会诊，认为患者有口腔溃疡、光过敏症状，有血沉增快、抗 Sm 抗体、抗 dsDNA 抗体阳性等实验室检查，符合系统性红斑狼疮（SLE）的诊断，故予以大量免疫球蛋白 30g/d 冲击治疗，治疗 3 天后患者腹痛及腹胀症状明显缓解，并排出黄色水样便，排气通畅，5 天后患者所有症状完全改善，复查腹部立位片未见异常，遂给予泼尼松片 50mg/d 口服治疗。患者经积极的免疫及激素治疗后症状消失，复查血沉及 C 反应蛋白均正常，行结肠镜检查未发现明显异常，故考虑患者肠梗阻原因为系统性红斑狼疮所致的假性肠梗阻，住院 24 天后带药出院。出院后继续予泼尼松片口服，风湿科和消化科门诊随访，每 2～4 周复查血常规、血沉、CRP，腹部平片，每 1～2 个月复查 ANA 组合谱，泼尼松逐渐减量。目前患者未再出现肠梗阻症状及其他消化道症状，自身免疫化验指标均正常，泼尼松片 10mg/d 维持治疗，继续随访中。

最后诊断：系统性红斑狼疮（活动期）并发慢性假性肠梗阻。

诊断依据：青年女性，起病缓慢，病史长，临床表现为反复腹胀、腹痛不适，间断出现恶心，呕吐，肛门停止排气排便，外院立位腹部平片及我院全腹 CT 均提示肠梗阻，有肠梗阻的症状及体征，且有影像学的依据，故慢性不完全肠性梗阻诊断可以成立，但常规化验检查及影像学检查均除外引起肠梗阻常见原因，且保守治疗后症状无缓解，结合患者既往有口腔溃疡、光过敏情况，本次化验有血沉增快，抗 Sm 抗体 1∶1000 颗粒型，抗 dsDNA 抗体阳性，考虑以消化系统表现为首发症状的自身免疫性疾病系统性红斑狼疮（SLE），按 SLE 给予免疫球蛋白及激素治疗后所有消化道症状改善，阳性化验指标恢复正常，系统性红斑狼疮并慢性假性肠梗阻的诊断确立。

三、讨论

以消化系统为首发症状的 SLE 并假性肠梗阻临床容易误诊。假性肠梗阻（intestinal pseudo obstruction，IPO）是指由各种因素引起的以肠道推进功能障碍为特征的临床综合征，其以肠内容物通过迟缓、肠腔扩张、腹胀、腹痛、便秘或腹泻为主要临床表现，而无机械性肠梗阻的证据。IPO 可以原发，也可继发于其他系统性疾病，多见于结缔组织疾病，如系统性红斑狼疮（SLE）、系统性硬化病、硬皮病和重叠综合征等。IPO 的临床表现多种多样，缺乏特征性，急性发作的假性肠梗阻与机械性肠梗阻很难鉴别。慢性假性肠梗阻有以下特点：①患者有较长时间（数月至数年）的腹胀、呕吐、体重减轻、腹泻（多数为脂肪泻）或腹泻和便秘交替症状；②可能有吞咽困难、吞咽疼痛、反胃症状；③约 17% 的病例合并有膀胱和输尿管扩张；④ 14% 病例合并有巨十二指肠；部分病例有食管、胃、小肠、结肠的扩张和运动节律失常；⑤处于低营养状态、可能有神经智力发育迟缓，特别是自主神经系统功能不全；个别病例空肠引流液中也可能含有非结合性胆红素；⑥有系统性红斑狼疮、淀粉样变性等疾病史或有因肠梗阻手术探查阴性史，有假性肠梗阻家族史。

SLE 是一种常见的自身免疫性疾病，可累及多个脏器或系统。其常累及消化系统，临床表现多样，其中消化道受累可表现为口腔溃疡、食管运动减慢、肠系膜血管炎、蛋白丢失性肠病和胰腺炎等，IPO 是一种少见的 SLE 胃肠道表现，而以 IPO 为首发症状的 SLE 更为少见，约占 10%，极易误诊。IPO 是 SLE 的一种少见但严重的并发症，主要症状有腹胀、腹痛、恶心、呕吐、腹泻、便秘、体重下降等，腹部 X 线片可见肠管扩张及数个大小不等的液平面，腹部 CT 可见节段性肠管增厚，可排除器质性梗阻因素。该患者有典型肠梗阻临床表现及影像学依据，且都排除器质性肠梗阻，临床及检验符合 SLE 诊断标准，故可诊断为 SLE 伴发 IPO。

腹部 CT 治疗前、治疗后对比如病例 41 图 1、病例 41 图 2 所示。

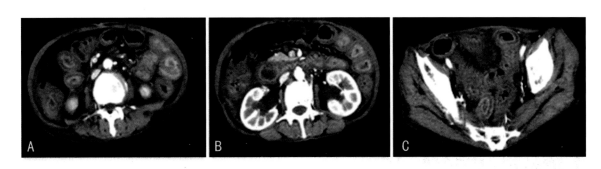

病例 41 图 1　腹部 CT（治疗前）

注：图 A：小肠肠病广泛明显增厚，呈"靶环征"；图 B：远端肠管增厚，近端肠管扩张积气，呈肠梗阻征象，并有双侧肾盂积水；图 C：肠系膜血管密集增多，呈"梳齿征"。

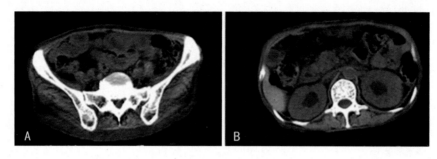

病例 41 图 2　腹部 CT（治疗后）

注：图 A：肠壁水肿增厚，较前好转；图 B：肠腔积气，无明显肠梗阻征象，仍有肾盂积水。

SLE 并发 IPO 的病理生理机制目前不清楚。结合文献，SLE 伴发 IPO 的同时，亦会常出现肾盂积水、输尿管扩张、胆囊壁增厚、胆管扩张等改变，考虑同时累及多个空腔脏器，提示存在内脏平滑肌运动障碍。大多数学者认为主要是小肠平滑肌的动力下降，而其原因包括血管炎、神经病变或原发性肌病。①免疫性血管炎：国内外均有报道手术切除的小肠病理显示为血管炎改变，在肠和膀胱的血管壁上发现有免疫复合物沉积。血管炎可致肠道平滑肌慢性缺血，从而引起肠道肌肉损伤和动力减退。②原发性肌无力影响肌肉固有层：IPO 和输尿管肾盂积水及胆道扩张同时发生，提示上改变可能均为平滑肌运动减弱所致。

假性肠梗阻可以是局限的，也可以是广泛的，原则上以非手术治疗为主。治疗策略包括胃肠减压，使用抗生素减少细菌繁殖，恢复肠道内容物正常运行，肠外营养支持等。急性痉挛性假性肠梗阻通过胃肠减压减轻肠道压力以及解除肠道平滑肌痉挛后能够自行缓解。假性结肠梗阻也可以经肛管排气，结肠镜减压。对于神经肌肉病损而致的慢性假性肠梗阻，应用胆碱能药物增强肠道平滑肌收缩有一定的疗效。

SLE 合并 IPO 的治疗主要是糖皮质激素、免疫抑制剂联合支持治疗，如胃肠外营养，口服广谱抗菌药物抑制肠道细菌的过度生长，使用刺激肠蠕动的药物。及时诊断并早期治疗是肠道蠕动动力恢复的关键；延误治疗会导致肠蠕动不能恢复正常，进而导致组织病理学进展，即肠壁的纤维化和萎缩，甚至激发肠道神经丛的损伤。SLE 并发的 IPO 通常对大剂量激素治疗反应较好，早期激素治疗可使大部分患者肠梗阻症状缓解，症状重时可应用甲泼尼龙冲击治疗，可加用免疫抑制剂作为维持治疗。对症治疗包括促胃肠动力药的应用，如红霉素、西沙必利和奥曲肽，红霉素不仅能起到抗菌作用，还能提高肠道动力；奥曲肽在改善临床症状和改变肠道压力模式方面均有明显作用。这些药物能从不同水平上增加胃肠动力。硫唑嘌呤、环磷酰胺和环孢素 A 可以和口服激素共同作为维持性治疗的方案。IPO 原则上避免手术治疗。

（王学红　张洪芳）

参考文献

[1]Crispin JC, Liossis SN, Kis-Toth K, et al. Pathogenesis of human systemic lupus

erythematosus：recent advances[J].Trends Mol Med，2010，16（2）：47-57.

[2]Kansal A，Jain A，Thenozhi S，et al. Intestinal pseudo-obstruction associated with biliary tract dilatation in a patient with systemic lupus erythematosus[J].Lupus，2013，22（1）：87-91.

[3] 黄义鸿 . 系统性红斑狼疮及消化系统的临床分析 [J]. 中外医疗，2011，32（12）：85.

[4] 王颖芳，朱小春，杜红卫，等 . 狼疮致肠系膜血管炎 26 例临床分析 [J]. 临床荟萃，2012，27（16）：1426-1428.

[5] 洪娜，余约，王巧民，等 . 系统性红斑狼疮患者伴发假性肠梗阻临床分析 [J]. 中国临床保健杂志，2016，4（19）：213-214.

病例 **42** 肠易激综合征

一、病例摘要

一般情况：患者男，41岁，汉族，公务员。

主诉：反复腹痛、腹部不适、不规则排便6年，加重4个月。

现病史：患者于6年前无明显诱因出现反复中下腹痛，为间歇性隐痛，以脐周为著，排便前明显，持续时间3～10分钟，排稀便后腹痛可完全缓解，有排便不尽感及排便急迫感。尤以饮酒、进食生冷刺激性食物、工作压力大时明显，无肛门坠胀感及排尿异常，伴不规则排便，每2天排黄色稀水样或不成形便1次，偶有黏液及不消化的食物，无脓血，偶有头晕、乏力、全身不适。无大便失禁及便秘，无寒战、发热、午后低热及盗汗情况，无心悸、胸闷，无多饮、多食、多尿，无食欲亢进及脾气暴躁的情况。曾在县、州、省级多家医院住院及门诊诊治，行相关化验、肠镜检查无异常发现，胃镜诊断为非萎缩性胃炎，服用各种藏药、中草药及西药（具体药物及用法不详），症状反复发作，影响工作效率、生活质量、就餐聚会和社交活动。4个月前旅游回来后上述症状加重，症状出现的频率为每周3～5次，排便次数增多，每日4～6次，性质同前，无黏液及脓血，口服上述药物后症状缓解不明显，伴疲乏无力，心情低落，担心患肠道肿瘤，遂来我院就诊，门诊以"腹泻待查"收住我科。发病以来患者神志清，精神可，食欲正常，体重无明显变化，夜间睡眠质量差，多梦易醒，小便正常，多次请病假影响职务升迁。

既往史：否认高血压、糖尿病、冠心病病史，否认肝炎、结核病史，否认外伤史、手术史及输血史。预防接种史不详。无药物及食物过敏史。

家族史：其父亲因结肠癌病故。

查体：T 36.0℃，P 70次／分，R 19次／分，BP 120/80mmHg。发育正常，营养中等，神志清楚，自动体位，表情自然，查体合作。甲状腺无肿大。心肺腹查体无阳性体征，神经系统无阳性体征。肛门指征无异常发现。

辅助检查：（青海省中医院，2018年5月13日）：血常规正常，粪便常规＋潜血：潜血可疑。

诊断及鉴别诊断：

1. **感染性腹泻**　患者经常有不洁饮食史后出现腹泻，为黄色稀水样便，偶有黏液及血便可能，伴脐周疼痛，排便后腹痛症状缓解，部分伴有发热，使用头孢克洛及甲硝唑等抗生素及微生态制剂治疗症状一度缓解，腹泻停止。但后腹胀加重，发热，再次出现腹泻，不除外难辨梭状芽孢杆菌感染引起腹泻，可行粪便细菌培养及毒素A、毒素B的检测以明确诊断，结肠镜检查可对确诊有帮助。结合该患者无明显胃肠道感染发生的情况，可排除此病。

2. **溃疡性结肠炎**　为一种非特异性肠道炎症性疾病，好发于直肠及结肠，病变累及大肠黏膜及黏膜下层。消化系统主要表现为腹痛（疼痛便意便后缓解）、腹泻、黏液脓血便。肠外表现为外周关节疼痛、结节性红斑、坏疽性脓皮病、巩膜外层炎、前葡萄膜炎、口腔复发性溃疡等。结合该患者可除外此病。

3. **肠结核**　是由结核分枝杆菌引起的肠道慢性特异性感染。多数是由人型结核杆菌感染少数是由牛型结核杆菌感染引起，可有腹泻、腹痛、右下腹包块、原因不明的肠梗阻，伴有发热、盗汗等结核中毒症状。结合该患者的临床症状，不支持该诊断。

4. 功能性腹泻　是一种不伴腹痛或腹部不适的、持续性或反复性发作的、排松散便或水样便的功能性肠病。此病的诊断是基于症状学的诊断标准。2016 年，罗马Ⅳ标准修正了功能性腹泻的诊断标准：①病程半年以上且近 3 个月来持续存在反复腹泻的情况；② 25% 以上的排便为松散粪或水样粪，且不伴有明显的腹痛或腹胀不适。结合该患者每次腹泻前有明显腹痛的情况，故此病不考虑。

5. 甲亢相关的腹泻　患者属于体内甲状腺激素合成或分泌增多导致的一系列临床综合征，消化系统主要表现为多食易饥，大便次数增多，体重减轻。胃肠镜检查均无异常发现，结合该患者，此病无诊断依据。

二、诊治经过

入院完善相关化验检查：便常规＋潜血阴性，粪便真菌涂片阴性，粪便培养阴性；血常规、C-反应蛋白、血沉正常；肝肾功能、凝血组合、血糖、自身抗体、结核抗体、甲状腺功能、肿瘤标志物均正常；腹部彩超、全腹 CT 平扫＋增强、结肠镜检查、胶囊内镜检查均未见异常，除外了引起腹痛、腹泻常见的器质性疾病。考虑到患者平素睡眠质量差，心情郁闷，症状在工作压力大时加重或复发，遂为患者行医院抑郁焦虑量表（正常值上限 7 分），显示焦虑评分（15 分），抑郁评分（16 分）。诊断考虑肠易激综合征（腹泻型），抑郁焦虑状态。入院后进行饮食指导，健康宣教，认知行为治疗和心理疏导，氟哌噻吨美利曲辛抗焦虑抑郁，马来酸曲美布汀解痉，双歧杆菌纠正肠道菌群失调，L 谷氨酰胺呱仑酸钠保护胃黏膜等药物治疗，5 天后患者自觉腹痛明显改善，大便次数明显减少，睡眠质量好转，10 天后大便为成形黄便症状，症状改善 50% 左右，带药出院。出院后每 1 个月消化专科门诊随诊 1 次，2 个月时症状改善 80%，氟哌噻吨美利曲辛片减量为每日 1 片，3 个月时诉偶感腹部不适，余无特殊，症状改善，半年后随诊时诉饮食不当时偶可出现腹痛、腹泻，但不影响工作和生活，间断服用双歧四联活菌片，余药物已自行全部停服 2 个月余。

初步诊断：①肠易激综合征（腹泻型）；②慢性非萎缩性胃炎。

病例特点：患者系中年男性，起病缓慢，病程长达 6 年；主要表现为反复腹痛、腹部不适、不规则排便，排稀便后腹痛可完全缓解，伴疲乏无力，心情低落，睡眠质量差，担心患肠道肿瘤；症状反复，多方诊治，影响生活和工作；相关化验及辅助检查未发现器质性病变。

最后诊断：①肠易激综合征腹泻型（IBS-D）；②慢性非萎缩性胃炎。

诊断依据及多维度临床资料分类解释：患者主要表现为反复腹痛、腹部不适、不规则排便 6 年，加重 4 个月，每 2 天排黄色稀水样或不成形便，排稀便后腹痛可完全缓解，相关化验及检查未发现器质性病变。症状符合罗马Ⅳ肠易激综合征的诊断标准（见讨论中诊断标准部分）：患者腹痛在排便后减轻，不成形稀便≥ 1 日 / 周，症状持续≥ 6 个月。患者大便模式的特点是每周 2 ～ 7 天排黄色稀水样或不成形便，无硬质大便，符合罗马Ⅳ标准中肠易激综合征腹泻型（IBS-D）的诊断标准的临床表现补充。伴随的症状影响患者的工作效率、生活质量、社交活动，影响程度是"中度"。社会心理学表现为抑郁焦虑状态，主要是由于患者存在工作压力大、升职难度大、家人得结肠癌后的恐癌心理等多种应激源有关的临床焦虑和抑郁困扰。生理特征和生物学标志：不详。

功能性胃肠病多维度临床资料分类：为了全方位了解患者病情，进行全面评估并制订个体化治疗方法，我们采用《功能性胃肠病多维度临床资料剖析，MDCP》进行多维度临床资料分类：

    A. 诊断分类：肠易激综合征。

    B. 临床表现补充：肠易激综合征腹泻型（IBS-D）。

    C. 对日常活动的影响：中度。

    D. 社会心理学表现：临床可诊断焦虑抑郁状态。

    E. 生理特征和生物学标志：不祥。

三、讨论

肠易激综合征（irritable bowel syndrome，IBS）是一种常见的功能性肠病，患者主要表现为反复发作的与排便或排便习惯改变相关的腹痛，且缺乏临床常规检查可发现的能解释这些症状的器质性病变。本病的病因和发病机制尚未完全阐明，有长期心理压力、疲劳感、焦虑感、饮食及精神因素等，这些均与本患者发病的情况相符。

结合该患者主要表现（反复腹痛、腹部不适、不规则排便6年，加重4个月，每2天排黄色稀水样或不成形便，排稀便后腹痛可完全缓解）与相关化验及检查，未发现器质性病变。

症状符合罗马Ⅳ肠易激综合征的诊断标准：

（1）病程半年以上且近3个月来持续存在腹部不适或腹痛，并伴有下列特点中的至少2项：①症状在排便后改善；②症状发生伴随排便次数改变；③症状发生伴随粪便性状改变。

（2）以下症状不是诊断所必备，但属常见症状，这些症状越多越支持IBS的诊断：①排便频率异常（每天排便＞3次或每周＜3次）；②粪便性状异常（块状/硬便或稀水样便）；③粪便排出过程异常（费力、急迫感、排便不尽感）；④黏液便；⑤胃肠胀气或腹部膨胀感。

（3）缺乏可解释症状的形态学改变和生化异常。且患者有疲乏无力，心情低落，担心患肠道肿瘤，夜间睡眠质量差，多梦易醒，多次请病假影响职务升迁。症状反复发作，影响工作效率、生活质量、就餐聚会和社交活动。抑郁焦虑量表（正常值上限7分），显示焦虑评分（15分），抑郁评分（16分），说明该患者合并有精神心理异常。对于该患者的治疗需遵循个体化的原则，采取综合性的治疗措施，包括建立良好的医患关系、饮食治疗、药物治疗、心理治疗等。

1）建立良好的医患关系：临床医师接诊患者时应当认真倾听，了解患者对疾病的关注点。并用共情的方式承认其症状存在的客观事实，消除其恐病、疑病状态，增加患者治疗的依存性。

2）饮食治疗：对于该患者宜避免：①过度饮食；②大量饮酒；③咖啡因；④高脂饮食、辛辣和熏香料的食物；⑤某些具有产气作用的蔬菜、豆类等；⑥精加工食粮和人工食品（便秘者），山梨醇及果糖（腹泻者）；⑦避免摄入可能会引起过敏或者食物不耐受的食物（因不同个体而异）。增加膳食纤维主要用于便秘为主的IBS患者，增加纤维摄入量的方法应个体化。

3）药物治疗：主要是对症治疗，常用药物包括：①解痉剂：抗胆碱能药如阿托品、普鲁苯辛、东莨菪碱等能改善腹痛等症状，但应注意不良反应。目前使用较普遍的为选择性肠道平滑肌钙离子通道拮抗药，如匹维溴铵、奥替溴铵、阿尔维林等，或离子通道调节剂马来酸曲美布汀，均具有较好的安全性；②止泻药：轻症者可选用吸附剂，如双八面体蒙脱石等。洛哌丁胺或复方地芬诺酯等可改善腹泻，但需注意便秘、腹胀等不良反应；③肠道动力感觉调节药：高选择性5-HT$_3$受体拮抗药如昂丹司琼、阿洛司琼等，可改善严重IBS-D患者的腹痛及减少大便次数，改善排便急迫感，但可引起缺血性结肠炎等严重不良反应，临床应用时应注意；5-HT$_4$受体激动剂如普卢卡必利等；多巴胺受体拮抗药如多潘立酮和甲氧氯普胺。这些药物具有调节内脏敏感性、改善内脏运动的功能；④微生态制剂：该类药物能通过矫正菌群失调、调节肠道免疫、改善肠黏膜通透性和改善脑-肠轴互动等多种机制，增加机体营养物质的吸收，不同程度地缓解症状。

4）心理治疗：在功能性胃肠病中，IBS与身心健康的关系应该是最典型的。有研究发现，IBS患者肠道症状和精神心理障碍可相互影响，共同影响患者的生命质量英国国家卫生与临床优化研究所（Health and Clinical Excellence, NICE）在其2008年公布的IBS诊治指南中明确指出，对于难治性IBS患者给予心理干预治疗（包括药物、认知行为治疗、催眠疗法等），有助于改善患者IBS症状和生命质量。

对于该患者我们使用氟哌噻吨美利曲辛是神经调节剂，目前在临床上应用比较广泛。氟哌噻吨是一种神经阻滞剂，小剂量时具有抗焦虑抑郁作用，美利曲辛是一种TCAs，低剂量应用时具有兴奋作用，两种成分的合剂具有抗焦虑、抗抑郁和兴奋的作用。这两种成分在治疗上有良好的协同作用，而在不良反应上又有较好的拮抗作用，对于IBS的治疗具有较好疗效，结合该患者有焦虑及抑郁因素参与疾病的发生、发作，加用氟哌噻吨美利曲辛片后各种症状明显改善，从后期的治疗效果来看，氟哌噻吨美利曲辛片起了非常重要的作用。总之，从本病例诊治过程来看，IBS具有病因繁多，症状特异性差，伴随焦虑、抑郁、睡眠障碍等心理障碍概率高，诊疗过程繁杂，常规治疗效果欠佳，反复就医，严重影响患者生活质量，增加了诊治的难度和医疗资源的消耗。而生物—心理—社会医学模式的推进，心身医学的发展和个体与综合相结合的治疗措施为IBS的诊治增添了新的活力和新的途径，成为提高诊治水平的重要突破口。

（王学红　张洪芳）

参考文献

[1] 安婧，刘诗. 功能性胃肠病罗马Ⅳ诊断标准解读［J］. 医学新知杂志，2017，27（5）：501-502.

[2] 韩国神经胃肠病学与动力学会. 2017韩国肠易激综合征临床实践指南［J］. J Neurogastroenterol Motil, 2018, 24（2）：197.

[3] 赖淑梅，王立生. 肠道菌群失调与肠易激综合征关系的研究进展［J］. 当代医学, 2018, 24（3）：182-183.

[4] 张雅冰，史立军. 肠易激综合征与精神心理因素相关性研究进展［J］. 医学综述, 2015, 21（21）：3959-3860.

[5] 蓝宇，方秀才. 功能性胃肠病多维度临床资料剖析［M］. 北京：科学出版社，2017.

病例 **43** 功能性腹泻

一、病例摘要

一般情况：患者男，61 岁，退休。

主诉：间断腹泻 1 年余。

现病史：患者自诉 1 年前无明显原因出现腹泻，每日 3～5 次，为黄色稀便及水样便，患者晨起后排成形大便，之后排出稀便，以进食薯类、豆类饮食后及生气时明显加重，量多少不等，无黏液、脓血，无不消化食物，排便急迫感明显。无夜间腹泻、大便失禁，无腹痛及腹胀，无恶心、呕吐，无寒战及发热，无午后低热及盗汗，无胸闷、心悸，无咳嗽、咳痰。遂至当地县医院就诊，化验血常规及大便常规正常，行腹部彩超及结肠镜检查无异常发现，予以中草药口服（具体不详）后症状完全缓解，腹泻停止，但停药后症状间断发作。为进一步诊治遂来我院就诊，门诊以"腹泻待查"收住我科。自发病以来，大便如上，小便正常，饮食睡眠尚可，体重无明显改变。患者自诉退休后失落感较强，心情不佳，脾气大。无抗生素服用史，也无疫区及国外旅游史。

既往史：既往体健。否认高血压、糖尿病等慢性病；否认乙肝、结核等传染病史；否认手术、外伤及输血史；否认食物及药物过敏史；预防接种史不详。

查体：T 36.6℃，P 72 次 / 分，R 18 次 / 分，BP 110/70mmHg。发育正常，营养中等，神志清楚，步入病房，自动体位，皮肤巩膜无黄染，未见色素沉着。甲状腺无肿大，心肺查体无异常。腹部平坦，全腹无压痛、反跳痛及肌紧张，肝脾肋下未触及，Murphy 征阴性，麦氏点压痛阴性，腹部未触及包块，移动性浊音阴性，肠鸣音正常，4～5 次 / 分，无气过水声，未闻及血管杂音。

辅助检查：（2016 年 3 月 28 日，外院）血常规正常；大便常规 + 潜血：未见异常；腹部彩超：未见异常；结肠镜检查：未见异常。

初步诊断：腹泻待查：功能性腹泻？

病例特点：①老年，男性；②起病缓慢，病程 1 年，主要表现为间断腹泻，为黄色糊状便及水样便，无黏液脓血及里急后重感，无腹痛、发热，体重无明显改变；③查体无阳性体征；④既往体健；⑤辅助检查：（2016 年 3 月 28 日，外院）血常规正常，大便常规 + 潜血：阴性正常，腹部彩超及结肠镜检查无异常发现。

诊断及鉴别诊断：

1. **细菌感染性腹泻**　是由细菌引起的肠道感染性疾病。发病前有不洁食物病史；典型表现为发热、腹痛与腹泻，大便每日量可达 10～20 次，量少，呈黏液脓血便，伴明显里急后重感，左下腹压痛，肠鸣音亢进；轻症患者仅表现为腹泻，大便呈糊状或水样便。结合患者无不洁饮食史，无发热、腹痛、黏液脓血便等，暂不考虑。可完善便培养等以进一步鉴别诊断。

2. **肠结核**　是由结核分枝杆菌引起的肠道慢性特异性感染。多数是由人型结核杆菌感染，少数是由牛型结核杆菌感染引起。患者既往有结核病史或肠外结核，临床表现为腹泻、腹痛、右下腹包块、原因不明的肠梗阻，伴有发热、盗汗等结核中毒症状。结合该患者的临床症状，不支持该诊断。

3. 伤寒与副伤寒　是由伤寒和副伤寒杆菌引起的传染病。临床特征为持续发热、相对缓脉、全身中毒症状与消化道症状、玫瑰疹、肝脾大、白细胞减少。血培养或骨髓培养、便培养、肥大外斐氏反应等可明确诊断。结合该患者的临床表现，可以排除。

4. 慢性胰腺炎　患者腹痛多位于左上腹，可向左肩背部放射，可有恶心、呕吐、消瘦、脂肪泻、血糖升高等临床表现，行上腹部 CT 及 X 线检查，血、尿淀粉酶测定有助鉴别诊断。结合该患者的临床症状，不支持该诊断。

5. 溃疡性结肠炎　为一种非特异性肠道炎症性疾病，好发于直肠及结肠，病变累及大肠黏膜及黏膜下层。主要表现为腹痛（疼痛便意便后缓解）、腹泻、黏液脓血便及里急后重感，腹痛在排便后缓解现象。肠外可表现为外周关节疼痛、结节性红斑、坏疽性脓皮病、巩膜外层炎、前葡萄膜炎、口腔复发性溃疡等。结肠镜检查发现：黏膜下血管网纹模糊不清、紊乱或消失，充血、水肿、质脆，触之易出血并有脓性分泌物附着，并常见黏膜粗糙呈细颗粒状；病变明显处见弥漫性糜烂和多发性溃疡；慢性病变见假息肉及桥状黏膜，结肠袋往往变浅、变钝或消失。病理检查：弥漫性慢性炎症细胞浸润；活动期表现为表面糜烂、溃疡、隐窝炎、隐窝脓肿；慢性期表现为隐窝结构紊乱、黏膜杯状细胞减少和潘氏细胞化生。结肠镜检查及活检对诊断确定有重要价值。该患者外院结肠镜检查已排除本病。

6. 肠易激综合征腹泻型　是一种常见的功能性肠病，患者主要表现为反复发作的与排便或排便习惯改变相关的腹痛，且缺乏临床常规检查可发现的能解释这些症状的器质性病变。该患者主要表现为排便次数增多和排便性状改变，但无腹痛，故不支持肠易激综合征腹泻型。

二、诊疗经过

入院完善相关化验检查：便常规＋潜血未见明显异常，粪便真菌涂片阴性，粪便培养阴性；血常规、C- 反应蛋白、血沉正常；肝肾功能、凝血组合、血糖、自身抗体、结核抗体、甲状腺功能、肿瘤标志物均正常；腹部彩超、全腹 CT 平扫＋增强、结肠镜检查均未见异常，除外了引起慢性腹泻常见的器质性疾病。考虑到患者晨起后排成形大便，之后排出稀便，以进食薯类、豆类饮食后及生气时明显加重，量多少不等，无黏液、脓血，无不消化食物，排便急迫感明显。退休后失落感较强，心情不佳，脾气大。遂为患者行医院抑郁焦虑量表（正常值上限 7 分），显示焦虑评分（14 分）、抑郁评分（17 分）。诊断考虑功能性腹泻，抑郁焦虑状态。入院后进行饮食指导，健康宣教，认知行为治疗和心理疏导，并给予双歧三联活菌胶囊，氟哌噻吨美利曲辛片（10.5mg，每日 2 次）等药物口服治疗，5 天后患者自觉腹泻症状明显改善，大便次数明显减少，睡眠质量好转，脾气好转，10 天后大便为成形黄便症状，症状改善 50% 左右，带药出院。出院后每 1 月消化专科门诊随诊 1 次，2 个月时症状改善 80%，氟哌噻吨美利曲辛片减量为每日 1 片，3 个月时诉偶进食不当后出现腹泻情况，余无特殊，症状基本完全改善，但不影响工作和生活，间断服用双歧三联活菌胶囊，余药物已自行全部停服 2 个月余。

最后诊断：功能性腹泻。

诊断依据及多维度临床资料分类解释：患者主要表现为反复腹泻，为黄色稀便及水样便，无夜间腹泻、大便失禁、无腹痛及腹胀，相关化验及检查未发现器质性病变。症状符合罗马Ⅳ功能性腹泻的诊断标准（见讨论中诊断标准部分）：其定义为超过 25% 的排便为稀便和水样便，无腹痛和胀气。临床表现补充为餐后症状：主要为患者诉有餐后症状，尤其是症状严重时期与进食豆类和薯类食品有明显关系。了解患者的饮食和症状之间的联系，对医患多有帮助。对日常活动的影响：轻度。伴随着症状影响患者的工作效率、生活质量、社交活动，对日常生活的影响是"轻度"。社会心理学表现为腹泻症状相关的焦虑状态。因患者存在退休后的失落感，排便急迫感等应激源有关的临床焦虑困扰。生理特征和生物学标志：不祥。

三、讨论

功能性腹泻是一种不伴腹痛或腹部不适的，持续性或反复性发作排松散便或水样便的功能性肠病。目前功能性腹泻尚无权威性流行病学资料，对此病的发病率仍不可知。

结合该患者腹泻的情况符合罗马Ⅳ标准修正了功能性腹泻的诊断标准：①病程半年以上且近3个月来持续存在反复腹泻的情况；②25％以上的排便为松散粪或水样粪，且不伴有明显的腹痛或腹胀不适。在诊断功能性腹泻前需完善相关辅助检查排除器质性病变的情况。

该患者同时合并的精神心理和社会生活问题，遵循个体化的原则，采取综合性的治疗措施，包括建立良好的医患关系、饮食治疗、药物治疗和心理治疗等。良好的医患关系是其他治疗方法有效实施的基础。用适当的比喻让患者了解影响腹泻症状的病理生理学异常，用合适的理由让患者明白其无生命危险，消除其恐病、疑病状态，增加患者治疗的依存性。

不良的饮食习惯和不合理的膳食结构可以诱发或加重腹泻的症状。提供合理的饮食建议可有助于减轻患者的胃肠功能紊乱症状。患者宜避免：①过度饮食；②高脂饮食、辛辣和熏香料的食物；③有产气作用的蔬菜、豆类等；④特定的食物（乳糖、果糖或果聚糖等吸收不良的碳水化合物）；⑤避免摄入可能会引起过敏或者食物不耐受的食物（因不同个体而异）。患者进食薯类、豆类后出现腹泻情况明显，嘱患者忌服此类食物。

对于该患者使用益生菌后腹泻症状略缓解，考虑与该类药物能通过矫正菌群失调、调节肠道免疫、改善肠黏膜通透性和改善脑－肠轴互动等多种机制，增加机体营养物质的吸收，不同程度地缓解症状。

在功能性胃肠病中，功能性腹泻与身心健康的关系尤为密切。研究发现，功能性腹泻患者肠道症状和精神心理障碍可相互影响，对于功能性腹泻患者给予心理干预治疗（包括药物、认知行为治疗等），有助于改善患者腹泻症状和生命质量。结合该患者存在精神心理因素，故使用氟哌噻吨美利曲辛，它是一种新型TCAs，目前在临床上应用比较广泛。氟哌噻吨是一种神经阻滞剂，小剂量时具有抗焦虑抑郁作用，美利曲辛是一种TCAs，低剂量应用时具有兴奋作用，两种成分的合剂具有抗焦虑、抗抑郁和兴奋的作用。这两种成分在治疗上有良好的协同作用，而在不良反应上又有较好的拮抗作用，对于IBS的治疗具有较好疗效。结合该患者有焦虑及抑郁因素参与疾病的发生、发作，加用氟哌噻吨美利曲辛片后各种症状明显改善，从后期的治疗效果来看，氟哌噻吨美利曲辛片起了非常重要的作用。

对于职业压力大的，焦虑状态明显的患者发现心理和行为（包括认知行为治疗、催眠术、生物反馈疗法）干预可有效用于功能性腹泻的治疗。正是基于心理因素对功能性腹泻患者内脏敏感性影响的认识，精神社会学方法包括精神动力学精神治疗、认知行为治疗、单纯的认知治疗以及催眠疗法、生物反馈治疗、放松治疗等已用于功能性腹泻的治疗。

总之，从本病例诊治过程来看，功能性腹泻具有病因繁多，症状特异性差，伴心理障碍概率高，常规治疗效果欠佳，反复就医，严重影响患者生活质量，增加了诊治的难度和医疗资源的消耗，而生物－心理－社会医学模式的推进，成为提高诊治水平的重要突破口。

（王学红　张洪芳）

参考文献

[1] 德罗斯曼 . 罗马Ⅳ：功能性胃肠病（第 2 卷）[M] . 北京：科学出版社，2016.

[2] 蓝宇，方秀才 . 功能性胃肠病多维度临床资料剖析 [M] . 北京：科学出版社出版，2017.

病例 44 嗜酸细胞性胃肠炎

一、病例摘要

一般情况：患者女，61岁，退休。

主诉：腹胀、腹痛10天。

现病史：患者10天前被蚊虫叮咬后开始出现腹胀，为全腹胀，呈持续性，与进食、排便、排尿、体位无关，伴腹痛，为下腹痛，呈阵发性绞痛，持续数分钟后缓解，伴排气、排便减少，双足背及踝部可见暗红色皮疹，伴盗汗，无乏力、纳差、消瘦，无发热、黄疸，无恶心、呕吐，无呕血、黑便，无腹泻、黏液脓血便，无尿频、尿急、尿痛，无关节肿痛、脱发、光过敏，无口干、眼干、口腔溃疡等，就诊于外院，行腹部CT平扫示横结肠及结肠脾曲肠壁明显增厚并周围渗出，乙状结肠周围少许渗出，盆腔积液，给予泻药（具体不详）通便治疗，后出现腹泻，2次/天，便后症状缓解不明显，遂就诊于我院急诊。化验：WBC 11.78×10⁹/L，Hb 130g/L，PLT 215×10⁹/L，EOS% 30.1%；肝肾功能、电解质正常，凝血功能PT、APTT正常，D-二聚体2.09mg/L，血淀粉酶正常，尿酮体KET（4+）；下腹部CT平扫示腹腔部分肠系膜增厚、密度增高，邻近部分肠管壁略毛糙，盆腔较多积液。给予甲硝唑、依替米星抗感染治疗，症状无明显改善。外院复查化验：WBC 12.9×10⁹/L，Hb 122g/L，PLT 224×10⁹/L，EOS% 45%，EOS 5.81×10⁹/L，免疫球蛋白IgG、IgA、IgM、IgE均正常，给予口服乳酸菌片、四磨汤治疗，症状无改善，为进一步诊治收入我科。

患者自发病以来精神尚可，食欲尚可，小便如常，大便量少，不成形，平素大便1次/天，均为不成形糊状便，体重无明显变化。

既往史：4个月前无明显诱因出现皮肤紫癜，皮肤科就诊后给予外用药物后完全缓解。否认肝炎、结核等传染病史，否认高血压病、冠心病、糖尿病等慢性病史，否认胃肠道、肝胆系统疾病史，否认阿司匹林等NSAIDs用药史，2017年外伤致左侧髌骨骨折，手术治疗。28年前输卵管结扎术。否认输血史，否认食物、药物及其他过敏史。

婚育史：适龄结婚，配偶情况良好。现有2个子女，身体良好。

查体：T 36.5℃，P 68次/分，R 18次/分，BP 139/88mmHg。神清，精神可，睑结膜无苍白，巩膜无黄染，浅表淋巴结未及肿大，右足背、双踝可见陈旧性皮疹，大小约2cm×2cm，呈暗紫色，双肺呼吸音清，未闻及干湿啰音，心律齐，未闻及病理性杂音。腹揉面感，全腹按压不适，中上腹、中下腹压痛，无反跳痛、肌紧张，肝、脾肋下未触及，肠鸣音约4次/分，移动性浊音可疑阳性。

辅助检查：血常规（2016年8月8日）：WBC 11.78×10⁹/L，Hb 130g/L，PLT 215×10⁹/L，EOS 30.1%。

血常规（2016年8月14日）：WBC 12.9×10⁹/L，Hb 122g/L，PLT 224×10⁹/L，EOS% 45%，EOS 5.81×10⁹/L，免疫球蛋白IgG、IgA、IgM、IgE均正常。

腹部CT平扫：横结肠及结肠脾曲肠壁明显增厚并周围渗出，乙状结肠周围少许渗出，盆腔积液。

初步诊断：腹痛、腹胀原因待查：嗜酸细胞性胃肠炎？过敏性紫癜？

病例特点：①中老年女性，急性病程；②腹痛腹胀10天，发病前有蚊虫叮咬诱因；③4个月前皮肤紫癜病史；④查体：足部可见皮疹，腹部揉面感，中上腹、中下腹压痛，移动性浊音可疑阳性；⑤辅助检查血嗜酸细胞明显升高，腹部CT示结肠壁水肿、周围渗出，盆腔积液。

诊断及鉴别诊断：患者腹痛、腹胀，血嗜酸性粒细胞明显升高。影像学提示结肠壁水肿、周围渗出，盆腔积液。应考虑与以下疾病相鉴别。

1. 嗜酸细胞性胃肠炎（EG） EG是一种以胃肠道嗜酸粒细胞浸润为特征的消化系统疾病，临床表现为腹痛、腹泻、恶心、呕吐等非特异消化道症状，病变可累及食管至直肠全胃肠道肠壁各层，内镜下活检可见EOS浸润，除外寄生虫感染和胃肠道以外EOS增多的疾病，如结缔组织病、EOS增多症、克罗恩病、淋巴瘤、原发性淀粉样变性及Menetrieri病等。患者为中年女性，腹痛、腹胀表现，血嗜酸性粒细胞显著升高，腹部CT提示结肠壁水肿，周围渗出表现，盆腹腔积液，需进一步完善胃肠镜检查，病理活检明确是否存在嗜酸性粒细胞浸润表现。

2. 过敏性紫癜 该病发病前多有过敏等诱因，也可由虫咬诱发，多为皮肤紫癜，可有腹型、肾型。腹型紫癜表现为腹痛、便血，胃镜、肠镜检查可有消化道黏膜损害，肾型紫癜可见血尿，实验室检查血象及骨髓象一般正常，毛细血管脆性试验阳性。该患者发病前有蚊虫叮咬诱因，4个月前曾出现皮肤紫癜表现，需考虑腹型紫癜可能，应完善毛细血管脆性试验，胃肠镜检查明确是否存在血管炎表现。

3. 结缔组织病 该病好发于女性，为多系统损害，可有皮疹、脱发、光过敏、口腔溃疡、关节肿痛、口干、眼干等多种临床表现，结缔组织病可有肠道表现，累及多浆膜腔可出现胸水、腹水、心包积液、腹膜炎等表现，该患者不能除外此病可能，需完善自身抗体组合，血沉、CRP等炎性指标协助明确有无结缔组织病可能。

4. 缺血性肠病 该病患者多有高血压病、高脂血症、糖尿病、心脑血管疾病、吸烟等危险因素，腹痛为发作性，程度剧烈，伴血便，腹痛症状与体征不符，肠镜可见病灶段肠黏膜糜烂、溃疡，CT可见肠壁增厚，甚至肿块样改变，血管造影可见肠系膜动脉狭窄或静脉血栓，该患者无危险因素，腹痛症状不剧烈，病程中无血便，与该病不符。

5. 结核性腹膜炎 该病表现为腹胀、腹痛，伴有结核病全身中毒症状，查体腹部揉面感，腹水性质为渗出液，腹水ADA升高，该患者腹胀、腹痛、腹腔渗出，病程中出现盗汗症状，腹部触诊揉面感，但患者起病急，无发热、乏力、消瘦等全身表现，需进一步完善PPD、T-SPOT等检查，如腹水较多，可采样抽取腹水进行常规生化、ADA等检查进一步鉴别。

二、诊治经过

入院后完善检查，便常规潜血弱阳性；PPD试验阴性，T-SPOT阴性；自身抗体ANCA、ANA＋ENA均为阴性；过敏原检测：虾轻度敏感。毛细血管脆性试验阴性。骨髓穿刺常规：骨髓增生Ⅱ级，粒系嗜酸性粒细胞比例增高，占39%，粒细胞形态结构大致正常，未见寄生虫及其他异常细胞。胃镜（病例44图1A）：十二指肠降部黏膜片状糜烂、充血。肠镜（病例44图1B）：横结肠黏膜弥漫充血水肿，多发糜烂、溃疡病灶，较大溃疡直径约1.5cm，覆厚黄苔，活检质韧；降结肠黏膜无明显异常，活检1块，质软。

胃镜病理（病例44图2）：胃窦慢性浅表性胃炎（轻—中度），十二指肠黏膜组织慢性炎，间质充血十二指肠降部黏膜病理镜下表现为小肠慢性炎,可见多量嗜酸性粒细胞(＞50/HPF)。肠镜病理(病例44图3):横结肠黏膜组织慢性炎,渗出、糜烂,嗜酸细胞浸润(＞50/HPF),降结肠黏膜慢性炎,较多嗜酸性粒细胞浸润(＞50/HPF)。

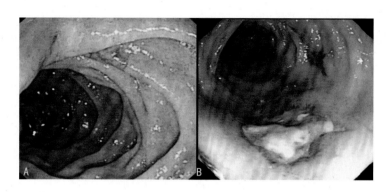

病例44图1　胃肠镜检查

注:图A:十二指肠降部黏膜片状糜烂、充血;图B横结肠黏膜弥漫充血水肿,
多发糜烂、溃疡病灶,较大溃疡直径约1.5cm,覆厚黄苔。

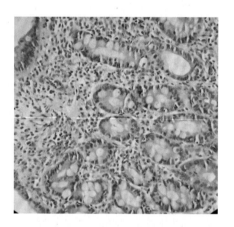

病例44图2　胃镜病理(HE染色 放大倍数:400×)

注:十二指肠降部黏膜慢性炎,可见多量嗜酸性粒细胞(＞50/HPF)。

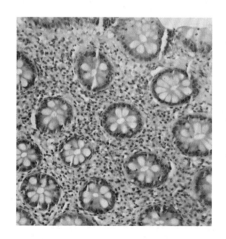

病例44图3　肠镜病理(HE染色 放大倍数:400×)

注:横结肠黏膜组织慢性炎,渗出,糜烂,嗜酸性粒细胞浸润(＞50/HPF)。

考虑诊断为嗜酸细胞性胃肠炎，予患者甲泼尼龙琥珀酸钠 40mg/d 静脉治疗，治疗 3 天后，患者腹痛、腹胀症状明显缓解，足踝部皮疹较前减轻，7 日后复查血常规嗜酸性粒细胞比例降至 6.1%，改为口服甲泼尼龙 32mg/d。后每周减甲泼尼龙 4mg/d，至每天口服甲泼尼龙 4mg 治疗，2 个月后复查结肠镜示横结肠黏膜片状充血水肿，无糜烂、溃疡病变，活检质软；病理示横结肠黏膜组织慢性炎，较多嗜酸性粒细胞浸润（约 10/HPF）。继续口服甲泼尼龙 3mg/d，后每周减量 1mg 至停药。2017 年 3 月 1 日复查结肠镜：横结肠未见糜烂、溃疡、充血水肿表现，余结肠未见异常。

最后诊断：嗜酸细胞性胃肠炎，虫咬皮炎。

诊断依据：①中年女性，急性病程；②主要表现为腹胀、腹痛症状，发病前虫咬诱因，查体足部皮疹，中上腹、中下腹压痛；③血常规：嗜酸性粒细胞比例显著增高。腹部 CT 提示结肠壁水肿，周围渗出；胃镜示十二指肠降部黏膜片状糜烂、充血；肠镜示横结肠黏膜弥漫充血水肿，多发糜烂、溃疡病灶；④胃黏膜、结肠黏膜病理活检示较多嗜酸性粒细胞浸润（＞50/HPF）；⑤应用激素后，症状好转，外周血嗜酸细胞迅速下降至正常，胃肠黏膜病变恢复。

三、讨论

嗜酸细胞性胃肠炎（eosinophilic gastroenteritis，EG）以大量嗜酸性粒细胞（EOS）局限性或弥漫性浸润胃肠道各层为特征。该病于 1937 年由 KAIJSER 等首次报道，病因机制尚不明确。因其浸润胃肠道层次不同，临床表现多样，最常见的症状是呕吐（71%）和腹痛（61%）。根据浸润的程度不同，KLEIN 等将 EG 分为三型。

1. 黏膜型　以 EOS 大量浸润黏膜和黏膜下层为主，多表现为恶心呕吐、腹痛腹胀，该型最常见，易与功能性消化不良相混合。

2. 肌型　病变以基层为主，需深层活检，表现为胃肠壁增厚、肠腔狭窄和梗阻。

3. 浆膜型　该型以累及浆膜层为主，表现为大量腹水，腹水中可检测到大量 EOS。典型的嗜酸细胞性胃肠炎应符合以下标准：①有消化系统症状；②病理证实胃肠道一处或多处组织中嗜酸细胞浸润；③无胃肠道以外多器官嗜酸细胞浸润；④除外其他引起嗜酸细胞浸润的疾病，如肠道寄生虫感染、肿瘤、嗜酸细胞肉芽肿、血管炎以及变态反应性肉芽肿病等。其中，第③④条标准在诊断中并非必要条件。需要指出的是，嗜酸细胞浸润是几乎所有炎症过程的重要表现，因此如同时有其他炎性细胞明显增加，则不支持嗜酸性胃肠炎的诊断。外周血嗜酸性粒细胞增多支持嗜酸性胃肠炎的诊断，但不作为本病的诊断标准，因为 20%～40% 的病人外周血嗜酸性粒细胞可不增多。同理，食物不耐受或食物过敏，以及 IgE 水平的升高均不作为本病的诊断标准。本例患者有腹胀、腹痛症状，外周血嗜酸性粒细胞计数显著升高，胃肠多处黏膜病理活检组织可见大量嗜酸性粒细胞浸润，无胃肠道外多器官嗜酸细胞浸润表现，无寄生虫感染、肿瘤、嗜酸细胞肉芽肿及血管炎等疾病表现，EG 诊断基本明确。病变累及结肠全层，有腹水表现，浆膜受累，应属混合型。

由于 EG 的患病率低，目前缺乏大样本、随机对照试验证实的标准治疗方案。目前的治疗主要包括剔除饮食、要素饮食、激素、免疫治疗及手术治疗。剔除饮食主要是根据医生经验或过敏原检测结果，主要剔除 6 类常见的致敏食物，包括牛奶、大豆、鸡蛋、小麦、坚果以及海鲜。要素饮食多用于儿科患者，可以改善症状并降低组织中嗜酸性粒细胞的浸润，但长期依从性差，并且容易出现微量元素的缺乏。该患者既往无明确食物或药物过敏史，入院后完善食物过敏原检测，仅虾轻度敏感，因此要素饮食并不适合本例患者。目前，激素是嗜酸细胞性胃肠炎的标准药物治疗，每天 0.5～1.0mg/kg 泼尼松的剂量可以使大多数患者的症状在 2～14 天得以改善，之后的 2～3 个月逐渐减量，90% 的病例症状明显缓解，同时外周血嗜酸细胞水平在 2 周内恢复正常。但部分患者在激素减量或停药时症状复发，需要加用其他免疫调节药物，包括硫唑嘌呤、美泊利单抗（细胞因子阻断剂）、奥马珠单抗（抗 IgE 单克隆抗体）、酮替芬（H_1 受体拮抗药）、色甘酸钠（肥大细胞稳膜剂）、孟鲁司特钠（白三烯受体拮抗药），但上述药物治疗该病多为国外的个案报道，缺乏大样本循证医学证据。对于该病导致的肠梗阻给予激素后可缓解，因此，不推荐手术治疗，但如出现消化道穿孔，则需要外科手术修补。本例 EG 患者开始单用西替利嗪抗过敏治疗，效果不佳，结合患者入院后辅助检查，考虑患者结肠全层受累，为混合型 EG，且患者腹痛症状较重，横结肠病变较重，静脉予甲强龙 40mg/d 治疗，用药 3 天后患者腹痛、腹胀症状明显缓解，足踝部皮疹减轻，1 周后复查血嗜酸性粒细胞计数降至正常，改为口服激素治疗，后定期复查血嗜酸性粒细胞计数均在正常范围，之后 3 个月内逐渐减停激素治疗，停药后患者症状未反复，约半年后复查结肠镜，全结肠黏膜未见异常。

EG 是慢性间歇性、自限性的疾病。EG 的诊断依靠黏膜病理组织学检查，目前对该病诊治缺乏共识意见，有待于进一步研究和认识。

（蓝　宇　何　凤）

参考文献

[1]Reed C, Woosley JT, Dellon ES.Clinicalcharacteristics, treatmentoutcomes, and resource utilization in children and adults with eosinophilic gastroenteritis[J].Dig Liver Dis, 2015, 47（3）: 197-201. DOI: 10.1016/j.dld.2014.11.009.

[2]Klein NC, Hargrove RL, Sleisenger MH, et al.Eosinophilic gastroenteritis[J]. Medicine（Baltimore）, 1970, 49（4）: 299-320.

[3]王礼建，朱峰，钱家鸣.嗜酸细胞性胃肠炎与高嗜酸粒细胞综合征 [J].中华消化杂志，2003，23：455-457.

[4]Gupta N, Aggarwal A, Gupta R, et al.The management of eosinophilic gastroenteritis[J].Scand J Gastroenterol, 2015, 50（11）: 1309-1314. DOI: 10.3109/00365521.2015.1049655.

[5]Suzuki S, Homma T, Kurokawa M, et al.Eosinophilic gastroenteritis due to cow's milk allergy presenting with acute pancreatitis[J].Int Arch Allergy Immunol, 2012, 158（Suppl 1）: 75-82. DOI: 10.1159/000337782.

[6]Alfadda AA, Storr MA, Shaffer EA.Eosinophilic colitis: an update on pathophysiology and treatment[J].Br Med Bull, 2011, 100: 59-72. DOI: 10.1093/bmb/ldr045.

[7]Mungan Z, Attila T, Kapran Y, et al.Eosinophilic jejunitis presenting as

intractable abdominal pain[J].Case Rep Gastroenterol, 2014, 8（3）：377-380. DOI：10.1159/000369966.

[8] 冯淑红，连发启.嗜酸细胞性胃肠炎 2 例 [J].疑难病杂志，2013，12（12）：965-966. DOI：10.3969/j.issn.1671-6450.2013.12.025.

[9] 朱艳丽，郭晓鹤，张利利，等.嗜酸粒细胞性胃肠炎 17 例临床分析 [J].疑难病杂志，2011，10（7）：553-554. DOI：10.3969/j.issn.1671-6450.2011.07.037.

[10]Babu KS，Polosa R，Morjaria JB.Anti IgE emerging opportunities for Omalizumab[J].ExpertOpin Biol Thcr, 2013, 13（5）：765-777. DOI：10.1517/14712598.2013.782391.

[11]Bagheri M，Ashrafi M，Mohamadnejad M，et al.Eosinophilic gastroenteritis：a case series from iran[J].Middle East J Dig Dis, 2011, 3（2）：115-118.

病例 *45* 溃疡性结肠炎

一、病例摘要

一般情况：患者男，22岁，学生。

主诉：反复便血7个月余。

现病史：患者7个月余前无明显诱因出现便血，为鲜血，附着于大便表面，与大便不混，伴里急后重，无发热，无腹痛、腹胀等不适，大便每天3次，均为黄色成形大便，就诊于当地医院诊断为痔疮，未予治疗，后排便次数逐渐增多，最多每天8～9次，为红色稀糊状或水样便，每次量为50～100ml。就诊于当地医院，肠镜示：距肛门35cm以下结肠黏膜充血糜烂，浅溃疡形成。病理示：结肠黏膜弥漫性炎伴活动性炎并溃疡形成，局部固有层基底部见淋巴细胞聚集，可见隐窝炎及隐窝脓肿。诊断为溃疡性结肠炎，不规律予美沙拉嗪、中药汤剂治疗2个月（具体不详），症状无明显改善。遂于1个月前（12月3日）再次就诊于外院，查血常规：WBC $9.3×10^9$/L，Hb 73g/L，PLT $167×10^9$/L，Alb 33.5g/L，ESR 59mm/h，CRP 8.64mg/L；大便常规：稍黏便，隐血阳性，红细胞50/HPF，白细胞数50/HPF。腹盆增强CT示：直肠至横结肠肠壁炎性改变，肠系膜多发小淋巴结，腹盆腔积液。肠镜示：回盲部呈唇形，盲肠及肝曲以下结肠至直肠可见黏膜高度水肿，颗粒样改变，弥漫分布不规则浅溃疡，表面覆有黏液性分泌物，黏膜质脆，可见自发性出血，病变呈连续性分布，结肠袋消失，升结肠较轻，可见散在片状黏膜糜烂。外院诊断为溃疡性结肠炎，予美沙拉嗪2g 2次/天治疗后便血无明显好转，遂予甲强龙40mg 1次/天治疗3日，大便次数减少至3次/天，但便血无改善，考虑激素抵抗，逐渐改为醋酸泼尼松30mg 1次/天口服，1周前始予环孢素50mg 2次/天治疗，患者目前大便5次/天，性质同前，多为便中带血，偶有黄色稀便，无发热、腹痛等不适，现为进一步治疗收入我科。患者病程中无眼炎、关节痛、口腔溃疡、光过敏、脱发等表现，起病来，患者精神食欲可，小便正常，体力无明显改变，体重下降约10kg。

既往史：体健，否认肝炎等慢性病史，无长期服药史，无长期饮酒史，否认药物和食物过敏史。

入院查体：T 36.4℃，P 98次/分，R 16次/分，BP 107/66mmHg。全身皮肤黏膜稍苍白，无黄染、发绀、出血点、水肿、肝掌、溃疡、蜘蛛痣。全身浅表淋巴结未触及肿大，头颈部查体无异常，双眼睑无水肿，结膜苍白，无充血、出血或水肿，双肺呼吸音稍粗，双下肺可闻及少量湿啰音，未闻及胸膜摩擦音，心律齐，各瓣膜听诊区未闻及杂音及心包摩擦音。腹部平坦，未见胃肠型及蠕动波，未见腹壁静脉曲张，腹软，无压痛、反跳痛及肌紧张，未及包块，Murphy征（-），肝脾肋下未及，肝区、肾区无叩痛，腹部叩诊鼓音，移动性浊音（-），肠鸣音4次/分。关节无红肿及压痛，双下肢无水肿。肛周末见脓肿、瘘管，肛诊阴性。

辅助检查：（1）肠镜（2018年5月，外院）：距肛门35cm以下结肠黏膜充血糜烂，浅溃疡形成。病理诊断：结肠黏膜弥漫性炎伴活动性炎并溃疡形成，局部固有层基底部见淋巴细胞聚集，可见隐窝炎及隐窝脓肿，符合溃疡性结肠炎改变；（2）腹盆增强CT（2018年12月，外院）：直肠至横结肠肠壁改变，可符合溃疡性结肠炎，肠系膜多发小淋巴结。胰腺形态饱满，胰尾部强化程度减低，自身免疫性胰腺炎不除外，右侧肾上腺钙化灶；腹盆腔积液；（3）肠镜（2018年12月，外院）：肛诊阴性。回盲部呈唇形，盲肠及肝曲以下结肠至直肠可见黏膜高度水肿，颗粒样改变，弥漫分布不规则浅溃疡，表面覆有脓性分泌物，黏膜质脆，可见自发性出血，病变呈连续性分布，结肠袋消失，升结肠较轻，可见散在片状黏膜糜烂；（4）小肠CTE（2019年1月，北京大学第一医院）提示直肠、乙状结肠、降结肠及横结肠肠壁弥漫增厚伴异常强化，符合溃疡性结肠炎（病例45图1）；（5）肠镜（2019年1月，北京大学第一医院）：全结肠黏膜充血水肿、糜烂，散在分布溃疡，伴自发出血。回肠末端未见溃疡。病理诊断（病例45图2）提示可能为溃疡性结肠炎；（6）肠黏膜病毒（2019年1月，北京大学第一医院）CMV-DNA：2.46×10^3，EBV-DNA：9.63×10^3，血清CMV-DNA、EBV-DNA均阴性；（7）实验室检查：①血常规：WBC 9.8×10^9/L，Hb 54g/L，PLT 128×10^9/L；②生化：白蛋白26.6g/L，前白蛋白176.7mg/L，血沉60mm/h，CRP 6.83mg/L；③大便常规：颜色：红褐色，硬度：稀便，黏液：有。化学法、免疫法隐血：阳性，红细胞：满视野/HPF，白细胞：满视野/HPF；④大便未找见真菌、未找见抗酸杆菌；难辨梭状芽孢杆菌毒素A/B 0.02（弱阳性）；⑤感筛：乙肝表面抗体（+），余均为（-），T-SPOT：阴

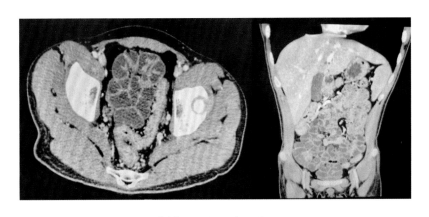

病例45图1　小肠CTE

注：小肠充盈可，小肠肠壁未见增厚及异常强化区，肠管未见狭窄，未见扩张，直肠、乙状结肠、降结肠及横结肠肠壁弥漫增厚，最厚处约0.8cm，增强扫描可见明显强化，周围肠系膜内可见多发小淋巴结，较大者短径约为0.5cm；肝脏、胰腺、脾脏、肾脏大小、形态、密度未见异常，腹盆腔未见肿大淋巴结。

印象：直肠、乙状结肠、降结肠及横结肠肠壁弥漫增厚伴异常强化，符合溃疡性结肠炎；盆腔少量积液。

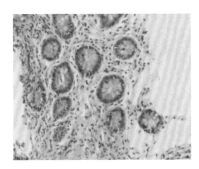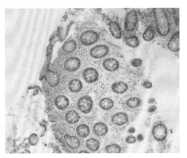

病例45图2　肠镜病理（HE染色）

注：（回肠末端）小肠黏膜慢性炎，固有层淋巴组织增生，淋巴滤泡形成。（回盲）大肠黏膜慢性炎。（横、乙状）大肠黏膜慢性炎，伴急性炎，可见隐窝炎及隐窝脓肿，腺体修复性增生，数量减少，扭曲变形、分支，固有层内可见淋巴滤泡浸润，局部黏膜糜烂，伴炎性肉芽组织形成，可能为溃疡性结肠炎。

性；⑥血清免疫球蛋白及补体、甲状腺功能：未见明显异常；⑦凝血功能：纤维蛋白原定量 3.64g/L；D-dimer 0.72mg/L；⑧贫血 5 项：血清铁 3.1μmol/L ↓，总铁结合力 32.2μmol/L ↓，铁蛋白 12.0ng/ml ↓，维生素 B_{12} 326pmol/l，叶酸 46.15nmol。

入院诊断：①溃疡性结肠炎：初发型，重度，全结肠型，活动期；②重度贫血；③低蛋白血症。

病例特点：①青年，男性；②反复便血 7 个月余，临床主要表现为黏液血便，大便 8～9 次／天，有里急后重感，不伴腹痛、腹胀、发热等不适，无关节炎、皮肤、黏膜病变、眼炎等肠外病变，先后以予美沙拉嗪、足量静脉激素及环孢素等治疗，便血无明显改善；③查体：心率偏快，皮肤黏膜苍白，浅表淋巴结未及肿大，双下肺闻及少量湿啰音，腹软，全腹无明显压痛、反跳痛，肠鸣音 4 次／分；④辅助检查：实验室检查提示重度贫血，血沉及 CRP 增高，腹盆腔 CT 提示横结肠以远结肠壁弥漫增厚并强化，肠镜提示全结肠弥漫分布不规则浅溃疡，表面覆有脓性分泌物，黏膜质脆，可见自发性出血，结肠袋消失，病理可见隐窝炎和隐窝脓肿。

鉴别诊断：

1. CMV 肠炎　青年男性，以血便为主，激素和免疫抑制剂效果差，结肠溃疡样改变，肠黏膜 CMV-DNA 阳性结果，应考虑合并巨细胞病毒结肠炎。

2. 肠道淋巴瘤　青年男性，病程 7 个月，检查提示结肠溃疡性改变，肠黏膜 EBV-DNA 检测（+），需除外 EB 相关淋巴瘤可能，患者无明显发热、浅表淋巴结及腹腔淋巴结无明显肿大表现，肠镜病理无明显提示，暂不支持，但仍应警惕 EB 相关淋巴增殖性疾病，密切随访，必要时重复病理检查。

3. 克罗恩病　患者青年男性，持续性腹泻便血，影像学显示结肠受累，肠镜提示结肠溃疡，需除外克罗恩病累及结肠可能，但患者无肛周病变，结肠溃疡为弥漫分布不规则浅溃疡，区别于克罗恩病典型的纵性溃疡，考虑此诊断可能性小。

4. 感染性结肠炎　患者便常规提示大量红白细胞，结肠病理提示隐窝炎，需除外感染性肠炎。患者无不洁食物、疫水接触等病史，病程较长，病程中无发热，血常规无明显白细胞升高，PCT 不高，考虑此诊断可能性小，可完善粪便病原学检查进一步除外。

二、诊治经过

入院后完善相关检查，考虑溃疡性结肠炎（初发型，重度，全结肠型，活动期）诊断明确。治疗方面：①一般治疗：住院期间嘱患者充分休息；口服优选、鼻饲爱伦多增强肠内营养；输血、静脉及口服铁剂纠正贫血；住院期间发热（体温最高 38.8℃），不除外继发感染，先后予拜复乐、万古霉素抗感染治疗；因患者肠黏膜 CMV、EBV-DNA 检测阳性，予更昔洛韦抗病毒治疗 3 周。②溃疡性结肠炎治疗，患者外院激素冲击、环孢素 A 治疗后，症状均未缓解，除外感染、肠缺血等继发因素后考虑激素抵抗，传统治疗无效，除外禁忌后于 2019 年 2 月 2 日予第一次英夫利昔单抗（infliximab，IFX）300mg（5mg/kg）输注，并逐渐将口服激素减量。2 周后患者便血次数减至 2～4 次／天，为成形便伴少量鲜血，体重未再下降，复查 Hb 105g/l，PLT 238×10⁹/L，Alb 38.3g/L，ESR 21mm/h，CRP 3.74mg/L，考虑 INF 治疗有效，继续进行 IFX 的诱导疗程，目前随访中。

最后诊断：①溃疡性结肠炎（初发型，重度，全结肠型，活动期）；②缺铁性贫血；③低蛋白血症。

诊断依据：①青年，男性；②病程 7 个月余，主要表现为黏液血便，伴里急后重感，无发热、腹痛等；③腹盆腔 CT 提示横结肠以远的弥漫性肠壁增厚和强化，肠镜示全结肠连续性不规则浅溃疡，有自发出血，病理提示隐窝炎及隐窝脓肿；④患者每日血便最多达 8～9 次，伴重度贫血、体重下降、血沉及 CRP 明显增高，考虑为重度活动期病变。

三、讨论

溃疡性结肠炎（ulcerative colotis，UC）是一种局限于结肠黏膜层及黏膜下层的慢性非特异性炎症性疾病，呈弥漫性分布，导致肠上皮和组织细胞持久性损伤。糖皮质激素联合氨基水杨酸制剂用于中重度溃疡性结肠炎获得一定疗效，但有报道显示仍有 30% 以上患者存在激素抵抗现象，IFX 是一种人 TNF-α 的嵌合型（人 - 鼠）单克隆抗体，通过与巨噬细胞和 T 细胞表面表达的 TNF-α 高亲和力结合，并激活抗体依赖性细胞毒作用（ADCC）和补体依赖性细胞毒作用（CDCC），促进这些细胞的破坏，也可通过溶解 TNF-α，抑制 TNF-α 与其他受体的相互作用，从而发挥药理作用，本病例患者在先后使用大剂量激素及环孢素治疗后症状仍未缓解，而使用 IFX 后症状明显改善，血沉、CRP 炎症活动性指标较前下降，提示对于激素抵抗、传统药物治疗失败的难治性重度 UC，可以 IFX 进行转换治疗，可以使患者避免结肠切除。

患者病程中以血便为主要表现，程度重，继发重度贫血，并为激素难治、免疫抑制剂无效表现，应高度怀疑合并巨细胞病毒性肠炎。其多发生于免疫低下人群，一项多中心的研究显示 CMV 在中重度溃疡性结肠炎的感染率可高达 43%。在中华医学会消化病学分会炎症性肠病学组 2017 年发表的《炎症性肠病合并机会性感染专家共识意见》中建议重度 UC 出现糖皮质激素抵抗者临床除外 CMV 活动感染。本例病人结肠黏膜组织 CMV DNA qPCR（+），在抗病毒治疗后，血便次数和白蛋白水平均有所改善，为后期的类克治疗获得良好疗效提供了辅助治疗。

（王化虹　迟　雁　邹　淳）

参考文献

[1]ChakravartyBJ.Predicators and the rate of medical treatment failure in ulcerative colitis[J].Am J Gastroenterol, 1993, 88（6）：852-855.

[2]Amano K.Anti-TNF-alpha chimeric antibody（Infliximab）[J].Nip-ponRinsho, 2007, 65（7）：1197-1201.

[3]Kim YS, Kim YH, Kim JS, et al. The prevalence and efficacy of ganciclovir on steroid——refractory ulcerative colitis with cytomegalovirus infection：a prospective multicenter study[J].JClinGastroenterol, 2012, 46（1）：51-56.

[4]中华医学会消化病学分会炎症性肠病学组. 炎症性肠病合并机会性感染专家共识意见［J］.中华消化杂志, 2017, 4（4）：217-226.

病例 **46** 溃疡性结肠炎合并难辨梭状芽孢杆菌感染

一、病例摘要

一般情况：患者女，51岁。

主诉：间断黏液脓血便5年，加重3天。

现病史：5年前无明显诱因腹泻，排黏液血便6～10次/天，伴口腔溃疡、关节疼痛，外院诊断为溃疡性结肠炎，予泼尼松20mg/d，症状好转，改用柳氮磺胺吡啶治疗，症状间断反复。3年半前就诊外院结肠镜：直肠、乙状结肠至结肠脾曲黏膜广泛水肿，血管网紊乱，散在糜烂及溃疡。病理：结肠急性炎。予泼尼松30mg/d、柳氮磺胺吡啶3g/d口服，症状好转。激素于1个月内减量至5mg/d，再次出现黏液血便。复查肠镜：肛门至结肠脾区散在溃疡。病理：结肠黏膜弥漫大量淋巴细胞浸润，可见隐窝炎及腺体破坏。将泼尼松加量至40mg/d，并予地塞米松灌肠后症状好转。2年半前因激素减量至27.5mg/d时再次出现黏液血便，予泼尼松20mg/d口服＋硫唑嘌呤50mg/d，病情控制。1年前复查结肠镜提示结肠病变缓解（未见报告）。药物逐步减量至泼尼松2.5mg/d、硫唑嘌呤50mg隔日一次。3个月前无诱因再次出现黏液血便，10余次/天，伴下腹部下坠感，便后缓解，伴便不尽感、里急后重，间断低热，37.4℃，多于下午出现，无反酸、恶心、呕吐，将硫唑嘌呤增至50mg 1次/天，并予地塞米松、整肠生、培菲康保留灌肠，症状有所好转，大便次数减少至4～5次/天，便血略减轻。2个月余前，病情再次反复，于2010年4月26日第一次行注射用英夫利西单抗（类克）（300mg）静脉滴注治疗，症状缓解，药物逐步减量至泼尼松2.5mg隔日一次＋1.25mg隔日一次，硫唑嘌呤50mg隔日一次。3周前无诱因黏液血便加重伴发热，将激素减量至1.25mg 1次/天，因结核抗体阳性，不除外合并肠结核，予异烟肼0.3 1次/天，乙胺丁醇0.75 1次/天，利福喷丁0.6 2次/周抗结核治疗。于2010年5月12日行第二次注射用英夫利西单抗（类克）治疗。3天前患者病情再次反复，每日排黏液血便10余次，伴体温升高，最高38.5℃，无畏寒、寒战，为求进一步诊治入院。自发病以来，饮食差，精神可，睡眠可，小便尚可，大便如上，体重近1个月下降7kg。

既往史：否认高血压、心脏病、肝肾疾病史，否认冠心病、脑血管病史，否认外伤史，有输血史，无不适。否认食物过敏史。对链霉素过敏，表现为皮疹。

个人史：生于山东，久居山东。否认疫区、疫水接触史，否认毒物、放射性物质接触史，否认烟酒嗜好。

婚姻：适龄结婚，育1子1女。爱人及孩子体健。

家族史：否认家族遗传病史及类似疾病史。

入院查体：P 90次/分，BP 110/70mmHg，BMI 20。皮肤无皮疹。右腹股沟可及1枚1cm×2cm左右淋巴结，界清，活动可，有压痛。双肺呼吸音清，未闻及干湿啰音，心律齐。腹软，左下腹压痛，无反跳痛及肌紧张，肠鸣音4次/分。双下肢无水肿。关节无红肿、强直及畸形，无肌肉压痛、萎缩。

入院诊断：溃疡性结肠炎（慢性复发型，左半结肠型，活动期，重度）。

　　病例特点：①中年女性，慢性病程；②间断黏液脓血便 5 年，加重 3 天；③查体：腹软，左下腹压痛，无反跳痛及肌紧张，肠鸣音 4 次 / 分。

　　诊断及鉴别诊断：患者使用生物制剂诱导缓解阶段疾病再次活动，需要考虑一下原因。

　　1. 合并感染

　　（1）难辨梭状芽孢杆菌感染：因患者 3 周前开始使用抗结核药物治疗，需警惕合并难辨梭状芽孢杆菌感染可能，可完善难辨梭状芽孢杆菌毒素、难辨梭状芽孢杆菌培养及内镜检查明确。

　　（2）CMV 或 EBV 感染：患者使用生物制剂及硫唑嘌呤，需警惕 CMV 或 EBV 感染可能，可完善血 CMV、EBvIgM、内镜下黏膜 PCR 检验。

　　2. 生物试剂无应答　患者在使用英夫利昔单抗诱导缓解阶段出现疾病再次活动，需考虑药物失应答可能，在除外感染后可完善英夫利昔单抗谷浓度评估药物浓度是否达标。

二、诊治经过

　　入院后查血常规：WBC $7.92×10^9$，Hb 98g/L，NE% 78.5%；血沉 56mm/h；CRP 111mg/L。便常规：黄色，稀便，白细胞＞ 100/HP，红细胞 2/HP，便潜血阳性。生化：白蛋白 28.2g/L；前白蛋白 78.3mg/L；肌酐 36μmol/L。肠镜结果如病例 46 图 1 所示。

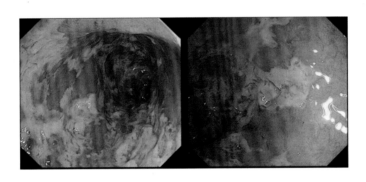

病例 46 图 1　肠镜检查

注：横结肠肠腔大量黏膜纵行溃疡，上附白色伪膜状物；直乙状结肠环形溃疡形成，附白色伪膜状物。

　　难辨梭状芽孢杆菌 A 毒素阳性，难辨梭状芽孢杆菌培养阳性。

　　予甲硝唑 0.2g 3 次 / 天口服，万古霉素 250mg 2 次 / 天口服×12 天。患者排便次数明显减少至 2～3 次 / 天，复查：血常规：WBC $5.51×10^9$，Hb 97g/L，NE% 61.6%，血沉 35mm/h，CRP 16.8mg/L。便常规：黄色，稀便，白细胞 10/HP，红细胞 4/HP，便潜血弱阳性。

　　最后诊断：难辨梭状芽孢杆菌性结肠炎；溃疡性结肠炎（慢性复发型，左半结肠型，活动期，重度）。

　　诊断依据：①中年，女性；②存在患者基础疾病为溃疡性结肠炎，激素、生物制剂、抗生素等难辨梭状芽孢杆菌感染危险因素；③肠镜：肠腔大量黏膜纵行溃疡，上附白色伪膜状物。直乙状结肠环形溃疡形成，附白色伪膜状物；难辨梭状芽孢杆菌 A 毒素阳性；难辨梭状芽孢杆菌培养阳性；④甲硝唑、万古霉素治疗后症状明显好转。

三、讨论

　　IBD 是艰难梭状芽孢杆菌（Clostridium difficile，C.diff）感染的独立危险因素，特别是 UC

患者，疾病活动期的 IBD 患者 C.diff 感染率显著高于缓解期患者，结肠受累者 C.diff 感染率显著高于非结肠受累者。其他危险因素包括抗生素暴露、长期住院等。对于 IBD 患者而言，使用糖皮质激素的 IBD 患者与应用免疫抑制剂及生物制剂的患者相比，发生 C.diff 感染的风险增加；长期应用免疫抑制剂也增加 IBD 患者 C.diff 感染的风险。

本例患者为活动期溃疡性结肠炎患者，抗结核治疗 3 周，同时使用硫唑嘌呤、糖皮质激素，反复住院，存在 C.diff 感染的多种危险因素，本次为在使用生物制剂诱导缓解阶段出现疾病活动，需要除外 C.diff 感染。

本例患者首先进行内镜检查：发现结肠黏膜溃疡，直径长达 2cm 的黄色或黄白色隆起斑块——假膜。假膜并非是难辨梭状芽孢杆菌 C.diff 感染所特有的，克雷伯菌属或其他病原体也能引起类似表现，但相关报道罕见，因此根据典型内镜表现即可启动抗 C.diff 治疗。然而目前不建议内镜检查作为 C.diff 感染检测的主要方法。数据显示 IBD 住院患者明确 C-diffC.diff 感染的病例中，仅有 13% 内镜检测发现伪膜性肠炎改变。

本例患者，在内镜检查后 2 天难辨梭状芽孢杆菌毒素 A 检测及培养结果证实了诊断。目前临床常用酶免疫测定难辨梭状芽孢杆菌毒素 A/B，虽然有些菌株仅产生毒素 A 或毒素 B，但大多数是两种都产生；难辨梭状芽孢杆菌毒素会在室温下降解，在样本采集后 2 小时内可能就无法检测出。该方法的优点是特异性高（＞ 90%），能区分产毒株和非产毒株，检测周期短，数小时即可出结果，操作简便，应用广泛；缺点是敏感度较低（39%～76%），不能单独用于 C.diff 感染的实验室诊断。因为该方法灵敏度差，是否多次测量可提高灵敏度，目前认为如果初始的毒素检测为阴性，则重复检测的价值有限，不推荐重复检查。有 3 项研究发现，进行重复检测后，额外识别的病例不到 10%，而另外 2 项研究发现，经过 1 次或 2 次重复检测后，可额外识别出 19% 和 20% 的病例。

治疗方面，该患者口服甲硝唑 0.2g 3 次 / 天口服，万古霉素 250mg 2 次 / 天口服 ×14 天，病情好转。对于 C.diff 感染治疗，甲硝唑的用量一般为口服 200～250mg 每日 4 次或 400～500mg 每日 3 次，疗程为 10～14 天；万古霉素可用于治疗复发型 C.diff 感染或甲硝唑无效的 C.diff 感染，对于急性 C.diff 感染，建议万古霉素每 6h 口服 125mg，疗程推荐 10 天。

本病例提醒我们，应用糖皮质激素和免疫抑制剂的 IBD 患者，病情复发及治疗效果不佳时，需要考虑 C.diff 感染可能。

（王化虹　贺胜铎）

参考文献

[1]Rahier JF, et al.Second European evidence-based consensus on the prevention, diagnosis and management of opportunistic infections in inflammatory bowel disease [J]. J Crohns Colitis, 2014, 8（6）：443-468.

[2] 苟津，等 . 炎症性肠病与难辨梭状芽孢杆菌感染的相关性 [J] . 武汉大学学报（医学版），2012，33（5）：680-683.

[3]Leffler DA, Lamont JT.Clostridium difficile Infection [J].New England Journal of Medicine, 2015, 372 (16): 1539-1548.

[4]Schneeweiss S, et al.Infliximab and other immunomodulating drugs in patients with inflammatory bowel disease and the risk of serious bacterial infections [J].Aliment Pharmacol Ther, 2009, 30 (3): 253-264.

[5]Trifan A, et al.Impact of Clostridium difficile infection on inflammatory bowel disease outcome: a review [J].World journal of gastroenterology, 2014, 20 (33): 11736-11742.

[6]Ben-Horin S, et al.Prevalence and clinical impact of endoscopic pseudomembranes in patients with inflammatory bowel disease and Clostridium difficile infection [J].J Crohns Colitis, 2010, 4 (2): 194-198.

[7]Limaye AP, et al.Pseudomembranous colitis caused by a toxin A (-) B (+) strain of Clostridium difficile [J].J Clin Microbiol, 2000, 38 (4): 1696-1697.

[8]Barbut F, et al.Prevalence and genetic characterization of toxin A variant strains of Clostridium difficile among adults and children with diarrhea in France [J].J Clin Microbiol, 2002, 40 (6): 2079-2083.

[9]Johnson S, et al.Fatal pseudomembranous colitis associated with a variant clostridium difficile strain not detected by toxin A immunoassay [J].Ann Intern Med, 2001, 135 (6): 434-438.

[10]Carroll KC, Bartlett JG.Biology of Clostridium difficile: implications for epidemiology and diagnosis [J].Annu Rev Microbiol, 2011, 65: 501-521.

[11]Crobach MJ, et al.European Society of Clinical Microbiology and Infectious Diseases: update of the diagnostic guidance document for Clostridium difficile infection [J].Clin Microbiol Infect, 2016, 22 Suppl 4: S63-81.

[12]Surawicz CM, et al.Guidelines for diagnosis, treatment, and prevention of Clostridium difficile infections [J].Am J Gastroenterol, 2013, 108 (4): 478-498; quiz 499.

[13]Cohen SH, et al.Clinical practice guidelines for Clostridium difficile infection in adults: 2010 update by the society for healthcare epidemiology of America (SHEA) and the infectious diseases society of America (IDSA) [J].Infect Control Hosp Epidemiol, 2010, 31 (5): 431-455.

[14]Deshpande A, et al.Repeat stool testing to diagnose Clostridium difficile infection using enzyme immunoassay does not increase diagnostic yield [J].Clin Gastroenterol Hepatol, 2011, 9 (8): 665-669. e1.

[15]Cardona DM, Rand KH.Evaluation of repeat Clostridium difficile enzyme immunoassay testing [J].J Clin Microbiol, 2008, 46 (11): 3686-3689.

[16]Mohan SS, et al.Lack of value of repeat stool testing for Clostridium difficile

toxin [J] . Am J Med, 2006, 119 (4): 356. e7-8.

[17]Aichinger E, et al. Nonutility of repeat laboratory testing for detection of Clostridium difficile by use of PCR or enzyme immunoassay [J] . J Clin Microbiol, 2008, 46 (11): 3795-3797.

[18]Renshaw AA, Stelling JM, Doolittle MH. The lack of value of repeated Clostridium difficile cytotoxicity assays [J] . Arch Pathol Lab Med, 1996, 120 (1): 49-52.

[19]Manabe YC, et al. Clostridium difficile colitis: an efficient clinical approach to diagnosis [J] . Ann Intern Med, 1995, 123 (11): 835-840.

[20]Gade R, Turett G. The utility of repeated stool toxin testing for diagnosing Clostridium difficile colitis [J] . South Med J, 2009, 102 (10): 1007-1009.

病例 **47**　溃疡性结肠炎合并巨细胞病毒感染

一、病例摘要

一般情况：患者男，73 岁，退休。

主诉：反复黏液血便 5 年，加重 2 个月。

现病史：患者 5 年余前无明显诱因出现腹泻，为黏液血便，伴便后滴血，伴里急后重、排便不尽感，5～6 次 / 天，不伴腹痛、发热、皮疹、关节疼痛、口腔溃疡、脱发等不适，不伴恶心、呕吐、反酸、腹胀、呕血、黑便等表现，无乏力、纳差、消瘦、头晕、消瘦，就诊于当地医院，行结肠镜检查：回肠末段正常，回盲瓣正常，降结肠距肛门口约 40cm 以下至直肠黏膜弥漫充血、水肿、糜烂、浅溃疡，血管纹理不清，余结肠黏膜光滑，血管网清晰，未见溃疡及肿物。病理：（回盲部、距肛门 12cm、距肛门 30cm）肠黏膜慢性炎，伴有浅表溃疡形成，诊断为溃疡性结肠炎，予以美沙拉嗪 1g 1 次 / 天口服，效果欠佳，后予以糖皮质激素口服治疗 1 个月（具体量不详）后患者腹泻、便血缓解，改用美沙拉嗪维持治疗。2 个月前患者自行停用美沙拉嗪后再次出现黏液血便，15～16 次 / 天，伴腹部隐痛不适，排便后不缓解，伴里急后重、乏力，纳差，体重下降，再次就诊于当地医院，查便常规：黄色便，白细胞 50～60 个 /HP，红细胞＞500 个 /HP。生化：肝酶及胆红素正常，白蛋白 29.5g/L，前白蛋白 195mg/L；血常规：白细胞 7.1×10⁹/L，血红蛋白 126g/L，血小板 344×10⁹/L。复查肠镜：进镜 30cm 达乙状结肠，未能继续进镜，观察乙状结肠、直肠黏膜呈颗粒状，表面有淡黄色分泌物附着，黏膜触之易出血。病理：（直肠）结肠黏膜重度慢性炎性溃疡形成；行腹盆部增强 CT：盲肠、升结肠、横结肠右半段、降结肠下半段、乙状结肠及直肠肠壁增厚，呈分层状，增强扫描黏膜强化明显，黏膜下层水肿密度，病变段肠管变窄，浆膜面尚清，考虑为溃疡性结肠炎。为明确诊断，再次行肠镜检查，可见回盲瓣对侧片状隆起，表面呈结节样，污秽，大小约为 1.5cm×2.0cm，升结肠、横结肠肝曲、横结肠、横结肠脾曲、降结肠、乙状结肠、直肠黏膜呈颗粒状，广泛黏膜充血水肿，表面脓性分泌物附着，触之易出血，考虑溃疡性结肠炎（全结肠型活动期）。病理（回盲部、升、横、降、乙状结肠、直肠）：结肠黏膜组织弥漫性炎性改变，尤其以乙状结肠及直肠最重，（回盲部、升、乙状、直肠）结肠黏膜可见隐窝内小脓肿形成，绒毛形态改变，符合溃疡性结肠炎改变。予以禁食、全肠外营养支持，美沙拉嗪栓 0.5g 肛塞 3 次 / 天、美沙拉嗪缓释颗粒 1g 3 次 / 天口服，静脉甲强龙 40mg 1 次 / 天→泼尼松 50mg 1 次 / 天口服，奥美拉唑 40mg 2 次 / 天静脉滴注抑酸，乳酸左氧氟沙星（来立信）0.6g 1 次 / 天抗感染及调节肠道菌群，纠正电解质紊乱等治疗。患者自觉大便次数较前减少至 10～12 次 / 天，出院后泼尼松逐渐减量至 40mg 1 次 / 天。3 周前患者无明显诱因再次出现腹泻加重，为黏液脓血便，伴持续腹痛。现患者为进一步诊治入院。患者自发病以来食欲欠佳，体重近 2 个月下降约 10kg。

既往史：3 年前诊断糖尿病，经饮食、运动控制血糖尚可，未服药，近 2 个月因应用激素监测随机血糖 13mmol/L 左右。否认过敏史，否认肝炎、结核等传染病史。吸烟 30 年，10 支 / 天，已戒 6 年。否认饮酒史。

体格检查：T 36.5℃，P 92次／分，R 15次／分，BP 103/77mmHg，BMI 20.2。神清，精神可，无力体型。轮椅推入病房。全身浅表淋巴结未触及肿大。皮肤及巩膜苍白。双肺呼吸音清，未闻及明显干湿性啰音。心律齐，P2＜A2，各瓣膜听诊区未及杂音。腹部平坦，腹软，下腹部轻压痛，无反跳痛及肌紧张，未及包块，Murphy征（－），肝脾肋下未及，肝区肾区无叩痛，腹部叩诊鼓音，移动性浊音（－）。肠鸣音2～3次／分。双下肢轻度可凹性水肿。

初步诊断：①溃疡性结肠炎（慢性复发型，活动期，广泛结肠型重度）；②2型糖尿病。

病例特点：①老年男性，慢性病程；②主要表现为腹痛、腹泻伴黏液血便，病情反复；③查体下腹压痛；④便常规可见红白细胞，肠镜以直、乙状结肠急慢性炎症为主，表现为连续性病变；⑤既往应用糖皮质激素、美沙拉嗪有效，此次停药后复发。

诊断及鉴别诊断：

1. 溃疡性结肠炎　患者表现为反复发作的腹泻、黏液血便伴腹痛、里急后重等症状，肠镜检查可见从直肠起黏膜充血水肿及浅溃疡形成，呈连续性、弥漫性分布；病理可见结肠黏膜急慢性炎症，腹部影像学检查示全结肠黏膜受累，且既往应用糖皮质激素及美沙拉嗪治疗有效，因此首先考虑溃疡性结肠炎的诊断，但患者起病高龄，非溃疡性结肠炎好发年龄，且病理表现不典型，缺乏隐窝结构改变，杯状细胞减少等典型表现，因此下一步可取外院病理标本会诊协助诊断，必要时可复查肠镜检查。

2. 感染性肠炎　各种细菌感染，如志贺菌、沙门菌、大肠埃希菌等。常有流行病学特点（如不洁食物史或疫区接触史），临床上急性起病，表现为发热伴腹痛、黏液血便，辅助检查白细胞及C反应蛋白升高，肠镜下表现为黏膜充血、水肿、溃疡，与溃疡性结肠炎类似，粪便检出病原体可确诊，抗生素治疗有效。该患者临床表现符合，但感染性肠炎病程通常具有自限性，一般不超过6周，而该患者此次自病情加重以来已超过2个月，且查血常规白细胞水平正常，并且感染缺乏相关病原学证据，完善便培养、便球杆比等检查以明确。此外，患者既往诊断溃疡性结肠炎，此次病情加重，应用糖皮质激素治疗无改善，应考虑到合并巨细胞病毒或难辨梭状芽孢杆菌感染可能，应同时完善CMV/EBV-DNA、难辨梭状芽孢杆菌毒素的相关检查。

3. 阿米巴肠病　多有流行病学特征，果酱样粪便，结肠镜下见溃疡较深、边缘潜行，间以外观正常的黏膜，确诊有赖于粪便或组织中找到病原体，非流行区患者血清阿米巴抗体阳性有助于诊断。该患者结肠下表现不符，且缺乏病原学证据，完善便找虫卵检查以协助鉴别。

4. 缺血性结肠炎　多具有肠道血管病变的危险因素，临床可表现复发性腹痛、血性腹泻，典型者具有腹痛→血便→腹痛的表现，CT可表现为肠壁节段性水肿及增厚，但不具有特异性，肠镜下可表现为黏膜水肿、质脆、红斑，并散布苍白区域，病变呈节段性分布。该患者高龄，有吸烟史及糖尿病病史，存在动脉粥样硬化危险因素，表现为腹痛、便血，因此需鉴别缺血性结肠炎，但该病多好发于结肠血供的"分水岭"区域，如结肠脾曲部和直肠乙状结肠交接处，且呈节段性分布，损伤黏膜与未损伤黏膜界限分明及直肠不受累等表现可与炎症性肠病鉴别，因此，患者目前诊断缺血性结肠炎证据不足。

5. 克罗恩病　累及结肠的克罗恩病可能与UC有相似的临床表现。然而，提示克罗恩病的特征包括无肉眼可见的出血、存在肛周病变（如肛裂、肛门直肠脓肿）和瘘管。内镜和活检病变为节段性分布，无直肠炎症但有回肠炎、局灶性炎症以及肉芽肿，也提示克罗恩病。因此，患者目前该诊断证据不足。

6. 自身免疫性疾病　患者除腹部症状外，还合并有口腔溃疡、贫血等多系统受累表现，需警惕自身免疫性疾病如白塞病的消化道受累，但炎症性肠病的肠外表现也有类似情况；而白塞病的消化道受累多表现为深大的阿弗他溃疡，与该患者的肠镜表现不符，因此考虑自身免疫病的可能性较小。

综上，目前患者考虑溃疡性结肠炎可能性大，但仍不能除外合并肠道感染的可能性，入院后仍需全面检查评估患者病情，寻找新的诊断依据及线索，建立合适的诊断。

二、诊疗经过

入院初步检查结果：血常规：WBC $5.10×10^9$/L，Hb 103g/L，PLT $239×10^9$/L，中性粒细胞计数 $4.50×10^9$/L，淋巴细胞计数 $0.50×10^9$/L，网织红细胞计数 $86.70×10^9$/L。生化：白蛋白 25.6g/L，前白蛋白 85.1mg/L，肌酐 65.70μmol/L，钾 5.04mmol/L，钠 125.92mmol/L，超敏 C 反应蛋白 163.81mg/L。血沉 80mm/h。便常规：红色黏液稀便，红白细胞满视野。便涂片：肠道菌群大致正常，未找见真菌。便脂肪滴＋肌纤维均未见。难辨梭状芽孢杆菌毒素 A/B 阴性。血清 CMV-DNA $4.16×10^3$copies/ml，EBV-DNA ＜ 500.00copies/ml。淋巴细胞 CMV-DNA $1.85×10^5$copies/ml，EBV-DNA $7.53×10^3$copies/ml。血清淋巴细胞计数 CD_4^+ T 细胞 273.71 个／μl。PPD、T-SPOT 阴性。免疫球蛋白、补体、自身抗体谱及血尿免疫固定电泳均未见异常。腹部增强 CT：直肠、乙状结肠、结肠肝曲及升结肠肠壁弥漫增厚伴系膜血管增多，炎性病变可能。取外院病理标本会诊示（回盲部，升结肠、横结肠、降结肠、乙状结肠 25cm 及 34cm）：大肠黏膜慢性活动性炎，腺体不规则，可见隐窝炎及隐窝脓肿。（直肠）大肠黏膜慢性活动性炎，可见隐窝炎及隐窝脓肿，腺体修复性紊乱增生。

因此，综合患者目前症状、体征、影像学、肠镜及病理表现，考虑溃疡性结肠炎诊断，依据 Trulove-Witts UC 分度考虑为重度（排便＞ 6 次／天，便血较重，贫血，脉搏＞ 90 次／分，血沉＞ 30mm/h），蒙特利尔分型为 E3 型（广泛结肠型）。入院后予以泼尼松 30mg 1 次／天口服 ×4d →氢化可的松 120mg 1 次／天静脉滴注 ×8 天→ 100mg 静脉滴注 ×12d → 50mg×7d，同时美沙拉嗪 1g 4 次／天口服、美沙拉嗪（莎尔福）1 支 1 次／晚灌肠诱导缓解，并加用整肠生、培菲康等药物调节肠道菌群紊乱。同时，患者存在激素抵抗，分析可能原因，首先应考虑合并肠道感染，结合患者存在发热伴 CRP 升高，除考虑溃疡性结肠炎本病活动外，不除外肠道感染，患者血清 CMV-DNA 阳性，遂应用更昔洛韦抗病毒治疗，复查血 CMV-DNA 转阴后停药（用药 3 周）。经治疗患者腹痛较前缓解，排便次数减少至 10 次／天，排便量由 1000 ～ 1500ml/d 减少至 500ml/d。CRP 163.81mg/L → 52.53mg/L → 25.60mg/L。

入院 1 个月后复查肠镜检查：进镜 10cm 开始可见多发溃疡形态不规则，同时可见多发息肉样增生，回盲部、升结肠可见多发息肉状物，回肠末端可见淋巴滤泡改变（病例 47 图 1）。病理（病例 47 图 2）：（回肠末端）表浅小肠黏膜慢性炎，（回盲部、升、横、直）大肠黏膜炎性坏死，可见微脓肿及炎性肉芽组织形成，纤维组织增生，溃疡形成，固有间质及黏膜下层慢性炎细胞浸润，上皮样组织细胞增生，神经节变形，IHC：CK（AE1/AE3）-，Vimentin（+++），LCA（+），S-100（-），Syn（-），NeuN（-），KP1（+），HMB45（-），Ki 67.1%。综上所述，结合临床诊断为炎症性肠病。但随后，患者病情再次加重，腹胀、发热，伴乏力，在肠镜检查后的数日完善床旁胸片时，发现患者的横结肠扩张明显（病例 47 图 3），立即完善腹部 CT 检查，可见示横结肠及近段降结肠肠腔显著扩张，结肠肠壁增厚，提示中毒性巨结肠（病例 47 图 4）。请普外科会诊，考虑患者结肠扩张明显，但无明确感染中毒症状，建议继续内科保守治疗，予美罗培南抗感染治疗 2 天，并禁食、胃肠减压，但患者症状无明显缓解，体温峰值逐渐升高（最高 39℃）并出现腹痛症状。再次联系外科后考虑患者有急诊手术指征，立即行开腹探查，术中发现横结肠已穿孔，行全结直肠切除＋回肠造瘘术。术后病理：肉眼：全结直肠黏膜弥漫性病变，为大小不等、不规则平坦状溃疡，未见明显穿孔，周边黏膜假息肉。阑尾正常，各肠段浆膜光滑；镜检：结肠及直肠黏膜显著慢性炎，大部分黏膜上皮糜烂及大片状不规则溃疡，部分溃疡较深，累及黏膜下及浅肌层，但未见裂隙性溃疡，残存隐窝形态不规则，有分支、扭曲及不规则扩张，伴数量明显减少，有修复性反应，散在隐窝炎，隐窝脓肿不明显，黏膜层淋巴浆细胞聚集，溃疡下小血管炎，腔闭塞及纤维素性坏死，神经节细胞增生，黏膜下层慢性炎症明显，可见淋巴滤泡形成，黏膜病变累及回盲瓣黏膜，阑尾黏膜纤维化，管腔闭塞，上皮消失。大网膜为纤维脂肪组织，黏膜溃疡及坏死渗出物中未见病原体，未见上皮样肉芽肿，直肠断端可见黏膜慢性炎；淋巴结：大肠周13枚呈反应性增生。综上所述并结合临床，考虑炎症性肠病，广泛全结肠溃疡，符合溃疡性结肠炎（病例47图5、病例47图6）。术后予禁食、肠外营养，注射用比阿培南（安信）及甲硝唑抗感染治疗，患者恢复顺利，逐步过渡至半流食并停用肠外营养，监测患者造瘘口引流200～500ml/d，CRP下降趋势，抗生素足疗程后停用。复查白蛋白31.5g/L，前白蛋白80.4mg/L，CRP14.98mg/L。因患者术后仍保留少许直肠，建议其加用美沙拉嗪栓剂维持缓解，但患者拒绝，症状好转后出院。

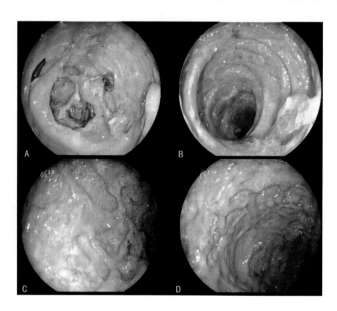

病例47图1　入院复查肠镜

注：图A：回盲部；图B：降结肠；图C：直肠；图D：直肠。结肠多发溃疡，形态不规则，另可见多发息肉状物。

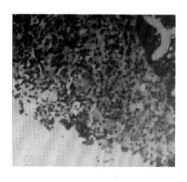

病例47图2　肠镜病理

注：肠黏膜炎性坏死，炎性肉芽组织形成，固有间质及黏膜下层淋巴细胞细胞浸润。

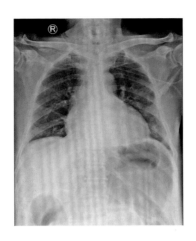

病例 47 图 3　床旁胸片

注：可见横结肠及降结肠扩张。

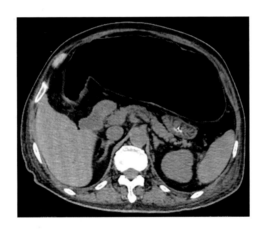

病例 47 图 4　腹部 CT 平扫

注：横结肠扩张明显，最宽处达 11cm。

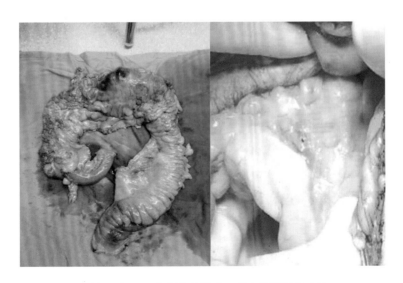

病例 47 图 5　术后大体标本；术中可见结肠穿孔

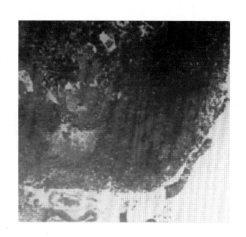

病例 47 图 6　手术标本病理，可见结肠显著慢性炎症

最后诊断：

1. 溃疡性结肠炎。

2. 全结肠切除＋回肠造口术后。

3. 低蛋白血症。

4. 巨细胞病毒感染。

5. 2 型糖尿病。

6. 低 T3 综合征。

7. 肝囊肿。

8. 双肾囊肿。

诊断依据：①老年男性，慢性病程；②主要表现为腹痛、腹泻伴黏液血便，病情反复；③肠镜示结肠连续性、弥漫性分布的黏膜充血水肿、浅溃疡，病理可见黏膜慢性活动性炎，隐窝结构异常，隐窝炎、隐窝脓肿；④手术病理可见全结直肠黏膜弥漫性病变，多发不规则溃疡、假息肉；隐窝形态不规则，有分支、扭曲及不规则扩张，数量明显减少，黏膜层淋巴浆细胞聚集；⑤除外其他感染性及非感染性结肠炎。

三、讨论

该患者因腹泻伴黏液血便多年来诊，曾于外院行肠镜检查考虑溃疡性结肠炎，应用糖皮质激素及美沙拉嗪治疗症状曾得到控制，此次停药后症状再发，但再次使用糖皮质激素及美沙拉嗪诱导缓解效果并不理想。因此，需要考虑：①溃疡性结肠炎的诊断是否明确；②是否合并其他导致疾病加重的因素。

引起黏液血便的疾病除了溃疡性结肠炎外，还包括有细菌性肠炎、阿米巴肠病、肠道血吸虫病、肠白塞病、消化系统肿瘤、缺血性结肠炎等多种疾病，需要予以鉴别。该患者病程较长，且粪便中未检出寄生虫及细菌、真菌，缺乏病原学证据，因此感染性肠炎可能性小；患者无慢性消耗性症状，此次急性加重，且查肿瘤标志物正常，肠镜下未见占位性病变，病理未见肿瘤细胞，腹部影像学检查未见肿瘤转移灶，因此可以除外消化道肿瘤；患者无明显腹痛症状，无全身多系统受累表现，无阴部溃疡及眼部、皮肤受累，镜下溃疡浅，未见阿弗他样溃疡，可以此鉴别肠白塞病；患者镜下结肠黏膜受累为弥漫性，以直肠、乙状结肠受累为主，非缺血性结肠炎好发部位，该病可能较小。结合患者反复发作的腹泻、黏液脓血便伴里急后重的表现，以及外院肠镜所见直肠开始，连续性、弥漫性分布的黏膜充血水肿，腹部 CT 所见结肠肠壁弥漫性增厚，再结合病理会诊所示黏膜慢性活动性炎，隐窝结构异常、隐窝炎、隐窝脓肿，考虑溃疡性结肠炎的诊断。

　　该患者的病情评估为重度，对于重度溃疡性结肠炎，除了纠正水电解质及酸碱平衡紊乱，营养支持等一般性治疗外，首选的诱导缓解方案是静脉应用糖皮质激素，但患者在使用糖皮质激素诱导缓解后，症状改善不明确，因此需进一步分析原因，包括口服给药吸收不良；存在影响疗效的合并症（如感染、血栓）；同时使用了降低激素药物浓度的其他药物；患者本身对激素抵抗等。其中，重度 UC 患者特别是发生激素无效时要尤其警惕机会性感染，因此需要进行了相关的病原学筛查，患者查血清 CMV-DNA 阳性，推测这是导致患者病情加重，治疗效果不佳的重要原因。IBD 患者是机会性感染的高发人群，其原因在于疾病本身的慢性消耗以及对营养吸收的影响，同时应用糖皮质激素、免疫抑制剂或生物制剂抑制了患者的免疫力。有文献指出，重度 UC 和糖皮质激素抵抗的 UC 患者 CMV 的感染率增高，国外报道的比例在 20%～ 40%，血 CMV-IgM 阳性或 CMV-DNA 阳性提示存在 CMV 感染，但这与结肠是否受累无明确相关性。UC 合并 CMV 感染内镜下可表现为深凿样溃疡、鹅卵石改变和不规则溃疡，但明确诊断仍需要依赖肠黏膜的病理，在黏膜组织中发现 CMV 包涵体或免疫组化是确诊 CMV 肠炎的金标准。对于该患者，出现激素抵抗而血 CMV-DNA 阳性，应当考虑到 CMV 感染可能，但是因为外院的肠镜缺乏典型内镜下表现，且免疫组化 CMV-DNA 阴性，未见病毒包涵体，仍无法确诊 CMV 结肠炎。因此，我们经验性地予以抗病毒治疗，CMV 感染的治疗，首选的药物是更昔洛韦，用量为 5mg/kg 2 次 / 天静脉滴注，疗程一般不少于 3 周。对于停用激素的问题，欧洲克罗恩病和结肠炎组织（ECCO）共识意见推荐，糖皮质激素抵抗的重度 UC 患者合并 CMV 结肠炎时，应给予抗病毒治疗，同时建议停用免疫抑制剂。但国内的指南也指出，有研究提示停用糖皮质激素或免疫抑制剂会加重 UC 病情，同时考虑骤然停药可能导致继发性皮质醇不足，建议继续维持使用激素。在抗病毒治疗下，患者的排便次数、排便量和便血量，以及血沉、CRP 均明显改善，因此考虑患者合并 CMV 感染。

　　该患者存在的另一问题，是在治疗期间发生了中毒性巨结肠，IBD 患者合并中毒性巨结肠发生的主要诱因有包括低钾血症、阿片类、抗胆碱能药、抗抑郁药、钡灌肠和结肠镜检查等。对于该患者而言，首先可以排除药物因素及钡灌肠的原因，他在发现中毒性巨结肠前曾行结肠镜检查，是否可能因结肠检查时充气引起结肠扩张？但进一步分析了该患者床旁胸片的变化，发现在结肠镜检查前的胸片已经可以见到结肠扩张，因此也可以排除肠镜检查所致。患者入院期间因腹泻、摄入不足等原因血钾偏低，经积极纠正仍波动于正常低限，且还因此新发房颤，推测中毒性巨结肠因低钾血症所致可能性最大。对于中毒性巨结肠的治疗，有研究显示，初始采用内科治疗，包括禁食水、胃肠减压、抗感染等，可成功地使多达 50% 的患者避免手术，当患者的中毒表现看上去有所减轻，液体和输血需求减少，腹部膨隆及结肠扩张开始缓解，实验室指标有所改善时，意味着内科治疗成功。另外，游离穿孔、大量出血、输血需求增加、中毒征象恶化及结肠扩张进展都是手术的绝对指征。此外，大多数外科研究推荐，在 48 ～ 72 小时后仍持续存在结肠扩张则应行结肠切除术。该患者在保守治疗 48 小时后症状仍无改善，体温峰值及炎症指标上升，提示可能已存在局部脓肿或穿孔，因此立即行急诊手术治疗，而开腹后发现横结肠已经穿孔，也证实了我们的猜测。由于手术及时，该患者在手术后恢复良好并出院。

　　因此，本病例的意义在于提醒临床医师，对于激素治疗效果不佳的重度 UC 病人，除考虑治疗本身是否到位外，一定要注意到可能合并机会性感染等其他原因，从多方面的分析病人病情。此外，临床工作中对于重度UC，尤其是老年患者，在治疗好转过程中再次发生病情加重，要注意发生中毒性巨结肠的可能性，这样的病人可能临床症状并不明显，仅仅表现为低热，轻度的腹胀、排便次数减少，而并无剧烈的腹痛及全身中毒症状，查体也可能无明显阳性发现，应当注意及时复查腹部影像学检查评估病情。

（王化虹　葛超毅）

参考文献

[1] 中华医学会消化病学分会炎症性肠病学组. 炎症性肠病合并机会性感染专家共识意见 [J]. 中华消化杂志，2017，37（4）：217.

[2] 中华医学会消化病学分会炎症性肠病学组. 炎症性肠病诊断与治疗的共识意见（2018年，北京）[J]. 中华消化杂志，2018，38（5）：292-311.

[3] Vucelic B, Reinisch W, Pollok RC, et al. European evidence-based Consensus on the prevention, diagnosis and management of opportunistic infections in inflammatory bowel disease[J]. Journal of Crohns& Colitis, 2014, 3（2）：47-91.

[4] Shukla T, Singh S, Loftus EV, et al. Antiviral Therapy in Steroid-refractory Ulcerative Colitis with Cytomegalovirus：Systematic Review and Meta-analysis[J]. Inflammatory Bowel Diseases, 2015, 21（11）：2718.

[5] Sager K, Alam S, Bond A, et al. Review article：cytomegalovirus and inflammatory bowel disease[J]. Alimentary Pharmacology & Therapeutics, 2015, 41（8）：725-733.

[6] Sheth SG, Lamont JT. Toxic megacolon[J]. Lancet, 1998, 351（9101）：509-513.

[7] Fornaro R, Caratto M, Barbruni G, et al. Surgical and medical treatment in patients with acute severe ulcerative colitis[J]. Journal of Digestive Diseases, 2015, 16（10）：558-567.

病例 **48**　溃疡性结肠炎合并 CMV 感染及缺血性肠病

一、病例摘要

一般情况：患者女，56 岁，退休。

主诉：间断黏液血便、腹泻 1 年余，加重 1 个月余。

现病史：患者 1 年余前无诱因出现排黏液血便，3 次 / 天，无腹痛、里急后重、恶心、呕吐、发热、纳差、乏力、盗汗，无皮疹、脱发、光过敏、肌肉关节疼痛、皮肤巩膜黄染等。就诊于辽宁当地医院，查肠镜及活检病理提示结肠炎（未见报告），予美沙拉嗪 0.75g 3 次 / 天治疗，症状逐渐缓解，每日排黄色成形便 1～2 次。患者服药 1 个月后自行停药。5 个月前（2018 年 2 月）患者再次出现血便、腹泻，程度及性质同前，无其他伴随症状。就诊于当地医院，查肠镜：回肠末端、盲肠、升结肠、肝曲、横结肠不规则溃疡、糜烂，降结肠及乙状结肠黏膜光滑，诊断溃疡性结肠炎。予美沙拉嗪 1g 3 次 / 天、美沙拉嗪栓 1 粒 1 次 / 天治疗，症状逐渐好转，后调整药物为美沙拉嗪 0.75g 3 次 / 天，症状完全缓解。1 个月前（2018 年 6 月）患者外出游玩，自行停药 10 余天后再次出现黏液血便，4～5 次 / 天，每次大便均带有血，间断伴下腹绞痛，排便后腹痛缓解，伴里急后重，腹痛程度逐渐加重。遂就诊于北京某医院，查血常规：WBC 6.77×10^9/L，NE% 74.2%。CRP 93.23mg/L。ESR 50mm/h。便常规：血样便，红细胞及白细胞满视野，潜血（3+）。血生化：肝肾功能大致正常，ALB 26.1g/L，PA 73mg/L，K^+ 3.17mmol/L。腹盆增强 CT：升结肠肝曲、横结肠、降结肠及乙状结肠肠壁略增厚，以左半结肠为著；腹腔及腹膜后多发淋巴结，右肾肾盂及输尿管中下段扩张。予美沙拉嗪 2g 2 次 / 天，左氧氟沙星＋奥硝唑抗感染，予纠正水电解质紊乱、营养支持等。但患者腹泻、腹痛较前加重，腹泻增加至 10 余次 / 天，并出现纳差、恶心、呕吐，逐渐进展至无法经口进食水。2 天前（2018 年 7 月 23 日）患者出现发热，体温波动于 38.5～39.0℃，伴口干、头晕、乏力，为进一步诊治入住我院。自起病以来，睡眠尚可，精神差，纳差，小便色深，量同前，大便如前所述，体重下降约 10kg。

既往史、个人史：11 年前行子宫肌瘤切除术，同时发现左肾钙化、右肾肾盂、输尿管扩张。否认烟酒嗜好。

体格检查：T 37.2℃，P 78 次 / 分，R 20 次 / 分，BP 123/80mmHg。轮椅推入病房。全身皮肤黏膜无黄染、苍白。双肺未闻及干湿啰音及胸膜摩擦音。各瓣膜听诊区未闻及杂音及心包摩擦音，腹软，左下腹压痛、反跳痛，无肌紧张，移动性浊音（－）。肠鸣音 4 次 / 分。双下肢无水肿。

入院诊断：溃疡性结肠炎可能性大，低白蛋白血症，左肾钙化，右肾积水，子宫肌瘤术后。

病例特点：中年女性，慢性病程，表现为腹痛、腹泻、黏液脓血便。肠镜示结肠多发溃疡。CT 示肠壁增厚，病变连续，血液炎症指标升高。

诊断及鉴别诊断：

1. **感染性肠炎**　常有流行病学特点（如不洁食物史或疫区接触史），急性起病常伴发热和腹痛，具有自限性，一般不超过 6 周。本例患者为慢性病程，病史较长，从病程上看不太支持感染性肠炎，但患者近期有外出游玩、外出就餐史，大便中白细胞满视野，仍需要警惕在原有肠道疾病基础上合并有肠道感染，可进行大便相关的病原学检查明确。

2. 阿米巴肠病 有流行病学特征，排果酱样粪便，结肠镜下见溃疡较深，溃疡呈散在的圆形或卵圆形，溃疡间黏膜正常。确诊有赖于从粪便或组织中找到病原体。

3. UC 合并难辨梭状芽孢杆菌或 CMV 感染：重度 UC 或在免疫抑制剂维持治疗病情处于缓解期的患者出现难以解释的症状恶化时，应考虑合并 C.diff 或 CMV 感染的可能。

二、诊疗经过

血常规：WBC 5.90×10^9/L，Hb 104g/L，PLT 336×10^9/L，NE% 73.2%。血生化：ALT 6U/L，AST 10U/L，ALb 31.3g/L，PA 70.2mg/L，Cr 51.53μmol/L，LDH 153U/L，K^+ 2.87mmol/L，Na^+ 135.07mmol/L，BNP 174.00pg/ml，CRP 147.63mg/L。ESR：42mm/h。便常规：WBC 50～60/HP，RBC 满视野/HP，潜血双法阳性。便涂片找真菌：未找见真菌。大便难辨梭状芽孢杆菌毒素 A/B：阴性。ANCA、ANA 谱：阴性。贫血：血清铁 3.50μmol/L，总铁结合力 18.50μmol/L，铁蛋白 285.3ng/ml，叶酸 8.07nmol/L，维生素 B_{12} ＞1107pmol/L。免疫球蛋白：IgM 0.57g/L↓（0.63～2.77g/L），余正常。PCT 0.33ng/ml。PPD 试验：阴性。血清 CMV-DNA ＜500.00copies/ml。血清 EBV-DNA ＜500.00copies/ml。腹部 B 超：淤胆，左肾区弧形强回声，右肾集合系统扩张，降结肠至乙状结肠壁弥漫性增厚。浅表淋巴结超声：未见异常。

患者无法经口进食，入院后予留置胃管，瑞高鼻饲＋肠外营养，逐渐增加鼻饲速度，每日予 1000ml 肠内营养乳剂（TP-HE）（瑞高），并逐渐改为全肠内营养，同时予美沙拉嗪1g 4次/天＋美沙拉嗪栓1粒 1次/晚纳肛，地衣芽孢杆菌活菌（整肠生）、双歧杆菌三联活菌（培菲康）调节肠道菌群，蒙脱石散（思密达）止泻。患者腹痛逐渐好转，但每日仍排黄色水样便10～20次。2018年8月2日完善肠镜（病例48图1）。

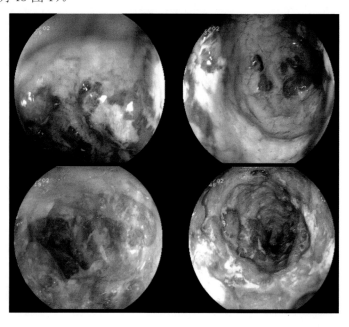

病例 48 图 1　肠镜检查

注：脾曲结肠黏膜损伤严重，溃疡形成，纵行融合成片，可见黏膜息肉样增生，有血痂，溃疡上附着白色黏液。

病理：（横结肠）大肠黏膜慢性炎，伴急性炎，局部伴溃疡形成，隐窝形态欠规则，扭曲、扩张，数量显著减少，伴有修复性反应，可见隐窝炎，固有层给大量急、慢性细胞浸润。（直肠）大肠黏膜慢性炎，伴急性炎，隐窝形态欠规则，扭曲、扩张、有分支，伴有修复性反应，可见隐窝炎及隐窝脓肿，固有层大量急、慢性细胞浸润。综上所述，结合临床病史，考虑为炎症性肠病（溃疡性结肠炎）。

肠黏膜组织：CMV-DNA 1.6×10^4copies/ml，EBV-DNA ＜ 500copies/ml。

患者肠镜可见黏膜穿凿样溃疡，溃疡融合，并可见纵行溃疡，肠黏膜组织 CMV-DNA 阳性，考虑 CMV 肠炎诊断明确，予更昔洛韦 300mg 1 次 /12h 静脉滴注抗病毒治疗。患者腹泻次数减少至每日 5 ～ 10 次，为黄色稀水样便。2018 年 8 月 8 日发现患者舌面变黑，附着于舌面，不能拭去（病例 48 图 2）。

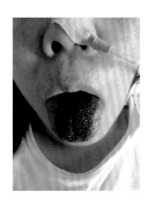

病例 48 图 2　黑毛舌

完善舌表面拭子真菌镜检：阴性。舌表面拭子培养：金黄色葡萄球菌，半定量计数（2+），中量生长。大便真菌镜检阴性。血 G 试验、GM 试验均为阴性。

皮肤科会诊：考虑黑毛舌可能性大。建议加强漱口，牙刷刷牙及舌体表面。

9 月 6 日复查肠镜（病例 48 图 3）。

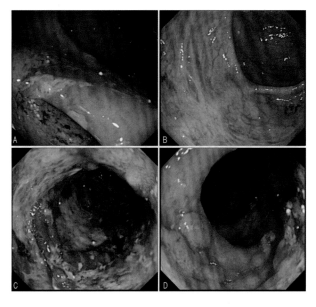

病例 48 图 3　肠镜检查（9 月 6 日复查）

注：图 A：回盲；图 B：升结肠；图 C：左半结肠；图 D：直乙交界。直乙结肠黏膜尚光滑，左半结肠溃疡，充血水肿；升结肠、肝曲结肠黏膜尚可，可见瘢痕形成，回盲瓣可见溃疡。

病理：（回盲部）大肠黏膜慢性炎，隐窝形态尚规则，排列尚规则，固有层一些淋巴细胞、浆细胞浸润，伴淋巴滤泡形成。（横结肠）大肠黏膜慢性炎症，形态欠规则，扩张、扭曲、排列紊乱，伴修复性反应，未见隐窝炎及隐窝脓肿，固有层大量淋巴、浆细胞及少许中性粒细胞浸润，伴淋巴滤泡形成。综上所述，符合炎症性肠病，倾向为溃疡性结肠炎。

患者病变肠段与正常肠段界限分明，考虑存在结肠缺血，予罂粟碱 90mg 1 次 / 天。患者腹泻明显好转，大便次数逐渐减少至 1 ～ 2 次 / 天，为黄色软便，逐渐恢复经口进食，好转出院。

最后诊断：溃疡性结肠炎（慢性复发型，全结肠型，活动期，重度）；CMV 肠炎；缺血性肠病。

诊断依据：①中年女性，慢性病程，表现为腹痛、腹泻、黏液血便；②血液炎症指标升高；③CT 示肠壁增厚，病变连续；④肠镜示结肠多发连续性溃疡；⑤病理提示溃疡性结肠炎；⑥血清和肠黏膜组织 CMV-DNA 阳性，抗病毒治疗有效；⑦病变肠段与正常肠段界限分明，罂粟碱治疗有效。

三、讨论

UC 最常发生于青壮年期，根据我国资料统计，发病高峰年龄为 20 ～ 49 岁，性别差异不明显［男女比为（1.0 ～ 1.3）∶1］。临床表现为持续或反复发作的腹泻、黏液脓血便伴腹痛、里急后重和不同程度的全身症状，病程多在 4 ～ 6 周以上，可有皮肤、黏膜、关节、眼、肝胆等肠外表现。黏液脓血便是 UC 最常见的症状。结肠镜下 UC 病变多从直肠开始，呈连续性、弥漫性分布。轻度炎症的内镜特征为红斑，黏膜充血和血管纹理消失；中度炎症的内镜特征为血管形态消失，出血黏附在黏膜表面、糜烂，常伴有粗糙呈颗粒状的外观及黏膜脆性增加（接触性出血）；重度炎症内镜下则表现为黏膜自发性出血及溃疡。缓解期可见正常黏膜表现，部分患者可有假性息肉形成，或瘢痕样改变。对于病程较长的患者，黏膜萎缩可导致结肠袋形态消失、肠腔狭窄，以及炎（假）性息肉。并发症包括中毒性巨结肠、肠穿孔、下消化道大出血、上皮内瘤变以及癌变。

重度 UC 或在免疫抑制剂维持治疗病情处于缓解期的患者出现难以解释的症状恶化时，应考虑合并难辨梭菌或者 CMV 感染的可能。确诊 CMV 结肠炎可予结肠镜下黏膜活检行 HE 染色找巨细胞包涵体、免疫组织化学染色和 CMV-DNA。文献报道，广泛的黏膜脱失、深凿样溃疡、纵行溃疡、鹅卵石样改变、不规则溃疡等可能是 CMV 结肠炎内镜特征表现。特征性的内镜下表现和外周血 CMV-DNA 实时荧光定量 PCR ＞ 1200copies/ml 时，临床上要高度警惕 CMV 结肠炎。

2017 年发表的《炎症性肠病合并机会性感染专家共识意见》指出：重度 UC 出现糖皮质激素抵抗者建议临床除外 CMV 活动性感染。我国资料显示，重度 UC 接受外科手术患者中 CMV 活动性感染比例为 46.2%，难治性 UC 患者中为 36.7%。

本例患者慢性病程，临床表现为反复发作的腹泻、黏液脓血便伴腹痛，病变多从直肠开始，呈连续性、弥漫性分布，肠黏膜病理可见固有膜内有弥漫性、急性、慢性炎症细胞浸润，可见隐窝炎、隐窝脓肿，考虑溃疡性结肠炎诊断明确。患者入院后第一次肠镜可见大面积黏膜缺失及深凿样溃疡，肠黏膜组织 CMV-DNA $1.6×10^4$copies/ml，考虑 UC 合并 CMV 肠炎，具有抗病毒指征。

治疗 CMV 肠炎的主要药物是更昔洛韦和膦甲酸钠。其中更昔洛韦用法为 5 mg/kg（2 次 / 天）静脉滴注，疗程一般不少于 3 周。膦甲酸钠的疗效与更昔洛韦相当，用法为 180mg/（kg·d）静脉滴注，分 2 ～ 3 次给药，疗程一般不少于 3 周。共识意见建议 IBD 合并 CMV 结肠炎患者的抗病毒治疗疗程为

3～6周。

（王化虹　董锦沛）

参考文献

[1] 中华医学会消化病学分会炎症性肠病学组. 炎症性肠病诊断与治疗的共识意见（2018 年，北京）[J]. 中华消化杂志,2018,38（5）:292-311. DOI:10.3760/cma.j.issn.0254-1432.2018.05.002.

[2] 中华医学会消化病学分会炎症性肠病学组. 炎症性肠病合并机会性感染专家共识意见 [J]. 中华消化杂志，2017，37（4）：217-226. DOI：10.3760/cma.j.issn.0254-1432.2017.04.001.

病例 **49** 中毒性巨结肠

一、病例摘要

一般情况：患者男，58 岁，无业。

主诉：间断腹泻、便血 3 个月余，腹胀 2 个月余。

现病史：患者 3 个月余前进食鲍鱼等海鲜后出现排便次数增多，2～3 次/天（之前 1～2 次/天），为黄色糊状便，可见白色黏液及鲜血，排便时伴下腹坠胀，伴便后不尽感；排便前有脐周不适，排便后可缓解。无腹痛、腹胀，无恶心、呕吐，无发热、盗汗，无纳差。后就诊于当地医院，查血常规：WBC 5.91×10⁹/L，NE% 67.3%，Hb 147g/L，PLT 186×10⁹/L。便常规：红色稀便，红细胞 3 个/HP。予黄连素、双歧杆菌三联活菌胶囊及地衣芽孢杆菌活菌胶囊口服治疗，并完善肠镜：全结肠黏膜广泛充血水肿伴糜烂、小溃疡形成，以横结肠、降结肠为著，质脆，触之易出血。病理：（横结肠、降结肠）溃疡性结肠炎。经上述治疗后患者症状较前加重，排便增多至 1 次/小时，为棕褐色稀水样便，伴发热，体温最高达 39.0℃，无腹痛、腹胀。就诊于当地医院，查血常规：WBC 6.3×10⁹/L，NE% 75.5%，Hb 116g/L，PLT 352×10⁹/L，CRP 144mg/L。生化：ALB 22.8g/L，K⁺ 2.51mmol/L。PPD、T-SPOT.TB，自身抗体等均未见异常。立位腹平片示腹部部分小肠及结肠多发积气扩张，可见气液平面。诊断为溃疡性结肠炎，予美沙拉嗪 1g 4 次/天及甲强龙 40mg 1 次/天诱导缓解，并予禁食水，肠外营养，调节肠道菌群，莫西沙星及头孢哌酮钠舒巴坦钠抗感染，中药大黄鼻饲及灌胃促胃肠动力。治疗 2 周后行肠镜检查：进镜至降结肠，可见降结肠肠腔扩张，未见正常黏膜组织，表面覆少许黄白苔及粪水，活检质韧。乙状结肠可见弥漫性溃疡病变，残存岛状及条状黏膜组织，活检质软。直肠与乙状结肠交界处可见圆形及不规则溃疡，底覆黄白苔，活检质软。直肠可见点、灶状黏膜糜烂，活检质软。病理：（降结肠）粟粒大肉芽组织 2 块，见多核巨细胞反应。（乙状结肠）粟粒大结肠黏膜组织 4 块，呈活动性慢性炎，并见粟粒大肉芽组织 1 块。（直肠）粟粒大结肠黏膜组织 1 块，呈慢性活动性炎，并见粟粒大肉芽组织 1 块，及粟粒大炎性渗出物 1 块。（直肠）粟粒大结肠黏膜组织 1 块，呈慢性活动性炎，并见灶性淋巴细胞浸润。IHC：CMV（-）；特殊染色：抗酸（-），刚果红（-），EBER 个别细胞（+）。后因查血 CMV-DNA 阳性，加用更昔洛韦 250mg 1 次/12 小时，静脉滴注抗病毒。患者体温逐渐正常，减停抗生素及抗病毒治疗（用药 3 周），但排便仍 10 余次/天。复查腹部平片仍存结肠肠管扩张，较前无变化。治疗 1 个月余再次复查肠镜：距肛门 10～40cm 可见黏膜发红、水肿，表面覆黄白苔，另见多发息肉样隆起，分别于降结肠、乙状结肠、直乙交界活检质软。病理：（降结肠）粟粒大阳性渗出物，肉芽组织 3 块。（直乙交界）粟粒大结肠黏膜组织 1 块，呈慢性炎症。（乙状结肠）粟粒大炎性渗出物。IHC：CK（-）、CD68［组织细胞（+）］，CMV［散在少量（+）］。特殊染色：抗酸（-），EBER 原位杂交（-）。4 周余前患者再次出现发热达 39.9℃。加用注射用亚胺培南西司他丁钠（泰能）0.5g 1 次/8h，更昔洛韦 250mg 1 次/12 小时治疗。PET-CT 示结肠肠壁不均匀性增厚，以直肠-乙状结肠为著，FDG 代谢增高，符合溃疡性结肠炎改变（活动期），部分升结肠、横结肠及结肠脾曲肠腔扩张，结肠走行区未见典型淋巴瘤表现。脾脏形态饱满，FDG 代谢弥漫性增高。腹膜后及肠系膜上小淋巴结，未见 FDG 代谢异常，考虑反应性增生。普外科会诊考虑无手术指征。目前患者继续美沙拉嗪口服诱导缓解，糖皮质激素减量至泼尼松 35mg 1 次 / 天口服（减量 1 周），排便 5～6 次 / 天，为黄色糊状便，现为进一步诊治入院。患者自起病以来，神清，精神一般，小便正常，体重自 70kg 下降至 58kg。

既往史：糖尿病 5 年，口服格列美脲 1mg 1 次 / 天，二甲双胍 500mg 3 次 / 天，卡博平（阿卡波糖）50mg 2 次 / 天，监测空腹血糖 5mmol/L，自禁食后现应用胰岛素控制血糖。20 余年前因机器外伤右手示指、中指、无名指近端指间关节以远截肢。否认过敏史；否认肝炎、结核等传染病史。吸烟 20 余年，20 支 / 天，已戒烟 4 年余；饮酒 10 余年，3～4 两 / 天。

体格检查：T 36.4℃，P 81 次 / 分，R18 次 / 分，BP 90/64mmHg。全身浅表淋巴结未触及肿大。双肺呼吸音粗，未闻及明显干湿性啰音及胸膜摩擦音。心界不大，心率 81 次 / 分，心律齐，各瓣膜听诊区未闻及杂音及心包摩擦音。腹部膨隆，腹稍韧，左下腹压痛，无反跳痛及肌紧张，肝脾肋下未及，Murphy 征阴性，移动性浊音阴性，肠鸣音响亮，6 次 / 分。右手示指、中指、无名指近端指间关节缺失，双下肢无水肿。

辅助检查：

肠镜检查：见病例 49 图 1。

肠镜检查（治疗 2 周）：见病例 49 图 2。

肠镜检查（治疗 1 个月余）：见病例 49 图 3。

初步诊断：

1. 溃疡性结肠炎（全结肠型，活动期，初发型，重度）。

2. 中毒性巨结肠。

3. 巨细胞病毒感染。

4. 肠道菌群失调。

5. 2 型糖尿病。

6. 低蛋白血症。

7. 右手截指术后。

病例特点：①中年男性，慢性病程；②主要表现为发热、腹泻伴黏液脓血便；③查体腹部膨隆明显，左下腹压痛，肠鸣音亢进；④便常规可见红白细胞，腹部影像学检查可见结肠明显扩张，结肠肠壁增厚，为连续性分布，肠镜见结肠连续病变，浅溃疡形成，病理示结肠慢性活动性炎症。

诊断及鉴别诊断：

1. 溃疡性结肠炎　患者主要表现为腹泻、黏液脓血便伴腹痛等症状，病程较长，肠镜检查可见结肠黏膜充血水肿及浅溃疡形成，呈弥漫性、多发性。病理为慢性炎症性表现，同时影像学检查可见结肠明显扩张，提示合并中毒性巨结肠，因此考虑溃疡性结肠炎的诊断。

2. 感染性肠炎　患者起病急，起病时有可疑不洁饮食史，而感染性肠炎与溃疡性结肠炎一样，也可有腹痛、腹泻、黏液血便及发热等表现，肠镜也可有黏膜充血、水肿、溃疡。但感染性结肠炎一般病程较短，很少超过 6 周，实验室检查多伴有血象升高，且以中性粒细胞升高为主，便培养阳性可确诊，且抗生素治疗有效；而该患者白细胞升高不明显，多次便培养均为阴性，且应用多种广谱抗生素治疗症状仍未完全缓解，仍有结肠的明显扩张，考虑无法以感染性肠炎解释。

3. 阿米巴肠病　该病亚急性起病，也可有发热、腹痛、腹泻等症状，粪便表现为果酱样，结肠镜下见溃疡较深、边缘潜行，间以外观正常的黏膜，确诊有赖于粪便或组织中找到病原体。该患者起病急，结肠下表现不符，且缺乏病原学证据，不支持该诊断。

二、诊疗经过

入院初步检查结果：血常规：WBC 5.30×10^9/L，Hb 105g/L，PLT 265×10^9/L。血沉 8mm/h。生化：谷丙转氨酶 7U/L；谷草转氨酶 9U/L；白蛋白 27.3g/L；胆碱酯酶 1497U/L；前白蛋白 86.5mg/L；葡萄糖 11.48mmol/L；钾 3.79mmol/L；CK-MB 0.3ng/ml；心肌肌钙蛋白 0.003ng/ml；超敏 C 反应蛋白 41.15mg/L。凝血功能：凝血酶原时间 13.30 秒；D- 二聚体 0.31mg/L。贫血五项：血清铁 3.20μmol/L；总铁结合力 25.20μmol/L；铁蛋白 391.4ng/ml；维生素 B$_{12}$ 753.00pmol/L；叶酸 16.07nmol/L；不饱和铁结合力 22.00μmol/L。降钙素原 0.04ng/ml。T 辅助 / 调节淋巴细胞绝对值 92.30 个 /μl。难辨梭状芽孢杆菌毒素 A/B 0.02。便常规：黄色黏液稀便；白细胞 70 ～ 80/HP；红细胞 5 ～ 10/HP。立位腹平片：上腹部积气影，考虑扩张肠管可能，中腹部肠管积气伴液平（病例 49 图 4）。

入院后继续口服美沙拉嗪，逐步减停糖皮质激素；肠内营养改善黏膜营养状况；患者贫血，予静脉补铁治疗；因患者外院查血 CMV-DNA 阳性，继续应用更昔洛韦抗病毒治疗（复查 CMV-DNA ＜ 500.00copies/ml 后停用）。患者便真菌镜检：阳性（菌丝、孢子）；便真菌镜检白念珠菌；GM 试验 1.140（阳性），予氟康唑抗真菌治疗。经治疗后患者无明显腹胀症状，排黄色稀水样便 3 ～ 4 次 / 天。

入院 1 周时，患者出现持续上腹痛，腹胀较前加重，查体腹肌稍紧张，予禁食水，胃肠减压，抗感染等治疗。完善腹部 CT：结肠及盲肠所见，符合溃疡性结肠炎，合并中毒性巨结肠（病例 49 图 5）。普外科会诊考虑患者经营养支持患者营养状况改善不明显，结肠仍明显扩张，需考虑外科手术治疗，因患者一般状况差，行根治手术风险大，与患者家属沟通后于当日行回肠单腔造瘘术＋横结肠双腔造瘘术，过程顺利，术后予禁食水、抗感染、补液等治疗，回肠造瘘口排气后逐步恢复肠内营养。

术后 1 周时夜间患者突发上腹痛，造瘘口停止排气，完善立位腹平片示上腹部肠管扩张程度较前明显减轻，中上腹部多发气液平，较前为新发；膈下多量游离气体，较前新发（病例 49 图 6）。普外

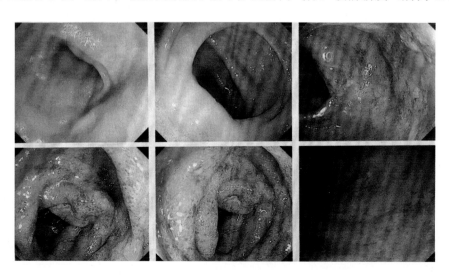

病例 49 图 1　肠镜检查

注：全结肠黏膜广泛充血水肿伴糜烂、小溃疡形成。

科会诊考虑小肠梗阻诊断明确，回肠造瘘口梗阻可能大，暂停肠内营养，维持肠外营养，胃肠减压，西甲硅油口服减少肠道积气，间断予患者疏通回肠造瘘口，同时予氨基酸及短肽制剂肠内营养，并予静脉营养、补充电解质等治疗，患者腹痛、恶心、呕吐等不适逐渐改善，多次腹平片未见肠梗阻表现。术后 1 个月拔除回盲造口引流管及胃管并恢复完全经口进食出院。出院时激素用量为泼尼松 17.5mg 1 次 / 天口服。拟完全减停激素后再次行根治手术治疗。

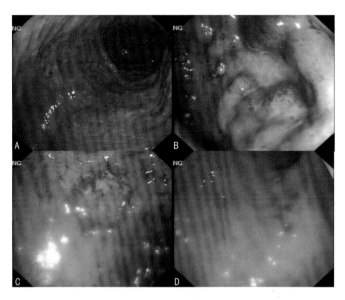

病例 49 图 2　肠镜检查（治疗 2 周后）
注：图 A：降结肠；图 B：乙状结肠；图 C：直乙交界；图 D：直肠。

降结肠肠腔扩张，未见正常黏膜组织，表面覆少许黄白苔；乙状结肠可见弥漫性溃疡病变，残存岛状及条状黏膜组织；直乙交界处可见圆形及不规则溃疡，底覆黄白苔；直肠可见点、灶状黏膜糜烂。

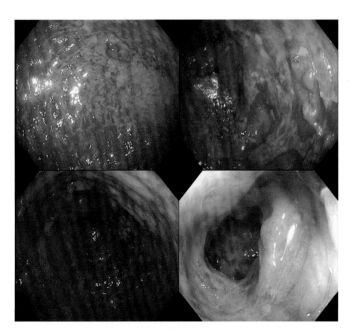

病例 49 图 3　肠镜检查（治疗 1 月余后）
注：降结肠及乙状结肠黏膜发红、水肿，表面覆黄白苔，另见多发息肉样隆起。

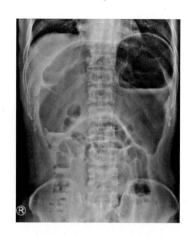

病例 49 图 4　立位腹平片
注：结肠肠管扩张伴气液平。

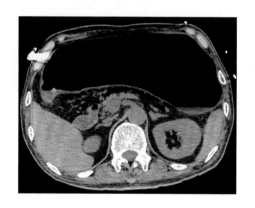

病例 49 图 5　腹部 CT
注：横结肠及降结肠肠管明显扩张，伴液平。

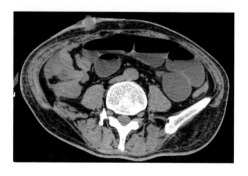

病例 49 图 6　腹部 CT
注：小肠扩张伴多发气液平，造瘘口处梗阻。

最后诊断：

1. 溃疡性结肠炎（初发型，广泛结肠型，活动期，中度）。

2. 回肠单腔造瘘＋横结肠双腔造瘘术后。

3. 小肠梗阻。

4. 缺铁性贫血。

5. 肠道菌群失调。

6．低钾血症。

7．2 型糖尿病。

8．低蛋白血症。

9．右手截肢术后。

诊断依据：①中年男性，慢性病程；②腹痛、腹泻、黏液脓血便伴发热；③查体低血压，腹部膨隆伴肠鸣音亢进；④实验室检查示炎症指标升高，低蛋白血症；⑤腹部影像学检查可见结肠明显扩张，＞6cm 伴气液平，结肠肠壁增厚。

三、讨论

该患者为中年男性，以可疑不洁饮食史后出现腹泻、黏液血便及发热，急性起病，而后转变为腹胀等梗阻性症状，便常规可见红细胞，因此初始的因注意鉴别引起炎症性腹泻病因，如感染、炎症性肠病、嗜酸性粒细胞胃肠炎、结核、自身免疫病等。而在后续的检查中，该患者腹部影像学及肠镜检查发现结肠的弥漫性充血水肿、溃疡等慢性炎症性病变，且缺乏感染及自身免疫病等其他疾病证据，考虑溃疡性结肠炎的诊断。

患者入院时最主要的问题是合并了中毒性巨结肠（toxic megacolon），这是炎症性肠病致命的并发症之一，主要表现为结肠的部分或全部扩张伴全身中毒症状。在早先，中毒性巨结肠被认为是溃疡性结肠炎的并发症。但目前的研究发现，中毒性巨结肠可以出现在任何可能导致结肠炎症的疾病中，包括假膜性结肠炎、阿米巴肠病、伤寒、细菌性痢疾、缺血性结肠炎等。它的发病率仍缺乏足够的数据统计，有国外文献报道在住院的溃疡性结肠炎患者中发病率在 2.5%～7.9%。致病的机制尚不明确，可能是由于结肠黏膜炎症促使炎症介质和细菌产物的释放，诱导一氧化氮合成酶的增加，产生过量一氧化氮，导致结肠扩张。它的主要诱因包括炎症性肠病患者停用 5- 氨基水杨酸制剂或糖皮质激素、低钾血症、结肠镜检查、钡灌肠和应用减缓结肠运动的药物（如麻醉药、止泻药、抗胆碱能药等）。

中毒性巨结肠的临床表现主要有腹痛、腹胀及血性腹泻等腹部症状及畏寒、寒战等全身症状。查体可以有心动过速、发热、低血压、腹膨隆及压痛，若出现腹膜刺激征需要警惕穿孔可能，还需要有中毒的依据，包括发热＞38℃、心率＞120 次 / 分、中性粒细胞增多以及贫血、脱水、电解质紊乱、低血压等改变。实验室检查可以表现为白细胞增多，以中性粒细胞升高为主，血沉及 C 反应蛋白升高，伴有低钾、低钠等电解质紊乱以及低蛋白血症。腹部影像学检查可见结肠扩张明显，其中横结肠及升结肠的扩张更为常见，肠道扩张＞6cm 是重要的诊断标准，而＞15cm 的扩张也不少见。患者的体位改变造成结肠内气体重新分布，从而使气体量最大的部位发生变化。因此，气体的位置不如肠道扩张的程度重要。中毒性巨结肠的诊断主要基于临床表现和腹部影像学检查，对于符合中毒性巨结肠腹部影像学表现的患者，如同时存在体温＞38.6℃、心率＞120 次 / 分、白细胞计数＞10.5×10^9/L，及以下标准之一：脱水、精神变化、电解质紊乱或低血压，就可予以诊断。

中毒性巨结肠的治疗主要目标是减轻结肠炎症，以恢复正常的结肠运动并降低穿孔的可能性。一般治疗包括禁食、补液、纠正电解质紊乱、停用一切抗胆碱能药物及麻醉药、胃肠减压、使用广谱抗生素来减少脓毒症并发症，并预防穿孔引起的腹膜炎。并积极监测血常规、电解质和腹平片评价治疗情况。治疗有效的标准包括结肠扩张减轻，实验室指标改善，所需补液量减少。若仍无改善，需考虑手术治疗。手术的绝对指征包括难以控制的消化道出血、肠穿孔以及结肠进行性扩张。而在其他情况下，对于何时开始手术治疗，有研究显示，尽早手术相对于内科治疗死亡率更低（19.5% vs 27%），且发生穿孔的比例也更低。但更多的研究表明，初始的内科治疗对降低患者的死亡率有明显的作用。因此，一般建议在保守治疗2～3天无效时考虑手术，最迟不超过7天。全结肠切除＋回肠造口术为根治性手术，而在紧急情况下行结肠次全切除＋回肠造口术较前者具有更低的发病率和死亡率，并且病情缓解后可再行吻合手术，但是围术期穿孔的发生率更高。

患者起病时伴明显低钾血症，还曾行结肠镜检查，推测为诱发其巨结肠的主要原因，而他的临床表现不同之处在于全身中毒症状非常不明显，这与他在病程中使用糖皮质激素抗炎及及时的抗感染治疗，掩盖了症状及体征变化有关。患者经保守治疗，结肠扩张仍无改善，因此考虑手术治疗，但因患者仍在应用激素，且营养状况差，一期根治手术创面愈合可能受到影响，因此行回肠末端单腔造瘘＋横结肠双腔造瘘术，以减轻患者结肠扩张，术后患者肠道扩张改善并顺利出院，出院时继续使用美沙拉嗪抗炎，后续可根据患者情况择期行全结肠切除术或是再次吻合。

（王化虹　葛超毅）

参考文献

[1]Gan SI, Beck PL.A new look at toxic megacolon：an update and review of incidence, etiology, pathogenesis, and management[J].The American Journal of Gastroenterology, 2003, 98（11）：2363-2371.

[2]Fornaro R, Caratto M, Barbruni G, et al.Surgical and medical treatment in patients with acute severe ulcerative colitis[J].Journal of Digestive Diseases, 2015, 16（10）：558-567.

[3]Autenrieth DM, Baumgart DC.Toxic megacolon[J].Inflammatory Bowel Diseases, 2012, 18（3）：584-591.

[4]Roys G, Kaplan MS, Juler GL.Surgical management of toxic megacolon[J].American Journal of Gastroenterology, 1977, 68（2）：161.

[5]Ausch CA, Madoff RD, Gnant M, et al.Aetiology and surgical management of toxic megacolon[J].Colorectal Disease, 2006, 8（3）：195-201.

病例 50　腹痛、发热待查：克罗恩病

一、病例摘要

患者男，65 岁，退休。

主诉：间断腹部胀痛伴发热 1 个月。

现病史：1 个月前患者无明显诱因出现上腹胀，程度较轻，约于饭后 1 个小时开始出现，5 ~ 10 分钟后好转，无其他伴随症状，未予重视。23 天前进食面条 2 ~ 3 个小时后出现腹痛，位于中上腹，呈胀痛，程度较重，与体位及排便无明显关系，伴出汗、反酸、烧心，无恶心、呕吐、畏寒、寒战、发热、黄疸、皮疹，无黏液脓血便、里急后重及排气排便减少，小便正常，自行服用藿香清胃等中成药后症状缓解，未予系统诊治。15 天前该症状再发，部位、性质、程度及伴随症状等与之前无明显差异，伴畏寒、寒战，未测体温，未服药，约 3 个小时后症状缓解。此后间断发作上腹胀痛，多发生在进食半流食及固体食物后 2 ~ 3 个小时，程度较前轻。就诊于中医医院，口服中药 2 天无明显效果。4 天前上述腹痛症状再次出现，伴发热，体温最高达 39℃。发病以来，患者神清，精神良好，食欲减退，饮食欠佳，睡眠良好，无低热、盗汗、乏力，大便 1 次 / 天，为黄色不成形便，无黏液及脓血，小便正常，体重减轻 4kg。

既往史：痔疮病史 20 余年。无不洁饮食史、疫区接触史。否认高血压病、糖尿病、心脏病、脑血管疾病、肝炎、结核病史。有磺胺类药物过敏史。

个人和家族史：生于重庆，经常出差，余无特殊。

体格检查：T 36.3℃，P 75 次 / 分，R 15 次 / 分，BP 124/74mmHg。体型正常，无贫血貌，全身皮肤、巩膜无黄染，浅表淋巴结未触及肿大，心肺查体无异常。腹软，中下腹部轻度压痛，无反跳痛、肌紧张，未触及包块，肝脾未触及，双下肢无水肿。

辅助检查：血常规示：WBC $10.9×10^9$/L，中性粒细胞百分比 85.4%，嗜酸性粒细胞百分比 0.2%，RBC $4.66×10^{12}$/L，Hb 133g/L，PLT $332×10^9$/L；立位腹平片未见明显异常；腹部超声示：右下腹肠管管壁增厚性改变，腹腔少量积液，腹腔多发低回声结节，左肾囊肿，胆囊息肉样病变，脾实质高回声结节。腹盆 CT 平扫示：回肠肠壁弥漫性水肿增厚，周围脂肪间隙模糊伴小淋巴结，结合病史考虑炎性病变可能，盆腔积液，胆囊结石，左肾囊肿，如病例 50 图 1 所示。

初步诊断：腹痛原因待查：炎症性肠病？缺血性肠病？肠结核？

病例特点：①老年男性患者，亚急性病程；②以腹痛、发热为主要表现；③查体：中下腹压痛，无肌紧张、反跳痛，腹部未触及包块；④既往无结核病史；⑤辅助检查：腹部影像学提示回肠肠壁增厚，周围脂肪间隙模糊伴小淋巴结，少量盆腔积液。

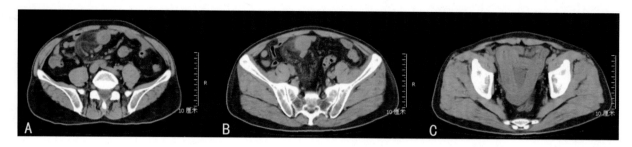

病例 50 图 1　腹部 CT 检查

注：图 A：示肠壁增厚，多发小淋巴结；图 B：示脂肪间隙模糊；图 C：示肠壁弥漫性水肿增厚。

诊断及鉴别诊断：

1. 小肠克罗恩病　　根据该男性患者以腹痛、发热、消瘦为主要临床表现，影像学明确提示回肠节段性病变，表现为肠壁增厚、周围小淋巴结增多，首先考虑小肠克罗恩病的可能。虽然该患者无明显贫血、腹部包块、肛门病变和肠瘘等克罗恩病常见表现，但节段性肠壁全层病变对克罗恩病的诊断比较有特异性。

2. 缺血性肠病　　多见于老年人，合并动脉粥样硬化和冠心病，临床表现多为急性腹痛，便血。部分患者可表现为慢性病程，可表现慢性腹痛。确诊需要通过结肠镜和肠系膜血管 CTA 检查。该患者目前临床表现的腹痛、发热、回肠节段性病变不支持缺血性肠病的诊断。

3. 肠结核　　该病与克罗恩病好发部位一致，临床表现相似，极易相混，需行鉴别诊断。但肠结核病人多有盗汗、肠外结核证据，病变多为回盲部溃疡或狭窄病变，结核菌素试验多为阳性。该患者有腹痛、发热、肠壁增厚，但患者病程短，无肠外结核表现，肠结核可能性小。

4. 小肠淋巴瘤　　该病多局限于一段小肠，呈肿块状，包绕肠管，可见肿块中血管穿行，肠梗阻出现较晚。该病例为肠壁增厚，且受累肠段较长，未见明显肿块，该病可能性较小。

5. 急性阑尾炎或慢性阑尾炎急性发作　　阑尾炎发作多表现为右下腹痛、压痛，位置限于麦氏点，常伴有血中白细胞升高和中性粒细胞比例升高，必要时可行剖腹探查明确诊断。该患者有发热、腹痛，但影像学提示病变范围在回肠，未见明显阑尾肿胀或阑尾周围渗出等炎性改变，故目前考虑阑尾炎可能性小。

6. 腹型紫癜　　部分患者可在皮疹出现之前出现腹痛等情况，但腹痛常较重，而该患者腹痛程度较轻，且病变局限于一段回肠肠管，不符合腹型紫癜表现。

二、诊治经过

血常规：WBC 8.13×10⁹/L、酸性粒细胞总数 0.05×10⁹/L、酸性粒细胞百分数 0.6%、RBC 4.25×10¹²/L、Hb 122g/L、PLT 375×10⁹/L。尿常规：WBC 6.4/HPF、上皮细胞 2.8/HPF、尿酮体 10mmol/L、尿胆红素 15μmol/L。便常规：正常。生化：TP 53g/L、ALB 32g/L、DBIL 9.7μmol/L、GLU 8.11mmol/L、HDL-C 0.86mmol/L、CK 19U/L、LDH 93U/L、HBDH 61U/L、ADA 9U/L。空腹血糖 8.1～13.6mmol/L。凝血六项：Fib 6.55g/L、D-D 2.7mg/L、FDP 10.1μg/ml；CRP 8.19mg/dl；ESR 38mm/h；肿瘤标志物：CA125 99.89U/ml，AFP、CEA、CA199 正常；甲状腺功能五项：T3 1.79pg/ml（参考值 2.3～4.2pg/mL），余正常。过敏原总 IgE 未见异常。血 κ 轻链 573mg/dl，（参考值 629～1350）；λ 轻链正常。尿 κ 轻链 4.0mg/dl，<1.85；λ 轻链正常。血 IgG、IgA 正常，IgM

49.5mg/dl（参考值 60 ～ 263），C3、C4 正常。抗 β$_2$ 糖蛋白抗体、抗心磷脂抗体 IgG 阴性。ANCA 阴性。甲状腺球蛋白及微粒体抗体（-）。自身抗体谱未见异常。抗酿酒酵母抗体（-）、抗小肠杯状细胞抗体（-）、抗胰腺腺泡抗体（-）。抗 TB 抗体（-）、T-SPOT 阴性，血 IgG4 正常。

胃镜：萎缩性胃炎伴胃窦糜烂，反流性食管炎。结肠镜：进入回肠末端 15cm 未见异常，退镜观察所见结肠及直肠未见异常。经肛单气囊小肠镜：观察小肠约 200cm，所见小肠黏膜绒毛状，未见糜烂、溃疡、肿物及狭窄。肠系膜上动脉 CTA：回肠壁增厚，管腔狭窄，肠系膜增厚，可见炎性渗出及小淋巴结，长度为 50 ～ 60cm，如病例 50 图 2 所示。

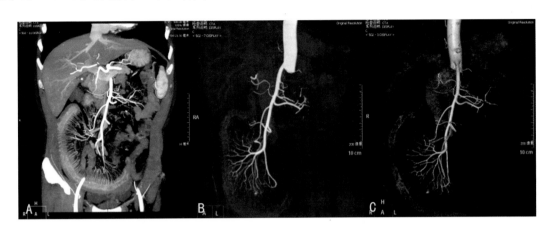

病例 50 图 2　肠系膜上动脉 CTA 检查
注：图 A：示回长度为 50 ～ 60cm 的回肠肠壁增厚，管腔狭窄，肠系膜增厚，可见炎性渗出及小淋巴结。图 B 和图 C 为血管重建影像。

经过详细的内科检查，仍不能明确诊断，患者肠梗阻症状进行性加重，需尽快明确诊断，考虑可行腹腔镜探查明确诊断，必要时手术治疗，因此进行了腹腔镜探查术。术中所见：小肠距回盲部约 250cm 处开始向口侧约 60cm 肠段肠壁充血水肿增厚，色泽稍呈暗红色，浆膜层可见点状坏死样改变，相应肠系膜肥厚、充血，遂 V 形切除病变肠段。如病例 50 图 3 所示。

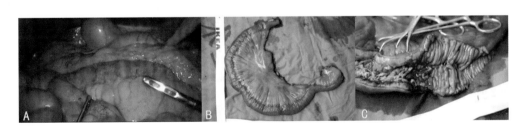

病例 50 图 3　腹腔镜探查和切除病变
注：图 A：为腹腔镜下所示病变肠段色泽暗红；图 B：为切除病变肠段；图 C：为剖开肠壁后表现。

病理结果：肉眼所见：小肠肠管切除标本：肠管长 55cm，周径 3 ～ 6cm，呈铅管样，肠壁僵硬，切面肠腔缩窄，黏膜广泛坏死、脱落，表面可见灰绿色脓性渗出及坏死，管壁增厚，约 1.2cm，（正常管壁厚约 0.5cm），肉眼见黏膜下层增生显著。肠管周围肠系膜组织体积 17cm×12cm×1.5cm，实变，质硬，与肠管浆膜紧密粘连，其中查见结节 7 枚，直径（0.5 ～ 1.5）cm×0.8cm。

病理诊断：（回肠）肠壁全层炎伴水肿，可见较多淋巴细胞、浆细胞、嗜酸性粒细胞浸润，肠壁全层见上皮样肉芽肿形成，结节不融合，无坏死，并见多处裂隙样溃疡；肠周淋巴结（8 枚）呈上皮样肉芽肿炎。结合临床符合克罗恩病。

免疫组化结果显示:CD138(+),IgG4(-),κ(+),λ(+)。特殊染色结果显示:PAS(-),抗酸(-)。

最后诊断:回肠克罗恩病。

诊断依据:①老年男性患者,亚急性病程;②以腹痛、发热、不全肠梗阻为主要表现;③腹部影像学提示回肠节段性肠壁增厚,管腔狭窄,肠系膜增厚;④腹腔镜探查可见回肠约60cm肠段肠壁充血水肿增厚,浆膜层可见点状坏死样改变;⑥病理诊断:(回肠)肠壁全层炎表现,符合克罗恩病。

三、讨论

克罗恩病(Crohn's disease, CD)又称为局限性肠炎、节段性肠炎、慢性肠壁全层炎等。其特点为病因未明,表现为肉芽肿性炎症病变,合并纤维化与溃疡,可侵及全胃肠道的任何部位,包括口腔、肛门,病变呈节段性或跳跃性分布,并可侵及肠道以外,特别是皮肤。

(一)临床表现

临床表现为腹痛、腹泻、腹块、瘘管形成和肠梗阻,可伴有发热、贫血、营养障碍及关节、皮肤、眼、口腔黏膜、肝脏等肠外损害。本病可反复发作,迁延不愈。

1. 消化系统表现

(1)腹痛:位于右下腹或脐周,呈痉挛性疼痛,间歇性发作,伴肠鸣,餐后加重,便后缓解。如果腹痛持续,压痛明显,提示炎症波及腹膜或腹腔内,形成脓肿。全腹剧痛和腹肌紧张可能是病变肠段急性穿孔所致。

(2)腹泻:由病变肠段炎症渗出、蠕动增加及继发性吸收不良引起。开始为间歇发作,后期为持续性糊状便,无脓血或黏液。病变涉及结肠下段或直肠者,可有黏液血便及里急后重感。

(3)腹部包块:以右下腹与脐周为多见,是由肠粘连、肠壁与肠系膜增厚、肠系膜淋巴结肿大、内瘘或局部脓肿形成所致。

(4)瘘管形成:是Crohn病临床特征之一。由透壁性炎性病变穿透肠壁全层至肠外组织或器官,形成瘘管。内瘘可通向其他肠段、肠系膜、膀胱、输尿管、阴道腹膜后等处。外瘘则通向腹壁或肛周皮肤。

(5)肛门直肠周围病变:少数病人有肛门、直肠周围瘘管、脓肿形成,肛裂等病变。

2. 全身表现

(1)发热:系由于肠道炎症活动或继发感染引起,常为间歇性低热或中等度发热,少数呈弛张热,可伴毒血症。

(2)营养障碍:因食欲减退、慢性腹泻及慢性消耗疾病所致消瘦、贫血、低蛋白血症、维生素缺乏、缺钙、骨质疏松等症。

(3)急性发作期:有水、电解质、酸碱平衡紊乱。

3. 肠外表现 部分病人有虹膜睫状体炎、葡萄膜炎、杵状指、关节炎、结节性红斑坏疽性脓皮病、口腔黏膜溃疡、慢性肝炎、小胆管周围炎、硬化性胆管炎等,偶见淀粉样变性或血栓栓塞性疾病。

(二)辅助检查方面

血液检查可见白细胞计数增高,红细胞及血红蛋白降低,与失血、骨髓抑制及铁、叶酸和维生素B_{12}等吸收减少有关。血细胞比容下降,血沉增快。黏蛋白增加、白蛋白降低。血清钾、钠、钙、镁等可下降。粪便检查隐血试验呈阳性。内镜包括胃镜、结肠镜和小肠镜检查是诊断克罗恩病最敏感的检查方法。其他影像学如 CT 检查可同时观察整个肠道及其周围组织的病变，对于腹腔脓肿等并发症有重要的诊断价值。

（三）本病应与下列疾病相鉴别

急性阑尾炎、肠结核、小肠淋巴瘤、十二指肠壶腹后溃疡、非肉芽肿性溃疡性空肠回肠炎、溃疡性结肠炎、缺血性结肠炎、结肠结核、阿米巴肠炎、结肠淋巴瘤、放射性结肠炎等。

（四）治疗方面

1. 原则　无并发症时，支持疗法和对症治疗十分重要，可缓解有关症状。活动期宜卧床休息，高营养、低渣饮食。严重病例宜暂禁食，纠正水、电解质、酸碱平衡紊乱，采用肠内或肠外营养支持。贫血者可补充维生素 B_{12}、叶酸或输血。低蛋白血症可输白蛋白或血浆。水杨酸偶氮磺胺吡啶、肾上腺皮质激素或 6- 巯基嘌呤等药控制活动期症状有效。解痉、止痛、止泻和控制继发感染等也有助于症状缓解。补充多种维生素、矿物质可促进体内酶类和蛋白质的合成，同时具有保护细胞膜作用。

2. 药物治疗

（1）氨基水杨酸制剂柳氮磺吡啶：仅适用于病变局限在结肠者；美沙拉嗪能在回肠及结肠定位释放，故适用于病变在回肠末段及结肠者。该类药物一般用于控制轻型患者的活动性；也可用作缓解期或手术后的维持治疗用药，但疗效并不肯定。

（2）糖皮质激素：是控制病情活动性最有效的药物，适用于中、重型患者或对氨基水杨酸制剂无效的轻型患者。

（3）免疫抑制剂：近年研究已确定免疫抑制剂对克罗恩病的治疗价值。硫唑嘌呤（AZA）或巯嘌呤（6-MP）适用于对糖皮质激素治疗效果不佳或对激素依赖病例该类药物显效时间需 3 ～ 6 个月，故宜在激素使用过程中加用，继续使用激素 3 ～ 4 个月后再将激素逐渐减量至停用。约 60% 激素依赖患者可成功将激素撤去，然后以治疗量的硫唑嘌呤或 6-MP 长程维持治疗。该类药物常见严重不良反应为白细胞减少等骨髓抑制表现。对原有慢性病毒性肝炎患者可致肝炎活动。

（4）抗菌药物：某些抗菌药物如甲硝唑、环丙沙星控制病情活动有一定疗效，且对并发症亦有治疗作用，甲硝唑对肛周瘘管疗效较好，喹诺酮类药物对瘘有效。上述药物单独应用虽有一定疗效，但长期应用不良反应大，故临床上一般与其他药物联合短期应用，以增强疗效。

（5）其他抗 TNF-a 单克隆抗体（英夫利昔单抗，infliximab）：为促炎性细胞因子的拮抗药，临床试验证明对传统治疗无效的活动性克罗恩病有效，重复治疗可取得较长期缓解。过敏反应为该药常见不良反应，感染为该药的禁忌证。

3. 外科手术　手术治疗用于完全性肠梗阻、肠瘘与脓肿形成、急性穿孔或不能控制的大出血，以及难以排除癌肿的患者。手术方式主要是病变肠段的切除，手术切除包括病变及距离病变远、近侧 10cm 的肠段及其系膜和淋巴结。本病手术治疗后多在肠吻合口附近复发。推荐的预防性用药在术后 2 周开始，持续时间不少于 3 年。术后复发率高，应随访。

本例老年男性患者，以腹痛、发热、不全肠梗阻为主要表现，CT 示回肠肠壁均匀增厚，累及肠段长达 60cm 左右，经胃镜、肠镜、肛小肠镜、CTA 等检查，仍不能明确诊断，且肠壁病变累及全层，症状进行性加重，腹腔镜探查是明确诊断、尽早针对病因治疗的最直接也最必要的手段。而腹腔镜探查也进一步证实回肠约 60cm 肠段肠壁充血水肿增厚，浆膜层可见点状坏死样改变，术后病理符合克罗恩病。术后患者出院后一直口服美沙拉嗪（艾迪莎 4g/d）、复方谷氨酰胺肠溶胶囊和益生菌治疗，术后 1 年随访时，患者未再出现腹痛、发热等症状，全消化道造影未见明显异常。

（张艳丽　杜时雨）

参考文献

[1] 中华医学会消化病学分会炎症性肠病学组. 炎症性肠病诊断与治疗的共识意见（2018 年·北京）[J]. 中国实用内科杂志，2018，38（9）：796-813.

[2]David R.Mack，et al.Canadian Association of Gastroenterology Clinical Practice Guideline for the Management of Luminal Crohn's Disease [J].Clin Gastroenterol Hepatol，2019，17（9）：1680-1713.

[3] 美国胃肠病学院.ACG Clinical Guideline：Management of Crohn's Disease in Adults [J].Am J Gastroenterol，2018，113（4）：481-517.

[4] 日本皮肤病协会.Evidence-based clinical practice guidelines for inflammatory bowel disease [J].J Gastroenterol，2018，53：305-353.

病例 51　克罗恩病合并腹腔脓肿

一、病例摘要

一般情况：患者男，14 岁，学生。

主诉：间断腹痛 2 年，加重 1 个月。

现病史：患者 2 年前间断出现脐周绞痛，每次持续时间约半小时，每日发作 7～8 次，伴腹胀，腹痛与进食、排便无相关性，无腹泻、黏液血便，无口腔溃疡、皮疹、关节疼痛。就诊于外院：Hb 83g/L，CRP 100mg/L，ESR 75mm/h。腹部增强 CT：腹腔局部小肠、结肠肠壁增厚伴强化。肠镜：回肠末端可见 0.5cm×0.3cm 浅溃疡；盲肠、升结肠、横结肠多发不规则纵行溃疡，大小约 1.0cm×0.6cm；降结肠、乙状结肠散在小溃疡。病理：黏膜慢性炎症，溃疡形成，伴炎症细胞浸润，肉芽组织增生。诊断为克罗恩病，予甲强龙 24mg 1 次 / 天口服治疗。腹痛症状完全缓解。但患者未规律遵医嘱在 4 个月内自行将激素减停，并就诊于当地中医院改服中药半年（具体不详）。服用中药期间，患者仍间断发作腹痛，疼痛程度和频率较起病时有所好转，但和服用激素时相比为重。1 年前，患者无明显诱因出现腹痛程度加重，性质同前，伴腹泻、恶心、呕吐、发热，体温最高 38℃，无便血及黏液。就诊于外院，查 ESR 21mm/h，CRP 18mg/L。胃镜：慢性浅表性胃炎。肠镜：回盲部可见息肉，升结肠至横结肠肠壁黏膜肿胀，可见散在小息肉。病理：结肠黏膜重度慢性炎。诊断为克罗恩病。予醋酸泼尼松 35mg 1 次 / 天、美沙拉嗪缓释颗粒 1g 2 次 / 天治疗，患者症状完全缓解。后患者遵嘱将激素逐渐减停，同时遵嘱将美沙拉嗪加量至 1.5g 2 次 / 天。后患者加服中药治疗（具体不详），服药期间仍间断有腹部绞痛发作，发作频率为 2～3 次 / 天，每次持续约十余分钟至半小时，无腹泻，无发热。1 个月前患者受凉后再次出现腹痛、腹泻，程度较前加重，性质同前，伴不规则发热，最高体温为 38℃，无血便、恶心、呕吐、盗汗，遂停用中药，但仍继续服用美沙拉嗪 1.5g 2 次 / 天。为进一步治疗入我院。

既往史：2013 年因肛周脓肿行手术治疗，术后出现肛瘘，半年后自行愈合。

体格检查：T 36.8℃，BP 124/71mmHg，P 79 次 / 分，R 21 次 / 分，身高 165cm，体重 46kg，BMI 16.9。浅表淋巴结未触及肿大，心、肺查体未见明显异常。腹软，无压痛、反跳痛，肝脾肋下未触及，肛周未见脓肿及瘘管。

初步诊断：腹痛待查克罗恩病？肛周脓肿术后。

病例特点：青少年男性，营养不良，慢性病程，反复发作，表现为脐周疼痛，肠道可见多发节段性纵行溃疡，小肠、结肠受累，血清炎症指标升高，激素治疗有效，病程中出现过肛周脓肿。

诊断及鉴别诊断：

1. 克罗恩病（CD）　青少年男性，表现为脐周疼痛，小肠、结肠可见多发节段性纵行溃疡，血清炎症指标升高，病程中出现过肛周脓肿，需要高度怀疑克罗恩病。可进一步完善小肠 CTE 或 MRE 进一步评估小肠受累情况。

2. 肠结核　该病与克罗恩病的鉴别常常十分困难。下列表现倾向肠结核诊断：伴活动性肺结核，PPD 强阳性；结肠镜下见典型的环形溃疡，回盲瓣口固定开放；活检见肉芽肿分布在黏膜固有层且数目多、直径大（长径＞400μm），特别是有融合，抗酸染色阳性。患者暂未表现出上述特点，不支持肠结核。

3. 肠白塞病　该病的症状包括腹痛、腹泻和出血。白塞病患者可能会发生胃肠道溃疡，分散性溃疡可出现在整个胃肠道，最常见于回肠末端、盲肠和升结肠。但患者无复发性口腔溃疡、生殖器溃疡、皮肤改变和眼部病变，不支持该诊断。

二、诊疗经过

血常规：WBC 7.80×10^9/L, Hb 132g/L, PLT 332×10^9/L, NE% 63.8%。生化：肝肾功能未见异常，白蛋白 36.0g/L，前白蛋白 140.9mg/L，胆碱酯酶 4699U/L，C 反应蛋白 46.57mg/L，红细胞沉降率 17mm/h。便常规＋潜血：未见明显异常。ANCA：阴性。血清 EBV-DNA、CMV-DNA、G 试验、GM 试验、T-SPOT（−）。腹部超声：脾稍大，横结肠及降结肠起始段肠壁增厚。小肠 CTE 提示符合克罗恩病（病例 51 图 1）；结肠镜示回盲瓣闭合可，结肠可见多发息肉、瘢痕及小溃疡，未见肛瘘（病例 51 图 2）。

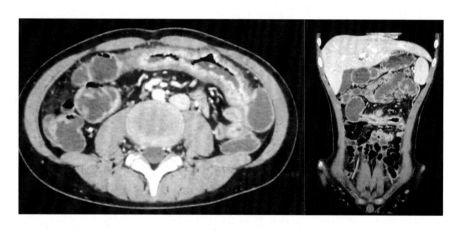

病例 51 图 1　小肠 CTE

注：中腹部及左上腹第 2～4 组小肠肠壁节段性增厚，最厚处约 0.9cm，增强扫描黏膜明显强化，肠管走行僵直，多发节段性狭窄，近端肠管稍扩张，较宽处约 3.6cm；肠壁浆膜面毛糙，周围直小血管增多，呈梳齿样改变，肠系膜内可见多发大小不等淋巴结，最大短径约 1.2cm；乙状结肠、结肠脾曲、升结肠及盲肠肠壁亦可见多发局限性增厚，管腔狭窄；考虑符合克罗恩病。

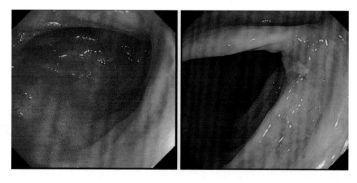

病例 51 图 2　结肠镜检查

注：升结肠、肝曲、横结肠可见多发息肉及瘢痕，肝曲可见多发小溃疡，未见肛瘘。

病理:(肝曲、升结肠)大肠黏膜急慢性炎、腺体排列规整,可见淋巴滤泡形成。升结肠可见隐窝炎。(回肠末端)小块平滑肌组织,边缘可见极少许凝血及挤压变形的腺上皮。

予颇得斯安 1.0g 3 次 / 天口服。患者腹痛、腹泻症状改善,间断腹胀,每日 1 ～ 2 次不成形便。后患者出院。

2018 年 4 月(距离第一次出院 5 个月后),患者无明显诱因出现纳差,无恶心、呕吐、腹痛、发热。半月后患者再次出现上腹胀痛,每次持续数分钟,可自行缓解,发作较频繁,与进食、排便无明显相关,未诊治。半月后患者排便次数增加至每日 3 ～ 4 次,伴发热,体温最高 38℃,无畏寒、寒战、咳嗽、咳痰、尿频、尿急等不适,为进一步诊治再次入院。体重在出院后的 5 个月内下降 10 余斤。

入院查体:T 36.2℃,P 91 次 / 分,R 16 次 / 分,BP 94/58mmHg,身高 168cm,体重 39kg,BMI 13.8。心肺查体未见明显异常。腹软,右上腹压痛,无反跳痛、肌紧张,未及明显腹部包块,Murphy 征(-),肝脾肋下未及,肠鸣音 3 次 / 分。入院后相关辅助检查:血常规:WBC 12.30×10⁹/L,Hb 125g/L,PTL 453×10⁹/L,中性粒细胞百分比 83.4 %。便常规:未见明显异常。生化:谷丙转氨酶 6U/L,白蛋白 37.6g/L,前白蛋白 75.2mg/L,肌酐 52.10μmol/L,钾 4.13mmol/L;超敏 C 反应蛋白 88.80mg/L。红细胞沉降率 57mm/h。凝血功能:未见明显异常。PPD 试验阴性。血清 EBV-DNA ＜ 500.00copies/ml,血清 CMV-DNA ＜ 500.00copies/ml。立位腹平片未见肠梗阻征象。

入院后继续予颇得斯安 1g 2 次 / 天,地衣芽孢杆菌活菌(整肠生)、双歧杆菌三联活菌(培菲康)调节肠道菌群,留置胃管,鼻饲氨基酸氮源要素营养(爱伦多),但患者耐受不佳,最大耐受速度 50ml/h,速度再快则出现恶心、呕吐。同时患者右侧腹部压痛逐渐加重,无反跳痛及肌紧张。监测体温持续正常。完善腹部＋胃肠道超声:横结肠及降结肠肠壁增厚性病变(最大厚度 6.3mm),横结肠后下方囊性不均质团块(5.3cm×3.5cm)(不除外结肠穿孔)。复查血常规:WBC 24.50×10⁹/L,Hb 136g/L,PLT 365×10⁹/L,NE% 85.7%。ESR 40mm/h。CRP 157.22mg/L。完善腹部增强 CT,如病例 51 图 3 所示。

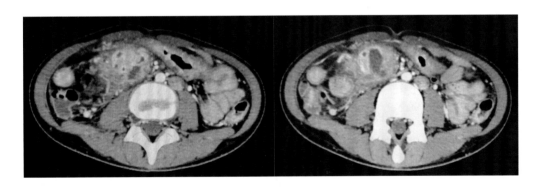

病例 51 图 3　腹部增强 CT

注:腹部 2 ～ 5 组小肠肠壁节段性增厚,最厚处约 1.2cm,增强扫描黏膜明显强化,多发节段性狭窄;肠壁浆膜面毛糙,周围直小血管增多,呈梳齿样改变;邻近右中腹可见一多房囊性灶,囊壁及分隔较伴强化,周围肠系膜密度增高,内可见多发大小不等淋巴结,最大短径约 1.5cm,边缘模糊;全结肠壁亦可见多发节段性增厚,肠腔狭窄。对比 2017 年 12 月 15 日小肠 CTE,病变范围增大,程度较前明显进展,伴脓肿形成可能(右中腹多房囊性),邻近肠系膜多发肿大淋巴结,较前增大增多。

给予注射用美罗培南(美平)＋甲硝唑抗感染治疗;同时予鼻空肠管置入(病例 51 图 4),逐渐将氨基酸氮源要素营养(爱伦多)泵速加量至 100ml/h,患者可完全耐受,每日予 1800ml 爱伦多鼻饲。

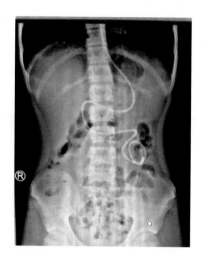

病例 51 图 4　立体腹平片（鼻空肠管置入后）

经上述治疗后患者腹痛好转，右中下腹压痛好转，体温正常，hsCRP 逐步下降（病例 51 图 5），一般状况改善，体重增加 2kg。

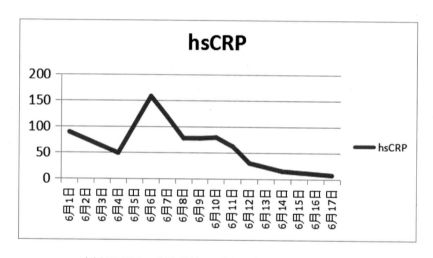

病例 51 图 5　血清超敏 C 反应蛋白（hs-CRP）水平

复查肠镜，如图病例 51 图 6 所示。

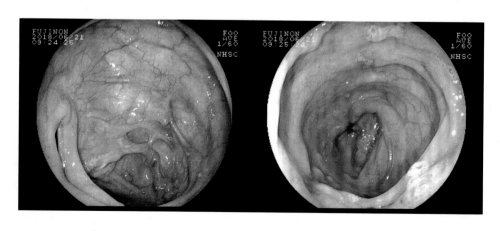

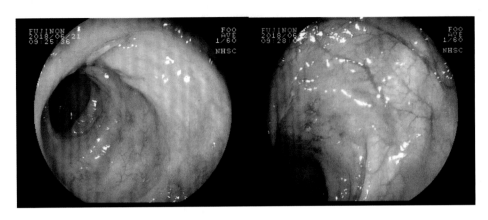

病例 51 图 6　肠镜检查

注：全结肠可见阶段性纵行溃疡，多发，回盲部可见瘢痕形成，回肠末端有接触性出血。

病理：（回肠末端）小肠黏膜慢性炎，固有层疏松水肿。（降结肠）大肠黏膜慢性炎，伴急性炎，隐窝形态尚规则，排列尚规整，固有层可见一些小的上皮样肉芽肿，伴淋巴滤泡形成。综上，结合临床病史，考虑为炎症性肠病，克罗恩病。

继续予颇得斯安 1g　3 次 / 天，加用安素 1 桶 1 次 / 天。患者出院。拟 3 个月后复查，加用克罗恩病的相关治疗。出院后 1 个月体重增加 3kg。

2018 年 7 月（出院 1 个月后）开始经口进半流食，后逐渐出现腹胀、恶心、呕吐，呕吐物为胃内容物，2～3 次 / 天，伴乏力，无腹痛、发热，大便 1～2 次 / 天。每日仅可进食半听安素。为进一步治疗再次入院。

查体：T 36.2℃，P 90 次 / 分，R 17 次 / 分，BP 108/70mmHg，身高 170cm，体重 41kg，BMI 14.2。心肺查体未见明显异常。腹软，上腹压痛，无反跳痛、肌紧张，未及明显腹部包块，Murphy 征（-），肝脾肋下未及，肠鸣音 3 次 / 分。

血常规：WBC 6.1×10^9/L，Hb 146g/L，PLT 229×10^9/L，NE% 61.6%。生化：ALT 8U/L，AST 18U/L，白蛋白 41g/L；前白蛋白 184.9mg/L；肌酐 56.8μmol/L；钾 3.64mmol/L。ESR 10mm/h，PCT 0.05ng/L，hsCRP 7.45mg/L。立位腹平片提示小肠梗阻可能大（病例 51 图 7）。

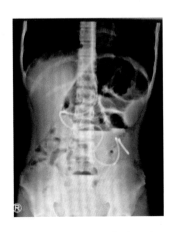

病例 51 图 7　立位腹平片

注：中上腹可见扩张肠管影，最宽处直径约 7.5cm，其内可见宽大气液平面，考虑小肠梗阻可能大。

复查腹部增强 CT（病例 51 图 8）。

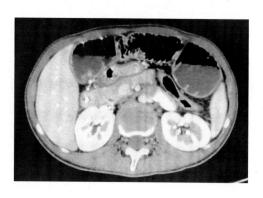

病例 51 图 8　腹部增强 CT

注：中下腹部约第 3、4 组小肠肠壁多发阶段性增厚，呈跳跃性分布，肠腔变窄，增强扫描可见黏膜明显强化，
边缘模糊，继发上游 2～3 组小肠扩张，最宽处管径约 4.9cm，内可见宽大气液平；对比 2018 年 6 月 6 日
腹部增强 CT：大部分病变较前程度减轻，脓肿消失；第 3～4 组小肠病灶略加重，
继发近段小肠梗阻，较前新发。

入院后继续鼻饲肠内营养，但患者鼻饲后仍有腹胀、恶心、呕吐，间断腹部绞痛，胃肠减压后可好转。考虑患者肠梗阻为腹腔脓肿吸收后引起的肠道粘连所致，内科治疗无效，经 MDT 讨论后行手术治疗。

术中发现距 Treitz 韧带约 1m 处小肠系膜缘与回盲部肠脂垂形成粘连带卡压局部小肠，其近段空肠肠壁水肿增厚，肠管扩张，最宽处约 7cm；予松解粘连带解除卡压，见粘连处空肠肠壁增厚，质韧，自该处始约 30cm 小肠互相粘连，肠管质韧增厚，伴局部狭窄；小肠与系膜粘连处粘连致密，内瘘不除外；病变肠段远端至回盲瓣约 2.5m 小肠未见明确病变（病例 51 图 9）。

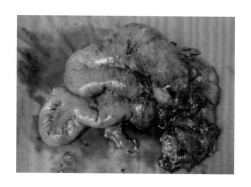

病例 51 图 9　术后大体标本

术后恢复良好，逐渐恢复正常饮食，无不适。术后患者开始规律使用类克，大便每日 1～2 次，无不适。

最后诊断：

1. 克罗恩病（慢性，复发型，小肠结肠型）。

2. 腹腔脓肿。

3. 小肠梗阻。

4. 小肠部分切除术。

5. 肛周脓肿术后。

诊断依据：①青少年男性，营养不良，慢性病程，反复发作，病程中出现过肛周脓肿；②表现为脐周疼痛；③血清炎症指标升高；④CTE可见小肠肠壁节段性增厚、肠壁浆膜面毛糙，周围直小血管增多，呈梳齿样改变；⑤肠镜可见结肠可见多发节段性纵行溃疡，病理可见非干酪性肉芽肿。考虑克罗恩病诊断明确。

三、讨论

CD最常发生于青年期，根据我国统计资料，发病高峰年龄为18～35岁，男性略多于女性（男女比约为1.5：1）。临床表现呈多样化，包括消化道表现、全身性表现、肠外表现和并发症。消化道表现主要有腹泻和腹痛，可有血便；全身性表现主要有体重减轻、发热、食欲缺乏、疲劳、贫血等，青少年患者可见生长发育迟缓；肠外表现包括关节损伤（如外周关节炎、脊柱关节炎等）、皮肤黏膜表现（如口腔溃疡、结节性红斑和坏疽性脓皮病）、眼部病变（如虹膜炎、巩膜炎、葡萄膜炎等）、肝胆疾病（如脂肪肝、原发性硬化性胆管炎、胆石症等）、血栓栓塞性疾病等并发症常见的有瘘管、腹腔脓肿、肠腔狭窄和肠梗阻、肛周病变（肛周脓肿、肛周瘘管、皮赘、肛裂等），较少见的有消化道大出血、肠穿孔，病程长者可发生癌变。腹泻、腹痛、体重减轻是CD的常见症状。

本例患者青少年起病，有肛周脓肿病史，临床表现为腹痛、腹泻，小肠节段性受累，病理可见小的上皮样肉芽肿，考虑克罗恩病诊断成立。本例患者在诊治过程中合并两个主要问题。

1. 营养不良　在CD患者中十分常见，儿童CD患者可出现生长发育不良。单一肠内营养（EEN）在对儿童CD具有诱导缓解的作用已经得到了证实，ECCO将EEN推荐为儿童CD的一线治疗。新近一项包括9个（共451例克罗恩病患儿）EEN与糖皮质激素对照研究的荟萃分析显示：EEN与激素诱导缓解的疗效无差异[OR = 1.61（95% CI 0.87，2.98）]；无论CD是初发还是复发，EEN组与激素组的疗效亦无差异；EEN组肠黏膜愈合率却显著高于激素组[OR = 4.5（95% CI 1.64，12.32）]。

2. 腹腔脓肿（intra-abdominal abscess，IAA）　IAA在穿透性克罗恩病中发生率10%～20%。腹腔脓肿可以是CD的初发表现，也可以在病程中出现，或作为术后并发症之一。CD合并腹腔脓肿的治疗方法包括以下几种。

（1）手术引流：手术方案包括脓肿引流、切除病变肠管和转流性肠造口，其优点是引流充分、彻底。缺点是部分健康小肠被包绕于脓腔或炎性包块周围，受到腹腔感染的影响，也表现为高度炎症和水肿，与CD原发病变部位难以鉴别，有可能导致不必要的肠管切除和增加短肠风险。目前手术引流的主要适应证为弥漫性腹膜炎或其他引流方式失败者。

（2）经皮脓肿穿刺引流（percutaneous abscess drainage，PAD）：属微创手术，可大大降低患者的创伤，腹腔感染控制后通过抗生素和肠内营养治疗，待患者营养状况、临床状况和免疫制剂撤减后，再择期实施确定性手术，可降低不必要的肠管切除和手术并发症的风险。当前多将PAD作为择期手术的中间措施，使患者从腹腔感染、免疫抑制剂和营养不良中恢复，为确定性手术创造条件。

（3）抗生素：对于脓肿＜3cm，未见明显瘘口，且无免疫抑制剂应用史时，可不必穿刺脓肿，单用抗生素即可。在治疗过程中亦需严密观察，如症状加重应积极干预。抗感染药物应主要针对 G^- 菌和厌氧菌，并根据药敏结果及时调整。

（4）肠内营养：EEN对成人克罗恩病，不但可以作为改善营养的辅助治疗，而且具有诱导缓解的作用，尤其适合具有手术并发症高风险的克罗恩病患者的术前准备。近期一项 EEN 治疗成人 CD 合并症的前瞻性观察性研究中，41 例患者中 25 例为 CD 合并腹腔脓肿，25 例患者在抗感染和经皮穿刺引流（4 例在超声引导下行经皮穿刺引流，其余 21 例为不能引流，但均暂无外科手术引流指征）基础上行 12 周的 EEN 治疗。到达治疗终点时，84%（21/25）达到临床缓解，12%（3/25）达到部分缓解，1 例在 EEN 治疗 10 周症状加重行手术治疗。MRE/CTE 复查，76%（19/25）腹腔脓肿消失，16%（4/25）腹腔脓肿缩小超过 2/3。19 例患者在治疗前后进行了结肠镜检查，其中 7 例（36.8%）达到黏膜愈合。此外，治疗后炎症指标和营养指标均显著改善，CRP 多在 2 周时开始迅速下降。本例患者经过肠内营养治疗，腹腔脓肿亦吸收，但脓肿吸收后形成粘连，导致肠梗阻，最后行手术治疗。

（王化虹　董锦沛）

参考文献

[1] 中华医学会消化病学分会炎症性肠病学组.炎症性肠病诊断与治疗的共识意见（2018 年，北京）[J].中华消化杂志,2018,38（5）:292-311.DOI:10.3760/cma.j.issn.0254-1432.2018.05.002.

[2]Ruemmele FM, Veres G, Kolho KL, et al.Consensus guidelines of ECCO/ESPGHAN on the medical management of pediatric Crohn's disease[J].J Crohns Colitis, 2014, 8（10）:1179-1207. DOI:10.1016/j.crohns.2014.04.005.

[3]Swaminath A, Feathers A, Ananthakrishnan AN, et al.Systematic review with meta-analysis:enteral nutrition therapy for the induction of remission in paediatric Crohn's disease[J].Aliment PharmacolTher, 2017, 46（7）:645-656. DOI:10.1111/apt.14253.

[4]de Groof EJ, Carbonnel F, Buskens CJ, et al.Abdominal abscess in Crohn's disease:multidisciplinary management[J].Dig Dis, 2014, 32（Suppl 1）:103-109. DOI:10.1159/000367859.

[5]龚剑峰，朱维铭.克罗恩病合并腹腔脓肿多学科合作治疗策略和临床路径 [J].中华炎性肠病杂志, 2017, 1（2）:81.

[6]Bermejo F, Garrido E, Chaparro M, et al.Efficacy of different therapeutic options for spontaneous abdominal abscesses in Crohn's disease:are antibiotics enough ? [J].Inflamm Bowel Dis, 2012, 18（8）:1509-1514. DOI:10.1002/ibd.21865.

[7]Yang Q, Gao X, Chen H, et al.Efficacy of exclusive enteral nutrition in complicated Crohn's disease [J].Scand J Gastroenterol, 2017, 52（9）:995-1001. DOI:10.1080/00365521.2017.1335770.

病例 **52** 蛋白丢失性肠病（1）

一、病例摘要

一般情况：患者女，63 岁，无业。

主诉：间断腹胀、腹痛 4 个月。

现病史：患者 4 个月前无明显诱因出现上腹胀、纳差，进食后明显，伴呃逆、反酸、烧心，无恶心、呕吐，无腹痛、发热，大便次数正常，时有稀便。就诊当地医院，查上消化道钡餐示十二指肠淤滞，予温胃舒等中药对症治疗，症状无缓解。近 3 个月前患者就诊我院门诊，查大便常规示潜血阳性，白细胞满视野，查生化示低白蛋白血症（ALB 26.1g/L）、低钾（3.20mmol/L），余肝肾功能及电解质正常。肿瘤标志物示 AFP、CEA 均正常。大便肠道菌群大致正常，予补钾，雷贝拉唑（波利特）治疗，患者仍感腹胀症状不缓解、体重较前下降，无明显反酸、烧心、恶心、呕吐，无腹痛、血便、发热等，大便次数较前增加至每日 2～3 次，遂复查腹部增强 CT 示肠系膜多发淋巴结，伴升结肠肝曲及横结肠和空肠系膜改变，考虑炎症可能，脾大，予益生菌、甲磺酸左氧氟沙星（利复星）治疗，并建议患者行肠镜检查。2 个月前患者就诊外院，住院后查大便常规示潜血阳性，红细胞、白细胞及寄生虫虫卵未见，生化示低白蛋白血症（ALB 24.0g/L），低钙、低钾，肿瘤标志物未见明显异常，甲状腺功能示 T_3 下降、FT_4 轻度升高，FT_3 轻度下降，胃镜示食管炎、慢性浅表性胃炎、十二指肠炎症，HP（-）。病理示：十二指肠黏膜中度慢性炎，胃窦黏膜轻度慢性炎。肠镜示全结肠及直肠黏膜充血水肿，片状糜烂、出血，病理示符合溃疡性结肠炎。患者住院期间，大便次数逐渐增多，最多时每日 10 余次，伴便前腹痛，便后缓解，大便不成形，为黄黑或黑绿色，无明显脓液，偶有大便带少量鲜血，便与血不相混，不伴恶心、呕吐、反酸、发热等不适，予静脉营养、抑酸、补充白蛋白、利尿，美沙拉嗪 4 片 4 次 / 天治疗，治疗后患者大便次数减少至每日 2～3 次，不成形，无明显脓血，仍有餐后上腹胀、间断腹部隐痛，并逐渐出现双下肢水肿、尿量减少，全身皮肤淤斑及散在出血点，就诊我院，监测血常规呈逐渐下降趋势，WBC 最低 $2.3×10^9/L$，Hb 82g/L，PLT $11×10^9/L$；血生化示：ALT 53IU/L，ALB 16.4g/L，Cr 112μmol/L，K^+ 3.4mmol/L；凝血功能：PT 13.10s，APTT 46.4s，FIB 1.12g/L，D-Dimer 2.61mg/L。行骨髓穿刺可见嗜血现象。予禁食水、肠外营养、并予血浆、血小板、白蛋白、丙种球蛋白输注，同时予地塞米松 5mg 1 次 / 天，患者病情有所好转，复查血常规：WBC $2.94×10^9/L$，Hb 90g/L，PLT $34×10^9/L$，查血生化 ALB 可维持在 26g/L 左右，凝血功能较前显著改善，为求进一步诊治入院。患者起病以来，睡眠差，精神差，食欲差，大便如上述，小便正常，体重近 3 个月减少 15kg。

既往史：6～7 年前因腹痛，就诊当地医院，查超声诊断为胆囊结石，未行手术，予抗生素治疗后好转。半年前右腕关节骨折，经保守治疗后好转。有输血史，无明显输血反应。余无特殊。个人史及家族史无特殊。

入院查体：T 36.3℃，P 80 次 / 分，R 18 次 / 分，BP 100/70mmHg。发育正常，营养中等，双手散在出血点，胸、腹及背部散在片状淤斑，无肝掌、溃疡、蜘蛛痣。左颈前可及一个淋巴结，黄豆大小，质软，活动好，界限清，无压痛，表面皮肤无红肿、无瘢痕、无瘘管。眼睑无水肿，颈静脉未见怒张，甲状腺无肿大，双肺呼吸动度一致，语颤对称，未及胸膜摩擦感，双肺呼吸音清，双下肺呼吸音稍低，未及明显干湿性啰音，心律齐，未及杂音及心包摩擦音。腹平软，剑突下深压痛、无反跳痛及肌紧张，Murphy征（-），肝脾肋下未及，移动性浊音（-）。肠鸣音3次/分。双下肢轻度可凹性水肿，右侧为著。

入院诊断：①腹胀、腹痛待查：不除外淋巴瘤、炎症性肠病；②三系减低原因待查：淋巴瘤不除外；③低白蛋白血症。

病例特点：①患者为中老年女性，慢性病程；②以间断腹胀、腹痛、低白蛋白血症为主要临床表现，伴三系减低、大便习惯改变；③激素治疗效果欠佳。

诊断及鉴别诊断：

1. 恶性肿瘤　患者老年女性，有间断腹胀、腹痛，体重下降，低白蛋白血症，骨穿形态学可见嗜血现象，需高度警惕恶性肿瘤，患者虽既往瘤标未见明显异常，但腹部增强CT示肠系膜淋巴结肿大，不能除外淋巴瘤等血液系统恶性肿瘤，可完善浅表淋巴结超声、血尿免疫固定电泳等检查以进一步明确诊断。

2. 溃疡性结肠炎　患者老年女性，有腹痛—排便—便后缓解规律，肠镜示全结肠充血水肿伴黏膜糜烂，病理示溃疡性结肠炎，但患者不是溃疡性结肠炎的高发年龄，无黏液血便，且激素应用效果欠佳，不符合典型溃疡性结肠炎表现。

3. 慢性胆囊炎　该病也可表现为进食后两肋下胀痛，患者既往有胆囊结石，但发病过程中无明显胆绞痛，不符合慢性胆囊炎的表现，入院后可完善腹部超声明确诊断。

二、诊治经过

患者住院期间仍间断腹痛、腹泻，排便始终为黄色稀水样便，部分时间伴有暗红色血丝。查便潜血（+），便球杆比示肠道菌群明显减少，仅见少量球菌，查CMV-DNA阴性，EBV-DNA：血清 $5.07×10^2$ copies/ml，淋巴细胞 $4.9×10^5$ copies/ml。监测血白蛋白显著偏低，结合患者临床表现及此前内镜检查结果（病例51图1），考虑蛋白丢失性肠病诊断。予禁食，埃索美拉唑镁肠溶片（耐信）保护胃黏膜，地衣芽孢杆菌活菌（整肠生）、双歧杆菌三联活菌（培菲康）改善肠道菌群，万古霉素（万迅）0.4g 2次/天口服，并予罂粟碱90mg 1次/天静脉滴注改善肠道缺血。患者腹痛、腹泻症状无明显好转，监测白蛋白水平在22～25g/L。间断予白蛋白及血浆输注，患者白蛋白水平无明显升高，并间断出现双下肢水肿，间断予利尿治疗改善症状。同时，监测患者血象，患者血小板仍处于偏低水平，并进行性下降，伴有凝血功能异常，皮肤广泛淤点淤斑。维持甲强龙30mg 1次/天，并予丙种球蛋白20g/天×5天，患者症状无明显改善，血象无恢复。患者存在多系统受累表现，治疗效果欠佳，综合考虑患者淋巴瘤可能性大，因患者存在血象异常，胸骨压痛等表现，不除外淋巴瘤骨髓浸润可能，拟行骨穿明确患者骨髓情况，但患者家属表示不接受。间断予血小板输注，患者血小板维持在（6～12）×10^9/L。患者住院期间，于夜间出现发热，行血培养提示热带假丝酵母，予伏立康唑0.4g 2次/天抗真菌治疗，患者体温有所下降。同时，患者出现凝血功能进一步恶化，凝血功能：PT 15.40s、APTT 不凝，FIB 0.44g/L，D-Dimer 0.50mg/L，FDP 3.9mg/L。考虑感染诱发DIC，予纤维蛋白原及血浆输注后，患者凝血功能稍有改善，复查凝血功能示：PT 15.80s，APTT 46.1s，FIB 0.83g/L，

D-Dimer 0.51mg/L，FDP 4.0mg/L。后患者自行出院。

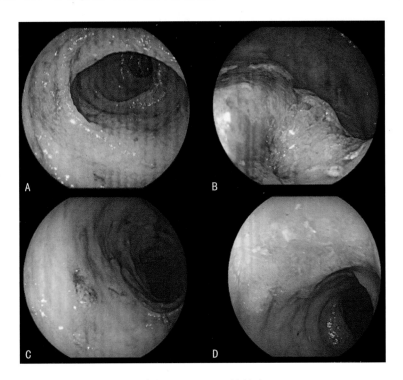

病例 52 图 1 肠镜检查

注：A：回肠末端；B：回盲瓣；C：横结肠；D：降结肠。降结肠黏膜充血糜烂及溃疡形成，降结肠肠腔变窄，
考虑水肿有关；横结肠黏膜充血糜烂、水肿及溃疡形成，回肠末端黏膜充血水肿、溃疡、糜烂形成；
回盲瓣水肿明显，糜烂溃疡形成。

最后诊断：蛋白丢失性肠病淋巴瘤不除外。

诊断依据：①老年，女性；②慢性病程，临床表现为外周水肿、腹胀，低白蛋白血症；③无摄入、合成不足及肾脏丢失证据；④化验示三系减低、凝血功能异常，影像学示：腹腔多发肿大淋巴结，骨穿示嗜血现象。

三、讨论

本例患者为中老年女性，慢性病程。此次发病为 4 个月前开始出现腹胀，继之出现明显低白蛋白血症、腹泻，外院 CT 示肠系膜多发增大淋巴结，考虑炎症，但抗炎治疗效果差。2 个月前，患者再次就诊外院，检查示血白蛋白进一步下降，胃镜及病理示慢性浅表性胃炎，肠镜及病理提示溃疡性结肠炎，予美沙拉嗪治疗后大便好转，但腹胀未见好转，与此同时患者开始出现腹痛、双下肢水肿及皮下出血，遂就诊我院，监测患者低白蛋白血症进一步恶化，同时出现白细胞、红细胞、血小板等全血细胞明显减少及凝血功能异常，骨穿提示嗜血现象，予激素治疗效果欠佳。此次入院后，初步考虑患者腹胀、腹痛原因待查？患者院外肠镜及病理提示符合溃疡性结肠炎，且美沙拉嗪治疗后大便可好转，那么真的就是溃疡性结肠炎吗？有几点值得再思考：①溃疡性结肠炎发病高峰年龄在 15～30 岁，我国为 20～49 岁，本例患者 63 岁；②患者腹泻，但无明显黏液血便；③患者激素治疗效果欠佳。遂于入院后复查结肠镜及病理，提示继发感染和缺血性改变，未见典型溃疡性结肠炎改变，基本除外溃疡性结肠炎。

　　患者除腹胀、腹痛、腹泻外，还有一项需要关注的表现——顽固性低白蛋白血症。院内监测患者肝、肾功能无明显异常，尿常规无明显异常，胸片、心脏超声和腹部 B 超示胸腔积液、少量心包积液和腹腔积液，结合患者进食后腹泻，伴血白蛋白下降趋势，考虑本例患者为蛋白丢失性肠病，诊断明确。蛋白丢失性肠病常继发于其他基础疾病，故具体病因还需进一步探索。患者外院腹部 CT 及我院腹部 B 超结果示腹腔多发肿大淋巴结，病因方面初步考虑结核、自身免疫病及淋巴瘤可能，但抗结核和激素治疗效果欠佳，综合患者全血细胞减少、凝血功能异常、骨穿示嗜血现象，考虑患者淋巴瘤不除外。因患者存在血象异常、胸骨压痛等表现，不除外淋巴瘤骨髓浸润可能，拟行骨穿明确患者骨髓情况，但患者家属表示不接受，后因患者自行出院未能明确诊断。最近有报道，继发于缺血性肠病的蛋白丢失性肠病，保守治疗效果不佳，回顾分析本例患者，患者缺血性肠病诊断明确，肠腔黏膜明显水肿，考虑不除外缺血性肠病继发蛋白丢失性肠病可能，即本例患者蛋白丢失性肠病可能继发于多种基础疾病。

　　蛋白丢失性肠病通常继发于其他多种基础疾病，可以出现在原发疾病进展中仅有或首发的临床表现，从而导致临床诊断困难。1986 年，Konar A 等曾报道 1 例非霍奇金淋巴瘤患者，其仅有的临床表现即为蛋白丢失性肠病。回顾本例患者，其初发临床表现为腹胀、腹泻和明显低蛋白血症，考虑不除外蛋白丢失性肠病是其首发症状。提示在临床工作中，对蛋白丢失性肠病应予以足够的重视，根据患者情况，积极寻找可能的原发病。

（王化虹　吴　婷）

参考文献

[1]Konar A, Brown CB, Hancock BW, et al.Protein losing enteropathy as a sole manifestation of non-Hodgkin's lymphoma[J].Postgraduate Medical Journal,1986,62（727）：399-400.

[2]Shima T, Ozeki M, Kinoshita T, et al.Protein-losing enteropathy secondary to nonocclusive mesenteric ischemia：A case report[J].Medicine, 2018, 97（48）：e13403.

病例 **53**　蛋白丢失性肠病（2）

一、病例摘要

一般情况：患者女，41 岁，工人。

主诉：水肿 4 个月。

现病史：患者 4 个月前无明显诱因出现眼睑水肿，渐蔓延至全身，近 2 个月余感腹胀、乏力、胸闷、活动时气促、干咳，1 个月余前出现面部红斑、脱发，无发热、盗汗、关节痛，无恶心、呕吐、腹泻，无明显胸痛、心悸，无夜间阵发性呼吸困难。就诊当地医院，胸片示右侧胸腔积液，心脏超声示心包积液，腹部 B 超示腹腔积液，检测积液性质近于渗出液，血生化示白蛋白 2.51g/dl，尿常规示尿蛋白（2+），诊断不明，当地予青霉素抗感染，间断用利尿剂（具体不详），以及胸穿抽液等对症支持治疗，胸闷、气促好转，水肿未见减轻。遂求诊于我院门诊，考虑结核，予异烟肼（雷米封）0.3g/d、乙胺丁醇 0.75g/d 口服治疗 20 余天，病情无明显好转。今以"结核性多发性浆膜炎？结缔组织病不除外"收入院。患者起病以来，食欲差，大便及睡眠正常，近 1 周利尿约 500ml/ 天，体重无明显变化。

既往史：5 年前患颈部淋巴结结核，服异烟肼及其他不知名药物 2 个月余好转；患神经性耳聋 10 余年；既往多次于外院诊断为角膜炎；否认肝炎病史；对链霉素过敏。个人史及家族史无特殊。

入院查体：T 36℃，P 80 次 / 分，R 24 次 / 分，BP 120/75mmHg。发育及营养正常，慢性病容，自主体位。面颊部散在大小为 0.5cm×0.5cm 至 1cm×1cm 红斑，呈蝶形分布，背部、腹部及双足散在红色丘疹，压之褪色。双手背部各见一红斑（左：1cm×1cm，右：0.8cm×0.8cm）。双侧颈部可触及数个 0.5cm×0.5cm 至 0.8cm×0.8cm 的淋巴结，无压痛，活动度好。五官无异常，头发较密集，眼睑水肿，巩膜无黄染，角膜未见溃疡，耳听力差，鼻翼未见翕动，口唇无发绀，右侧颊黏膜可见两处分别为 0.2cm×2.7cm、0.3cm×0.3cm 的溃疡，咽无红肿，颈静脉无怒张，甲状腺未及肿大，气管居中，胸廓对称，乳房未及包块，右下胸部语颤弱，右侧锁骨中线第 5 肋间、腋中线第 7 肋间、肩胛线第 8 肋间以下叩诊浊音，右下肺呼吸音弱，未闻及啰音，心律齐，心音有力，未闻及杂音，腹平软，无压痛，未及包块，Murphy 征（-），肝脾肋下未及，肝区肾区无叩痛，移动性浊音可疑阳性，双下肢中度可凹性水肿。

入院诊断：①结核性多发性浆膜炎？②系统性红斑狼疮？

病例特点：①患者为中年女性，慢性病程；②临床表现为面部及双下肢水肿，多浆膜腔积液，皮肤损害，低白蛋白血症；③既往淋巴结结核和角膜炎病史；④予抗感染及抗结核治疗效果不佳。

诊断及鉴别诊断：

1.结核性多发性浆膜炎　该病是常见肺外结核的一种，主因结核杆菌及其代谢产物侵入人体浆膜，从而引起浆膜渗出产生以浆膜腔积液为特征的结核病，全身泛发，通常累计 3 个以上的浆膜腔，多见于单侧或双侧胸腔、心包腔及腹腔。本例患者有淋巴结结核病史，有多发性浆膜炎表现，外院检测积液性质近于渗出液，不能除外结核性多发性浆膜炎。

2．系统性红斑狼疮　本例患者有如下特征：脱发、面部蝶形红斑、口腔溃疡、水肿、蛋白尿、胸腔积液，既往多次角膜炎病史，为多脏器损害表现，考虑结缔组织病，尤其系统性红斑狼疮不除外。

3．甲状腺功能减退症　本例患者表现为脱发、听力障碍、低白蛋白、面部水肿、胸腔积液。入院 ECG 示低电压，考虑甲状腺功能减退症不除外。但患者平日动作快，有汗，心率不慢，考虑甲状腺功能减退证据不足。

4．恶性肿瘤　该病可表现为多浆膜腔积液，抗炎、抗结核治疗无效，但患者消耗症状不重、体重无明显下降，为不支持点。

5．肾病综合征　本例患者表现为水肿、低蛋白血症、蛋白尿，考虑肾病综合征不除外，但患者尿常规示尿蛋白（2+），不支持大量蛋白尿诊断，且患者外院检查积液性质为渗出液，考虑除外肾病综合征。

二、诊治经过

入院后完善相关检查：血常规示：WBC $4.8×10^9$/L、Hb 127g/L、PLT $241×10^9$/L、NE $3.55×10^9$/L；血生化示：ALT 24U/L、AST 41U/L、ALB 19.10g/L、TBIL 7.42μmol/L、Cr 36.5μmol/L、TG 3.20mmol/L、TCHO 8.10mmol/L；ESR 109mm/h；肌酐清除率 60ml/min；凝血功能正常；肿瘤标志物阴性；甲状腺功能示：T_3、T_4、FT_3、FT_4 均低，TG、Tm、rT_3、TSH 正常；24 小时尿蛋白定量及定性（-）；大便常规及找脂肪滴、找寄生虫（-）；蛋白电泳示：A 低，$α_1$、$α_2$ 升高；血和尿 $β_2$ 微球蛋白正常；IgG、补体 C3 偏低；抗核抗体（-），抗双链 DNA 阴性，抗 SSA 弱阳性；ANCA（-）；胸、腹水常规介于渗、漏出液之间（外观淡黄微浊、比重 1.015、Rivalta 试验（+）、细胞总数 $160×10^6$/L、ADH 24U/L、ADA 13.2U/L），找 TB（-），腹水乳糜试验（+）；超声示胸、腹及心包腔积液，双肾弥漫性病变不除外。

考虑患者不能除外结核性多发性浆膜炎，入院后予异烟肼 0.3g 1 次／天及乙胺丁醇 0.75g 1 次／天口服 8 天，同时予白蛋白、新鲜血浆输注及利尿治疗。多次行胸穿及腹穿，复查胸、腹水性质介于渗、漏出液之间，未找见肿瘤细胞，找 TB 阴性，查肿瘤标志物阴性，不支持结核性及肿瘤性多浆膜腔积液，遂停用抗结核药物。

患者有明显的低蛋白血症，肾功能轻度受损，B 超提示双肾弥漫性病变，抗核抗体阴性，抗双链 DNA 阴性，抗 SSA 弱阳性。结合病史，患者有皮肤损害、肾损害、多发性浆膜炎等，考虑结缔组织病可能大，系统性红斑狼疮不除外，后加用泼尼松 60mg 1 次／天，1 周后患者水肿、低蛋白血症仍未见明显改善，考虑系统性红斑狼疮依据不足，逐渐减量激素（60mg 1 次／天 ×7 天，40mg 1 次／天 ×3 天，35mg 1 次／天 ×4 天，30mg 1 次／天 ×3 天，25mg 1 次／天 ×53 天，20mg 1 次／天 ×20 天，15mg 1 次／天 ×16 天，30mg 1 次／天 ×5 天，15mg 1 次／天）。

继续寻找低蛋白血症病因，患者多发浆膜腔积液，且腹水蛋白高，细胞数少，结合甲状腺功能，不除外甲状腺功能减退多发性浆膜腔积液，内分泌科会诊后考虑病人为不完全甲状腺功能减退，但如此低的蛋白不能确定完全以甲状腺功能减退解释，试用性加用甲状腺素片 20mg 1 次／天（14 天）→ 20mg 2 次／天（17 天）。监测白蛋白水平缓慢上升趋势。患者肝功能未见明显异常，多次复查 24 小时尿蛋白定量及定性阴性，除外肝脏合成不足及肾脏丢失蛋白，考虑消化道丢失可能大。完善 ^{99m}Tc-HAS-DTPA 胃肠道显像（病例 53 图 1）示结肠部位 ^{99m}Tc-HAS-DTPA 聚集，符合胃肠道丢失蛋白的诊断。患者蛋白丢失性肠病诊断明确，结合胃镜示慢性胃炎，肠镜示轻度结肠黏膜炎性改变，腹水乳糜试验阳性，考虑蛋白丢失性肠病继发于结肠炎或原发性肠淋巴管扩张症的可能。经补充蛋白、利尿、甲状腺素及泼尼松治疗后，患者水肿逐渐消退，血白蛋白缓慢上升至接近正常，好转后出院。

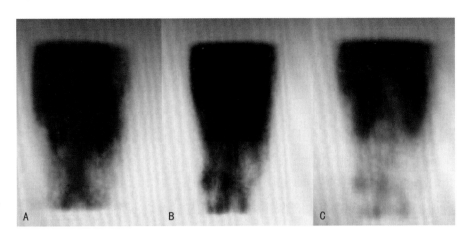

病例53 图1　99mTc-HAS-DTPA胃肠道显像

注：图A：30min 胃肠道显像图；图B：6h 胃肠道显像图；图C：25h 胃肠道显像图。30min 时可见心血池、肝、脾、腹主动脉和肾脏显影，余未见放射性浓聚；到6h 时，在右肾下方及左肾下方可见较高的条片状放射性浓聚影；到25h，右肾下方仍有较高的条片状放射性浓聚（左肾下方、右肾下方放射性浓聚处相当于结肠部位）。

最后诊断：蛋白丢失性肠病肠淋巴管扩张症？结肠继发炎性病变。

诊断依据：①中年，女性；②慢性病程，主要表现为低白蛋白血症、水肿、多浆膜腔积液；③无肝脏合成不足及肾脏丢失蛋白证据，99mTc-HAS-DTPA胃肠道显像证实胃肠道丢失蛋白；④肠镜发现结肠炎症，腹水乳糜试验阳性。

三、讨论

本例患者为中年女性，慢性病程。此次发病为4个月前开始出现面部水肿，继而双下肢水肿，伴晚发面部红斑，外院检查发现胸腔积液、心包腔积液和腹水，检测积液性质近于渗出液，检测血白蛋白明显降低，尿蛋白（2+），住院近20天，考虑诊断不明，予抗感染治疗效果不佳。后患者就诊我院门诊，考虑结核可能，但抗结核治疗20天效果仍不理想。此次入院后，初步诊疗思路主要围绕患者多浆膜腔积液的病因展开，多浆膜腔积液的常见病因包括感染、结缔组织病、肿瘤、心衰、肝硬化、肾病综合征等，而感染性疾病中以结核感染常见。诊断时首先要明确积液的性质，是漏出液还是渗出液，再进一步判断。患者外院查积液性质近于渗出液，而感染、结缔组织病和肿瘤是导致渗出性积液的常见病因，结合患者既往有淋巴结结核病史，首先还是考虑结核性多发性浆膜炎。治疗上给予异烟肼0.3g 1次/天和乙胺丁醇0.75g 1次/天口服，同时输注白蛋白、新鲜血浆及利尿治疗，期间多次行胸穿及腹穿，复查胸、腹水性质介于渗、漏出液之间，找TB阴性，且监测患者抗结核治疗期间水肿及低白蛋白血症情况未见明显改善，考虑不支持结核性多浆膜腔积液，遂停用抗结核药物。患者无恶病质表现，体重无明显变化，查肿瘤标志物阴性，胸、腹水未找见癌细胞，不支持肿瘤性多浆膜腔积液。继续寻找患者多浆膜腔积液病因，结合患者有典型的面部蝶形红斑、脱发、口腔溃疡，既往多次角膜炎病史，入院检查示肾功能轻度受损，肌酐清除率60ml/min，B超提示双肾弥漫性病变，完善抗核抗体阴性，抗双链DNA阴性，抗SSA弱阳性，考虑系统性红斑狼疮可能大，但不支持的检查为患者有明显低白蛋白血症，而24h尿蛋白定量及定性阴性。经科内讨论后，高度怀疑该患者为结缔组织病，予加用激素治疗。激素治疗1周后患者水肿、低蛋白血症仍未见明显改善，考虑系统性红斑狼疮依据不足，逐渐减量激素。

随着诊疗进展发现，沿着多发浆膜腔积液病因的诊疗思路，并不能很好地解释患者顽固性低蛋白血症，因而接下来诊疗思路转向患者低蛋白血症的原因。

低蛋白血症主要病因包括：①蛋白质摄入不足或吸收不良；②蛋白质合成障碍；③蛋白质丢失过多；④蛋白质分解加速。患者起病前无摄入不足证据，肝功能正常，无肿瘤、甲亢等导致蛋白质分解加速的临床表现，考虑本例患者低蛋白血症系吸收不良或丢失过多引起。患者24h尿蛋白定量及定性均阴性，不支持从肾脏丢失，故从胃肠道丢失或吸收不良可能大。完善胃镜及病理示慢性轻度浅表性胃炎。甲状腺功能减退可通过引起慢性胃炎从而影响蛋白质的吸收，患者多发浆膜腔积液，且腹水蛋白高，细胞数少，符合甲状腺功能减退多发性浆膜腔积液的标志。此外，患者除低蛋白外，血脂高、面部水肿及FT_3、FT_4低，心电图低电压均支持甲状腺功能低下，但病人的一般状况又不像甲状腺功能减退：动作快，有汗，心率不慢。再者，此病人如此低的蛋白不好完全以甲状腺功能减退解释。且低蛋白血症本身又可引起T_3降低，此病人尤其不符合甲状腺功能减退的是rT_3不低，且TSH不高。综上所述，考虑此病人不是完全的甲状腺功能降低，从小剂量开始试用甲状腺激素治疗。为明确蛋白从胃肠道丢失情况，行^{99m}Tc-HAS-DTPA检查，结果示蛋白于结肠部位丢失，进一步完善结肠镜示全结肠均有病变，血管不清，片状红斑、糜烂、易出血，肉眼观察像早期轻症结肠炎，且核素检查部位与肠镜显示部位一致，考虑蛋白丢失性肠病诊断明确，但引起蛋白丢失性肠病的病因尚不明确。患者结肠镜示结肠炎，首先考虑结肠炎可能。患者做结肠镜检查时已用激素治疗3个月，病变较轻可能与治疗有关，但患者大便性状无改变不好解释。另外，患者住院期间查腹水乳糜试验阳性，原发小肠淋巴管扩张症可引起，同时可合并低蛋白血症、低血脂、淋巴细胞低，但患者后两项偏高或正常，不太支持。综上所述，考虑患者蛋白丢失性胃肠病继发于结肠炎或原发性肠淋巴管扩张症可能，因患者好转后急切出院，具体病因未能明确。

蛋白丢失性肠病指各种病因引起的血清蛋白向消化道大量丢失，导致低蛋白血症，同时可合并水肿、腹水、胸腔及心包腔渗出、营养不良等，多见于儿童，主要因黏膜通透性增加、黏膜糜烂或溃疡、淋巴管阻塞或压力过高等导致蛋白过多丢失。蛋白丢失性肠病通常继发于其他多种基础疾病，如炎症性肠病、肠道感染、系统性红斑狼疮、充血性心衰、肝病、原发性肠淋巴管扩张症等。近来发现部分基因突变亦与蛋白丢失性肠病密切相关，如CCBE1、FAT4、PLVAP等。最新研究还发现肿瘤免疫治疗相关的蛋白丢失性肠病，据报道与PD-1单抗的使用相关。目前有关蛋白丢失性肠病的诊断尚无统一定义，多认为出现以下情况应考虑蛋白丢失性肠病：①外周水肿、腹胀或腹部不适、腹泻、腹水、胸腔或心包腔渗出等临床表现；②低白蛋白血症（＜3.5g/dl）和低蛋白血症（＜6.0g/L）；③粪便α_1抗胰蛋白酶清除率在无腹泻患者＞27mL/24h，腹泻时＞56ml/24h，也可采用^{99m}锝标记人血清白蛋白核素显像方法（^{99m}Tc-HAS-DTPA）诊断肠道蛋白丢失。蛋白丢失性肠病目前尚无特异性的药物，主要以治疗原发病为主，早期识别，早期诊治非常重要。

（王化虹 吴 婷）

参考文献

[1]Umar SB, DiBaise JK.Protein-losing enteropathy：case illustrations and clinical review [J].Am J Gastroenterol，2010，105（1）：43-49.

[2]Alina K，Orly EA，Claudia GJ，et al.Establishing the role of PLVAP in protein-losing enteropathy：a homozygous missense variant leads to an attenuated phenotype[J].Journal of Medical Genetics，2018，55（11）：779-784.

[3]Lee SY，Kim MH，Jang M，et al.A man with recurrent hypovolemic shock on anti-programmed cell death protein 1 treatment：Immune-related protein-losing enteropathy[J].European Journal of Cancer，2018，104：104-107.

[4]Cate FEAUT，Hannes T，Germund I，et al.Towards a Proposal for a Universal Diagnostic Definition of Protein-Losing Enteropathy in Fontan Patients[J].Heart，2016，102（14）：1115-1119.

[5]Broekaert IJ，Becker K，Gottschalk I，et al.Mutations in plasmalemma vesicle-associated protein cause severe syndromic protein-losing enteropathy[J].Journal of Medical Genetics，2018，55（9）：637-640.

病例 **54** 缺血性肠病

一、病例摘要

一般情况：患者女，53岁，无业。

主诉：腹痛、腹泻1个月余，加重伴黏液血便3天。

现病史：患者1个月余前无明显诱因逐渐出现下腹阵发绞痛，伴腹泻，每日7～8次，为不成形黄色软便，腹痛便前加重，便后可缓解，伴有恶心、纳差，无发热、呕吐、便血、肛门停止排气排便等。就诊于外院行直肠乙状结肠镜见直肠炎性疾病（范围不详，未见报告），予美沙拉嗪口服＋栓剂（剂量不详），用药1个月症状未改善。于我院门诊就诊，查便常规 WBC 40～50/HP，RBC 10～15/HP，潜血双法阳性。匹维溴铵（得舒特）口服效果欠佳。1周前复诊，行肠系膜动脉超声见肠系膜上动脉血流充盈良好，肠系膜下动脉显示欠清。腹部B超：降结肠、乙状结肠、直肠弥漫性增厚性病变，Doppler病变内未见明确血流，腹腔内未见明显积液。调整药物为甲硝唑0.4g 3次/天、地衣芽孢杆菌活菌（整肠生）0.5g 3次/天、蒙脱石散（思密达）1g 2次/天服用2周效果欠佳。3天前腹痛症状明显加重，为持续性绞痛，伴里急后重，每日便30～40次，为少量稀水样黏液血便，便后腹痛稍缓解。就诊于急诊，查血常规：WBC 9.49×10^9/L，RBC 4.98×10^{12}/L，Hb 147g/L，PLT 246g/L，NE 83.7%。便常规：WBC 20～30/HP，RBC 30～40/HP，予左氧氟沙星（利复星）、西咪替丁、地衣芽孢杆菌活菌（整肠生）口服效果欠佳，黏液血便较前增多，为进一步治疗收入院。发病以来，患者精神萎靡，纳差，大便如前述，小便量少，尿痛，体重1个月下降2kg。

既往史：乳腺癌根除术、化疗后6年，否认家族遗传性疾病。

入院查体：T 36℃，P 102次/分，R 18次/分，BP 140/90mmHg（右）、150/100mmHg（左）。步入病房，精神萎靡，甲状腺未及肿大，双肺呼吸音清，未闻及干湿性啰音。心律齐，各个瓣膜区未及杂音、异常心音及心包摩擦音，腹软，未见胃肠型、蠕动波，未见腹壁静脉曲张，脐周及左下腹压痛明显、反跳痛阳性，轻度肌卫，肝脾触诊无法配合，移动性浊音阴性，肝区叩痛阴性。肠鸣音3次/分。

入院诊断：腹痛待查，炎症性肠病？左乳腺癌根除术后。

病例特点：①中年女性；②腹痛腹泻1个月余，加重伴便血3天；③1个月余前出现腹泻及与排便相关的阵发腹痛，查便常规可见多量红白细胞，直乙结肠镜见直肠炎性改变，服用5-ASA制剂、解痉药效果欠佳，复查腹部超声可见降结肠、乙状结肠、直肠可见增厚性病变，病变内血流减少，抗感染治疗无效，且进一步出现腹痛加重，黏液血便伴直肠刺激症状；④查体：精神萎靡，急病面容，下腹部压痛明显伴腹膜刺激症状，移动性浊音阴性。

诊断及鉴别诊断：患者腹痛、黏液血便伴结直肠溃疡性改变病因方面需鉴别。

1. **感染性肠炎** 患者亚急性病程，以腹痛腹泻为主要表现，便常规可见多量红白细胞，需考虑感染性肠炎可能，但病程中患者使用甲硝唑抗感染、益生菌治疗效果欠佳，病程迁延1个月余并进行性加重，暂不能用肠道感染解释疾病全貌，需进一步完善大便球杆比、便培养、便涂片找真菌、CMV/EBV感染等检查排查肠道感染相关病原学证据，目前可经验性抗感染治疗观察病情变化。

2. **溃疡性结肠炎** 患者中年女性，为UC发病高峰年龄，以腹痛、黏液血便为主要表现，伴恶心、纳差等全身症状，肠道炎性改变病变范围由累及直肠、乙状结肠、降结肠，病变连续且弥漫，需重点鉴别溃疡性结肠炎可能。UC主要累及黏膜及黏膜下层，病变由直肠逆行发展，镜下表现为肠黏膜连续溃疡性病变。腹部影像学检查可见肠壁充血水肿明显，病变周围小血管增多，肠管横断面可呈现"靶环征"；但患者呈现亚急性病程，疾病初期使用5-ASA制剂不能改善症状，结肠超声提示病变部位血供减低，虽可能存在初发UC的可能，但仍需在充分鉴别感染性疾病、肠缺血、淋巴瘤等疾病后根据疾病转轨情况考虑该诊断。

3. **缺血性结肠炎** 患者中年女性，近1个月出现进行性进展的腹部绞痛伴黏液血便，腹部超声提示病变肠管血供减低，需考虑缺血性结肠炎可能。缺血性结肠炎可由动脉粥样硬化、血栓形成等病因导致肠系膜动静脉血流灌注不足所致，肠镜可见病变部位黏膜坏死，病变部位与正常部位分界清晰，直肠较少受累，该患者需进一步完善肠系膜CTA、肠镜等检查明确肠系膜血供、病变范围及病理以与UC鉴别。

4. **淋巴瘤** 患者消瘦，结直肠溃疡需鉴别肠道淋巴瘤可能，胃肠道淋巴瘤胃部受累最多见，其次为小肠、结直肠；结肠淋巴瘤病变多呈斑块状分布，可表现为单发或多发的增厚，肠系膜淋巴结肿大，伴动脉瘤样肠管扩张，也可见弥漫性肠壁受累表现，需要由病理明确诊断，该患者需进一步完善淋巴结超声、腹部影像学检查、肠镜取活检等检查协助鉴别。

二、诊疗经过

入院后完善检查，血常规：WBC 11.00×10^9/L，Hb 147g/L，PLT 281×10^9/L，NE 81.8%；生化：ALT 16U/L，AST 19U/L，ALB 46.5g/L，ALP 64U/L，GGT 10U/L，Cr 88μmol/L，Glu 5.5mmol/L，K^+ 3.47mmol/L，AMY 55U/L，LPS 51U/L；CRP 98.5mg/L，便常规白细胞20～30/HPF，红细胞30～40/HPF；尿常规未见异常；便涂片肠道菌群明显减少，仅找见少量革兰阴性杆菌；便培养未见沙门菌及志贺菌；凝血：PT 12.6s，APTT 28.4s，D-D 1.05mg/L，FDP 13.5mg/L；ANA 1:1000（颗粒性＋均质型），抗dsDNA、抗ENA谱、ANCA阴性；免疫球蛋白、补体C3、C4正常范围；感染疾病筛查阴性；肿瘤标志物未见异常，血CMV、EBV IgM阴性，IgG阳性；抗心磷脂抗体、狼疮抗凝物正常范围；肠系膜CTA（病例54图1）：乙状结肠肠系膜异常密度灶伴少许积液，考虑肠系膜脂膜炎，继发肠系膜下静脉闭塞（肠系膜下静脉未见对比剂显影，远端呈纤细条状软组织密度），直肠、乙状结肠静脉缺血性肠病可能大，直肠上静脉至肠系膜上静脉侧支循环形成，伴局部管腔狭窄，子宫多发肌瘤，盆腔少量积液。行肠镜（病例54图2）：肛门15～32cm黏膜片状及全肠周脱失，可见黏膜下血管及间质组织，并有暗红色血痂及血疱，黏膜肿胀至管腔狭窄，内镜无法通过，黏膜水肿质脆，有接触性出血，未活检。至此，肠系膜下静脉血栓形成所致缺血性结肠炎诊断明确。治疗方面予低分子肝素→华法林抗凝，罂粟碱90mg 1次/天静脉滴注抗缺血，因患者肠道大面积溃疡形成，伴腹膜刺激症状，血象、炎症指标升高，不能除外合并存在继发感染，予注射用头孢哌酮钠舒巴坦钠（舒普深）＋甲硝唑抗感染重点覆盖杆菌及厌氧菌；营养方面，患者腹泻频繁，纳差，结肠黏膜大面积坏死，后期出现营养不良高危，予肠外营养支持下，予逐步开放短肽类肠内营养，在维持肠道正常功能、营养肠黏膜的前提下减少纤维素对结肠炎症的刺激作用。治疗 2 周后复查肠镜，肠道黏膜较前改善，但仍可见肠壁大片溃疡，被覆黄苔，表面结节状。经治疗患者腹痛症状基本消失、腹泻部分改善，每日糊状便 3 ~ 4 次。
3 个月后复查腹部超声：中下腹肠壁轻度增厚，最大厚度 0.6cm，范围 8.8cm，余肠壁未见明显异常；血常规：WBC 4.9×10^9/L，Hb 125g/L，高竹清 NE 60.7%，PLT 240×10^9/L；CRP 1.78mg/L，便常规未见异常。

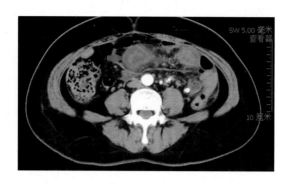

病例 54 图 1　肠系膜 CTA（入院 3 天后）

注：可见结肠肠壁明显肿胀增厚，但动脉期黏膜层强化不明显，管腔狭窄（箭头），乙状结肠局部周围可见多发直小血管。肠系膜可见片状密度增高影。

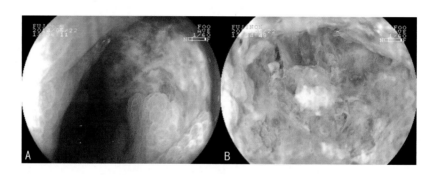

病例 54 图 2　肠镜检查（入院 3 天后）

注：图 A：见病变部位界限清晰，病变处黏膜脱失；图 B 见结肠黏膜全周脱失，可见黏膜下血管及间质组织，伴血疤及血痂，管腔狭窄，内镜无法通过。

最后诊断：肠系膜下静脉血栓形成，缺血性结肠炎，左乳腺癌根治术后。

诊断依据：①老年女性；②腹痛与进食相关，伴黏液血便，下腹深压痛；③腹部增强 CT 见肠系膜下动脉血栓形成伴侧支循环形成；肠壁呈缺血表现；④肠镜见结肠炎性改变，黏膜脱落，管腔狭窄，边界清晰；⑤抗凝、罂粟碱治疗有效。

三、讨论

肠道的血供主要来自腹腔干及其分支、肠系膜上动脉（superior mesenteric artery，SMA）及肠系膜下动脉（inferior mesenteric artery，IMA），SMA 为十二指肠、小肠、右半结肠供血，IMA 为左半结肠供血，腹腔干为肠道提供侧支血流。SMA 及 IMA 通过结肠缘动脉及肠系膜动脉弓形相通。IMA 分支相对纤长且吻合支少，侧支较少，故血供较差。IMA、直肠上动脉及直肠中动脉为直肠供血。肠道静脉大致与动脉伴行汇入门静脉。故结肠供血血管之间的结合区如脾曲及直乙结肠交界处易发生缺血。

急性肠系膜缺血的病因主要有肠系膜动脉栓塞（50%）、肠系膜动脉血栓形成（15%～25%）、肠系膜静脉血栓形成（5%）及非阻塞性肠系膜缺血（肠系膜血管血流下降、血管收缩所致，占20%～30%）。慢性肠系膜缺血主要由慢性肠系膜动脉粥样硬化狭窄所致。肠系膜动静脉病变、高凝状态、血管炎、感染等病因导致肠道血流不足可导致缺血性结肠炎。该患者最终通过肠系膜CTA证实为肠系膜下静脉血栓形成所致急性肠系膜缺血，并产生缺血性结肠炎表现，病变部位位于乙状结肠，与病变血管供血范围相符。

肠系膜静脉血栓形成的患者多存在危险因素，如腹腔炎症状态（胰腺炎、憩室炎）、门脉高压、易栓症（包括遗传性及获得性，如肿瘤、口服避孕药）、炎症性肠病，在诊断该病后需排查危险因素。该患者完善检查推测、测为肠系膜脂膜炎所致炎症状态导致静脉血栓形成。

急性肠系膜缺血临床表现与缺血部位及缺血持续时间相关，患者可表现为突发腹痛，可伴恶心、纳差、胃肠道排空症状，体格检查腹部体征与腹痛症状常不相符，甚至无压痛。若缺血严重可出现严重腹痛、呕吐咖啡样物或便血；伴发腹膜刺激征、腹水征、甚至循环衰竭提示肠管坏死。慢性肠系膜缺血患者多表现为脐周阵发绞痛，餐后加重。推测该例患者1个月前腹部阵发绞痛伴腹泻，入院前3天突然加重可能提示肠系膜缺血进行性的疾病进程。

肠系膜增强CT、MR血管造影或选择性肠系膜动脉造影是诊断肠系膜缺血的金标准，但是对于静脉血栓形成而言，尤其是门静脉、脾静脉未受累的患者行腹部CT诊断的阳性率可明显降低，典型CT表现为肠系膜静脉不显影或充盈缺损，其他表现可合并有肠壁增厚水肿、肠壁积气、门静脉积气、肠管扩张等征象。该例患者肠系膜下静脉未显影，直肠上静脉于乙状结肠系膜处经网状侧支循环血管汇入一粗大静脉，该静脉汇入肠系膜上静脉，该侧支循环的形成可能为该患者直肠黏膜未受累的原因；患者肠壁明显增厚，黏膜强化不明显，部分层面黏膜层脱失，支持肠道缺血表现。慢性肠系膜静脉血栓形成多形成良好侧支循环，肠缺血/坏死征象少见。

肠系膜静脉血栓形成以保守治疗为主，需抗凝治疗至少6个月以减少血栓进展的风险，必要时可给予预防性抗感染治疗减少肠道细菌移位的风险。对于出现肠坏死征象的患者需剖腹探查。该例患者经抗凝、营养支持、抗感染治疗后肠道炎症状态较前明显改善。

（王化虹　帅晓玮　李思雨）

参考文献

[1]Cappell MS.Intestinal（mesenteric）vasculopathy.I.Acute superior mesenteric arteriopathy and venopathy [J].GastroenterolClin North Am, 1998, 27：783-825.

[2]Abu-Daff S, Abu-Daff N, Al-Shahed M.Mesenteric venous thrombosis and factors associated with mortality：a statistical analysis with five-year follow-up [J].J GastrointestSurg, 2009, 13：1245-1250.

[3]Kumar S, Kamath PS.Acute superior mesenteric venous thrombosis：one disease or

two？ ［J］.Am J Gastroenterol，2003，98：1299.

　　［4]ViettiVioli N，Fournier N，Duran R，et al.Acute mesenteric vein thrombosis：factors associated with evolution to chronic mesenteric vein thrombosis ［J］.AJR Am J Roentgenol，2014，203：54.

病例 **55** 缺血性结肠炎

一、病例摘要

一般情况：患者男，63岁，无业。

主诉：乏力伴腹痛腹泻5个月余，加重1个月。

现病史：患者5个月余前无明显诱因出现乏力，伴活动耐量下降，上3层楼即自觉气短，休息5～10分钟可缓解，无胸痛、心悸、头晕、黑蒙、发热等不适。同时出现排便习惯改变，每日排2～4次黄色不成形便，伴下腹隐痛，餐后1小时左右腹痛加重，可逐渐部分缓解，无便血、肛门停止排气排便、恶心呕吐、皮肤巩膜黄染等。1个月余前乏力症状加重，排便次数较前增多，便中带黏液，偶混有鲜血，就诊于外院。查血常规：WBC：$3.8×10^9$/L，NE $63.6×10^9$/L，Hb 57g/L，PLT $173×10^9$/L；便潜血阳性（化验单未见），胃镜：慢性非萎缩性胃炎，外院肠镜：进镜60cm达结肠脾区，管腔狭窄，黏膜充血糜烂铺路石样改变，黏膜质脆，易出血；距肛门55cm黏膜片状充血糜烂水肿，病理回报：大肠黏膜慢性炎伴大量中性粒细胞浸润，可见隐窝脓肿。腹部增强CT：右下腹回盲部肠管管壁可疑增厚，不规则，腹腔干、肠系膜上动脉、双侧肾动脉管壁规则，管腔通畅。胆囊壁可疑高密度结节。禁食并予肠外营养支持，共输注红细胞3U，Hb逐步升至95g/L，进一步完善ANA、ANCA阴性，T-SPOT阴性。2周后外院复查肠镜：距肛门60cm及55cm处黏膜充血糜烂、铺路石样改变，考虑克罗恩病不除外，病理未见，外院予口服美沙拉嗪缓释颗粒1g 4次/天效果欠佳，为进一步诊治入院。自发病以来，患者无皮疹、关节痛、口腔溃疡、口干眼干、光过敏等，精神可，纳差，大便如前述，小便无特殊，半年体重下降10kg。

既往史：30年前突发腹痛、呕血，外院诊断为十二指肠溃疡出血，曾输血治疗，余治疗不详。8年前诊断为腔隙性脑梗死。否认高血压、糖尿病、肾病、自身免疫性疾病。长期大量吸烟。否认家族遗传性疾病。

入院查体：T 36.5℃，P 72次/分，R 16次/分，BP 120/80mmHg，BMI 24.9kg/m^2。步入病房，贫血面容，口唇苍白，全身皮肤黏膜无黄染、皮疹，双下颌数个肿大淋巴结，最大者直径2cm，质软，活动好，边界清。双侧颈动脉搏动对称，甲状腺未及肿大，双肺呼吸音清，未闻及干湿性啰音，心前区未及异常搏动，心律齐，各个瓣膜区未及杂音、异常心音及心包摩擦音，未及异常血管征。腹平坦，未见胃肠型、蠕动波、腹壁静脉曲张，腹软，下腹深压痛，无反跳痛、肌紧张，未及包块，Murphy征阴性，麦氏点无压痛，肝脾肋下未及，移动性浊音阴性，肠鸣音活跃。关节无红肿、压痛，双侧腱反射对称引出。

入院诊断：结肠溃疡，克罗恩病（狭窄型？），慢性病贫血，腔隙性脑梗死，慢性非萎缩性胃炎。

病例特点：①老年男性；②乏力伴腹痛腹泻5个月余，加重1个月；③以乏力、黏液血便、餐后腹痛为主要表现，病程5个月余且进行性加重，伴随贫血、体重下降。完善检查见升结肠至降结肠黏膜连续性溃疡形成，病变部位边界清晰，外院拟诊克罗恩病，服用美沙拉嗪治疗效果欠佳；④查体：

贫血貌，浅表淋巴结肿大，心肺查体无特殊，下腹深压痛，腹膜刺激征阴性，无骨关节压痛。

诊断及鉴别诊断：

1. 慢性细菌性痢疾　患者慢性腹泻 5 个月余，腹部压痛，外院肠镜提示结肠炎，感染性肠炎方面需与慢性细菌性痢疾鉴别。慢性菌痢可表现为腹痛腹泻、黏液血便，多直肠、乙状结肠受累，可有左下腹压痛，甚至可扪及条索状乙状结肠，可伴发营养不良症状，便常规可见大量红白细胞，便培养出志贺菌可明确诊断。该患者否认不接饮食史，血象白细胞未见升高，直肠这一常见受累部位未见异常，需进一步完善病原学相关检查以明确。

2. 克罗恩病　患者老年男性，以腹泻、乏力为主要表现，伴消瘦、贫血、低蛋白血症等营养不良征象，肠镜见结肠节段性溃疡，呈铺路石样，合并管腔狭窄。病理提示肠黏膜炎性改变，需考虑克罗恩病可能。克罗恩病发病高峰为青少年和老年人，以腹泻及贫血、纳差、消瘦等慢性消耗症状为主要表现，随疾病发展进程的不同可出现腹痛、腹泻、便血及肠外表现，可合并肠瘘、肠梗阻、肛周病变等并发症。镜下克罗恩病表现为纵行溃疡和铺路石样改变，病变深度可累及肠壁全层，病理为非干酪样肉芽肿性炎。该患者发病年龄较大，仅根据内镜下表现不能诊断克罗恩病，诊断前需充分鉴别感染性疾病、缺血性结肠炎、淋巴瘤等疾病，需进一步完善病原学检查、腹部影像学检查、肠镜、病理等以明确。

3. 缺血性结肠炎　患者老年男性，慢性腹泻，餐后腹痛加重，肠道节段性溃疡需鉴别缺血性结肠炎。肠系膜动静脉狭窄、血栓形成、高凝状态所致肠道血流灌注不足是缺血性结肠炎的病因，患者可表现为腹部绞痛，常与进食相关，黏液血便，坏疽性病变可出现腹膜炎相关体征。好发于动脉供血相交区域，肠镜下病变的黏膜与正常黏膜分解清晰，病理可见组织坏死、纤维素性血栓、含铁血黄素沉积。该患者需进一步完善肠系膜 CTA、易栓症等相关检验科协助明确病因。

二、诊治经过

入院后完善检查，血常规：WBC $2.8×10^9$/L，Hb 100g/L，MCV 82.9fl，MCHC 346g/L，PLT $193×10^9$/L，NE 51%，Ret% 1.35%；便潜血：WBC 0～2/Hp，RBC 20～30/Hp；尿常规：未见异常，蛋白（-）；生化：ALT 6U/L，AST 25U/L，ALB 32.8g/L，PA 113.4mg/L，Cr 94μmol/L，eGFR 74.04ml/（min•$1.73m^2$），Ca^{2+} 2.04mmol/L，K^+ 4.15mmol/L，BNP 111pg/ml，cTNI 0.01ng/ml，CRP 38.84mg/L，ESR 64mm/h；TG 0.92mmol/L，TC 2.67mmol/L；凝血功能：PT 12.6s，INR 72%，INR1.24，D-Dimer0.16mg/L；ANA、抗 dsDNA、抗 ENA、ANCA 阴性，补体C3 0.895g/L，C4 0.091g/L；便涂片球杆比正常，便培养痢疾志贺菌、伤寒沙门菌阴性；血浆蛋白电泳可见 M 蛋白，血免疫球蛋白 IgG 19.8↑g/L，IgA 0.41↓g/L，IgM 0.21↓g/L，轻链 κ 2030↑mg/dl，轻链 λ 158↓mg/dl，血、尿免疫固定电泳可见单克隆 IgG K 条带。胸片：双肺未见明显异常，心影增大。影像科阅外院腹部增强 CT 示：腹主动脉未见粥样硬化征象，腹主动脉及其分支未见瘤样扩张及狭窄征象，横结肠、降结肠、乙状结肠结肠袋消失，管腔增厚，伴增强扫描同心圆样强化，相邻肠管周围脂肪间隙密度增高，炎症性肠病？双侧胸膜肥厚伴钙化，左侧胸腔积液。肠镜：降结肠距肛门口约55cm 可见黏膜溃疡、充血，与远端正常黏膜界限清晰，降结肠近脾区至升结肠近回盲部可见环周黏膜充血、水肿、溃疡形成，有接触出血，降结肠近脾区肠腔稍狭窄，出血明显，内镜可通过，回盲瓣未受累。病理：升结肠、横结肠黏膜急慢性炎，炎症细胞密集，可见隐窝炎及隐窝脓肿，升结肠黏膜糜烂，可见炎性肉芽组织形成，较多嗜酸性粒细胞浸润，直肠黏膜刚果红染色阴性。骨髓细胞学检查：浆细胞 36.5%，其中原幼浆细胞 31.5%，全片可见巨核细胞 19 个，符合多发性骨髓瘤表现，骨髓活检见浆细胞异常增生，伴轻链限制性表达，支持浆细胞肿瘤。流式细胞学检查符合浆细胞病表现（CD_{38}^+ 细胞占 30.5%，表达 CD38、CD138、CD117、CD56、CD20，CD_{38}^+ 细胞 88.9% 限制性表达 cKappa），进一步检查未见骨质破坏、肾功能不全等其他靶器官损害征象。根据患者血液系统疾病依据及肠镜下表现考虑为多发性骨髓瘤相关高黏滞血症所致缺血性结肠炎，予罂粟碱治疗 2 周，治疗前后评价结肠超声，结肠最大厚度分别为 9mm、6mm，患者排便次数减少至每日 1 次黄色成形便，复查便常规镜检红白细胞消失，腹痛基本消失，白蛋白、前白蛋白（213mg/L）呈升高趋势。血液系统原发病方面，患者及家属选择保守治疗。

住院期间肠镜见病例 55 图 1 所示。

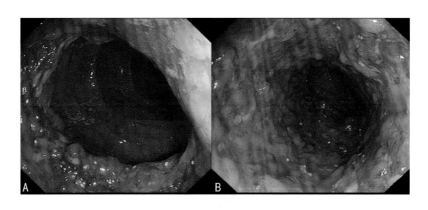

病例 55 图 1　肠镜检查

注：图 A：见结肠溃疡、充血水肿，可见血疱，病变部位与正常黏膜界限清晰如刀割样；
图 B：见病变部位环周充血水肿、溃疡、散在血疱。

最终诊断：多发性骨髓瘤 IgG κ 型 Ⅰ 期（Durie-Salmon 分期）；缺血性结肠炎；轻度贫血；腔隙性脑梗死；慢性非萎缩性胃炎。

诊断依据：①老年男性；②乏力伴腹痛腹泻 5 个月余，加重 1 个月，腹痛与进食相关，查体下腹深压痛；③骨髓浆细胞异常增生，血单克隆 IgG κ 链明显升高；④肠镜节段性肠管水肿、溃疡，边界清晰；⑤使用罂粟碱治疗有效。

三、讨论

缺血性结肠炎与急性动脉闭塞（栓塞性/血栓形成性）、静脉血栓形成或引起非闭塞性缺血的肠系膜血管血流灌注不足相关，感染、高凝状态、医源性损伤等因素为相对少见病因。与胃肠道的其他部位相比，结肠的血供相对欠发达，长时间的重度缺血可导致绒毛层坏死，甚至透壁性坏死。缺血性结肠炎好发于左半结肠，尤其是动脉供血的分水岭，如结肠脾区或乙状结肠，而直肠由肠系膜下动脉和直肠动脉双重血供，较少发生缺血性结肠炎。

内镜下缺血性肠病病变部位肠壁明显充血、水肿，可见血疱。黏膜血管网消失，可伴黏膜坏死、脱落、肌层裸露。病变部位与正常肠黏膜之间界限清晰，缺血改善后病变存在可逆性，可在短时间内有明显改善。病理可见组织坏死、纤维素性血栓、含铁血黄素沉积。沿结肠纵轴分布的单条线性溃疡也支持结肠炎是由缺血所致。

多发性骨髓瘤分泌的单克隆免疫球蛋白或其片段可导致高黏滞血症引发微循环障碍，但起引发缺血性结肠炎的病例属罕见，Kastin DA 等报道一例 43 岁高加索地区男性以阵发腹痛进行性加重伴腹膜刺激症状为主要表现，完善检查明确为多发性骨髓瘤高凝状态导致肠系膜上静脉血栓，引发左上腹小肠节段性坏死。本病例患者完善检查后考虑为多发性骨髓瘤高凝状态导致降结肠至升结肠范围产生缺血性结肠炎，腹部增强 CT 未见肠系膜血管血供明显异常，当然也不能除外 CT 观察肠系膜静脉血栓形成的能力有限，尤其是不累及门静脉或脾静脉的较细小静脉的病变。

（王化虹　郑　悦　李思雨）

参考文献

[1]Zuckerman GR, Prakash C, Merriman RB, et al.The colonsingle-stripe sign andits relationship to ischemic colitis [J].Am J Gastroenterol, 2003, 98：2018.

[2]Kastin DA, Andrews J, Shah R, et al.Multiple myeloma presenting as mesenteric venous thrombosis and intestinal infarction [J].Dig Dis Sci, 2005, 50：561-564.

病例 56 放射性肠炎

一、病例摘要

一般情况：患者女，48岁，无业。

主诉：宫颈癌术后放射治疗2年余，腹痛腹胀伴呕吐8天。

现病史：2年余前患者因宫颈癌行子宫切除、单侧卵巢切除术（具体不详），术后每周放射治疗5次，共35次，20余天化疗1次，共5次，末次化疗2016年2月。放射治疗期间腹泻，7～8次/天，无恶心、呕吐等不适。放射治疗后每日腹泻4～5次稀便，无腹痛及血便。最近半月余大便表面带少量鲜血，未诊治。8天前进食糯米、面条后次日出现明显上腹痛伴腹胀，无恶心、呕吐、发热、腹泻、肛门停止排气排便等不适。外院行胃镜检查示慢性浅表性胃炎，胃底水肿。腹部CT可见肠梗阻（未见报告，具体不详）。外院予输液治疗1天后腹胀症状明显改善，未进一步诊治。6天前患者进食红豆粥后再次短时间内出现明显腹胀，伴恶心、呕吐，呕吐胃内容物3次，腹泻稀水便4次，无呕血、黑便、发热、头晕等不适。我院急诊查血常规：WBC $2.42×10^9$/L，Hb 70g/L，PLT $181×10^9$/L，NE 57%，CRP 46mg/L。生化：ALT 11U/L，AST 18U/L，ALB 37.6g/L，TBIL 16.4U/L，Cr 95mmol/L，K^+ 3.4mmol/L，Na^+ 134.8mmol/L，CK-MB 3.3ng/ml，cTNI 0.01ng/ml，AMY 202U/L，LPS 170U/L，ESR 53mm/h，凝血PT 12.5s，D-Dimer 1.26U/L。乙肝五项：HbsAb（+），HbeAb（+），HbcAb（+）。便潜血阴性。立位腹平片可见小肠梗阻，腹部B超可见左侧腹小肠扩张，腹腔少量积液；腹部CT平扫示：子宫及双侧附件缺缺如，考虑术后改变，盆腔弥漫炎症，回肠末端粘连，炎性水肿，管腔狭窄，继发近端小肠梗阻。盆腔炎症累及膀胱及双侧输尿管下段，继发双侧输尿管、肾盂、肾盏轻度扩张积水。直肠及乙状结肠受累。腹盆腔积液，急诊予禁食水，静脉营养支持，予利复星（左氧氟沙星）、头孢替安抗感染治疗，腹痛腹胀症状部分改善，有少量排气，复查腹部增强CT示：多组小肠肠壁（2～6组小肠）、直肠及乙状结肠壁多发长节段增厚、强化，管径最宽3.3cm，肠管扩张较前缓解，第3组小肠局部、第4～6组小肠肠壁水肿，范围较前增大；腹膜、大网膜及肠系膜密度增高，伴腹腔积液较前增多，炎症可能。改用比阿培南抗感染治疗，同时予依诺肝素钠抗凝，PPI抑酸护胃治疗。复查血常规：WBC $2.97×10^9$/L，Hb 74g/L，PLT $122×10^9$/L，NE 76.1%，CRP 40mg/L，ESR 53mm/h，凝血功能D-Dimer 2.35U/L。患者仍轻度腹痛伴腹胀，有排气，排少量水样便，自发病以来，精神可，胃纳差，大便如前所述，小便量可，体重无明显变化。

既往史：20余年前产后患席汉综合征，长期补充优甲乐、泼尼松。20余年前行剖宫产术。半年前血尿外院诊断放射性膀胱炎，因膀胱出血引起失血性休克，予介入治疗。否认高血压、糖尿病、肾病病史，否认乙型肝炎。无外伤手术史，无输血史。否认药物、食物过敏史。

个人史：生于四川，久居四川。否认疫区、疫水接触史，否认毒物、放射性物质接触史，否认烟酒嗜好。

婚育史：已婚已育，育有1子，配偶及子女体健。

家族史：否认家族遗传病史及类似疾病史。

体格检查：T 36.5，P 80 次 / 分，R 16 次 / 分，BP 105/75mmHg。一般情况可，全身皮肤黏膜无黄染、苍白、发绀、出血点、水肿，全身浅表淋巴结未触及肿大，头颅无畸形，结膜无苍白、充血，口唇无苍白、发绀。颈部无抵抗，未见颈动脉异常搏动及颈静脉怒张。气管居中，甲状腺无肿大，胸廓无畸形，呼吸动度一致。双侧语颤对称，未触及胸膜摩擦感，双肺叩诊清音，未闻及明显干湿啰音及胸膜摩擦音。心前区无隆起，心尖搏动位于第 5 肋间左锁骨中线内 0.5cm，各瓣膜听诊区未闻及杂音及心包摩擦音。腹部平坦，未见胃肠型及蠕动波，未见腹壁静脉曲张，腹软，上腹部深压痛、无反跳痛及肌紧张，未及包块，Murphy 征（-），肝脾肋下未及，肝曲肾区无叩痛，腹部叩诊鼓音，移动性浊音（-），肠鸣音弱。脊柱、四肢无畸形，关节无红肿及压痛，双下肢无水肿。肛门指诊内痔。

影像及特殊检查：腹部增强 CT 检查见病例 56 图 1，治疗后复查立位腹平片见病例 56 图 2。

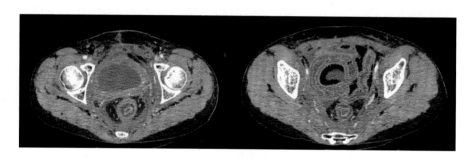

病例 56 图 1　腹部增强 CT

注：多组小肠肠壁、直肠及乙状结肠壁多发长节段增厚、强化，盆腔弥漫炎症，小肠梗阻，小肠肠管扩张较前缓解；盆腔炎症累及膀胱及双侧输尿管下段，继发双侧输尿管、肾盂、肾盏轻度扩张积水；腹膜、大网膜及肠系膜密度增高，伴腹盆腔积液。

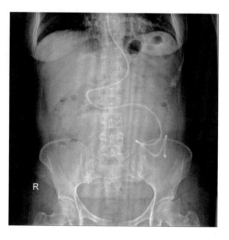

病例 56 图 2　立位腹平片

注：小肠梗阻复查，空肠营养管置入术后，肠管积气较前明显减少。

初步诊断：

1. 宫颈癌根治术后。

2. 放射性肠炎不全肠梗阻。

3. 放射性膀胱炎。

4. 席汉综合征。

病例特点：

1．患者中年女性，慢性病程急性加重。

2．主因"宫颈癌术后放射治疗 2 年余，腹痛腹胀伴呕吐 8 天"入院。

3．患者 2 年余前宫颈癌根治术后化疗、放射治疗。放射治疗后慢性腹泻，近半月便中带少量鲜血。1 周余前进食后腹痛腹胀，外院胃镜见胃底水肿、慢性胃炎，腹部 CT 见肠梗阻，治疗后症状改善。6 天前进食后再次出现腹痛腹胀伴呕吐，无肛门停止排气排便。完善检查血沉及 CRP 升高，腹部增强 CT 提示盆腔炎症，累及膀胱及双侧输尿管下段，多组小肠肠壁、直肠及乙状结肠壁多发长节段增厚、强化。腹盆腔积液。经禁食水、静脉营养、抗感染、抗凝、抑酸、护胃等治疗后腹痛腹胀症状较前部分改善，现有排气排便。

4．既往病史　席汉综合征，长期补充优甲乐、泼尼松。20 余年前剖宫产术，半年前放射性膀胱炎，有痔疮。

5．查体　生命体征平稳，神清、精神可，双肺呼吸音清，未闻及干湿啰音，心律齐，各瓣膜听诊区未闻及杂音及心包摩擦音。腹部平坦、腹软，上腹部深压痛、无反跳痛及肌紧张，未及包块，Murphy 征（−），移动性浊音（−）。肠鸣音弱。双下肢无水肿。

6．诊断及诊断依据　宫颈癌根治术后放射性肠炎不全肠梗阻放射性膀胱炎：患者宫颈癌根治术后放化疗，2 年后出现便中带血，肠梗阻征象，腹部影像学提示腹腔弥漫性炎性改变，累及膀胱、输尿管、小肠、乙状结肠、直肠、大网膜，受累小肠粘连，部分狭窄，肠管扩张，增强后黏膜明显强化，呈现靶环征，患者无肛门停止排气、排便，因此考虑放射性肠炎不完全肠梗阻。

7．鉴别诊断　患者以肠道水肿、粘连、肠梗阻为主要表现，病因方面需鉴别：

（1）肠结核：肠结核可出现肠道粘连、肠瘘、肠梗阻等表现，但患者无长期盗汗、低热、体重减轻等临床表现，PPD 试验阴性，暂不支持，可完善 T-SPOT 进一步明确。

（2）自身免疫病：系统性红斑狼疮、血管炎等自身免疫病累及肠道可出现肠道血管炎性表现，影像学检查可呈现靶环征。患者无皮疹、脱发、光过敏、口腔溃疡、关节痛等相关表现，暂不支持，完善自身免疫抗体、免疫球蛋白、补体、ANCA 等检查进一步明确。

8．诊疗计划

（1）入院后完善检查（血尿便常规、生化、凝血、自身免疫抗体、免疫球蛋白、补体）。

（2）置入空肠营养管，逐步恢复肠内营养改善小肠炎症，辅以静脉营养。

（3）继续比阿培南（安信）抗感染治疗。

（4）警惕消化道大出血、肠梗阻加重。

二、诊治经过

1．患者完善自身免疫抗体、免疫球蛋白、补体、ANCA 等未见异常，结合病史考虑放射性肠炎诊断明确，置入空肠营养管，鼻饲艾伦多营养支持，辅以卡文静脉营养，患者炎症指标升高，白细胞及中性粒细胞升高趋势，继续安信抗感染治疗 1 周，同时予抑酸、云南白药止血治疗。复查立位腹平片未见肠梗阻征象，予逐步开放优选蛋白粉肠内营养，患者耐受可，每日稀便 1 次，无恶心、呕吐等不适。

2．患者放射性膀胱炎、输尿管狭窄、肾盂积水，住院期间间断血尿，监测 Cr 逐步升高至 222.42 μmol/L，泌尿系 B 超提示双肾盂及上段输尿管积水，膀胱血凝块，考虑肾后性急性肾损伤，泌尿外科会诊后予留置尿管缓解泌尿系梗阻,监测血肌酐降至101.3μmol/L,留置尿管期间间断血尿,血凝块堵塞尿管,予持续膀胱冲洗,抽吸血凝块,卡络磺钠、尖吻蝮蛇血凝酶(苏灵)止血,同时输血支持治疗后未再见肉眼血尿,复查Hb110g/L。

3. 患者席汉综合征查激素水平8am(上午8:00)皮质醇3.23μg/dl,ACTH 10.52pg/ml;甲状腺功能:T_3 2.15pmol/L,T_4 5.09pmol/L,TSH 2.2μIU/mL,内分泌会诊后予优甲乐37.5ug 1次/天,泼尼松5mg 1次/天,继续监测激素水平。

最后诊断:

1. 放射性肠炎不完全肠梗阻。
2. 放射性膀胱炎。
3. 肾盂积水急性肾损伤。
4. 中度贫血。
5. 腹盆腔感染。
6. 宫颈癌根治术后。
7. 席汉综合征。

三、讨论

放射性肠炎缺乏诊断的金标准,主要结合临床、内镜、影像学和组织病理学表现进行综合分析,在排除感染性和其他非感染性直肠炎的基础上做出诊断。盆腔肿瘤病史和放射治疗过程非常重要,是诊断放射性肠炎的必要因素,同时需要排除肿瘤活动或复发的影响。

诊断放射性肠炎时还需要注意与各种感染性和非感染性肠炎进行鉴别。

1. 急性感染性肠炎　各种细菌感染如志贺菌、空肠弯曲杆菌、沙门菌、大肠杆菌、耶尔森菌等。常有不洁食物史或疫区接触史,急性起病常伴发热和腹痛,具有自限性;抗菌药物治疗有效;粪便检出病原体可协助确诊。

2. 溃疡性结肠炎　该病也可以出现腹泻、便血、便急、里急后重等症状,并且肠道病理活检也可以出现黏膜损伤及急慢性炎性表现,但是溃疡性结肠炎病变节段往往不局限于放射治疗照射野内,可延伸至乙状结肠乃至全结肠,并可伴有皮肤、黏膜、关节、眼、肝胆等肠外表现。

3. 其他　抗菌药物相关性肠炎、缺血性肠炎、嗜酸粒细胞肠炎、过敏性紫癜、白塞病以及人类免疫缺陷病毒感染合并的直肠病变等。

除了临床症状及消化内镜的病情评估外,影像学评估是放射性肠炎患者病情综合把握及制定合理治疗策略的另一个重要因素。常用的影像学评估手段包括盆腔MRI、腹盆腔CT、排粪造影及直肠腔内超声等。慢性放射性肠炎的MRI表现包括:病变肠壁明显增厚,在T_2WI和DWI上因黏膜下层水肿增厚而呈现特征性的"同心圆"(靶征样)分层高信号,T_1WI呈等信号,增强扫描后呈现明显的"同心圆"分层环形强化,合并溃疡时肠壁内缘可表现不规整,同时可见是否合并狭窄、瘘管形成等。CT表现与MRI类似,可发现病变肠壁明显增厚,分层强化,是否合并梗阻或瘘管形成等,同时可发现是否继发周围组织器官改变,如输尿管下段梗阻、脓肿形成等。

根据最新指南共识意见,放射性肠炎的主要治疗包括心理治疗,营养治疗,抗感染药物、抗氧化剂及益生菌等药物治疗,硫糖铝、类固醇激素、短链脂肪酸灌肠治疗,内镜治疗,高压氧治疗及手术治疗。在放射性肠炎的治疗决策中，应充分考虑疾病的自限性特点，综合临床症状与内镜表现，尽可能通过非手术治疗缓解主要症状，避免严重并发症的发生。而对于病情反复、病变进展的患者，转流性肠造口是安全有效的外科干预措施，有助于良性转归，包括迅速缓解顽固性直肠出血、直肠溃疡的坏死或穿孔等。病变肠管切除作为一把"双刃剑"，是处理慢性放射性肠炎合并严重并发症的主要手段，但需严格把握适应证，完善围术期准备，提高手术的质量和安全性。要根据患者的主要问题选择治疗方式，把改善患者的长期生活质量作为治疗的最终目标。

（王化虹　滕贵根）

参考文献

[1] 中国医师协会外科医师分会，中华医学会外科学分会结直肠外科学组 . 中国放射性直肠炎诊治专家共识（2018 版）[J]. 中华胃肠外科杂志，2018，21（12）：1321-1336.

[2]McCarty TR，Garg R，Rustagi T.Efficacy and Safety of Radiofrequency Ablation for Treatment ofChronicRadiationProctitis：A Systematic Review and Meta-Analysis [J].J Gastroenterol Hepatol，2019. doi：10.1111/jgh.14729.

病例 *57* 放射性直肠炎

一、病例摘要

一般情况：患者男，68岁，退休。

主诉：间断便血6年。

现病史：6年前患者大便干燥时发现大便表面附有鲜血，偶有便后滴血或手纸上有血迹，外院就诊行直肠指诊后考虑为痔疮，给予泰宁栓治疗，效果不佳。之后间断便秘时出现大便带鲜血，排便过程中肛门疼痛，便后缓解，偶有无疼痛后便后滴血，约半月1次，患者自行用麻仁润肠丸、开塞露等润肠通便药物大便通畅后便血有所减轻。1年前患者自觉便血量增加（量具体不详），次数增加，约每周1次，至外院行肠镜检查未见明显异常。8个月前无诱因自觉肛门处持续隐痛，程度不剧烈，可忍受，与排便无明显相关性，外院行结肠双重造影后提示多发息肉。4个月前我院门诊就诊，行结肠镜检查考虑为直肠炎，不排除痔疮出血，为进一步诊治收入院。患者自发病以来，无发热、乏力、腹痛、里急后重、食欲缺乏，夜尿增多，2～3次/夜，大便1次/1～2天，体重较前无明显变化。

既往史：患者50余年前患有肺结核，规律治疗1年；13年前患有急性戊型肝炎；8年前行胃镜检查提示慢性萎缩性胃炎；6年前发现小腿静脉曲张；2年前发现前列腺增生及前列腺癌，曾进行多次内分泌及放射治疗后。否认高血压、糖尿病、肾病病史，否认乙型肝炎。无外伤手术史，无输血史。否认药物、食物过敏史。

个人史：生于山东，久居北京。否认疫区、疫水接触史，否认毒物、放射性物质接触史，否认烟酒嗜好。

婚育史：已婚已育，育有2子，配偶及子女体健。

家族史：否认家族遗传病史及类似疾病史。

体格检查：T 36.5，P 76次/分，R 14次/分，BP 120/80mmHg。一般情况可，全身皮肤黏膜无黄染、苍白、发绀、出血点、水肿，全身浅表淋巴结未触及肿大，头颅无畸形，结膜无苍白、充血，口唇无苍白、发绀。颈部无抵抗，未见颈动脉异常搏动及颈静脉怒张。气管居中，甲状腺无肿大，胸廓无畸形，呼吸动度一致。双侧语颤对称，未触及胸膜摩擦感，双肺叩诊清音，双肺呼吸音清，未闻及明显干湿啰音及胸膜摩擦音。心前区无隆起，心尖搏动位于第5肋间左锁骨中线内0.5cm，各瓣膜听诊区未闻及杂音及心包摩擦音。腹部平坦，未见胃肠型及蠕动波，未见腹壁静脉曲张，腹软，无压痛、反跳痛及肌紧张，未及包块，Murphy征（-），肝脾肋下未及，肝曲肾区无叩痛，腹部叩诊鼓音，移动性浊音（-）。肠鸣音4次/分。脊柱、四肢无畸形，关节无红肿及压痛，双下肢无水肿。肛门指诊内痔。

影像及特殊检查：

2006年4月30日结肠镜检查：脾曲息肉。病理：管状腺瘤Ⅰ级。

2008年6月5日结肠镜检查：直乙交界小息肉。病理：黏膜慢性炎。

2009年11月4日结肠镜检查：直肠多发出血斑（损伤所致？），痔。

2013 年 3 月 19 日（我院）结肠镜检查：直肠炎。

初步诊断：

1. 便血原因待查内痔出血可能性大、放射性直肠炎不除外。

2. 结肠息肉切除术后。

3. 前列腺癌多次内分泌治疗及放射治疗后。

4. 慢性萎缩性胃炎。

5. 右小腿静脉曲张。

6. 陈旧性肺结核。

病例特点：

1. 患者老年男性，慢性病程。

2. 主因"间断便血 6 年"就诊我院。

3. 患者 6 年来大便干燥时出现大便带鲜血，或便后滴血，鲜血附在大便表面。多次直肠指诊考虑痔疮，多次结肠镜检查提示结肠息肉。近 1 年来患者自觉肛门处隐痛，与大便无关。

4. 既往　前列腺癌 2 年余，多次内分泌及放射治疗后。陈旧性肺结核；急性戊型肝炎；慢性萎缩性胃炎；右小腿静脉曲张。

5. 查体　生命体征平稳，神清、精神可，双肺呼吸音清，未闻及干湿啰音，心律齐，各瓣膜听诊区未闻及杂音及心包摩擦音。腹软，无压痛、反跳痛及肌紧张，未及包块，Murphy 征（-），移动性浊音（-）。双下肢无水肿。

6. 诊断及依据

（1）便血原因待查：患者老年男性，间断大便干燥时带鲜血，附着在大便表面，排大便时无疼痛，偶有疼痛，便后疼痛缓解，考虑便血、痔疮可能性大；患者既往癌症病史，多次放射治疗后，不能除外放射性直肠炎。

（2）结肠息肉切除术后，前列腺癌、多次内分泌治疗及放射治疗后；慢性萎缩性胃炎；右小腿静脉曲张；陈旧性肺结核：既往病史提供，诊断明确。

7. 便血的鉴别诊断

（1）痔疮：患者老年男性，多次大便干燥时便后无痛性滴血，既往肛门指诊提示痔疮，考虑可能性大，但患者给予泰宁栓肛栓后，效果差。入院后完善直肠指诊，肠镜检查，必要时手术治疗。

（2）肛裂：患者老年男性，大便干燥，偶有大便时疼痛，便后缓解，便后滴鲜血，不能除外肛裂，患者外院多次肠镜未提示肛裂，入院后完善肠镜检查进一步明确。

（3）放射性直肠炎：患者 2 年前因前列腺癌行多次放射治疗，4 个月前肠镜检查提示直肠炎，考虑患者放射性肠炎可能性大，入院后完善肠镜进一步明确。

（4）肿瘤复发：患者老年男性，既往前列腺癌，不能排除前列腺癌复发转移可能，入院后完善PSA 及胃肠道肿瘤标志物、腹部增强 CT、肠镜检查进一步明确。

二、诊治经过

入院后行肠镜检查：可见直肠黏膜苍白、脆性增加以及毛细血管扩张，符合放射性直肠炎的内镜下表现（病例 57 图 1）。

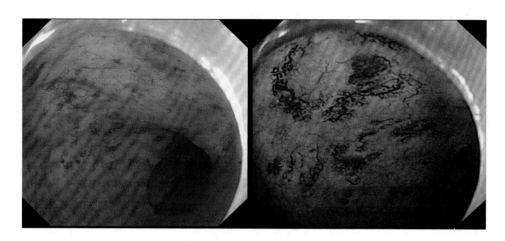

病例 57 图 1　肠镜检查
注：直肠黏膜苍白、脆性增加以及毛细血管扩张。

治疗方面：消化系统：患者多年便血病史，便潜血双法阳性，完善相关检查除外禁忌后行肠镜检查：直肠黏膜可见毛细血管增生及出血，乙状结肠可见小息肉，内镜下切除，予患者云南白药止血、泰宁栓肛塞治疗，同时软化大便，保持大便通畅，避免腹部用力，患者未再便血。其他方面：患者前列腺超声提示前列腺癌内分泌治疗后改变，肿瘤标志物未见异常。

最后诊断

1. 放射性直肠炎。

2. 结肠息肉切除术后。

3. 内痔。

4. 前列腺癌多次内分泌治疗及放射治疗后。

5. 慢性萎缩性胃炎。

6. 右小腿静脉曲张。

7. 陈旧性肺结核。

三、讨论

放射性直肠炎是指因盆腔恶性肿瘤如宫颈癌、子宫内膜癌、卵巢癌、前列腺癌、直肠癌、膀胱癌等患者接受放射治疗后引起的直肠放射性损伤。根据起病时间及病程变化情况，可分为急性放射性直肠炎和慢性放射性直肠炎，通常以 3 个月为急慢性分界。超过 75% 的接受盆腔放射治疗的患者会发生急性放射性直肠炎，5%～20% 的患者会发展为慢性放射性直肠炎。慢性放射性直肠炎首发症状一般出现在放射暴露后 9～14 个月，但也可发生于放射暴露后长达 30 年中的任何时间。

急性放射性直肠炎的症状包括腹泻、排黏液便、排便紧迫感、里急后重，以及少见情况下出现出血。慢性放射性直肠炎患者的症状与急性患者相似，但出血往往更严重。此外，患者可能会因狭窄而有排便梗阻的症状，如便秘、直肠疼痛、排便紧迫感，以及罕见情况下因粪便充溢造成失禁。如果同时发生泌尿生殖道或小肠的损伤，可能出现瘘管、小肠梗阻、小肠细菌过度生长、尿道狭窄和膀胱炎。

内镜下病变的严重程度及范围是疾病评估的重要参考指标，能够指导选择合适的治疗方案。放射性直肠炎内镜下的表现为非特异性。符合放射损伤的黏膜特征包括黏膜苍白且有脆性以及毛细血管扩张（可为多发性、大面积和匐行性），本例患者符合放射性直肠炎的内镜下表现。这些黏膜改变往往是连续性的而不是跳跃性病变，但可出现程度不一。在慢性放射性直肠炎患者中，直肠表现为苍白并且不易扩张，并可能有狭窄、溃疡、瘘管和黏膜出血病灶。本例患者考虑存在放射性直肠炎，且前列腺癌放射治疗后，故肠镜过程中需警惕对前列腺的影响，手法应轻柔。

慢性放射性直肠炎治疗方案的选择应该根据症状类型和严重程度以及治疗中心的经验。仅有轻微症状（如偶尔便血或轻微里急后重）的患者，可能不需要特异性治疗。对于持续或严重出血的患者，我们建议首先尝试采用硫糖铝灌肠剂（10%硫糖铝混悬液，一次20ml，每日2次）。对于持续4周硫糖铝治疗后无反应的患者，我们建议尝试内镜下氩气刀（APC）治疗。在前列腺坏死的情况下，积极的内镜治疗可能增加瘘管形成的风险。因此，内镜治疗的时机应与泌尿系放射肿瘤医生协调确定。对于有里急后重或直肠疼痛的患者，我们建议使用硫糖铝或糖皮质激素灌肠剂。虽然临床实践中仍在使用5-对氨基水杨酸（5-ASA）或柳氮磺吡啶，但支持它们在这种情况下有益处的证据有限。对于有狭窄相关的轻度梗阻性症状的患者，我们建议使用粪便软化剂。对于使用了粪便软化剂仍有症状并且狭窄明显的患者，如果狭窄节段短，我们建议采用球囊扩张，狭窄节段长或成角的患者发生穿孔的风险增加，这类患者可能需要手术治疗。

（王化虹　滕贵根）

参考文献

[1] 中国医师协会外科医师分会，中华医学会外科学分会结直肠外科学组.中国放射性直肠炎诊治专家共识（2018版）[J].中华胃肠外科杂志，2018，21（12）：1321-1336.

[2] McCarty TR，Garg R，Rustagi T.Efficacy and Safety of Radiofrequency Ablation for Treatment ofChronicRadiationProctitis：A Systematic Review and Meta-Analysis [J].J GastroenterolHepatol，2019.doi：10.1111/jgh.14729.

病例 **58** 结肠癌

一、病历摘要

一般情况：患者男，69 岁，牧民。

主诉："间断腹痛 8 个月余，加重 1 个月"于 2017 年 2 月 6 日入院。

现病史：患者于 8 个月前进食后出现右下腹疼痛，呈阵发性绞痛，疼痛发作时向全腹部蔓延，部位模糊不固定，与体位关系不确定，疼痛持续时间长短不一，便后可缓解，无寒战、发热，无头晕、头痛，无呕血、黑便及便血，大便为黄色成形软便，无黏液、脓血，无里急后重及肛门坠胀感，无排便习惯改变，期间上述症状间断发作，渐出现排成形大便，每日 1 次。行口服药物（具体名称及剂量不详）后自觉症状可缓解，未予重视。多次院外给予相关治疗（具体不详）后患者腹痛症状缓解。1 个月前无明显诱因患者腹痛症状再次出现，性质同前，持续时间及程度较前明显加重，遂于拉萨市人民医院及西藏自治区人民医院门诊就诊，给予相关治疗（具体不详）后患者腹痛症状无缓解。今为求进一步诊治，就诊于我院，门诊以腹痛待查收住我科。患者自发病以来，神志清，精神差，食欲差，排尿淋漓不净，大便量少，干结，近期体重无明显下降。

既往史：既往 9 个月前因腹痛、发热诊断为急性阑尾炎，在西藏自治区人民医院行阑尾切除术，术后确诊阑尾肿大，符合急性阑尾炎的诊断。否认高血压、冠心病、糖尿病等慢性病史，否认肝炎、结核等传染病史，否认外伤及输血史，否认药物、食物过敏史。预防接种史不详。

个人史：出生于玉树，长期生活于当地，文盲，牧民，常年牧区生活，有密切牛、羊犬等动物接触史，否认吸烟、饮酒史，否认特殊化学品及放射线接触史，已婚，育有 3 子 2 女，爱人及子女均体健。

家族史：否认家族遗传性疾病史。

查体：T 36.2℃，P 80 次 / 分，R 22 次 / 分，BP 100/60mmHg。神志清，精神差，全身皮肤黏膜无苍白及黄染，巩膜无黄染，睑结膜无苍白，全身浅表淋巴结未触及肿大。肝掌阴性，无蜘蛛痣。双肺呼吸音清，未闻及干湿性啰音。心律齐，各瓣膜听诊区均未闻及病理性杂音，腹平坦，右下腹可见一长约 6cm×2cm 陈旧性纵行手术瘢痕，未见肠型及蠕动波。右下腹及剑突下压痛阳性，反跳痛可疑，肝脾肋下未触及，肝肾区无叩痛，肠鸣音正常，约 4 次 / 分，移动性浊音阴性，双下肢不肿。

辅助检查：

1. 2017 年 1 月 12 日拉萨市人民医院泌尿系彩超示：右肾囊肿、前列腺增生样改变。

2. 2017 年 1 月 19 日西藏自治区人民医院胃镜提示慢性萎缩性胃炎。病理活检提示：胃黏膜慢性炎，上皮糜烂，间质水肿，部分腺体萎缩、增生。

入院诊断：腹痛待查：肠梗阻？肠道肿瘤？慢性萎缩性胃炎、右肾囊肿、前列腺增生。

病历特点：①老年，男性，起病缓，病程长；②间断右下腹疼痛，进食后加重，呈阵发性绞痛，并向全腹部蔓延，疼痛持续时间长短不一，便后可缓解；③查体：右下腹可见一长约 6cm×2cm 陈旧性手术瘢痕，右下腹及剑突下压痛阳性，反跳痛可疑；④9 月前因急性阑尾炎于当地医院行阑尾切除术。

鉴别诊断：

1. 肠结核　此病多见于中青年患者，有肠外结核情况，临床主要表现为腹泻、便秘、右下腹压痛，可有腹部包块、原因不明的肠梗阻，伴有发热、盗汗等结核中毒症状。行 X 线钡餐透视发现回盲部有跳跃征、溃疡、肠管变形和肠腔狭窄等征象，结肠镜检查发现位于回盲部的肠黏膜炎症、溃疡、炎性息肉等，PPD 试验阳性。该患者长期生活于牧区，有牛、羊密切接触史，近期表现为右下腹疼痛，虽无典型结核中毒症状，但应高度警惕肠结核可能，尽快完善结肠镜检查以助鉴别。

2. 克罗恩病　多病因引起的、异常免疫介导的肠道慢性及复发性炎症，临床症状除了消化道症状，如：①腹痛：右下腹和脐周；间歇性、痉挛性；餐后加重、排气排便后缓解；出现持续性腹痛伴压痛提示炎症累及腹膜或脓肿形成；全腹痛伴肌紧张提示穿孔；②腹泻：间歇发作，糊状便，一般无黏液脓血；③右下腹和脐周包块；还有全身症状：发热、营养不良及自身免疫方面的多系统损害的表现：如关节炎、皮肤受累、眼部受累。该患者 9 个月前因急性阑尾炎于当地医院行阑尾切除术，目前再次表现为右下腹疼痛，虽无典型肠外表现，但应积极鉴别。

3. 肠梗阻　患者 9 个月前行阑尾切除术，近 8 个月出现右下腹疼痛，排便后缓解，腹痛间断性发作，对症治疗有效，虽无典型胀、痛、吐、闭的特点，但应完善腹部立位平片排除术后肠粘连致肠梗阻可能。

4. 慢性细菌性痢疾　常有急性菌痢病史，粪便检查可分离出痢疾杆菌，结肠镜检查时取黏液脓性分泌物培养的阳性率较高，抗菌药物治疗有效。

5. 肠缺血性肠病：老年患者，既往有心肺疾病，出现腹痛、腹泻、血便，便后腹痛不能缓解应高度怀疑。该患者症状不支持该诊断，但肠道供血差，慢性缺血性改变仍不能完全排除。

二、诊治经过

入院后完善血常规提示：WBC　13.6×10^9/L（↑），NE%　80.9%（↑），NE　10.99×10^9/L（↑），Hb　100g/L（↓），CRP 升高、ESR 增快。便常规提示隐血可疑；生化全项未见异常。肿瘤标志物提示：SF（↑）61.98ng/ml，CA125　77.2U/ml；cANCA、pANCA 阴性；结核抗体阴性。考虑存在肠道感染，予以头孢硫脒、奥硝唑抗感染治疗；同时鉴于患者大便量少，干结，给予开塞露灌肠通便、脂肪乳等营养支持治疗后，渐排黄色成形便，继而腹痛症状较前缓解，但仍有乏力，完善相关检查腹部 CT（病例 58 图 1）：①结肠肝区管壁节段性明显不均匀增厚、形态僵硬并累及部分横结肠，病灶浆膜层毛糙、与胰头间周围脂肪间隙消失模糊，考虑结肠癌；病灶周边散在小淋巴结；②肝内淋巴淤滞，提示肝功能损害，请结合实验室检查；右肾下极小囊肿；③盆腔少量积液；扫描范围示：右侧胸腔少

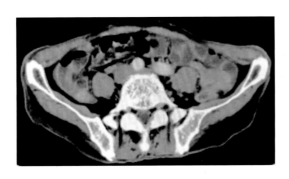

病例 58 图 1　腹部 CT

量积液，右侧背侧胸膜肥厚；④腹主动脉少许附壁血栓形成，左侧髂总动脉及双侧髂内动脉管壁钙化斑块，腰椎骨质增生。

结肠镜检查提示：升结肠溃疡性质待定,肠结核？肿瘤？（病例58图2）。肠黏膜活检病理结果示：（横结肠）黏膜腺癌。

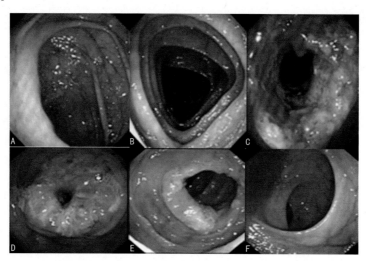

病例58图2　肠镜检查

注：图 A：回盲部；图 B：升结肠；图 C：横结肠；图 D：横结肠；图 E：降结肠；图 F：直肠。

肿瘤外科会诊后转科行回肠双腔造口术。术中探查腹盆腔少量淡黄色液体，肿块位于结肠，未浸出浆膜侵及侧腹膜。呈肿块型，管腔狭窄。肠系膜及癌灶周围肠系膜可见散在肿大淋巴结。术后病理示黏膜腺癌。术后给予抗炎、消肿、止血、改善循环等对症治疗后患者腹痛症状缓解。住院 29 天，患者腹痛症状明显好转，腹部切口愈合良好，无渗血、渗液，予以出院。术后半年患者复查肠镜吻合口愈合良好未见肿瘤复发，查肿瘤标志物提示正常，未再出现右下腹疼痛不适。术后 1 年我院门诊随诊，患者无腹痛、腹胀，无大便习惯改变及消瘦，复查肿瘤标志物未见异常。拟于半年后复查肠镜。

最后诊断：

1. 横结肠溃疡型癌（黏膜腺癌）$T_3N_0M_0$，肠道感染。

2. 右肾囊肿。

3. 前列腺增生。

4. 髂总动脉及双侧髂内动脉管壁钙化斑块形成。

5. 腰椎骨质增生。

诊断依据：①老年，男性，起病缓，病程长；②间断右下腹疼痛，进食后加重；③查体：右下腹及剑突下压痛，反跳痛可疑；④实验室检查提示：HB 下降，CA125 升高；⑤结肠镜检查提示：升结肠黏膜增厚、溃疡、狭窄。肠黏膜病理示：黏膜腺癌。腹部 CT 提示：结肠肝区管壁节段性明显不均匀增厚、形态僵硬并累及部分横结肠，病灶周边散在小淋巴结；⑥术中探查腹盆腔少量淡黄色液体，肿块位于横结肠，未侵出浆膜，侵及侧腹膜。术后病理明确诊断为腺癌。

三、讨论

结直肠癌（carcinoma of colon and rectum）是胃肠道中常见的恶性肿瘤，其发病率和病死率在消化系统恶性肿瘤中仅次于胃癌、食管癌和原发性肝癌。近年来，我国结直肠癌发病率和死亡率均保持上升趋势。2018 中国癌症统计报告显示，我国结直肠癌发病率和死亡率在全部恶性肿瘤中分别位居第 3 和第 5 位，其中新发病例 37.6 万例，死亡病例 19.1 万例。中国已成为全球结直肠癌每年新发病例数和死亡病例数最多的国家，结直肠癌严重影响和威胁我国居民身体健康，但近年来其发生率在不少地区有程度不等的增加趋势，且发病年龄趋向年轻化。本病多发生在中年以上的男性，以 40～70 岁最为多见，但 20 世纪末发现 30 岁以下者亦不少见，男女两性发病比例约为 2∶1，其中青年人大肠癌进展快、预后差。原因考虑：①青年人大肠癌的组织特点为分化差、恶性程度高。柳秉乾报告，青年组黏液腺癌占 50%，而中老年组只占 21.7%，而黏液腺癌的病理特点是其在向腔内发展前，就已存在肠壁内和远处转移病灶。这是青年人大肠癌进展快、预后差的主要病理学依据；②青年人大肠癌以转移早且广泛为其特点，待临床确诊时多已属晚期。致使青年组大肠癌手术根治率和切除率均低于中老年组；③青年组大肠癌预后较中老年组差，主要原因是低分化腺癌、黏液腺癌的发生率较中老年组高；④误诊的发生率高，一个重要原因即对青壮年有便血、大便习惯改变、贫血、食欲不振警惕性不够，青壮年大肠癌往往表现为恶性程度高、病程发展快、区域性淋巴结转移明显等特点，预后不良。据有关资料统计，直肠癌的误诊率为 30%，这必须引起医务人员的高度重视，造成误诊的原因是多方面的。直肠癌最容易被误诊为内痔出血、息肉出血、细菌性痢疾、阿米巴痢疾、直肠炎症等，有 70% 的病人在确诊为直肠癌以前，曾按肠炎、痔核治疗，40% 患者曾经过痔的手术治疗，这些数据是很惊人的。直肠癌的误诊率如此之高，主要是对 30 岁以下的直肠癌病人警惕性不够，仅限于部分检查结果，或检查到痔就不再作进一步检查，对直肠内发生的癌前病变，如息肉、溃疡等未能及时治疗，而发展成癌症。特别要提醒的是，这些疾病中，因没有进行直肠指诊以致漏诊、误诊的不少。直肠指诊是诊断直肠癌最重要的方法，80% 以上的直肠癌均可以在直肠指诊时触及。所以一旦误诊，将会给病人带来极其严重的后果。

本病和其他恶性肿瘤一样，发病原因仍不清楚，可以发生在结肠或直肠的任何部位，但以直肠、乙状结肠最为多见，其余依次见于盲肠、升结肠、降结肠及横结肠。病理大多数为腺癌，少数为鳞状上皮癌及黏液癌。本病可以通过淋巴、血液循环及直接蔓延等途径，播散到其他组织和脏器。

本病早期症状不明显，随着肿瘤的增大而表现排便习惯改变、便血、腹泻、腹泻与便秘交替、局部腹痛等症状，晚期则表现贫血、体重减轻等全身症状。血便为结肠癌的主要症状，也是直肠癌最先出现和最常见的症状。由于肿瘤所在部位的不同，出血量和性状各不相同。息肉型大肠癌病人可出现右下腹部局限性腹痛和腹泻，粪便呈稀水样、脓血样或果酱样，粪隐血试验多为阳性。随着癌肿的增大，在腹部的相应部位可以摸到肿块。狭窄型大肠癌容易引起肠梗阻，出现腹痛、腹胀、腹泻或腹泻与便秘交替，粪便呈脓血便或血便。溃疡型大肠癌的病人，可出现腹痛、腹泻、便血或脓血便，并易引起肠腔狭窄和梗阻，一旦发生完全性梗阻，则腹痛加剧，并可出现腹胀、恶心、呕吐，全身情况急剧变化。在肿瘤的晚期，由于持续性小量便血可引起贫血；长期进行性贫血、营养不良和局部溃烂、感染毒素吸收所引起的中毒症状，导致病人消瘦、精神萎靡、全身无力和恶病质；由于急性穿孔可引起急性腹膜炎；肝脏肿大、腹水、颈部及锁骨上窝淋巴结肿大，常提示为肿瘤的晚期并发生转移。

诊断本病应该做到早期诊断。对于近期出现排便习惯改变或血便的病人应不失时机地进行直肠指诊、X 射线钡剂灌肠或结肠镜检查。X 射线钡剂空气双重对比造影可以显示出钡剂充盈缺损、肠腔狭窄、黏膜破坏等征象，从而确定肿瘤的部位和范围。结肠镜检查可以直接观察到全结肠及直肠黏膜形态。对可疑病灶能够在直视下采取活体组织检查，对提高诊断的准确率，尤其对微小病灶的早期诊断很有价值。直肠指诊检查是诊断直肠癌的最简单而又非常重要的检查方法，它不仅可以发现肿物，而且可以确定肿块的部位、大小、形态、手术方式及其预后，许多直肠癌病人常因为没有及时做此项检查而被误诊为痔、肠炎等，以致长期延误治疗。粪便隐血试验是一种简单易行的早期诊断的初筛方法，它虽然没有特异性，对待持续、反复潜血阳性而又无原因可寻者，常警惕有结肠癌的可能性，尤其对右半结肠癌更为重要。癌胚抗原（CEA）被认为与恶性肿瘤有关，但对大肠癌无特异性，可以作为诊断的辅助手段之一。由于癌肿切除后血清 CEA 逐渐下降，当有复发时会再次增高，因此可以用来判断本病的预后或有无复发。对表现为腹泻、粪便隐血试验阳性、右腹部肿块等症状的右半结肠癌应注意与肠结核、局限性结肠炎、血吸虫病、阿米巴病等疾病相鉴别；对表现为腹痛、腹泻与便秘交替、血便或脓血便等症状的左半结肠癌应注意与痔、痢疾、溃疡性结肠炎、结肠息肉等疾病相鉴别。根据临床表现、X 射线钡剂灌肠或纤维结肠镜检查，可以确诊。

治疗的关键在于早期发现、及时诊断和手术根治。①手术治疗：癌的根治性治疗方法迄今仍首推外科治疗。对病变局限于原发或区域淋巴结者应做根治性手术；局部病变广泛，估计不易彻底切除，但尚无远处转移者可作姑息性切除；局部病变较广泛尚能切除，但已有远处转移，为解除梗阻、改善症状亦可做姑息性切除；局部病灶广泛、粘连、固定，已无法切除，可以做捷径手术或造口术以解除症状；已有远处转移如肝转移或其他内脏转移，而原发灶尚能切除者可根据病员具体情况考虑是否同时切除，当然此亦属于姑息性手术。②放射治疗：尽管外科技术有迅猛发展，但大肠癌的手术治愈率、5 年生存率始终徘徊在 50% 左右，治疗失败原因主要为局部复发率较高，故提高大肠癌的治疗效果必须考虑综合治疗。目前研究较多、效果较好的是外科和放射的综合治疗，包括术前放射、术中放射、术后放射、"三明治"放疗等，各种不同的综合治疗有其不同的特点。③放疗综合治疗：术前放射可以提高手术切除率，减少淋巴结受侵率和晚期病人百分率，减少远处转移。减少局部复发率和提高生存率。研究表明，在新辅助放化疗后，11%～42% 的患者表现为预后良好的病理完全反应；术后放射可以减少局部复发率、提高生存率；"三明治"式放疗，为了充分发挥术前放射和术后放射的优势，并克服两者的不足，采用术前放射—手术—术后放射的方法，称"三明治"式方法。④单纯放射治疗：腔内放射，如病灶选择适当，早期直肠癌局部控制率可达 96%；单纯外放射，对局部晚期肿瘤、各种原因不能手术以及术后复发的病人，应用外照射能缓解症状，减轻痛苦。有时不能做手术的病人，经放射治疗后，使手术切除成为可能。⑤化学治疗：单一药物治疗；联合化疗：联合化疗具有提高疗效、降低或不增加毒性、减少或延缓耐药性出现等优点；辅助化疗：辅助化疗是指使用对某种肿瘤有活性的抗肿瘤药物对根治性治疗手段进行辅助，对肠癌而言是指对手术而进行辅助化疗。⑥免疫治疗：可以活化吞噬细胞、自然杀伤细胞、伤害性 T 细胞等免疫细胞，诱导白细胞素、干扰素 -γ、肿瘤坏死因子 -α 等细胞因子的分泌；诱导癌细胞凋亡。与传统的化学治疗药物（丝裂霉素、卡莫斯丁等）合用，既增加药效，又减轻化疗过程中的毒副反应。与免疫治疗药物（干扰素 α2b）有协同作用。减缓晚期癌症患者的疼痛，增加食欲，改善患者的生活质量。⑦中医治疗：在选择西医治疗、放射治疗及化学治疗时，可由适当选择具有抗肿瘤、增强免疫力，可以减轻放化疗不良反应的药物进行治疗。多个学科的专家根据国内外诊疗指南和循证医学依据，分析患者的临床表现、影像、病理、分子生物学等资料，评估患者的全身状况和肿瘤状态（包括疾病的诊断、侵犯转移、发展趋向和预后），结合现有治疗手段，制定最适合患者的整体治疗策略。提高生活质量，延长生命周期。

本病的预后取决于早期诊断和及时手术治疗。一般癌肿只限于肠壁者预后较好，浸润到肠外者预后较差。年轻患者、癌瘤浸润广泛、有转移者或有并发症者预后不良。

（王学红　郜　茜）

参考文献

[1] 中国结直肠癌诊疗规范（2020 年版）[J]. 中华外科杂志，2020，58（8）：E1.

[2]Oncology-Colon Cancer.New Findings on Colon Cancer from Massachusetts General Hospital Summarized（Influence of the Gut Microbiome，Diet，and Environment On Risk of Colorectal Cancer）[J].Ecology Environment & Conservation，2020.

[3] 柳秉乾，李宝华 .36 例青年人大肠癌的临床分析 [J]. 肿瘤，1993，（6）：268-269.

[4] 闫龙超，任双义 . 青年人结直肠癌临床特征分析 [J]. 大连医科大学学报，2016，38（1）：68-71.

[5] 中国结直肠癌早诊早治专家共识 [J]. 中华医学杂志，2020，100（22）：1691-1698.

[6] 可切除的进展期结直肠癌围手术期治疗专家共识（2019）[J]. 中华胃肠外科杂志，2019，22（8）：701-710.

[7]Y Hashiguchi，Muro K，Saito Y，et al.Japanese Society for Cancer of the Colon and Rectum（JSCCR）guidelines 2019 for the treatment of colorectal cancer[J].International journal of clinical oncology，2020，25（1）：1-42.

[8]Cusumano Davide，Nicola Dinapoli，Luca Boldrini，et al.Fractal-based radiomic approach to predict complete pathological response after chemo-radiotherapy in rectal cancer.[J].La Radiologia medica，2018，123（4）：286-295.

[9] 陈功，肖巍魏，张荣欣，等 . 基于器官功能保全的局部进展期直肠癌诊治新策略 [J]. 中国癌症防治杂志，2019，11（1）：13-20.

[10] 常文举，任黎，许剑民 .2019 年结直肠癌肝转移诊疗指南最新解读 [J]. 中国普外基础与临床杂志，2019，26（8）：907-911.

病例 *59* 大肠癌

一、病例摘要

一般情况：患者男，80岁，退休。

主诉：排便习惯改变2个半月，停止排便4天。

现病史：患者2个半月前无明显诱因出现排便习惯改变，大便为黄色不成形，2次/天，无脓血，含少量黏液，有排气，伴食欲减退、乏力，无腹痛、腹胀，无恶心、呕吐等不适，曾于当地医院就诊，考虑肠功能紊乱，未行结肠镜检查，给予对症治疗后疗效欠佳。5天前，患者无明显诱因出现轻度下腹部胀痛，为持续性，停止排便4天，有排气，无恶心、呕吐，于当地医院再次就诊，完善立位腹平片示中下腹部气液平，考虑肠梗阻，予禁食水、胃肠减压、抗感染、补液等对症治疗，症状无缓解，急诊以急性肠梗阻收入院。患者自发病以来精神可，睡眠一般，食欲差，小便正常，大便如前述，体重近半年下降8kg。

既往史：20年前患糖尿病，应用门冬胰岛素早18U、晚22U，未规律监测血糖。8年前因急性心肌梗死行心脏支架置入，现服用非洛地平1片/d，阿司匹林1片/d（已停用3周），雷米普利1片/d，阿托伐他汀半片/d（已停用3周）；半年余前因脑梗死于外院行溶栓治疗，术后遗留右侧肢体活动障碍，口服氯吡格雷（波立维）1片/d治疗，已停用1个月余。否认精神疾病史，否认肝炎史、结核史、疟疾史，否认外伤、输血史，否认食物、药物过敏史，预防接种史不详。其他系统回顾无特殊。

查体：T 37.2℃，P 88次/分，R 24次/分，BP 120/75mmHg。神清，精神尚可，睑结膜无苍白，巩膜无黄染，双肺呼吸音清，未闻及干湿啰音，心率88次/分，心律齐，未闻及病理性杂音，全腹略膨隆，未见胃肠形及蠕动波，无腹肌紧张，左中下腹部轻压痛，无反跳痛及腹肌紧张，全腹未及明显包块。肝脾未触及，墨菲征阴性，麦氏点无压痛，肝脾肾区无叩痛，移动性浊音（-），肠鸣音活跃，5～6次/分，未闻及气过水声，未闻及金属音。肛诊：胸膝位，未触及明显肿物，肛门括约肌无松弛，肛门及直肠无狭窄，未触及明显肿物，无指套染血。双下肢无水肿。

辅助检查：立位腹平片示中下腹部气液平。

初步诊断：

1. 急性肠梗阻原因待查。

2. 冠状动脉粥样硬化性心脏病、陈旧性心肌梗死、PCI术后。

3. 2型糖尿病。

病例特点：①老年，男性；②排便习惯改变2个半月，停止排便伴腹痛4天，消瘦；③查体：全腹略膨隆，左中下腹部轻压痛，肠鸣音活跃，5～6次/分。

鉴别诊断：

1. 结肠癌　老年患者，出现肠梗阻表现、体重下降的报警症状，需除外结肠癌，应予结肠镜及腹部加强CT检查以进一步明确诊断。

2. 腹腔转移瘤　老年患者出现肠梗阻，除了原发性结肠癌外，还需除外转移瘤引起的肠梗阻。但该患者除了肠道表现外，无其他症状，所以还需完善检查予以排除。

3. 粘连性肠病　粘连是肠梗阻的主要原因，尤其是小肠梗阻，但往往有腹部手术或腹膜炎等病史，而该患者无手术及腹部外伤史，目前暂不支持此诊断，需要进一步完善检查。

4. 疝　腹壁疝、腹股沟疝和股疝也可以引起肠梗阻。疝气本身会引起腹部或腹股沟处不适，腹部或腹股沟处包块等临床表现，发生急性肠梗阻时往往是疝嵌顿或绞窄、急性的腹痛，而该患者既往无疝气病史，发病时腹痛不明显，所以目前不支持该诊断。

5. 缺血性肠病　患者老年，有冠心病病史，出现排便习惯改变、腹痛不适，腹部压痛，应想到附壁血栓脱落引起肠系膜动脉栓塞所致缺血性肠病可能。但患者无便血，需完善检查明确。

二、诊治经过

入院后化验查血常规示 WBC $12×10^9$/L,NE% 83%,Hb 97g/L,CRP 34mg/L,生化示血钾 3.05mmol/L，血糖、肝肾功能、凝血功能正常，查腹盆增强 CT 示结肠脾曲局部肠壁增厚，肠腔狭窄，增强扫描可见轻度强化，其近端结肠腔明显扩张，其内可见较多内容物影，局部肠壁浆膜面毛糙，其周围可见多发增大淋巴结，较大者短径约 1.2cm，大网膜脂肪间隙稍模糊，盆腔少量积液。考虑结肠脾曲肠壁增厚伴近端结肠扩张，结肠脾曲恶性肿瘤可能性大，伴周围淋巴结转移。大网膜脂肪间隙模糊，转移可能性大。予以禁食水、胃肠减压、抗感染、补液、灌肠等治疗后，完善结肠镜检查示结肠脾曲环周肿物，管腔狭窄，内镜不能通过，活检 4 块，质脆。病理结果：(脾曲) 结肠黏膜组织内，腺癌浸润。因考虑患者高龄，合并症较多，结肠癌伴多发转移，不行外科手术治疗，患者经过对症治疗后仍无自主排便，予以行结肠镜及 DSA 下结肠支架置入术。过程：进镜至结肠脾曲可见环腔肿物突入腔中，肠腔狭窄，内镜无法通过，予以插入造影管带导丝通过狭窄段，DSA 下造影证实导丝在肠腔内，测量狭窄段长度，循导丝置入 25mm×12cm 金属支架跨越狭窄段，可见粪便涌出，放射线下显示见支架位置良好，扩张良好。患者术后自主排气排便，逐渐恢复饮食，住院 10 日，患者病情好转出院，出院后肿瘤内科继续随诊。

结肠镜如病例 59 图 1 所示。

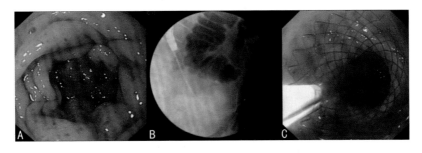

病例 59 图 1　肠镜检查及支架置入过程

注：图 A：结肠镜示结肠癌伴肠腔狭窄；图 B：结肠镜下支架置入过程；图 C：结肠支架置入后。

最后诊断：

1. 急性肠梗阻、结肠癌、淋巴结转移、腹膜转移。

2. 冠状动脉粥样硬化性心脏病、陈旧性心肌梗死、PCI 术后。

3. 2型糖尿病。

诊断依据：①老年，男性；②排便习惯改变2个半月，停止排便4天；③腹部查体示：腹部膨隆，腹部压痛，肠鸣音活跃；④血常规示：轻度贫血。查腹盆增强CT示：结肠脾曲局部肠壁增厚，肠腔狭窄，结肠脾曲恶性肿瘤可能性大，伴周围淋巴结转移，大网膜转移可能性大。结肠镜检查示：结肠脾曲环周肿物，管腔狭窄，内镜不能通过，活检病理示腺癌浸润。

三、讨论

本例患者入院前因排便习惯改变2个半月，停止排便4天入院，完善腹盆增强CT及结肠镜明确诊断结肠癌，部位为结肠脾曲，合并多发淋巴结及大网膜转移，结肠癌导致肠腔狭窄，引起急性肠梗阻，通过内镜下结肠支架置入，患者梗阻症状改善，出现自主排气排便，逐渐恢复饮食后病情好转出院。

大肠癌症状多以排便习惯与粪便性状改变，包括血便、脓血便或伴里急后重；也可表现为顽固性便秘，大便变细，腹泻或便秘与腹泻交替。右侧大肠癌粪质可无异常；同时伴有腹痛或腹部不适，多见于右侧大肠癌，以钝痛为主，疼痛部位位于右腹部，或可累及中上腹。如并发肠梗阻则可有剧痛甚至阵发性绞痛。大肠癌查体可发现腹部肿块或直肠肿块：腹部肿块以右腹多见，肿块质硬，呈结节状。直肠指诊可检出相当部分的直肠癌。发现的直肠肿块多质地坚硬，表面呈结节状，可有肠腔狭窄。指检后指套上可有血迹或血性黏液，注意指检时应轻柔触摸，切勿挤压。通常左侧大肠癌则常以便血和排便习惯改变及肠梗阻为主，右侧大肠癌以全身症状、贫血和腹部肿块为主要表现。

明确大肠癌诊断需要依据结肠镜及活检病理结果，结肠镜是目前诊断大肠癌的首选检查方法，可直接观察到回肠末端、全部结肠和直肠，同时镜下可以对可疑的病灶进行活检。此外，染色放大内镜、窄带成像内镜、蓝激光内镜、联动成像内镜及共聚焦激光显微内镜则明显提高了早期大肠癌的诊断率。病理形态：根据病理形态分为早期大肠癌和进展期大肠癌。大肠癌指局限于大肠黏膜和黏膜下层，其中局限于黏膜层者为黏膜内癌；侵犯黏膜下层者可能发生淋巴结转移或血液循环转移。进展期则指肿瘤已侵入固有肌层。

临床病理分期对大肠癌的预后估计和治疗方式的选择有重要意义。以往大肠癌多采用Dukes分期，目前多倾向于采用美国癌症联合委员会（AJCC）/国际抗癌联盟（UICC）大肠癌TNM分期法对大肠癌进行病理学分期，后者更有利于对疾病的评估。Dukes改良分期如下：①A期：肿瘤局限于黏膜及黏膜下层，无淋巴结转移；②B1期：病变侵及固有肌层，无淋巴结转移；③B2期：病变穿透固有肌层，累及浆膜层，无淋巴结转移；④C1期：有区域淋巴结转移，但尚无肠系膜血管旁淋巴结转移；⑤C2期：肠系膜血管旁淋巴结有转移；⑥D期：有远处转移或腹腔转移，或广泛浸润无法切除者。TNM分期系统（2010年第7版）：T指原发肿瘤侵及范围，N指淋巴结受累情况，M为远处转移。Tx指原发肿瘤无法评估；T0指无原发肿瘤证据；Tis指局限于上皮内或侵犯黏膜内的原位癌；T1指肿瘤侵犯黏膜下层；T2指肿瘤侵犯固有肌层；T3指肿瘤穿透固有肌层到达浆膜下层，或侵犯无腹膜覆盖的结直肠旁组织；T4a指肿瘤穿透腹膜脏层；T4b指肿瘤直接侵犯或粘连于其他器官或结构。Nx指区域淋巴结无法评价；N0指无区域淋巴结转移；N1指有1～3枚区域淋巴结转移；N1a指有1枚区域淋巴结转移；N1b指有2～3枚区域淋巴结转移；N1c指浆膜下、肠系膜、无腹膜覆盖的结肠/直肠周围组织内有肿瘤种植（TD，tumordeposit），无区域淋巴结转移；N2指有4枚以上区域淋巴结转移；N2a指有4～6枚区域淋巴结转移；N2b指有7枚及更多区域淋巴结转移。M0指无远处转移；M1指有远处转移；M1a指远处转移局限于单个器官或部位（如肝、肺、卵巢、非区域淋巴结）；M1b 指远处转移分布于一个以上的器官 / 部位或腹膜转移。

通过影像学检查了解原发病灶的部位、浸润程度、病变分型等；是否有远处转移。常用影像学检查方法有结肠气钡双重造影 X 线、计算机断层扫描成像（CT）、磁共振成像（MRI）。通过 X 线、CT、MRI 检查可观察到肠壁的局限增厚、凸出等情况，以了解原发病灶的范围、浸润程度等，并可观察远处转移情况。

大肠癌如能早期发现，则根治机会较大，外科手术是大肠癌根治的方法之一，尤其对于早期患者。中晚期有广泛转移患者，如出现肠梗阻症状，可通过内镜下结肠支架置入术可以明显提高结肠癌并急性完全性肠梗阻病人的围术期安全性，减少永久造口，提高肿瘤根治率，同时未影响远期疗效。化学治疗主要是用于术前、术中和术后的辅助治疗，根据大肠癌临床病理分期给予相应的化学治疗方案，对于不能手术和放射治疗的患者也可作姑息治疗，其次一些生物靶向药物，也相继应用于临床，用于一线治疗失败的转移性大肠癌，可改善患者的总生存。

（吴咏冬 程 芮）

参考文献

[1]Edge SB, Byrd DR, Compton CC, et al.AJCC Cancer Staging Manual.7th ed [J].New York：Springer，2010.

[2] 李鹏，王拥军，陈光勇，等 . 中国早期结直肠癌及癌前病变筛查与诊治共识 [J]. 中国医刊，2015，50（2）：14-30.

[3] 周艳华，李鹏，冀明，等 . 结肠自膨胀金属支架治疗右半结肠癌性梗阻的疗效研究 [J]. 临床和实验医学杂志，2016，15（14）：1439-1442.

[4] 张娜娜，李鹏，俞力，等 . 自膨式金属支架治疗右半结肠梗阻的疗效观察 [J]. 中华消化内镜杂志，2013，30（6）：342-343.

[5] 赵晓牧，王今，金岚，等 . 自膨式金属支架用于结肠癌并急性完全肠梗阻治疗回顾性对照研究 [J]. 中国实用外科杂志，2018，38（10）：1170-1173.

病例 **60** 幽门螺杆菌根除后的抗生素相关性腹泻

一、病例摘要

一般情况：患者女，52岁，退休。

主诉：体检发现幽门螺杆菌感染1个月，腹泻10余天。

现病史：1个月前患者因体检发现幽门螺杆菌抗体阳性，就诊外院予口服四联根除幽门螺杆菌药物（艾司奥美拉唑镁20mg 2次/天，枸橼酸铋钾220mg 2次/天，阿莫西林1000mg 2次/天，克拉霉素500mg 2次/天），疗程共14天（2017年5月10日疗程结束），服药期间未诉不适，大便每日1次，为成形便（Bristo分型4型）。10余天前无诱因出现腹泻，否认饮食不洁，否认进食海鲜、生鱼片等食物，否认保健品、中药、减肥药物等药物使用史，排便3～4次/天，为黄色不成形便（Bristo分型6型），总量约750ml，伴脐周绞痛，便后腹痛可缓解，无恶心、呕吐，无发热，无皮疹、关节痛，周围无其他腹泻患者。12天前（2017年5月19日）就诊外院便常规：白细胞10～15个/HPF，红细胞0～2个/HPF，便潜血阳性。予口服诺氟沙星400mg 2次/天和地衣芽孢杆菌活菌（整肠生）2粒 3次/天、黄连素2片3次/天治疗服用2天。腹泻频率增加至6～7次/天，便为黄色稀水样便（Bristo分型7型），便中可见黏液，无便血。10天前复查便常规：白细胞满视野/HPF，红细胞0～2个/HPF，血常规：WBC 13.96×10^9/L，Hb 143g/L，NE% 85.4%。外院予厄他培南抗感染1g 1次/天×5天，用药第2天患者自觉排便频率较前减少，大便为稠状便（Bristo分型6型），输液5天后排便2次/天。2天前(厄他培南停药第3天)无诱因再次出现腹泻,每日5～6次,水样便(Bristo分型7型)。再次就诊外院查便常规：白细胞满视野/HPF，红细胞3个/HPF。调整为左氧氟沙星0.5g 1次/天治疗×2天，排便稍有好转，排便次数2～3次/天，为糊状便（Bristo分型6型），否认口渴、头晕。进一步诊治入院。发病以来，精神状态可，食欲不佳，大便同前所述，小便正常，近1个月体重下降2kg。

既往史：体健。否认肝炎、结核等传染病史，无长期服药史，无长期饮酒史，否认药物、食物过敏史。

入院查体：T 36.8℃，P 69次/分，R 14次/分，BP 115/70mmHg，BMI 25。神清，四肢未见皮疹红斑，双肺呼吸音清，未及干湿啰音；心律齐，各瓣膜听诊区未及啰音；腹部平坦，腹软，无压痛、反跳痛及肌紧张，肠鸣音4次/分，双下肢未见水肿。

入院诊断：腹泻原因待查 感染性腹泻可能性大。

病例特点：①中年女性；②腹泻10余；③无皮疹，腹软，无压痛反跳痛；④辅助检查：便常规：白细胞满视野/HPF，红细胞0～2个/HPF。血常规：WBC 13.96×10^9/L，NE% 85.4%。

诊断及鉴别诊断：

1. 感染性腹泻 鉴别感染的病原体：①急性细菌性痢疾：急性腹泻最常见原因为急性细菌性痢疾，但该患者便常规以白细胞为主，抗生素治疗效果不佳，考虑该可能性小，需入院完善便培养除外；②

病毒性肠炎：急性腹泻抗生素治疗效果不佳，需考虑病毒性肠炎可能，但病毒性腹泻有自愈倾向，且呈聚集性，该患者周围无腹泻患者，病情持续不缓解，考虑该可能性小；③肠结核：腹泻抗生素治疗效果不佳，需考肠结核可能，但患者无结核病史，且为急性起病，不伴结核中毒症状，考虑该可能性小，入院完善完善便抗酸涂片；④阿米巴肠炎：患者抗生素治疗效果不佳，需考虑阿米巴肠炎可能，但患者为急性起病，且便常规红细胞不多，起病前使用甲硝唑，考虑该可能性小；⑤抗生素相关性腹泻：患者起病前一周有使用抗生素病史，且常规抗生素效果不佳，需考虑该病可能性，入院后完善难辨梭状芽孢杆菌毒素 A/B 检验，必要时完善内镜。

2. 炎症性肠病　患者为炎症性腹泻，抗生素治疗效果不佳，需要考虑该病，但首先需要除外感染性疾病，必要时行内镜检查协助诊断。

二、诊治经过

入院后查：血常规：WBC 6.60×10^9/L，Hb 138g/L，NE% 67.2%。粪便常规黄色稀便，伴黏液，白细胞满视野 /HP，红细胞 10～15/HP 隐血阳性。生化：ALT 22U/L，AST 31U/L，白蛋白 44.7g/L，前白蛋白 154.2mg/L，肌酐 71.55μmol/L，尿素氮 3.02mmol/L，钾 3.44mmol/L，钠 142.21mmol/L，二氧化碳 30.65mmol/L，C 反应蛋白 18.62mg/L，胰淀粉酶 35U/L，脂肪酶 17U/L，三酰甘油 1.25mmol/L，总胆固醇 5.84mmol/L，低密度脂蛋白胆固醇 3.21mmol/L，降钙素原 0.06ng/ml。涂片找细菌：球杆比约为 9∶1。便抗酸染色阴性。便培养：未检出沙门菌属和志贺菌属。难辨梭状芽孢杆菌毒素 A/B 0.18 弱阳性；（0.13～0.37）。完善肠镜如病例 60 图 1 所示。

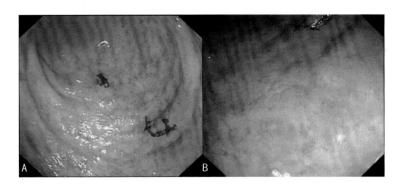

病例 60 图 1　肠镜检查
注：盲肠黏膜水肿，血管网模糊；直肠、乙状结肠见黏膜水肿、充血及糜烂溃疡。

在完善难辨梭状芽孢杆菌毒素 A/B 后，予万古霉素 250mg 2 次 / 天口服，5 天后复查便常规恢复正常，嘱患者口服万古霉素疗程共 10 天。

最后诊断：难辨梭状芽孢杆菌性肠炎。

诊断依据：①中年女性，急性起病；②有抗生素暴露史，临床表现为腹泻；③血炎症指标升高，便常规以白细胞为主，多种抗生素治疗效果不佳，难辨梭状芽孢杆菌毒素 A/B 弱阳性。肠镜提示直肠、乙状结肠炎症；④万古霉素口服治疗有效。

三、讨论

我们首先需要明确伪膜性肠炎（pseudomembranous enteritis）、抗生素相关性腹泻

(antimicrobial-associated diarrhea)、难辨梭状芽孢杆菌感染（clostridium difficile infection）这三个概念的关系，三者存在交叉，但并不是简单的包含与被包含的关系。

伪膜性肠炎的概念出现在抗生素问世以前，于1893年提出，第一例患者为胃部肿瘤术后腹泻，术后15天去世，尸体解剖发现小肠有白喉样膜附着，故此概念为大体解剖的形态学描述。随后经尸解发现该病最常见的危险因素是结肠、盆腔或胃手术，其他危险因素包括脊柱骨折、白血病、严重烧伤、休克、尿毒症、重金属中毒、溶血性尿毒症综合征、缺血性心血管疾病、克罗恩病、志贺菌病，当时认为病因可能与机体防御能力和菌群改变有关，通过病例对照研究发现低血压和休克与伪膜性肠炎有关，故认为缺血可能是一个发病因素。

随着抗生素的问世，提出了抗生素相关性腹泻的概念，起初经粪便革兰染色及便培养认为金黄色葡萄球菌是致病菌，予口服万古霉素成为标准治疗，临床效果令人满意，因此并没有人对病因产生怀疑。直到20世纪70年代，克林霉素广泛使用，伪膜性肠炎更加常见。在1974年，Tedesco等人使用内镜作为观察工具，第一次在抗生素相关性腹泻概念下诊断伪膜性肠炎，在使用克林霉素的200人中21%出现腹泻、10%出现伪膜性肠炎。在出现症状的人群粪便中并没有发现金黄色葡萄球菌。经过一系列培养及毒素的研究，在1977年发现难辨梭状芽孢杆菌以及其毒素是克林霉素引起抗生素相关腹泻的病因。总体来说，抗生素相关性腹泻是临床诊断，仅20%为难辨梭状芽孢杆菌引起，大部分为非特异性腹泻且有自愈倾向；一部分为其他病原体引起，比如白色念珠菌、产气荚膜梭菌、金黄色葡萄球菌等以及抗生素引起消化不良或动力性腹泻。

目前指南常用的概念是难辨梭状芽孢杆菌感染，此概念为病原学诊断，最常见的危险因素为使用抗生素，其他包括高龄、抑制胃酸和炎症性疾病等，诊断金标准是产毒素的难辨梭状芽孢杆菌病原学证据。

本例患者存在使用抗生素、PPI两种危险因素，初步诊断时需要考虑抗生素相关性腹泻可能，大多数患者为自愈，该患者无自愈倾向，需要考虑难辨梭状芽孢杆菌感染可能。院外用抗生素厄他培南有效，因碳青霉烯类药物有抗厌氧菌活性，对难辨梭状芽孢杆菌也有杀伤作用，但治疗后复发，符合难辨梭状芽孢杆菌感染特点。

目前常用的难辨梭状芽孢杆菌毒素 A/B 检测来诊断难辨梭状芽孢杆菌感染，本例患者为弱阳性，结合病史，考虑确诊为难辨梭状芽孢杆菌感染。内镜检查发现直肠、乙状结肠病变明显，也是难辨梭状芽孢杆菌感染最常累及的部位，该例未发现伪膜性肠炎或炎症性肠病表现。治疗方面，可选择甲硝唑 500mg q8h 或万古霉素 125mg q6h，本例患者因已经使用多种抗生素，故选用万古霉素 250mg q12h 治疗。若治疗正确。病情一般在 3～5 天好转（不超过 7 天），有效率达 90%～97%，该患者在治疗 5 天后完全缓解，提示治疗有效进一步验证诊断。用药疗程一般为 10 天。

该病例对我们的另一个警示为需要警惕根治幽门螺杆菌引起的抗生素相关性腹泻。2017 年《第五次全国幽门螺杆菌感染处理共识报告》认为不管有无症状和并发症，Hp 胃炎是一种感染性疾病，根除治疗对象可扩展至无症状者；同时伴随着幽门螺杆菌检测项目进入体检，越来越多人群开始根除幽门螺杆菌。早在 1998 年就发现根治幽门螺杆菌与抗生素相关性腹泻有关。有文献报道 Hp 根除后 1 周内抗生素相关性腹泻的发生率高达 41.28%，约 1% 的患者 Hp 根除后会感染难辨梭状芽孢杆菌，而其中 10%～20% 的难辨梭状芽孢杆菌感染患者可发展为伪膜性肠炎。最新研究认为幽门螺杆菌感染是难辨梭状芽孢杆菌肠炎的一个危险因素。尽管中国指南提及到根除治疗可短期影响肠道菌群，其远期影响尚不明确，但使用益生菌是否能改善这种不良反应仍缺乏证据支持。因此，在根治幽门螺杆菌时，尤其对老人、合并多种疾病的患者，需要充分告知患者抗生素相关性腹泻、难辨梭状芽孢杆菌感染的可能。

（王化虹　贺胜铎）

参考文献

[1]Hurley BW, Nguyen CC.The Spectrum of Pseudomembranous Enterocolitis and Antibiotic-Associated Diarrhea [J].Archives of Internal Medicine, 2002, 162 (19): 2177-2184.

[2]Tedesco FJ, Barton RW, Alpers DH.Clindamycin-associated colitis.A prospective study [J].Ann Intern Med, 1974, 81 (4): 429-433.

[3]Bartlett JG, et al.Clindamycin-associated colitis due to a toxin-producing species of Clostridium in hamsters [J].J Infect Dis, 1977, 136 (5): 701-715.

[4]Leffler DA, Lamont JT.Clostridium difficile Infection [J].New England Journal of Medicine, 2015, 372 (16): 1539-1548.

[5]刘文忠，等.第五次全国幽门螺杆菌感染处理共识报告 [J].胃肠病学, 2017, 22 (6): 346-360.

[6]Nawaz A, et al.Clostridium difficile colitis associated with treatment of Helicobacter pylori infection [J].Am J Gastroenterol, 1998, 93 (7): 1175-1176.

[7]Kwon SB, et al.[Antibiotics-associated diarrhea and other gastrointestinal abnormal responses regarding Helicobacter pylori eradication] [J].Korean J Gastroenterol, 2010, 56 (4): 229-235.

[8]Muhsen K, et al.Clostridium difficile-associated diarrhea and Helicobacter pylori infection: A hospital-based case-control study [J].Helicobacter, 2018, 23: 18.

病例 **61** 功能性便秘

一、病例摘要

一般情况：患者女，19 岁，汉族，未婚，学生。

主诉：反复便秘 3 年余，加重 1 个月。于 2016 年 3 月 17 日入院。

现病史：患者 3 年前无明显诱因出现便秘，解黄色干结大便，似羊粪状、量少，1～2 次 /1 周，无腹胀、腹痛、恶心、呕吐，无黏液脓血便及里急后重感，间断泡服番泻叶、口服枸橼酸莫沙比利片等便秘可改善。1 年前患者失恋后出现便秘症状加重，无便意，1～2 次 / 月，大便干结，为黑色球状便，量少，伴腹胀、腹部不适，无腹痛、恶心、呕吐，口服上述药物后便秘无明显缓解，间断开塞露塞肛治疗，停药后几乎无便意，排便十分困难，有时需手法辅助排便，严重影响患者生活质量，学习成绩下降，10 个月前在我院住院，入院后完善相关辅助检查后排除器质性病变，诊断为功能性便秘，给予生活指导、心理疏导，口服枯草杆菌二联活菌及乳果糖后患者每 1 周排便 1 次、量可，腹胀及排便困难的情况改善后出院，自行停药。入院前 3 个月因高考学习压力大再次出现便秘情况，在口服乳果糖及益生菌的情况下每半月左右解 1 次大便，排便费力，伴随着厌学、厌食、睡眠障碍、情绪异常、社交活动受影响，无大便失禁，遂再次来院收入我科。患者自发病以来，饮食睡眠时好时坏，大便如上，小便正常，体重减轻约 5kg 左右。停经 5 个月。

既往史：既往体健。否认高血压、糖尿病、冠心病病史，否认肝炎、结核病史，否认外伤史及输血史。预防接种史不详。否认药物及食物过敏史。13 岁月经初潮，月经周期 26～30 天，经期 5～7 天，末次月经 2015 年 10 月 5 日。

查体：T 36.5℃，P 72 次 / 分，R 18 次 / 分，BP 95/65 mmHg，BMI 17.7。

神志清楚，精神可，消瘦体型。全身皮肤黏膜无黄染，双眼睑结膜无苍白，口唇无发绀，心肺无阳性体征。腹平坦，未见肠型及蠕动波，无腹肌紧张，全腹无压痛及反跳痛，肝脾肋下未触及，肠鸣音 1～2 次 / 分，移动性浊音阴性。双下肢不肿。直肠指诊：静息时肛门张力正常，用力排便时肛门收缩，模拟排便时肛门不能松弛，耻骨直肠肌矛盾性收缩，无会阴下降。

初步诊断：

1. 功能性便秘。

2. 继发性闭经。

病例特点：青年，女性，便秘 3 年余，大便干硬，排出困难，初期对常规治疗反应效果好，但在各种精神因素影响下便秘加重，影响生活质量，需手法辅助排便。1 年前排除了器质性病变引起的便秘。直肠指诊：静息时肛门张力正常，用力排便时肛门收缩，耻骨直肠肌矛盾性收缩。发病后出现闭经。

诊断及鉴别诊断：确定诊断之前必须排除器质性病变引起的便秘和药物不良反应（包括镇静剂和止痛剂）等引起的便秘。

1. **肠道肿瘤**　可无明显临床症状，出现症状时主要表现为腹痛、便血、贫血、排便习惯及大便性状改变，可有腹泻及便秘交替，查体时可见腹部包块、贫血等，结肠镜、腹部 CT 及肿瘤标志物检查可协助诊治。结合该患者症状及结肠镜检查结果，可不考虑。

2．肠结核　　该病是由结核分枝杆菌引起的肠道慢性特异性感染，患者既往有结核病史或肠外结核，临床主要表现为腹泻、腹痛、右下腹包块、原因不明的肠梗阻，伴有发热、盗汗等结核中毒症状。结合该患者的临床症状及辅助检查，不支持该诊断。

3．甲状腺功能减退　　简称甲减，是由各种原因引起的低甲状腺激素血症或甲状腺激素抵抗引起的全身性低代谢综合征，临床表现为畏寒、乏力、嗜睡、手足肿胀感，记忆力减退，关节疼痛，体重增加，便秘，女性月经紊乱，该患者甲状腺功能正常，可排除。

4．肠易激综合征　　该病是一组持续或间歇发作，并以腹痛、腹胀、排便习惯和（或）大便性状改变为临床表现，而缺乏胃肠道结构和生化异常的肠道功能紊乱性疾病。根据主要症状分为腹泻型、便秘型、混合型。精神、饮食、寒冷等因素可诱使症状复发或加重。众所周知，FC 与肠易激综合征便秘型的鉴别存在难度，在标准中也认为这两种疾病的症状表现经常发生重叠，可能存在着共同的病理生理机制。而腹痛症状是诊断肠易激综合征的必需条件，此患者无腹痛，不符合肠易激综合征便秘型的诊断标准。

二、诊疗经过

入院后完善血、尿、便常规正常，大便细菌培养阴性，肝肾功能、血糖、电解质、甲状腺功能、自身抗体、性激素等均正常；胸片、腹部 CT、全消化道钡餐、妇科彩超等未见异常；电子结肠镜检查：结肠及直肠未见异常；肛管测压：初始感觉阈及初始排便阈值正常，最大容量感觉值偏低；模拟排便直肠压力明显偏低，肛管松弛差，存在矛盾收缩；肛管直肠抑制性反射正常。心理科行焦虑抑郁量表（HADS 量表）：轻度焦虑（12 分）、中度抑郁（14 分）；健康状况问卷评估 12 项躯体症状评分为 10 分（正常上限 4 分）。入院给予粗纤维饮食，口服渗透性泻剂乳果糖 10ml/ 次，3 次 / 天；益生菌枯草杆菌二联活菌（美常安）3 粒 / 次，3 次 / 天；胃肠动力药枸橼酸莫沙比利片 5mg/ 次，3 次 / 天；疏肝解郁胶囊 2 粒 / 次，2 次 / 天等药物治疗，并给予生物反馈治疗等综合处理，患者入院第 3 天解大便 1 次，色及形状正常，量约 200ml，第 6 天后大便 1 次 /1 ～ 3d，食欲增加，睡眠改善，情绪好转，2 周时大便基本恢复 1 ～ 2 天 / 次，排便顺畅，带药出院。出院嘱患者放松心情，适量运动，注意膳食结构，养成良好的排便习惯，避免滥用泻药，继续口服上述药物，1 个月后门诊随访患者精神状态好，诉每 1 ～ 2 日能自行排便 1 次，为成形便，无排便费力及腹胀情况，失眠改善，学习成绩上升。6 个月时电话随访，患者诉已停药 1 个月余，但坚持在健身房健身，大便每日 1 次，食欲可，精力充沛，目前已考入理想的大学继续学习。月经于出院后 1 个月基本恢复正常，后电话随访患者一般情况好，便秘症状未再复发。

最后诊断：

1．功能性便秘（混合型）。

2．继发性闭经。

3．焦虑抑郁状态。

诊断依据：青年女性，便秘病史 3 年，每 1 周至半月排便 1 次，量少似羊粪状大便，大便干硬难以排出，每次排便用时较长，有时需要手法辅助排便或使用开塞露后方可排便，无黏液脓血便，无腹痛及发热，常规治疗反应差。患者具有 3 个慢性便秘症状，且症状出现已超过 6 个月，相应辅助检查已排除继发性便秘的其他原因，症状符合罗马Ⅳ功能性便秘的诊断标准，故功能性便秘的诊断成立。

三、讨论

便秘是临床常见的症状，病因多且复杂，诊断较为困难。随着现代生活节奏和饮食习惯的改变，人口老龄化的到来和疾病谱的变化，便秘已成为影响现代人生活质量的重要因素之一，而且与大肠癌发病关系密切。便秘可因器质性病变引起称继发性便秘，也可以是功能性病变引起。功能性便秘（functional constipation，FC）是一种由非器质性病变引起的功能性肠病，以排便次数减少，排便困难，排便不尽感，粪便干结、坚硬为主要症状。它不单指大便干结，而是一种排便不顺利的状态，它不是一个独立的疾病或综合征，不同的患者可有不同的表现，主要有大便量少、质硬、排出困难；或者合并一些特殊的症状，如患者长期用力排便，有排便不尽感及直肠胀感，需要用手法来协助排便等。长期便秘可引起多种疾病的发生，如肛裂、肛瘘、子宫脱垂等；也可诱发痤疮、粉刺、面部色素沉着、神经衰弱、失眠等；临床非常常见，严重影响患者生活质量。

目前临床应用的罗马Ⅳ功能性便秘的诊断标准为：

1. 必须包括下列 2 项或 2 项以上　①至少 1/4（25%）的排便感到费力；②至少 1/4（25%）的排便为干粪球或硬粪（Bristol 粪便性状量表 1 ～ 2 型）；③至少 1/4（25%）的排便有不尽感；④至少 1/4（25%）的排便有肛门直肠梗阻 / 堵塞感；⑤至少 1/4（25%）的排便需要手法辅助（如用手指协助排便、盆底支持）；⑥每周自发排便少于 3 次。

2. 不用泻剂时很少出现稀便。

3. 不符合肠易激综合征的诊断标准。

诊断前症状出现至少 6 个月，近 3 个月符合以上诊断标准。结合该患者的临床表现及排便习惯改变，符合以上所有诊断标准，且后期的治疗效果也反向证实了这个诊断的正确性。

为了便于临床治疗 FC 方案和药物的选择，根据结肠动力特点将 FC 分为慢传输型便秘，出口梗阻型便秘和混合型便秘。根据该患者有无便意及排便困难，肛门直肠阻塞感和肛管测压异常，模拟排便直肠压力明显偏低，肛管松弛差，存在矛盾收缩等特点，符合混合型便秘的分类。该患者排便时需手法辅助排便，治疗中用胃肠动力药，生物反馈治疗取得一定疗效也肯定了这个诊断分类，而临床工作中为了更好的准确判断 FC 的分类，应详细询问患者每周自发排便次数、粪便干硬程度（借鉴Bristol 粪便性状量表）以及排便费力、排便时肛门直肠堵塞感、需要手法辅助排便和排便不尽感的频度和严重程度。进行体格检查时强调全身检查、重点检查腹部和肛门直肠。通过常规肛门指诊可获得排除肛门直肠器质性病变的第一手资料。肛门指诊时要常规了解患者肛门括约肌的紧张度，并尽可能完善肛管测压。

FC 的病因及发病机制并不十分清楚，可能是多因素多环节作用的结果。该患者就存在为减肥有意识减少主食的摄入，因住校几乎不吃水果，每天饮水量很少，因中考学习压力大精神高度紧张、睡眠不足，因失恋导致心情郁闷等多种引起便秘的因素。许多研究表明 FC 患者心理障碍发生率较高，表现为焦虑、失眠、神经过敏、易疲劳、注意力不集中等精神症状，其产生原因与患者的生活环境、家庭和人际关系、工作压力及个人性格等因素有着密切的关系。FC 患者心理障碍发生率较高。便秘可作为一种躯体化症状随着抑郁、焦虑等精神心理障碍的发展而持续存在，便秘反之又导致或加重心理障碍的发生，患者易合并焦虑、抑郁，甚至强迫症状。以抑制性躯体症状为主的患者，其抑郁情绪与排便困难、排便不尽感、排便时间相关，排便越困难、不尽感越明显、排便时间越长抑郁情绪就越显著；激惹性躯体症状为主的患者，其焦虑情绪与腹痛及腹胀相关，腹痛及腹胀越明显，焦虑情绪就越显著。因此，FC 与精神心理障碍之间可互为因果关系，密不可分，从而导致症状反复治疗效果差。

因此 FC 患者需常规问诊患者的生活习惯、饮食习惯、运动等外，还需关注患者社会家庭背景、精神心理状态和睡眠情况等；必要时行躯体化症状量表、焦虑抑郁量表、健康状况问卷来评价患者的精神心理状况从而指导治疗。FC 是现代生物 - 心理 - 社会医学模式下的一种心身疾病，故从心理、生理及社会诸多方面系统认识、分析、研究临床躯体症状，从多个维度探索躯体症状就成为了必要，而采用《功能性胃肠病多维度临床资料剖析，MDCP》对患者进行多维度临床资料分类，可以全方位了解患者病情，注重精神心理因素致病，体现脑 - 肠互动异常对症状产生、生理功能及日常生活的影响，进行全面评估并制订个体化治疗方法，而非以往的"对症"治疗。

A. 诊断分类：功能性便秘。符合罗马Ⅳ功能性便秘的诊断标准。

B. 临床表现补充：从排便情况，需手法辅助排便，肛诊及肛管测压可补充直肠压力明显偏低，肛管松弛差，排便不协调，出口梗阻型便秘可能。

C. 对日常活动的影响：针对问题："总体来说，这些症状对您目前生活（学习、社会活动、自理能力和执行力的影响程度有多大？"患者的回答是"中度"可做出对日常生活的影响是"中度"。

D. 社会心理学表现：不良事件为学习压力大，失恋，有抑郁焦虑，临床可诊断焦虑抑郁状态。

E. 生理特征和生物学标志：排便障碍，出口梗阻型便秘。

FC 的治疗需采取综合措施和整体治疗，以改善或恢复正常的排便，达到缓解各种症状的目的。根本的治疗在于去除病因，在具体治疗方案中，强调一般治疗的重要性。本病例中我们帮助患者充分认识导致便秘的因素，推荐合理的膳食结构，增加膳食纤维素摄入和饮水量，增加体力活动量；培养良好的排便习惯，调整精神心理状态；合理选择胃肠动力药和渗透性泻剂（乳果糖：促使水分保留在小肠腔内，因而使升结肠内水分增加，软化粪便，促进结肠传输，改善慢性便秘），避免滥用泻剂；并使用了微生态制剂如益生菌，大量研究也证明益生菌可通过改善肠道菌群，缩短全胃肠道传输时间，改善排便频率及排便连贯性，其机制可能是益生菌可增加肠道内短链脂肪酸聚集而促进肠蠕动，缩短结肠传输时间，进而改善慢性便秘。根据生理特征和生物学标志，进行了生物反馈治疗。因患者合并心理障碍，在心理疏导的同时给予抗焦虑抑郁药物治疗（舒肝解郁胶囊：有助于改善患者的焦虑和躯体症状负担），同时随着高考的结束患者的精神压力解除。以上综合处理的结果是让患者取得了非常满意的治疗效果。

通过该患者 3 年的诊治之路，该病例为功能性便秘提供了比较典型的病例。

同时也带给我们一些启示：①病史采集中详细了解患者的社会背景、人格特点、负性生活事件，生活质量对分析诊断及病情演变起着非常重要的作用；② FC 的诊断是建立在排除一系列器质性病变的基础之上，医生对相关知识及检查手段必须非常熟悉；③ FC 的治疗是一种综合处理，在常规治疗无效或疗效不佳时，用生物 - 社会 - 心理医学模式重新审视治疗方案并采用心身医学理念干预和处理可以助力治疗效果；④对慢性便秘的诊断和治疗既考验医师的临床水平也挑战着医师的耐心，同时患者及家人的配合，社会的支持也非常重要。

（王学红　张洪芳）

参考文献

[1] 德罗斯曼. 罗马Ⅳ功能性胃肠病肠－脑互动异常（中文翻译版，第 1 卷、第 2 卷）[M]. 主审，柯美云. 主译，方秀才，侯晓华. 北京：科学出版社，2016.

[2] 虞阳，于晓峰，严晶璐，等. 乳果糖联合氟哌噻吨／美利曲辛对伴有焦虑状态老年便秘患者的疗效观察 [J]. 中华老年多器官疾病杂志，2014，13（3）：170-173. DOI：10.3724/SP. J.1264.

[3] 窦迎春，曲海霞，于新娟，等. 焦虑及抑郁评分于慢性便秘患者临床不同伴随症状关系研究. 胃肠病学和肝病学杂志，2018，27（8）：896-897.

[4] 德罗斯曼. 功能性胃肠病多维度临床资料剖析（中文翻译版）[M]. 主译：蓝宇，方秀才. 北京：科学出版社，2017.

病例 **62**　腹型过敏性紫癜

一、病例摘要

一般情况：患者男，60 岁，汉族，已婚，职员。

主诉："腹痛伴便血 6 天" 于 2018 年 5 月 24 日入院。

现病史：6 天前无明显诱因出现持续性全腹胀痛，偶伴阵发性下腹部绞痛，排便后不缓解，伴腹泻，严重时每日 20 余次，初为墨绿色大便，伴黏液脓性物质，偶伴暗红色血块，后为血性稀水便，严重时伴头晕、乏力及心悸，于急诊科就诊。查血常规：Hb 117g/L。生化：ALT 32U/L，TBil 45μmol/L，DBil 28μmol/L。腹部超声：腹腔内可见游离液性暗区，最深约 8.6cm，予禁食水、抗感染、补液、引流腹水等治疗后，上述症状稍好转，仍有便血，为血性稀水样便，每日约 8 次，伴里急后重。患者为求进一步诊治收入院。患者自发病以来，精神差，睡眠可，食欲欠佳，小便可，大便如上述，体重较前明显下降（具体不详）。

既往史：患者 3 周前曾因右上腹痛于外院就诊，诊断为胆囊炎，予抗生素治疗（具体不详）后症状缓解。高血压 10 余年，3 年前曾于我院诊断为药物性肝损害、脂肪肝。否认食物、药物过敏史。

个人史：吸烟史 30 余年，吸烟量 10 支 / 天，未戒烟，饮酒史 30 余年，饮酒量 3 两 / 天，未戒酒。否认家族史。

查体：T 36.5℃，P 53 次 / 分，R 18 次 / 分，BP 119/65mmHg。神志清，精神弱，卧床。全身皮肤黏膜色泽轻度黄染，前胸可见散在数个蜘蛛痣。双肺呼吸音略粗，未闻干湿啰音及胸膜摩擦音。心率 53 次 / 分，律齐，未闻心脏杂音及心包摩擦音。腹部膨隆质韧，右下腹及脐周压痛，无反跳痛、肌紧张，未触及包块。肝脾未触及。胆囊区无压痛，Murphy 氏征阴性，麦氏点无压痛、反跳痛。移动性浊音阳性。肠鸣音亢进，6 次 / 分，未闻及气过水声。双下肢可见散在红斑，压之不褪色，无明显水肿。

辅助检查：血常规：WBC 4.92×10⁹/L，中性粒细胞百分比 76.8%，RBC 3.25×10¹²/L，Hb 119g/L，C- 反应蛋白 5mg/L。生化 C21：谷草转氨酶 51.5U/L，谷氨酰转酞酶 68U/L，总蛋白 55.7g/L，白蛋白 27.7g/L，尿素氮 10.75mmol/L，肌酐 87.8μmol/L。DIC 初筛：抗凝血酶Ⅲ 56.2%，纤维蛋白（原）降解产物 87.70mg/L，D 二聚体 28.40mg/L。便常规＋潜血：潜血阳性。腹盆 CT：十二指肠水平段肠壁不规则增厚，性质待定；全结肠及小肠肠壁水肿，腹腔大量积液，肝脏轮廓略欠光滑，肝实质密度均匀，肝叶比例如常，肝裂未见增宽，肝门结构清晰，门脉增宽约 1.7cm。

初步诊断：

1. 腹痛原因待查。

2. 腹水原因待查。

3. 消化道出血原因待查。

4. 腹泻原因待查。

5. 肝功能异常。

6. 低白蛋白血症。

7. 高血压病。

病例特点：①老年，男性；②腹痛，腹泻伴便血，有黏液、脓血，无发热，腹痛排便后不缓解，体重下降明显；③查体：全身皮肤黏膜色泽轻度黄染，前胸可见散在数个蜘蛛痣，腹部膨隆质韧，右下腹及脐周压痛，移动性浊音阳性，双下肢可见散在红斑；④发病前间断使用抗生素史；⑤高血压、肝功能异常病史；⑥辅助检查：轻度贫血，AST 高，白蛋白低，粪隐血阳性。

诊断及鉴别诊断：

1. 感染性腹泻

（1）细菌性痢疾：常起病急，畏寒、发热伴有毒血症状，严重者出现持续高热、神志模糊甚至休克和呼吸衰竭。早期有恶心、呕吐，继之出现阵发痉挛性腹痛、腹泻，腹泻次数可多达 40 余次／天，伴有里急后重。便的特征是少量粪质中带有血液、黏液和脓液。显微镜下见大量脓细胞、红细胞，可见到吞噬细胞。腹部压痛以左下腹为著。便培养可见痢疾杆菌。该患者急性起病，有腹痛、腹泻20余次，血性稀水样便，伴里急后重支持该诊断，但无发热、恶心呕吐、毒血症表现不支持该诊断，可完善便培养、便常规检查以进一步明确诊断。

（2）抗生素相关性腹泻：本病是由艰难梭状芽孢杆菌产生的肠毒素和细胞毒素所致，腹泻多发生于抗生素应用后 1～2 周或刚用抗生素后，其诱发因素有肠外科手术、肠梗阻、尿毒症、肠缺血等；初期腹泻为大量水样便，12～24 小时后转为血便或脓血黏液便，伴有斑块状或条状伪膜；腹泻常伴有下腹部痉挛性腹痛、发热、电解质紊乱，甚至败血症和休克等；结肠镜可见多发性的灰白或黄色小斑附于肠黏膜的表面，邻近肠黏膜则水肿、充血、糜烂及血管模糊不清。粪便中检出艰难梭状菌及毒素；停用抗生素后或应用万古霉素症状迅速好转。该患者有应用抗生素病史，此后出现腹泻，为血性稀水便支持该诊断，但应用抗生素 3 周后出现腹泻，发病时间较晚不支持该诊断，可行肠镜检查以进一步明确诊断。

2. 非感染性腹泻

（1）炎症性肠病

克罗恩病：表现为腹痛间歇性发作，常位于右下腹或脐周，轻者为腹部不适，重者可为严重绞痛，在排便后可暂时缓解；有间歇性腹泻，每日数次至数十次，多为稀便或软便，可有水样便或脂肪便。腹泻的发作常与进食粗纤维食物有关，或因情绪激动、精神紧张而诱发；约 1/3 的病人有低度或中度发热，提示病变活动性；病变部位常触及包块，以右下腹多见，腹部可有压痛或腹肌紧张。X 线检查的主要表现为呈"跳跃"征象，肠壁呈现铺路石样充盈缺损、肠腔轮廓不规则。结肠镜呈铺路石样表现，活检找到非干酪性"肉芽肿"。该患者有腹痛、便血，腹部 CT 示全结肠及小肠肠壁水肿支持该诊断，但急性病程，皮肤轻度黄染、腹水、肝酶升高不支持该诊断，可行免疫相关检查、X 线检查、结肠镜检查进一步明确诊断。

溃疡性结肠炎：左下腹或下腹痛，也可全腹痛，有疼痛—便意—便后缓解的规律，可并发中毒性结肠扩张，腹痛剧烈且呈持续性。腹泻可从每日 2～3 次至 1～2 小时 1 次，表现为黏液、脓血便。其他症状如恶心、呕吐、食欲缺乏、发热，心率加快，病程长、病情重者可有贫血、消瘦及全身营养不良表现。血液检查：有贫血，急性期血白细胞增多，血沉加快，白蛋白降低等；大便检查：常有黏液脓血便，镜检有红、白细胞及吞噬细胞；结肠镜检查：可见黏膜充血、水肿、黏膜质脆，有糜烂和浅小溃疡，黏液及脓性物较多，重症病人的溃疡大、多发的溃疡可大片融合，边缘不规则，后期可见炎性息肉，黏膜苍白等改变。该患者有腹痛、腹泻、黏液血便，实验室检查示贫血，白蛋白降低，大便潜血阳性，腹部CT示全结肠及小肠肠壁水肿支持该诊断，但急性病程，皮肤轻度黄染、腹水、肝酶升高不支持该诊断，可行免疫相关检查、血沉、结肠镜检查进一步明确诊断。

（2）结肠癌：起病隐匿，最早期无特征性症状，而后出现排便习惯改变。早期仅见粪便隐血阳性，逐步为血便、脓血便、里急后重。有不同程度的腹痛，常并发肠梗阻。腹部肿块多见于右腹部，提示已到中晚期，肿块表面可有结节感，一般可以推动，晚期时则固定，合并感染时可有压痛。可出现进行性贫血、低热，进行性消瘦、恶病质，肝大、水肿、黄疸和腹水等。该患者为老年患者，出现腹痛、腹泻、便血、体重下降、贫血、黄疸、腹水、粪隐血阳性等支持该诊断，但患者急性起病，腹部CT未见占位暂不支持该诊断，可行结肠镜、PET-CT等检查以进一步明确诊断。

3. 过敏性紫癜　临床上成年人较少见，男性较女性发病率高，临床上有皮肤、胃肠道、肾脏、关节等表现。皮肤表现为可触性皮肤紫癜，早期可表现为散在红斑。胃肠道表现以腹部症状多见，可为急性腹痛，常伴恶心、呕吐、便血，突发剧烈腹痛，多为绞痛，部位不固定，疼痛持续几小时到几日或几周，查体腹部常无固定压痛，无肌紧张与反跳痛。内镜检查可见紫癜性病变。肾脏受累为任何表现的血尿和（或）蛋白尿。关节表现为急性发作关节炎或关节痛。该患者为男性，出现腹痛、便血、双下肢散在红斑支持该诊断，暂无肾脏、关节受累表现，可行免疫球蛋白＋补体、胃镜、结肠镜等检查以进一步明确诊断。

4. 缺血性结肠炎　多为急性起病，部分伴有严重血管阻塞性疾病时可慢性发作。主要临床表现是突发肠绞痛、发热、腹泻与便血、查体腹软且有压痛，多位于左侧腹部，少数人有腹胀，肠鸣音活跃。患者多为50岁以上伴有高血压、动脉硬化等疾病者，进食后15～30分钟突发肠绞痛、恶心、腹泻、黏液血便。便常规可见大量红、白细胞，隐血试验阳性。结肠钡剂双重对比造影在典型病例可见肠壁指压痕征及小点状钡龛影。病变部位呈明显阶段性分布，界限清楚，可见大小不等的钡龛影，肠管不规则，结肠袋消失。慢性期显示局部肠管变形、狭窄。结肠镜检查发病24小时后肠腔内可有血性液体，局部黏膜充血水肿，可见假息肉样多发隆起，48小时后黏膜出现红斑，散在黏膜溃疡，伴黏膜点状出血，病变呈节段性分布。病理学可见白细胞浸润、隐窝脓肿形成，巨细胞内含铁血黄素、腺体结构破坏，慢性期黏膜萎缩伴纤维组织及肉芽组织增生。该患者为＞50岁伴有高血压患者，突发腹痛、腹泻，初为黏液血便支持该诊断，但患者禁食水后便血无明显好转不支持该诊断，可行结肠钡剂双重对比造影、肠镜检查以进一步明确诊断。

二、诊治经过

入院后完善相关检查，血常规：WBC $6.83×10^9$/L，中性粒细胞百分比83.9%，Hb 91g/L，血小板$112×10^9$/L，C-反应蛋白6mg/L；生化：谷草转氨酶40.9U/L，总蛋白57.7g/L，白蛋白24.3g/L；凝血功能：PT（A）87.0%，D二聚体8.60mg/L；便常规：OB（+），未见红白细胞；球杆菌比例：极少量革兰阴性杆菌；多次感染相关检查：便找结核、志贺菌、难辨梭菌、寄生虫卵、阿米巴滋养体及包囊、便隐孢子、贾第虫、真菌均阴性。腹水相关检查：3次 SAAG＞11g/L，腹水常规＋生化：渗出液，有核细胞计数$58×10^6$/L，单个核细胞80%；结核杆菌扩增荧光检测阴性，PPD试验阴性；腹水涂片：

未找到抗酸杆菌,见大量中性粒细胞及少量增生的间皮细胞,未见肿瘤细胞。胃镜(病例62图1):食管、胃部黏膜光滑,十二指肠降段黏膜弥漫性明显充血、水肿、糜烂。胃镜诊断:十二指肠降段糜烂。肠镜(病例62图2):回肠末端黏膜弥漫性充血水肿,可见斑片状糜烂及溃疡形成,表覆白苔,回盲瓣黏膜充血水肿,可见片状糜烂,直肠及直乙交界可见大片状充血水肿,并见散在点片状糜烂。病理:直肠:呈活动性慢性炎伴灶性表面糜烂;回肠:呈活动性慢性炎伴灶性表面糜烂,及小灶淋巴组织增生。入院后予禁食水,注射用头孢哌酮钠舒巴坦钠(舒普深)抗感染,还原型谷胱甘肽保肝,呋塞米+螺内酯利尿消肿,补充白蛋白等营养支持治疗,同时予地衣芽孢杆菌、双歧杆菌三联活菌调节肠道菌群及维持水电解质酸碱平衡等治疗。

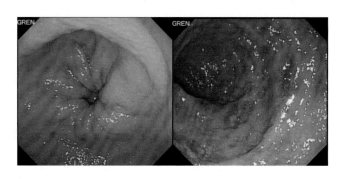

病例62图1　胃镜
注:胃黏膜无明显异常,十二指肠降部可见散在多发的糜烂。

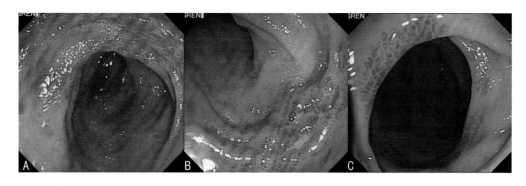

病例62图2　结肠镜
注:图A、B:回肠末端弥漫性充血水肿,可见斑片状糜烂及溃疡;图C:直肠黏膜片状红斑。

经上述治疗后患者诉双下肢散在红斑范围较前明显扩大,腹痛稍缓解,腹泻次数较前减少,脓血便,每日6次。进一步追问病史,患者诉近期接触过油漆等有机工业溶剂。查体:双下肢可见对称性散在淤点、淤斑,偶有聚集成簇,双侧足踝部较严重,压之不褪色,余查体同前。复查便潜血仍阳性,腹水常规仍为大量血性腹水。结合上述病史、症状及查体,考虑过敏性紫癜可能。进一步完善免疫鉴定系列未见M蛋白;免疫球蛋白+补体:免疫球蛋白G(IgG)1530.0mg/dl,免疫球蛋白A(IgA)411.0mg/dl,免疫球蛋白M(IgM)32.5mg/dl,补体C3(C3)50.50mg/dl,补体C4(C4)16.90mg/dl;ANA、ENA、ANCA、抗角蛋白抗体+抗核周因子、抗心磷脂抗体、自免肝:均阴性。PET-CT:十二指肠水平段、近段空肠、回肠远端、回盲部、升结肠、降结肠、乙状结肠、直肠肠壁弥漫性水肿、增厚,FDG代谢增高;肝门区、肠系膜区、腹膜后多发小淋巴结影,未见FDG代谢异常增高;腹、盆腔积液;系膜区多发渗出。综上所述,未见明显实体瘤及淋巴瘤征象,炎性病变可能。综合上述病史、查体、辅助检查及皮肤科、风湿科会诊意见,考虑诊断为过敏性紫癜(腹型+皮型)。建议在上述治疗基础上,调整治疗方案为甲强龙40mg抗炎,丙种球蛋白10g冲击治疗,醋酸泼尼松片50mg每日1次(甲强龙40mg 1周,后改为口服醋酸泼尼松50mg),疗程共6~8周,同时予维生素C抗过敏治疗。

经上述治疗后,患者腹痛及皮疹明显缓解,腹水量明显减少,考虑患者存在腹腔积液,暂未行肝脏穿刺活检术以明确肝硬化。复查相关检查,免疫球蛋白+补体:免疫球蛋白G(IgG)740mg/dl,免疫球蛋白A(IgA)379mg/dl,免疫球蛋白M(IgM)63.4mg/dl,补体C3(C3)114mg/dl,补体C4(C4)24.5mg/dl;腹水超声:腹腔内可见游离液性暗区,最深约2.1cm,便潜血转阴,好转出院。院外门诊随诊,进一步完善肝脏穿刺活检术,病理示结节性肝硬化。

最后诊断:

1. 过敏性紫癜(腹型+皮型)。

2. 肝硬化,腹腔积液,自发性腹膜炎。

3. 肠道菌群失调。

4. 高血压2级(很高危)。

5. 贫血(轻度)。

6. 低蛋白血症。

诊断依据:过敏性紫癜(腹型+皮型):①老年,男性;②腹痛伴便血;③发病前接触过油漆等有机工业溶剂;④可触性皮肤紫癜;⑤血小板减少,IgA升高,血红蛋白降低;⑥激素和丙种球蛋白治疗有效。

肝硬化:①老年,男性;②黄疸,腹水;③皮肤黄染,蜘蛛痣,移动性浊音阳性;⑤血小板减少,血红蛋白降低,白蛋白降低,肝穿病理示结节性肝硬化;⑥抗感染、利尿、补蛋白等治疗有效。

三、讨论

过敏性紫癜(henoch-Schonlein purpura,HSP)是一种与IgA沉积相关的免疫介导性血管炎。虽然已发现多种感染性和化学性触发因素,但仍不明确其基础病因。HSP常见于3~15岁儿童,在成人中少见,男性的发病率高于女性。HSP主要发生在上呼吸道感染之后,特别是由链球菌引发的感染,其他感染性病原体、疫苗接种和昆虫叮咬也可能触发。2005年欧洲抗风湿病联盟和欧洲儿童风湿病学会制定了共识,诊断标准为可触性皮肤紫癜不伴血小板减少或凝血功能障碍,伴至少以下一项表现:①无固定性的腹痛(通常为弥漫性、急性发作);②任何活检显示明显的IgA沉积;③关节炎或关节痛(急性发作,任何关节);④肾脏受累(任何表现的血尿和(或)蛋白尿)。

结合该病例,该患者先出现腹痛,入院可见双下肢散在红斑,压之不褪色,容易忽视,后出现双下肢散在红斑范围较前明显扩大,腹型过敏性紫癜有时皮疹晚于腹痛,因此在发病初期,容易误诊。同时,该患者出现血性腹水,考虑与合并肝硬化相关,后续肝脏病理证实肝硬化诊断明确。

皮肤表现为约75%患者的主诉体征。皮疹开始时常表现为红斑、斑疹或荨麻疹性风团,但可出现不太典型的表现,包括靶形皮损。皮疹可能伴瘙痒但很少伴疼痛。初发的皮疹可融合并演变为典型的淤斑、淤点和可触性紫癜,常成群出现,呈对称分布,主要位于重力/压力依赖区,如下肢。可能出现局部皮下水肿,特别是累及手背。关节炎或关节痛发生于约84%患者中,但关节炎为主诉患者大约15%,其通常累及下肢大关节,较少累及上肢,可有明显疼痛和活动受限。胃肠道症状约50%

患者可出现，轻则恶心呕吐、腹痛和短暂的麻痹性肠梗阻，重则消化道出血、肠缺血和坏死、肠穿孔。多达 56% 患者出现粪便潜血阳性，但消化道大出血罕见。HSP 相关的胃肠道疼痛是由黏膜下出血和水肿引起，内镜检查可见紫癜性病变，病变常常以小肠为重，也可累及胃和结肠。全小肠造影可见回肠和空肠黏膜下水肿、溃疡及痉挛。成人发生严重肾脏受累的风险增加，表现为肾病综合征、高血压和血清肌酐升高的发生率更高。偶有其他器官受累，如阴囊、中枢和周围神经系统、呼吸道、眼等。50%～70% 的 HSP 患者血清 IgA 水平升高，可能因隐匿或显性消化道出血而出现正色素性贫血，部分患者可出现低补体血症。对于不寻常表现或严重肾脏病的患者经活检确诊尤为重要（皮肤或肾脏）。

绝大多数 HSP 患者可自行恢复，主要给予支持治疗，包括充分补液、休息及缓解疼痛症状。对于腹痛和关节痛患者，对症治疗包括使用对乙酰氨基酚或非甾体抗炎药。由于给药方便，建议应用萘普生，剂量为 10～20mg/（kg·d），分 2 次给药，可持续几日给药最大总剂量 1500mg/d，对于长期应用者，最大剂量为 1000mg/d。布洛芬及其他非甾体抗炎药也同等有效，且部分患者耐受性可能更好，但布洛芬需要更频繁地给药。患者若有以下指征建议住院治疗：不能经口充分补液，有重度腹痛，有明显的消化道出血，精神状态改变，关节重度受累，导致离床活动和（或）生活自理受限，肾功能不全、高血压和（或）肾病综合征。糖皮质激素的抗炎作用可缓解许多症状，包括皮疹、关节炎/关节痛、胃肠道疼痛及阴囊疼痛/睾丸炎。对于症状严重者，建议采用泼尼松 [1～2mg/（kg·d），最大剂量 60～80mg/d]；对于不能耐受口服药物的患者，建议静脉给予等效剂量甲泼尼龙 [0.8～1.6mg/（kg·d），最大剂量 64mg/d]；当患者有活动性消化道出血时，在病程早期静脉应用甲泼尼松可能更有益，因为黏膜下水肿和出血会改变口服药物的吸收。应用糖皮质激素减量时必须缓慢，通常需要 4～8 周。糖皮质激素治疗具有潜在不良反应，因此在临床应用中需谨慎考虑。

（吴咏冬　宗　晔　朱思莹）

参考文献

[1]Dolezalová P, et al.Incidence of vasculitis in children in the Czech Republic：2-year prospective epidemiology survey [J].J Rheumatol, 2004, 31：2295-2299.

[2] 中华医学会儿科学分会肾脏病学组. 儿童常见肾脏疾病诊治循证指南（二）：紫癜性肾炎的诊治循证指南 [J]. 中华儿科杂志, 2009, 47（12）：911-913.

[3] 中华医学会儿科学分会免疫学组. 儿童过敏性紫癜询证诊治建议 [J]. 中华儿科杂志, 2013, 51（7）：502-507.

[4]Ozen S, et al.EULAR/PReS endorsed consensus criteria for the classification of childhood vasculitides [J].Ann Rheum Dis, 2006, 65：936-941.

[5]Trapani S, et al.Henoch Schonlein purpura in childhood：epidemiological and clinical analysis of 150 cases over a 5-year period and review of literature [J].Semin Arthritis Rheum, 2005, 35：143-53.

[6]Chang WL, et al.Gastrointestinal manifestations in Henoch-Schonlein purpura：a

review of 261 patients [J].Acta Paediatr, 2004, 93：1427-1431.

[7]Lopez-Mejias R,et al.Association of HLA-B*41:02 with Henoch-Schönlein Purpura(IgA Vasculitis) in Spanish individuals irrespective of the HLA-DRB1 status [J]. Arthritis Res Ther, 2015, 17：102.

[8]Jun-Yi Chen, Jian-Hua Mao.Chapter 11：Henoch- Schönlein purpura nephritis[J]. Kidney Int Suppl (2011), 2012, 2 (2)：218-220.

[9]Trygstad CW, et al.Elevated serum IgA globulin in anaphylactoid purpura [J]. Pediatrics, 1971, 47：1023-1028.

[10]Dudley J, et al.Randomised, double-blind, placebo-controlled trial to determine whether steroids reduced the incidence and severity of nephropathy in Henoch-Schonlein purpura (HSP) [J].Arch Dis Child, 2013, 98：756.

[11]Weiss PF, et al.Effects of corticosteroid on Henoch-Schonlein purpura：a sstematic review [J].Pediatrics, 2007, 120：1079.

[12]Davin JC, et al.Pitfalls in recommending evidence-based guidelines for a protean disease like Henoch-Schonlein purpura nephritis [J].Pediatr Nephrol, 2013, 28：1897.

病例 **63** 家族性腺瘤性息肉病

一、病例摘要

一般情况：患者女，28 岁，汉族，职员。

主诉："发现结肠多发息肉 8 个月"于 2018 年 2 月 1 日入院。

现病史：患者因父亲发现结肠多发息肉（数百枚）及结肠腺癌于 2017 年 6 月 13 日行结肠镜：结肠可见数十枚大小不一的息肉样隆起，较大息肉约 0.8cm，分别于升结肠、横结肠和乙状结肠切除 3 枚较大息肉，直肠可见多发小息肉样隆起。病理均为结肠腺管状腺瘤。2017 年 7 月 11 日基因检测：APC 基因 5q 第 16 号外显子上一个碱基 T 重复导致移码突变。2017 年 8 月 21 日行胃镜：胃底体可见多发 0.2～0.3cm 息肉样隆起。病理符合胃底腺息肉。2018 年 1 月 11 日复查胃镜：胃底体多发息肉，圈套切除 4 枚。病理为胃底腺息肉。病程中逐渐出现饱食后腹胀、反酸，偶有里急后重感、黏液便，无腹痛、腹泻、黑便。

既往史：无殊。

家族史：父亲 54 岁时诊断结肠多发息肉、结肠腺癌，未行基因检测。姑姑行肠镜发现单发结肠息肉，奶奶因食管癌去世。

查体：生命体征平稳，心肺查体无殊，腹软，无压痛及反跳痛，无包块。肛诊所触及直肠黏膜光滑，退指指套无染血。

初步诊断：家族性腺瘤性息肉病，结肠腺管状腺瘤，胃底腺息肉。

病例特点：①青年女性，无明显临床症状；②有多发结肠息肉、结肠癌家族史；③结肠镜显示多发结肠息肉，病理为腺管状腺瘤；胃镜显示多发胃息肉，病理为胃底腺息肉；⑤基因检测显示 APC 基因突变。

诊断及鉴别诊断：通常对于结肠多发腺瘤性息肉的患者，需要鉴别以下几种疾病。

1. 家族性腺瘤性息肉病（familial adenomatous polyposis，FAP）：为常染色体显性遗传病，由结肠腺瘤性息肉病（APC）基因的种系突变所致，该基因位于染色体 5q21-q22 上。对于发现累积 10 个以上结直肠腺瘤性息肉的患者，尤其是有结直肠息肉或结直肠癌家族史的患者，均应考虑 FAP 的可能性，建议做 APC 基因检测。

2. MUTYH 相关息肉病　是 MUTYH 基因突变导致的常染色体隐性遗传病，主要通过基因检测与 FAP 相鉴别。

3. Lynch 综合征　是几种 DNA 错配修复基因（MLH1、MSH2、MSH6、PMS2）中的一种发生种系突变，或 EPCAM 基因缺失导致 MSH2 表达缺失，导致的常染色体显性遗传疾病。Lynch 综合征患者发生结直肠癌、子宫内膜癌、卵巢癌及其他恶性肿瘤，包括肾盂癌、输尿管癌、胃癌、小肠癌、胆管癌、皮脂腺癌和胶质瘤的概率增加。确诊需上述基因存在致病性的种系突变。

4. FAP 变异型　包括 Gardner 综合征和 Turcot 综合征。Gardner 综合征用于描述合并多发性骨瘤、软组织肿瘤等肠外表现的 FAP 患者。Turcot 综合征用于描述合并中枢神经系统恶性肿瘤的 FAP 患者。

5．散发性腺瘤　部分多发性腺瘤性息肉的患者未检测到上述基因变异，考虑为散发性腺瘤患者。

二、诊治经过

入院后完善相关检查：血常规、肝肾功、凝血正常；AFP、CA199、CEA、CA724（-）。2018 年 2 月 2 日行电子结肠镜（病例 63 图 1）：结直肠黏膜可见散在分布的数十枚扁平或亚蒂息肉，多呈 0.2 ～ 0.3cm，个别较大者约 0.4cm，表面光整，色同周围，于盲肠（1 枚）、升结肠（3 枚）、肝曲（2 枚）、横结肠（4 枚）、脾曲（1 枚）、降结肠（4 枚）、乙状结肠（4 枚）及直肠（2 枚）钳除息肉并分别送检，其余所见结直肠散在小息肉未处理。病理回报均为结肠腺管状腺瘤（病例 63 图 2）。建议患者择期复查结肠镜，行结肠息肉切除术。

最后诊断：家族性腺瘤性息肉病，结肠腺管状腺瘤，胃底腺息肉。

诊断依据：

1．结肠＞ 10 个腺瘤性息肉。

2．存在 APC 基因突变。

3．一级亲属患结肠多发息肉及结肠癌。

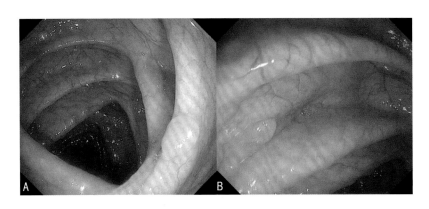

病例 63 图 1　结肠镜下表现

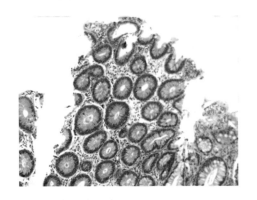

病例 63 图 2　结肠息肉病理

三、讨论

综合患者上述临床特点，FAP 诊断明确，APC 突变基因来自其父亲可能性大。

FAP 的患病率约为 3/100 000，男女发病率相当。它是由位于染色体 5q21-q22 上的 APC 基因突变所致，是一种常染色体显性遗传病，有 25% 的 FAP 是由新发 APC 基因突变所致。

FAP 的结肠表现可分为经典型和衰减型。经典型 FAP 的特征是存在 100 ～ 1000 个腺瘤性结直肠息肉，息肉出现的平均年龄为 16 岁。因患者早年发生大量腺瘤，几乎所有未经治疗的 FAP 患者都会发展为结直肠癌，诊断为癌症的平均年龄为 39 岁。衰减型 FAP 与 APC 基因的 5' 端和 3' 端突变有关，特征为少发性息肉病（10 ～ 99 个腺瘤）。衰减型 FAP 患者腺瘤和恶性肿瘤的平均诊断年龄分别为 44 岁和 58 岁，晚于经典型 FAP 患者。

肠外表现方面，大多数 FAP 患者有胃底腺息肉，几乎一半的胃底腺息肉存在低度异型增生，但很少进展为癌症。其他肠外表现包括十二指肠 / 壶腹部腺瘤、硬纤维瘤、乳头状甲状腺癌、儿童期肝母细胞癌、中枢神经系统肿瘤、先天性视网膜色素上皮增生、表皮样囊肿、骨瘤等。

对于 FAP 患者的一级亲属、结直肠腺瘤 > 10 ～ 20 个或结直肠腺瘤伴 FAP 相关结肠外表现的患者，建议进行 FAP 相关癌症筛查。对经典型 FAP 风险者，建议从 10 ～ 12 岁开始每年用乙状结肠镜或结肠镜进行筛查，若发现结直肠腺瘤，应行全结肠镜检查，并计划结肠切除术。对衰减型 FAP 风险者，建议从 25 岁开始每 1 ～ 2 年进行结肠镜检查，存在结直肠息肉者应尽可能将其切除，随后每年用结肠镜监测。经典型 FAP 患者几乎均会发生结直肠癌，且由于息肉过多，无法通过内镜下切除息肉控制病情，推荐做结肠切除术；衰减型 FAP 患者，若可通过内镜下切除息肉控制病情，则可避免或推迟结肠切除术。FAP 患者行结肠切除术的适应证包括证实或怀疑存在结直肠癌、伴高级别上皮内瘤变的腺瘤、有明显的结肠肿瘤相关性症状（如严重的消化道出血）、连续检查中发现息肉明显增多，由于存在大量小型息肉而无法充分评估结肠。

本例患者结肠息肉为数十枚，考虑为衰减型 FAP 的可能性大，肠外表现包括胃底腺息肉。除评估胃肠道外，还应建议患者陆续对其他脏器，包括甲状腺、肝脏、骨骼、中枢神经系统及眼部等部位进行评估。由于目前尚不符合结肠切除术的适应证，建议患者择期复查结肠镜，尽可能切除内镜下发现的所有息肉，而后每年复查结肠镜。

（舒慧君　王琦璞）

参考文献

[1] 中国抗癌协会大肠癌专业委员会遗传学组. 遗传性结直肠癌临床诊治和家系管理中国专家共识 [J]. 实用肿瘤杂志，2018，40（1）：64-77

[2]Provenzale D, Gupta S, Ahnen DJ, et al.Genetic/Familial High-Risk Assessment: Colorectal Version 1.2016, NCCN Clinical Practice Guidelines in Oncology[J].Journal of the National Comprehensive Cancer Network Jnccn, 2016, 14（8）：1010.

[3]Syngal S, Brand RE, Church JM, et al.ACG Clinical Guideline: Genetic Testing and Management of Hereditary Gastrointestinal Cancer Syndromes[J].The American Journal of Gastroenterology, 2015, 110（2）：223-262.

病例 **64**　林奇（Lynch）综合征

一、病例摘要

一般情况：患者女，26 岁，汉族，职员。

主诉："间断腹痛 3 个月，结肠癌术后 1 个月"于 2017 年 02 月 15 日入院。

现病史：患者 2016 年 11 月 11 日无明显诱因出现左上腹绞痛，伴恶心、呕吐物胃内容物，解 3 次黑绿色稀便，每次量不多，否认呕血、黑便、便血，就诊当地医院．行腹部超声：肝胆胰脾肾及子宫附件超声提示未见明显异常，行胃镜检查显示非萎缩性胃炎。遂行镇呕止泻治疗，患者于次日上午腹痛缓解。患者此后常阵发性左上腹绞痛，疼痛发作时间无规律，每次持续 3 ～ 5 分钟，不伴恶心、呕吐及腹泻。2017 年 1 月 7 日于当地医院行肠镜检查：距肛门 35 ～ 40cm 见紫红色肿块，表面凹凸不平，顶端有糜烂，组织脆硬，触之易出血，约占肠腔全周 2/3，伴肠腔狭窄，可通过，取活检 8 块。外院病理提示结肠腺癌。2017 年 1 月 10 日于我院行胸腹盆 CT 平扫：乙状结肠及横结肠近脾曲局部肠壁增厚；腹膜后及肠系膜根部多发小淋巴结；盆腔少量积液。2017 年 1 月 12 日于我院行腹腔镜左半结肠癌根治术，术中见肿瘤位于脾曲部，呈巨大肿块型，瘤体被大网膜包裹，其周围腹膜和网膜未见异常。术后病理回报：（左半结肠）结肠中低分化腺癌，浸透肌层达周围脂肪组织，未累及浆膜，可见脉管内瘤栓，两断端及环周切缘未见癌；淋巴结显慢性炎（结肠中动脉根部 0/1，结肠中动脉左支根部 0/4，结肠周 0/29）；免疫组化：MLH-1（-），MSH-2（+），MSH-6（+），PMS-2（-）；未检测到 B-raf V600E 突变。基因检测到 MLH1 杂合突变，c.893-894insAC，9299pfs69。术后恢复好。门诊以林奇（Lynch）综合征收入院。患者近期精神、食欲、睡眠可，大小便基本正常，体重无明显变化，体力尚可。

既往史：体健，否认食物、药物过敏史。

个人史、月经婚育史：无特殊。

家族史：爷爷、爷爷亲哥、爷爷堂兄均患结肠癌，爷爷的两个姊妹均患宫颈癌；父辈有兄妹五人，其中父亲患结肠癌，一伯伯患胃癌，一姑姑患者 5 年前患结肠癌、今年发现子宫内膜透明细胞癌。

入院查体：H 162cm，W 53Kg，BS 1.55m^2，KPS 90，ECOG 0，T 37℃，P 75 次 / 分，R 18 次 / 分，BP 125/60mmHg。神清，精神可，睑结膜无苍白，巩膜无黄染，双肺呼吸音清，未闻及干湿啰音，心律齐，未闻及病理性杂音，腹部平坦，可见陈旧手术伤口，全腹软，无肌紧张，无压痛、反跳痛，肝脾肋下未及，叩诊鼓音，肠鸣音 4 ～ 6 次 / 分，无高调气过水声，双下肢无水肿。肛门指诊未及肿物，指套可见黄色稀便，未见血迹。

初步诊断：林奇综合征，左半结肠中低分化腺癌（pT$_3$N$_0$Mx，ⅡA，MSI-H），左半结肠癌根治术后，6 程化疗后（XELOX 方案）。

病例特点：①青年女性，慢性病程；②主要表现为反复上腹绞痛；结肠镜示结肠占位伴肠腔狭窄，行左半结肠癌根治术，术后病理为低中分化腺癌，免疫组化：MLH-1（-），MSH-2（+），MSH-6（+），PMS-2（-）；未检测到 B-raf V600E 突变；基因检测到 MLH1 杂合突变，c.893-894insAC，

9299pfs69；③恶性肿瘤家族史，包括结肠癌、胃癌、宫颈癌和子宫内膜癌，呈代代相传特点；④查体：腹部平坦，可见陈旧手术伤口，全腹软，无压痛，未闻及气过水声。

二、诊治经过

患者因行化疗多次住院。2017 年 2 月 10 日复查胸部增强 CT：未见明显异常；腹盆增强 CT：与 2017 年 1 月 9 日对比；新片肝右叶似三角形强化缓迟改变，性质待定，前为平扫未及；乙状结肠及横结肠近脾曲局部肠壁增厚；腹膜后及肠系膜根部多发小淋巴结，大致同前；子宫宫颈饱满，本次增强扫描未见明显异常强化；双侧附件区囊性低密度影，新片右侧病变较前稍增大并增强扫描似见分层改变，考虑巧克力囊肿可能，左侧卵巢囊肿大致同前；盆腔少量积液，较前稍增多。于 2017 年 2 月至 6 月行 6 程 XELOX 方案化疗，具体为：奥沙利铂 150mg d1 ＋卡培他滨 1.5g 2 次 / 天 d1 ～ d14 1 次 /3W。化疗后出现Ⅱ度恶心、Ⅱ度腹泻、Ⅰ度呕吐以及双脚大拇趾趾甲变黑，监测血象、肝肾功能基本正常。6 程化疗后复查血 CEA、CA199、CA242、CA724、CA125（-），妇科 B 超、肝区动态 MRI、胸腹盆增强 CT 示：胸部未见明显异常，肝右叶可疑低强化灶，较前显示欠清；原乙状结肠及横结肠近脾曲局部肠壁增厚，此次显示欠清；腹膜后及肠系膜根部多发小淋巴结，大致同前；子宫宫颈饱满，大致同前；原右侧附件区巧克力囊肿可能，此次未见，左侧卵巢囊肿大致同前；盆腔少量积液，较前减少。评估病情为 DFS。之后规律随访，每年复查血 CA125、妇科 BUS、胃肠镜，未见肿瘤复发。

最终诊断：林奇综合征，左半结肠中低分化腺癌（pT$_3$N$_0$Mx，ⅡA，MSI-H），左半结肠癌根治术后，6 程化疗后（XELOX 方案）。

诊断依据：①家族中有 2 例以上（6 例）诊断为结肠癌，均为父母与子女或同胞兄弟姐妹的关系（一级血亲）；②至少 1 例结直肠癌发病年龄 < 50 岁；③至少 1 例患 HNPCC 综合征相关肠外恶性肿瘤（2 例宫颈癌、1 例子宫内膜癌、1 例胃癌）；④分子诊断符合微卫星高度不稳定（MSI-H）。

三、讨论

本例患者为青年女性，因反复间断左上腹绞痛，行腹盆 CT 和结肠镜，发现结肠巨大肿块型占位，活检病理示结肠腺癌，行腹腔镜左半结肠根治术，术后病理结肠中低分化腺癌；免疫组化：MLH-1（-），MSH-2（+），MSH-6（+），PMS-2（-）；未检测到 B-raf V600E 突变；基因检测：MLH1 杂合突变，c.893-894insAC，9299pfs69。术后病理分期：pT$_3$N$_0$Mx，ⅡA，MSI-H；术后行 6 程 XELOX 方案化疗。患者有典型的肿瘤家族史，包括结肠癌、胃癌、宫颈癌和子宫内膜癌。

林奇（Lynch）综合征，曾又称遗传性非息肉性结直肠癌（hereditary nonpolyposis colorectal cancer，HNPCC），但 2010 年之后国际上统一不再使用 HNPCC 这个名称。Lynch 综合征是最常见的遗传性结直肠癌综合征，占所有结直肠癌患者的 2%～ 4%。这是一种常染色体显性遗传的肿瘤综合征，呈垂直遗传和家族聚集的特征（病例 64 图 1）。患者一生中罹患结直肠癌的风险为 30%～ 70%，女性患者罹患子宫内膜癌的风险为 30%～ 60%，其他恶性肿瘤如胃癌、胰腺癌、泌尿系肿瘤等的发生率亦均显著高于普通人群。其临床病理特征包括：①发病年龄较早，中位发病年龄约为 44 岁；②肿瘤多位于近端结肠；③多原发结直肠癌明显增多；④肠外恶性肿瘤发病率高；⑤低分化腺癌和黏液腺癌常见，常伴有淋巴细胞浸润或淋巴样细胞聚集；⑥肿瘤多呈膨胀性生长，而非浸润性生长；⑦预后好于散发性结直肠癌。

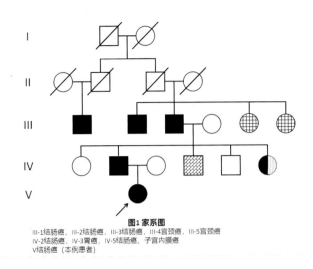

图1 家系图

III-1结肠癌，III-2结肠癌，III-3结肠癌，III-4宫颈癌，III-5宫颈癌
IV-2结肠癌，IV-3胃癌，IV-5结肠癌、子宫内膜癌
V结肠癌（本例患者）

病例64图1　家系图

目前国内外应用的临床诊断标准包括Amsterdam诊断标准II（1999年）和中国人Lynch综合征家系标准。凡符合以上标准的患者，均应进行相关基因的监测。Lynch综合征的致病基因属于错配修复基因家族（mismatch repair gene，MMR），包括MLH1、MSH2、MSH6、PMS2等，其中MLH1、MSH2是最主要的相关基因，其胚系突变占所有Lynch综合征基因突变的80%～90%。错配修复基因的突变可以导致微卫星不稳定（microsatellite instability，MSI），引起相应的MMR蛋白缺失，从而影响DNA错配修复功能，增加细胞恶变风险。MMR基因突变检测是Lynch综合征诊断的金标准，因此推荐有条件的医疗单位进行4个MMR蛋白免疫组化（基本推荐）或微卫星不稳定性（可选推荐）检测。免疫组化提示任一MMR蛋白（MLH1、MSH2、MSH6、PMS2）缺失即为错配修复功能缺陷（deficient mismatch repair，dMMR），如4个MMR蛋白均阳性表达，则称为错配修复功能完整（proficient mismatch repair，pMMR），若有MLH1蛋白表达缺失时，需排除BRAF V600E基因突变或MLH1启动子区甲基化。≥2个位点不稳定称为微卫星高度不稳定（MSI-H），1个位点不稳定称为微卫星低度不稳定（MSI-L），0个位点不稳定称为微卫星稳定（MSS）。MSI-H患者为dMMR，MSI-L和MSS的患者为pMMR。

Lynch综合征的结直肠癌患者的总体治疗原则与散发性结直肠癌相似，非IV期患者应以手术治疗为主，IV期患者则以全身治疗为主。Lynch综合征虽然分化较差，但因其具有错配修复功能缺陷（deficient mismatch repair，dMMR）的表型，仍归于低级别腺癌，预后通常较好。

通过本病例，提示各位临床医生对于结直肠癌患者，尤其是发病年龄较早的患者，应警惕遗传性结直肠癌，如Lynch综合征的可能，应注意追问肿瘤家族史，包括结直肠癌和肠外恶性肿瘤，女性患者应注意评估有无妇科肿瘤。对于可疑的家系，可按照中国人Lynch综合征家系标准进行评估。凡符合标准者，均应进行Lynch综合征相关的基因检测。Lynch综合征的总体治疗原则与散发性结直肠癌相似，但这类患者一生中罹患恶性肿瘤的风险明显高于普通人群，部分患者可合并多种异时性肿瘤，因此需要规律随访监控（病例64表1）。

病例 64 表 1　Lynch 综合征家系中携带有错配修复基因胚系突变成员的随访监控策略

监测肿瘤类型	随访监控策略
结直肠癌	（1）MLH1 或 MSH2 突变携带者：20～25 岁开始行结肠镜检查，每 1～2 年复查；若家族中结肠癌患者的出发年龄＜25 岁，则筛查初始年龄较其提前 2～5 年 （2）MSH6 或 PMS2 突变携带者：25～30 岁开始行结肠镜检查，每 1～2 年复查；若家族中结直肠癌出发年龄＜30 岁，则筛查初始年龄提前 2～5 年
子宫内膜癌和卵巢癌	（1）已生育的可考虑子宫和双附件预防性切除术 （2）未行预防性手术者，当无临床症状时，建议每 1～2 年行子宫内膜活检以排除子宫内膜癌的风险，定期经阴道子宫双附件超声及血清 CA125 检测等排除卵巢癌风险
胃癌和小肠癌	从 30～35 岁开始每 1～2 年进行胃十二指肠镜检查
尿路上皮癌	从 25～30 岁开始每年进行常规尿液检测
中枢神经系统肿瘤	从 25～30 岁开始每年常规神经系统检查
胰腺癌	缺乏有效的筛查手段
乳腺癌	常规乳腺癌筛查

（李景南　阮戈冲）

参考文献

[1] 中国抗癌协会大肠癌专业委员会遗传学组 . 遗传性结直肠癌临床诊治和家系管理中国专家共识 [J]. 中华肿瘤杂志，2018，40（1）：64-77.

[2] 何裕隆 . 遗传性胃肠肿瘤研究现状 [J]. 中华胃肠外科杂志，2017，20（11）：1222-1226.

[3] 李晓芬，袁瑛 . 中国 Lynch 综合征的过去、现在和将来 [J]. 中华结直肠疾病电子杂志，2015，4（3）：21-26.

病例 **65** Peutz-Jeghers 综合征

一、病例摘要

一般情况：患者女，18 岁，汉族，学生。

主诉："发现黑斑 16 年，反复腹痛、呕吐、停止排气排便 9 年"于 2017 年 8 月 11 日入院。

现病史：患者 2001 年发现下唇黑斑。2008 年出现腹胀、脐周绞痛，伴呕吐及停止排气排便。外院行结肠镜：直肠、乙状结肠多发息肉；病理：P-J 息肉；胃镜未见明显异常。予保守治疗后症状缓解。2012—2015 年每年均因相同症状就诊外院，2015 年小肠镜：胃、十二指肠、空肠多发息肉。2017 年 5 月出现持续性全腹胀痛，逐渐加重并出现呕吐胃内容物，停止排气、排便。外院行胃镜：十二指肠降段多发巨大息肉，胃多发息肉；结肠镜：升结肠多发息肉（< 1cm）；腹盆增强 CT：胃、十二指肠、小肠多发息肉，较大者位于左下腹回肠，约 7.1cm×4.5cm，伴明显强化，回肠肠管扩张，肠壁增厚；立位腹平片：小肠肠管扩张，可疑不全性肠梗阻；予保守治疗后症状减轻。2017 年 8 月就诊于我院，行十二指肠镜：十二指肠降段多发息肉，带蒂或亚蒂，直径 1～5cm，最大者位于乳头左侧，结节分叶状，有亚蒂，直径约 3cm×5cm，表面充血，触之易出血。胰腺 MDT 会诊：建议消化内镜切除十二指肠息肉，如有穿孔或出血，外科再手术。起病以来，大便 4～5 天 1 次，多数为黄色成形便，间断有黑便，近 3 个月体重下降 3kg。

既往史：缺铁性贫血，HGB 波动在 54～84g/L，曾因贫血输血 3 次。下唇黑斑激光祛斑术后。

家族史：母亲、姐姐患 Peutz-Jeghers 综合征。

查体：睑结膜、口唇苍白，颊黏膜、唇黏膜、手掌、足底可见类圆形黑斑，1～5mm，不高于皮面。心肺无殊，中上腹、右下腹可见肠型，腹软，左下腹可及约 10cm×5cm 包块，活动度可，伴压痛，无反跳痛，肠鸣音活跃，伴气过水声，阴道口脱出一约 5mm 带蒂息肉。

初步诊断：

1. Peutz-Jeghers 综合征、不完全性肠梗阻、下唇黑斑激光祛斑术后。

2. 缺铁性贫血。

病例特点：①青年女性，幼年起病；②主要表现为皮肤黏膜黑斑、胃肠道多发息肉及反复发作的不全肠梗阻；③既往缺铁性贫血史；④有 Peutz-Jeghers 综合征家族史；⑤查体：贫血貌，可见皮肤黏膜多发黑斑，腹部可见肠型，左下腹可触及包块，腹部可闻及气过水声；⑥内镜检查提示胃、十二指肠、空肠、结肠多发息肉，病理符合 Peutz-Jeghers 息肉；其中，十二指肠降部乳头旁有巨大息肉；增强 CT 提示左下腹回肠内有巨大息肉伴近端肠腔扩张、肠壁增厚。

诊断及鉴别诊断：可导致皮肤黏膜色素沉着或胃肠道多发错构瘤性息肉的疾病包括以下几种。

1. Peutz-Jeghers 综合征　该病是由 STK11 基因突变引起的常染色体显性遗传病，皮肤黏膜色素沉着最常出现在口唇、手掌、颊黏膜和足底，错构瘤性息肉可累及整个胃肠道，以小肠最常见。

2. PTEN 错构瘤综合征　该病是由 PTEN 基因突变而引起的常染色体显性遗传病，包括 Cowden 综合征和 Bannayan-Riley-Ruvalcaba 综合征。Cowden 综合征特征为肢端角化、面部丘疹、口腔乳头状瘤、毛鞘瘤、胃肠道错构瘤性息肉。Bannayan-Riley-Ruvalcaba 综合征特征为结 - 直肠息肉病、大头畸形、脂肪瘤病、血管瘤病和生殖器着色斑病。

3. 幼年性息肉综合征 该病是与 SMAD4、BMPR1A 和 ENG 基因突变有关的常染色体显性遗传病，特征为胃肠道（结直肠为主）多发性错构瘤性息肉，不出现 P-J 综合征的皮肤黏膜黑斑。

4. Laugier-Hunziker 综合征 该病是一种极少见的唇部、口腔黏膜和指（趾）甲色素沉着性疾病，病程进展缓慢，皮损常进行性加重，没有胃肠道错构瘤性息肉。

二、诊治经过

入院完善相关检查，血常规：WBC $5.33×10^9$/L，NEUT% 76.8%，Hb 91g/L，PLT $460×10^9$/L；粪便常规＋潜血：OB（＋），WBC 1～2/HPF。2017 年 8 月 16 日行十二指肠镜（病例 65 图 1）：胃底、胃体可见数枚 1.0～1.5cm 亚蒂息肉，十二指肠球后及降部可见多发息肉，降部较大者直径 5cm，圈套部分切除，标本未能回收。2017 年 8 月 21 日于全麻下行腹腔镜探查、回肠部分切除术，病理（病例 65 图 2）：符合 P-J 息肉，局部伴低级别上皮内瘤变。术后恢复好。

最后诊断：

1. Peutz-Jeghers 综合征、不完全性肠梗阻、胃肠道息肉切除术后、下唇黑斑激光祛斑术后。

2. 缺铁性贫血（轻度）。

诊断依据：

1. ≥ 2 个经组织学证实的 Peutz-Jeghers 息肉。

2. 存在特征性皮肤黏膜色素沉着。

3. 有近亲发生 Peutz-Jeghers 综合征的家族史。

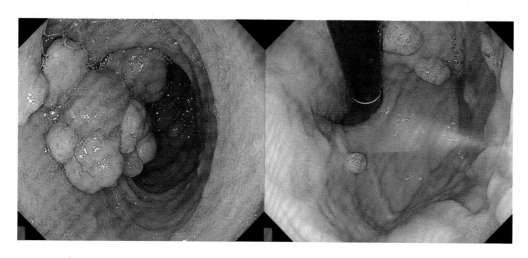

病例 65 图 1 十二指肠镜所示

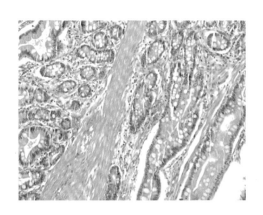

病例 65 图 2　回肠息肉病理

三、讨论

患者为青年女性，以口唇黑斑起病，后反复出现不全肠梗阻表现，检查提示胃肠道多发息肉，病理证实为 Peutz-Jeghers 息肉，母亲、妹妹均患 Peutz-Jeghers 综合征。综合上述临床特点，患者 Peutz-Jeghers 综合征诊断明确。此次肠梗阻主要考虑与回肠巨大息肉有关，经手术治疗后症状缓解。

Peutz-Jeghers 综合征属于罕见疾病，患病率为 1/200 000 ～ 1/8000，男女患病率相当。它是常染色体显性遗传病，最常由 STK11 基因突变引起。

Peutz-Jeghers 综合征的 2 项特征性表现为皮肤黏膜色素斑和胃肠道多发性错构瘤性息肉。皮肤黏膜色素斑是由于基底细胞层黑色素细胞增多从而使黑色素增多所致，通常为 1 ～ 5mm 的扁平、蓝灰色至褐色斑点，最常出现在嘴唇及口周区域、手掌、颊黏膜和足底，也可见于鼻、肛周和生殖器，还有极少数位于肠道。皮肤黏膜色素沉着通常在出生后的 1 ～ 2 年出现，随后逐渐增大增多，最终在青春期后褪去，但颊黏膜色素斑除外。Peutz-Jeghers 综合征患者大都存在胃肠道错构瘤性息肉，最常见于小肠，但胃和结肠在内的整个胃肠道中都可出现息肉。胃肠道息肉形成于 0 ～ 9 岁，大部分患者在 10 ～ 30 岁时出现症状，如肠套叠、肠梗阻引起的腹痛，甚至可因十二指肠巨大息肉直接引起梗阻与黄疸。此外，患者的胃肠道和非胃肠道癌症风险均增加。恶性肿瘤的平均发病年龄为 42 岁，最常见的部位是结直肠，其次为乳房、胃、小肠和胰腺。

Peutz-Jeghers 综合征的临床诊断要求患者存在任意 1 项下列表现：①≥ 2 个经组织学证实的 Peutz-Jeghers 息肉；②患者存在任意数量的 Peutz-Jeghers 息肉，且有近亲发生 Peutz-Jeghers 综合征的家族史；③患者存在特征性皮肤黏膜色素沉着，且有近亲发生 Peutz-Jeghers 综合征的家族史；④患者存在特征性皮肤黏膜色素沉着，以及任意数量的 Peutz-Jeghers 息肉。患者符合 Peutz-Jeghers 综合征的临床诊断标准时，应进一步行基因检测以确定有无 STK11 基因突变。但 STK11 基因致病性突变阴性并不能排除 Peutz-Jeghers 综合征的可能性，因为可能存在尚未识别的相关突变位点。

对于 Peutz-Jeghers 综合征患者的内镜检查，推荐在 8 岁时进行首次结肠镜、胶囊内镜和上消化道内镜检查，如果发现息肉则每 3 年复查 1 次；如果基线筛查未发现息肉，应在 18 岁时（如果出现症状则更早）复查上消化道内镜、胶囊内镜和结肠镜检查，之后每 3 年复查 1 次。无条件行胶囊内镜检查，或存在胶囊内镜检查禁忌时，可选择核磁肠造影术或 CT 肠造影术评估小肠。建议所有 Peutz-Jeghers 综合征患者进行分子遗传学检测。此外，由于 Peutz-Jeghers 综合征患者的胃肠道和非胃肠道癌症风险均增加，建议对胃肠外器官，如子宫、卵巢、睾丸、乳腺、胰腺等也应进行定期检查。

对 Peutz-Jeghers 综合征的胃肠道息肉，应进行内镜下息肉切除术，以减少息肉导致出血、梗阻、恶变等并发症的风险。若息肉多且大或存在恶变可能而无法内镜下切除，或出现肠梗阻、肠套叠等并发症，则需要手术治疗。

本例患者由于回肠巨大息肉导致反复发生肠梗阻，为手术治疗的适应证。术后仍残存胃肠道多发息肉。建议患者：①进行 Peutz-Jeghers 综合征相关基因检测；②定期复诊行内镜下胃肠道息肉切除术；③定期体检对胃肠道外器官进行评估。

（舒慧君　王琦璞）

参考文献

[1] 中国抗癌协会大肠癌专业委员会遗传学组. 遗传性结直肠癌临床诊治和家系管理中国专家共识 [J]. 实用肿瘤杂志，2018，40（1）：64-77

[2] Meserve EEK, Nucci MR. Peutz-Jeghers Syndrome：Pathobiology, Pathologic Manifestations, and Suggestions for Recommending Genetic Testing in Pathology Reports[J]. Surg Pathol Clin, 2016, 9（2）：243-268.

[3] Syngal S, Brand RE, Church JM, et al. ACG Clinical Guideline：Genetic Testing and Management of Hereditary Gastrointestinal Cancer Syndromes[J]. The American Journal of Gastroenterology, 2015, 110（2）：223-262.

病例 **66** Canada-Cronkhite 综合征

一、病例摘要

一般情况：患者男，64 岁，汉族，退休。

主诉："腹泻伴味觉丧失，指甲脱落，皮肤色素沉着 4 个月余"于 2015 年 12 月 25 日入院。

现病史：患者 2015 年 8 月出现进食半小时后腹胀、腹泻，每天 4～5 次黄色稀糊状便，无脓血便，无发热、腹痛，并逐渐出现味觉减退、舌尖麻木，头晕、走路踩棉花感，双手、双足皮肤颜色加深至棕黑色，指甲无痛性脱落，无口唇黏膜色素斑、毛发脱落。2015 年 12 月外院行胃镜：胃黏膜脑回状隆起，胃体大弯侧见一亚蒂息肉样隆起，长度大约 1cm，十二指肠隆起；活检病理：胃角胃窦黏膜活动性重度慢性浅表性炎，局灶呈息肉样增生，十二指肠降部黏膜慢性炎活动期。结肠镜：肠壁多发息肉样结节隆起，肠腔狭窄；活检病理：黏膜慢性炎伴水肿、糜烂。腹部 CT 小肠重建：升结肠管壁广泛增厚，呈肿块样改变，见强化结节，管腔狭窄，系膜区见数个小淋巴结。诊断为 Cronkhite Canada 综合征（CCS），予泼尼松 20mg 2 次 / 天，美沙拉嗪缓释颗粒（艾迪莎）1g 2 次 / 天治疗 4 日，患者腹泻缓解，味觉逐渐恢复，色素沉着颜色变浅、范围变小，新生指甲形成。发病以来，精神一般，睡眠较差，食欲欠佳，体重无明显减轻。

既往史：2014 年行右眼眶黏膜相关淋巴组织结外边缘区 B 细胞淋巴瘤切除术。丛集性头痛 20 余年。无毒物接触史。

家族史：无殊。

查体：生命体征平稳，双手、双足皮肤色素沉着，指甲脱落，新生指甲形成，心肺腹查体无殊，肛诊正常。

初步诊断：

1. Cronkhite Canada 综合征。

2. 右眼眶黏膜相关淋巴组织结外边缘区 B 细胞淋巴瘤切除术后。

3. 丛集性头痛。

病例特点：①老年男性，慢性病程；②临床主要表现为腹泻伴味觉丧失、指甲脱落、皮肤色素沉着；③胃肠镜显示胃肠道多发息肉样病变，病理提示炎症性改变；④激素治疗有效；⑤无毒物接触史，家族史无殊。

诊断及鉴别诊断：

1. Menetrier 病　该病是一种罕见的获得性胃病，病因不明。临床表现为上腹部疼痛、体重减轻、呕吐、胃肠道出血、腹泻及蛋白丢失性胃肠病，内镜可见明显增大的胃黏膜皱襞或皱褶，病理有过度的小凹增生伴腺体萎缩，无外胚层受累表现。

2. 淋巴瘤　该病通常为非霍奇金淋巴瘤，症状不特异，活检病理可诊断。

3. 慢性砷中毒　该病可表现为皮肤色素沉着、周围神经病变、结肠炎等表现，可通过血尿毒物筛查鉴别。

二、诊治经过

入院完善相关检查：血常规：HGB 139g/L；生化：Alb 32g/L；便病原学（-）；D 木糖吸收试验 0.3g/5h（正常值＞1.2g/5h）；血尿毒物筛查（-）。2015 年 12 月 29 日行胃镜（病例 66 图 1）：胃底、胃体弥漫颗粒样隆起，局部呈结节样充血，胃角、胃窦、幽门黏膜多发息肉样隆起，腺管开口粗大，球后及降段黏膜散在结节样隆起，可见白点样改变；病理（病例 66 图 2）：（胃窦、胃体）胃错构瘤样息肉，病变符合 CCS。结肠镜：盲肠可见一约 0.3cm 扁平息肉，乙状结肠及直肠可见散在 0.2～0.4cm 扁平息肉，色同周边，距肛门 10cm 直肠可见一约 0.5cm 亚蒂息肉，表面充血；病理：（盲肠）黏膜显慢性炎，固有层内可见嗜酸性粒细胞浸润；（乙状结肠）结肠腺管状腺瘤；（直肠）符合增生性息肉。治疗方面，予泼尼松 30mg 1 次 / 天规律减量，美沙拉嗪缓释颗粒（艾迪莎）1g 4 次 / 天，辅以肠道益生菌。治疗后大便 2 次 / 天，为成形黄色软便，味觉较前恢复，皮肤色素沉着、指甲脱落较前减轻。

最后诊断：

1. Cronkhite Canada 综合征。

2. 右眼眶黏膜相关淋巴组织结外边缘区 B 细胞淋巴瘤切除术后。

3. 丛集性头痛。

诊断依据：

1. 老年男性，无息肉病家族史。

2. 消化道症状表现为味觉丧失、腹泻、肠道吸收不良、低蛋白血症。

3. 外胚层症状表现为皮肤色素沉着、甲萎缩。

4. 胃肠道息肉有炎症性、增生性、腺瘤性和错构瘤性。

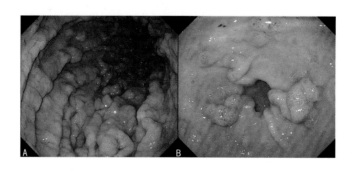

病例 66 图 1　胃镜下表现

注：胃体弥漫颗粒样隆起，局部呈结节样充血，胃窦、幽门黏膜多发息肉样隆起，腺管开口粗大。

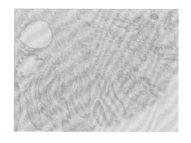

病例 66 图 2　胃镜活检病理：错构瘤样息肉

三、讨论

患者老年男性，无息肉病家族史，临床主要表现为腹泻、味觉丧失、肠道吸收不良等消化道症状，胃肠道息肉病理包括炎症性、增生性、腺瘤性和错构瘤性，同时有皮肤色素沉着、甲萎缩等外胚层症状，激素及美沙拉嗪治疗后症状改善，考虑 Cronkhite Canada 综合征（CCS）诊断明确。

CCS 发病率约为 1/1000 000，发病年龄多为 50～70 岁，平均发病年龄 64 岁，男性居多。病因不明，多数学者认为与免疫缺陷、病毒或细菌感染有关，无家族史和遗传性。

胃肠道症状和外胚层改变是本病的主要表现。胃肠道症状包括慢性腹泻、腹痛、体重下降、味觉减退。腹泻常常为首发症状，长期腹泻、吸收不良可导致贫血、低蛋白、水肿等症状。外胚层改变表现为脱发、皮肤色素沉着、甲营养不良，且多在胃肠道症状后发生。CCS 息肉多发生于胃、结肠，其次为小肠，食管罕见，组织学缺乏特异性，可表现为炎性、增生性、腺瘤性、错构瘤性息肉，其中以错构瘤性息肉为主。

CCS 诊断主要依据：①发病年龄以中老年为主，无息肉病家族史；②典型的消化道症状；③有外胚层改变，如脱发、甲萎缩、皮肤黏膜色素沉着等；④检查证实消化道息肉存在；⑤随着病情进展，出现低蛋白血症、贫血等。

CCS 尚未建立标准的治疗方案，目前治疗主要包括糖皮质激素、5- 氨基水杨酸、组胺受体拮抗药、免疫调节制剂、根除 HP 治疗、营养支持等。因本病息肉分布广泛，多为无蒂或广蒂息肉，不易手术切除，故手术仅用于出现消化道穿孔、梗阻、出血、肠套叠等并发症及高度怀疑恶变时。

（舒慧君　王琦璞）

参考文献

[1]Zhao R, Huang M, Banafea O, et al.Cronkhite-Canada syndrome：a rare case report and literature review[J].BMC Gastroenterology, 2016, 16（1）：23.

[2]Safari MT, Shahrokh S, Ebadi S, et al.Cronkhite- Canada syndrome；a case report and review of the literature[J].Gastroenterology & Hepatology from Bed to Bench, 2016, 9（1）：58-63.

[3]Kopacova, Marcela, Urban, et al.Cronkhite-Canada Syndrome：Review of the Literature[J].Gastroenterology Research & Practice, 2013, 2013（2013）：856873.

病例 **67** 酒精性肝病

一、病例摘要

一般情况：患者男，43岁，藏族，牧民。

主诉："间断上腹痛4年，加重2周伴乏力、纳差"于2018年3月28日入院。

现病史：患者于4年前饮白酒后出现上腹部疼痛，为间断性胀痛，以饮酒后及饥饿时为著，进食后无缓解，程度尚可忍受，每次疼痛时间不等，伴反酸、烧心，无恶心、呕吐，无畏寒、发热，无胸闷、胸痛、心悸、气短，无皮肤巩膜黄染及皮肤瘙痒，无腹泻、呕血、便血等，无肛门停止排气排便现象。到当地县医院就诊，门诊行胃镜诊断为慢性浅表性胃炎，腹部彩超未见明显异常，给予摩罗丹、活胃散等药物口服后上腹部不适可明显缓解，故间断服用上述药物（具体剂量及时间不详）。期间仍间断出现上腹胀痛，尤以饮酒后为著，但停止饮酒后会出现心情郁闷、全身无力、食欲减退，仍继续饮酒，量及频次同前。2周前患者再次出现上腹部疼痛，疼痛程度加重，伴乏力、厌油腻、食欲减退至原来的1/3，伴恶心、呕吐，呕吐物为胃内容物，吐后腹痛无缓解，近1周停饮酒，但症状较前加重，故门诊收入院近一步诊治。自发病以来，神志清，精神差，食量下降明显，睡眠质量差，记忆力明显减退，情绪不稳，易激惹，尤以不饮酒时明显，小便量及次数无明显变化，大便如前所述，体重减轻约5kg。

既往史：既往体健，否认肝炎、结核等传染病史，否认高血压、糖尿病、冠心病等慢性病史，否认手术、外伤及输血史，否认食物及药物过敏史。

个人史：出生于青海省刚察县，长期生活于本地，文化程度初中，牧民，有疫区生活史，有密切牛、羊犬等动物接触史，吸烟10余年，约10支/天。10年前因经济纠纷受精神刺激后出现失眠，需靠酒精辅助才能入睡，初期饮酒1周2～3次、每次2～3两，逐渐次数和量都增加（38°～58°白酒，每日1斤左右，1周4～5次，酒精量152～232g，饮酒时间8年），尤其是近5年出现酒精依赖现象（不分时间、地点和场所自行饮酒，晨饮现象较为普遍，酒成为生活中的必需品，饮酒后心情愉快、精神振奋，停饮后心情郁闷，全身无力）。否认特殊化学品及放射线接触史，已婚，育有2女，爱人及子女均体健。

家族史：母亲健在，父亲已故，死因不详。否认家族遗传性疾病史。

查体：T 36.9℃，P 72次/分，R 18次/分，BP 120/80mmHg。神志清，精神欠佳，消瘦体型，面色黧黑，全身皮肤黏膜无黄染、皮疹及出血点，肝掌阳性，未见蜘蛛痣，睑结膜无苍白，球结膜充血，巩膜无黄染，心肺查体未见异常，腹部平软，未见腹壁静脉曲张，剑突下压痛阳性，无反跳痛及肌紧张，肝大肋缘下2cm，质软，无触痛，肝区叩击痛阴性，脾脏肋下未触及，移动性浊音阴性，肠鸣音4～5次/分，双下肢无水肿。

辅助检查：

1. 生化全套　谷丙转氨酶（ALT↑）415U/L，谷草转氨酶（AST↑）385U/L，谷氨酰基转移酶（GGT↑）

587U/L,总胆红素（TBIL↑）37.3μmol/L,直接胆红素（DBIL↑）14.1μmol/L,间接胆红素（IBIL↑）23.2μmol/L;血糖,血尿淀粉酶,脂肪酶均正常。

2. 尿液分析组合　尿胆原（URO）（+++）。

3. 凝血七项　凝血酶时间（↑）25.7s,凝血酶原百分活动度（↓）38.0%。

4. 乙肝五项、丙肝抗体、巨细胞病毒、HIV、自身抗体及自免肝四项等均阴性。

5. 核医学检查　铁蛋白＞2000g/ml,肿瘤标志物及甲状腺功能均正常;血清肝纤维化指标基本正常。

6. 腹部彩超　脂肪肝。

7. 全腹＋盆腔平扫＋增强CT　肝脏密度不均匀减低,考虑不均匀性脂肪肝。

8. 胃镜　慢性非萎缩性胃炎并糜烂。病理为黏膜慢性炎（活动期）。

9. ^{14}C-UBT　阴性。

10. 头颅MRI平扫　脑萎缩。

入院诊断:

1. 酒精性肝病。

2. 慢性非萎缩性胃炎并糜烂。

病例特点:①中年男性,慢性病程;②长期大量饮酒史,发病以饮酒为诱因,临床主要表现为上腹部疼痛,伴反酸,烧心,近日出现乏力、纳差、厌油腻、恶心、呕吐、体重下降、性格改变;③查体:消瘦体型,肝病面容,肝掌阳性,剑突下压痛阳性,肝大肋下2cm。

诊断及鉴别诊断:患者临床主要表现为慢性上腹部疼痛及消化道症状,以饮酒后及饥饿时为著,伴反酸、烧心,服用胃药后症状可改善,近期出现恶心、呕吐,故腹痛原因首先考虑消化性溃疡,但该病导致肝损害少见,而胃镜检查也排除了该诊断。另胃镜检查排除了胃食管反流病、胃癌等,腹部彩超和CT排除了胆囊炎、胆囊结石、胰腺炎及缺血性肠病等引起腹痛的常见病变,结合病史及胃镜、病理诊断慢性非萎缩性胃炎活动期可以成立,也与患者上腹部疼痛的临床症状相符。

患者入院后生化检查主要表现为ALT、AST、GGT明显升高,轻度黄疸,因此以肝损伤为切入点进行诊断和鉴别诊断符合临床思维过程。因患者有长期大量饮酒史,因此酒精性肝病的诊断放在首位考虑,但仍需排除病毒感染、药物、毒素、代谢等其他病因导致肝损害的可能。饮酒史是诊断酒精性肝病的必备依据,根据酒精性肝病诊断标准,结合该患者有长期饮酒史10年,近5年每日饮白酒折合酒精量约160g/d,近期连续大量饮白酒,折合酒精量约232g/d;有肝功能损害的临床表现如乏力、纳差、厌油腻饮食,体征见肝病面容,肝掌阳性,肝大。有肝功能损害,ALT、AST、GGT升高的实验室证据,影像诊断脂肪肝等,故肝损害首先考虑酒精性肝病,但仍需与以下引起肝损害的病因相鉴别。

1. 病毒性肝炎　患者牧民,平素未行常规体检。病史4年,主要表现为间断上腹部隐痛不适,近2周出现腹痛加重,伴有乏力、纳差、厌油腻、恶心、呕吐等症状,查体有肝掌、肝大,故不排除病毒性肝炎导致肝损伤可能,但依据患者入院后相关肝炎病毒学标志物检测阴性结果,不支持病毒性肝炎。

2. 急、慢性胰腺炎　患者长期大量饮酒,表现为上腹痛,向后背部放射,恶心、呕吐等症状。酒精可导致胰腺腺泡破坏及胰管钙化,导致急慢性胰腺炎发生,但急性胰腺炎腹痛明显,可向腰背部放射,伴发热、恶心、呕吐,吐后腹痛无缓解;慢性胰腺炎可出现腹泻,以脂肪泻为主;患者可伴肝功能损害，但发作时血尿淀粉酶及脂肪酶多有改变，影像学检查有助于诊断。从淀粉酶化验及腹部CT可排除胰腺病变。

3. 非酒精性脂肪肝　该病是病理上以肝细胞脂肪变性和脂质贮积为特征，而临床上无过量饮酒的一种临床综合征。多数患者无明显不适，少数可能会出现食欲缺乏、乏力、恶心呕吐、腹胀、腹泻、肝区隐痛、上腹部胀痛等症状。虽然该病是目前长期肝功能异常最常见的病因之一，但从该患者的大量饮酒史及体重质数正常可排除此病。

4. 药物性肝损害（drug induced liver injury，DILI）　多有服用特殊药物史，停药后肝功能异常可完全改善，鉴别需依靠病理学以及停药后的病情缓解或恢复等进行。该患发病前无服用或外用明显肝损害药物史，故药物引起的肝损害可能性不大。

5. 自身免疫性肝炎　该病是自身免疫反应介导的慢性进行性肝脏炎症性疾病，其临床特征为不同程度的血清转氨酶升高、高 γ - 球蛋白血症、自身抗体阳性，组织学特征为以淋巴细胞、浆细胞浸润为主的界面性肝炎。本病多发于女性，大多数病人表现为慢性肝炎，而本患者化验免疫指标均正常可排除本病。

6. 原发性肝癌　乙型病毒性肝炎和大量饮酒为常见病因，是指由肝细胞或肝内胆管上皮细胞发生的恶性肿瘤，早期缺乏典型症状，中晚期时主要表现为肝区疼痛、肝脏肿大、黄疸、肝硬化表现，全身表现如进行性消瘦、发热、食欲缺乏、乏力、营养不良和恶病质等，癌灶转移时可产生相应症状，也可出现伴癌综合征如自发性低血糖症、红细胞增多症、高钙血症等；AFP 可升高，腹部影像学检查可协助诊断。患者入院后查 AFP 正常，影像学也未发现肝脏有占位性病变等可排除本病。

二、诊治经过

引起肝功能异常的病因有多种，但依据患者病史、临床症状及查体结果，肝功能异常主要表现为ALT、AST、GGT 升高，轻度黄疸，并进一步排除引起肝损害的其他原因及胃、肝脏恶性占位、胆道阻塞后，肝损害病因考虑系酒精导致，故首先嘱患者戒酒，给予高蛋白、低脂饮食、易消化饮食，并补充足量维生素，在此基础上积极给予保肝（还原型谷胱甘肽＋丁二磺酸腺苷蛋氨酸）、抑制胃酸（泮托拉唑钠）、保护黏膜及止吐、补充维生素支持对症治疗。治疗后患者腹痛、恶心症状明显改善，但近 2 周出现夜间不能入睡，精神萎靡、食欲缺乏进行性加重；积极进行鉴别诊断明确出现上述症状原因，究竟是酒精戒断抑或是肝性脑病，还是慢性酒精中毒性脑病所致。考虑到患者有长期大量饮酒史 10 余年，近 5 年有酒精高度依赖现象，停饮出现戒断症状，酒精导致肝损害、胃炎等疾病，头颅影像为脑萎缩与年龄不符等依据，考虑慢性酒精中毒成立；而患者入院前 1 周因消化道症状严重后停止饮酒，且治疗后肝功能明显改善，未出现黄疸及出血倾向加重趋势，但患者躯体症状有加重趋势考虑系酒精戒断现象。处理上加强看护，防止意外发生，加用安定片 5mg 睡前口服，密切观察生命体征及临床症状。经过上述治疗 1 周后：肝功明显改善，ALT 223U/L，AST 142U/L，GGT 368U/L，TBIL 17.3μmol/L，DBIL 8.6μmol/L，IBIL 8.7μmol/L，凝血功能及电解质正常。夜间可间断入睡，食欲稍有改善，继续同前治疗。治疗 2 周后：ALT 114U/L，AST 91U/L，GGT 192U/L，TBIL 12.7μmol/L，DBIL 7.7μmol/L，IBIL 5.0μmol/L；患者腹痛、恶心症状消失，食欲好转，有效睡眠时间 3 ～ 4 小时，精神状况明显改善。因肝酶下降明显、凝血功能正常，临床症状明显改善，病情相对趋于平稳，住院 16 天后在患者及家属的强烈要求下办理出院。出院后嘱患者继续戒酒，予以口服还原性谷胱甘肽 1.0g/ 次，3 次 / 天口服，补充维生素C、复合维生素B及维生素E胶丸，间断口服安定片。出院后1个月和3个月患者门诊复诊，患者精神状态好，自诉无特殊不适，夜间睡眠质量好，复查肝功基本恢复正常。

最后诊断：

1. 酒精性肝病　酒精性脂肪肝，酒精性肝炎。
2. 酒精中毒性脑病。
3. 慢性非萎缩性胃炎并糜烂。
4. 酒精戒断。

诊断依据：①中年男性，饮酒史10年，近5年酒精量152～232g/d，有酒精依赖及停饮后戒断现象；②发病以饮酒为诱因，临床主要表现为上腹部胀痛不适，近日症状加重伴恶心、呕吐、乏力、纳差、厌油腻、体重下降；③查体肝掌阳性，肝大肋下2cm；化验肝酶明显升高、GGT升高、凝血功能异常；④腹部超声及CT均提示脂肪肝，胃镜为慢性非萎缩性胃炎并糜烂；⑤停止饮酒后出现失眠、纳差、精神萎靡等；经过戒酒、保肝、支持、对症治疗后症状改善、肝功能渐恢复正常。

三、讨论

酒精性肝病(alcoholic live disease,ALD)是长期大量饮酒所致的慢性中毒性肝损害。研究证实，人体摄入的乙醇90%以上在肝脏中代谢，因乙醇在肝细胞内代谢产生的毒性代谢产物及其引起的代谢紊乱是发生ALD的主要病因。酒精在肝内主要通过乙醇脱氢酶和微粒体氧化酶两大系统代谢，代谢过程中均产生乙醛，从而导致还原型辅酶Ⅰ增多，抑制脂肪酸氧化，导致肝细胞内三酰甘油形成增多，引起脂肪肝；过量的乙醛和脂质过氧化可直接损伤肝细胞并通过激活kupffer细胞，生成大量细胞因子而引起炎症，同时激活肝星状细胞，合成过多的细胞外基质引起肝纤维化。嗜酒者中约2/3可发展为ALD。ALD在西方国家十分常见，是发生肝硬化的最主要病因，也是西方国家的十大常见死因之一。近年来我国人民生活水平不断提高，由于过量摄入酒精所致的肝损害亦呈逐年上升趋势，酒精已成为我国继病毒性肝炎后导致肝损害的第二大病因。酒精导致肝脏损害已为人所熟知，但并没有引起广大民众的重视。

ALD的发生与乙醇消耗量、饮酒年限、饮酒方式、饮酒种类有关。酒精摄入的安全量尚有争议，目前我国ALD的诊断标准是：①长期饮酒史，一般超过5年，折合乙醇量男性≥40g/d，女性≥20g/d，或2周内有大量饮酒史（>80g/d）；②临床症状为非特异性，可无症状，或有右上腹胀痛，食欲缺乏、乏力、体重减轻、黄疸等。随着病情加重，可有神经、精神症状及蜘蛛痣、肝掌等体征；③AST、ALT、GGT、总胆红索、凝血酶原时间和平均红细胞容积等指标升高，禁酒后这些指标可明显下降，通常4周内基本恢复正常，AST/ALT>2有助于诊断；④肝脏B超或CT检查有典型表现；⑤排除嗜肝病毒的感染、药物和中毒性肝损伤等。符合①②③和⑤条或①②③和⑤条可诊断ALD。ALD依据病变肝组织是否伴有炎症反应和纤维化可分为单纯性脂肪肝、酒精性肝炎、肝纤维化和肝硬化，几种类型可独立存在或者混合存在，但在临床工作中需注意ALD合并其他肝病如慢性乙型肝炎、丙型肝炎、药物性肝病等。

ALD的治疗原则是：戒酒和营养支持，不断减轻ALD的严重程度，改善已经存在的继发性营养不良状态，对症治疗酒精性肝硬化及其并发症。①戒酒：是治疗ALD过程中的最重要的措施。ALD往往有酒精依赖，酒精依赖的戒酒措施包括精神治疗和药物治疗两方面。健康宣教简便易行，对部分ALD

患者减少饮酒量或者戒酒确实行之有效，且具有良好的费用效益比。作为精神治疗的替代药物，一些病人对阿片受体拮抗药等新型戒酒药物治疗有效。患者戒酒过程中应注意防治戒断综合征，可逐渐减少饮酒量，并可酌情短期应用地西泮等镇静药物；②营养支持：提供高蛋白、低脂饮食，并注意补充维生素B、维生素C、维生素K、维生素E及叶酸等，为ALD患者提供良好的营养支持；③保肝抗纤维化：甘草酸制剂、水飞蓟宾、多烯磷脂酰胆碱、还原型谷胱甘肽等药物有不同程度的抗氧化、抗炎、保护肝细胞膜及细胞器等作用，临床应用可改善肝脏生化学指标。S-腺苷蛋氨酸对ALD高胆红素血症的治疗有一定效果，但应用时间较长，价格较昂贵。S-腺苷蛋氨酸、多烯磷脂酰胆碱对ALD患者还有防止肝脏组织学恶化的趋势。另外，重症ALD患者可根据情况给予肾上腺皮质激素，既可缓解病情进展，还可改善重症ALD患者的生存率，但不宜同时应用多种药物，以免加重肝脏负担及因药物间的相互作用而引起的不良反应；④防治并发症：积极处理ALD的相关并发症，如食管胃底静脉曲张破裂出血、自发性细菌性腹膜炎、肝肾综合征、肝性脑病等；⑤对重症晚期患者，肝移植是一有效措施，有报道表明移植后患者的临床转归和生活质量都极好，但移植前后患者必须持续戒酒。

本例患者因精神受到刺激后出现失眠，需靠酒精辅助才能入睡，持续饮酒10余年导致ALD的发生。由于长期嗜酒会因酒精慢性中毒导致精神系统损伤，而出现一系列精神症状；而ALD的患者在病情演变过程中会因肝损害加重导致肝性脑病的发生也会出现神经精神症状，这时需积极鉴别究竟是酒精中毒性脑病还是ALD导致肝性脑病。此外，大量长期饮酒的患者在ALD治疗过程中因戒酒容易出现酒精戒断综合征，也可以表现为神经精神症状，这就给诊断带来一定的难度。在此过程中应密切观察病情变化，动态监测患者病情发展，综合分析、全面评估，在保肝治疗的基础上加强对症处理，建立MDT模式，使患者受益最大化、疗效最佳化。另外，在ALD的治疗中，尤其对于长期大量饮酒已形成酒精依赖的患者，临床医生应有预见性，密切观察患者戒酒后的表现，慎重突然戒酒，积极防止酒精戒断综合征的发生。

（王学红　郜　茜）

参考文献

[1] 陈灏珠，钟南山，陆再英. 内科学（第9版）[M]. 北京：人民卫生出版社，2018：392-394.

[2] 胡品津. 内科疾病鉴别诊断学（第5版）[M]. 北京：人民卫生出版社，2009：553-567.

[3] 陈灏珠，林果为. 实用内科学[M]. 北京：人民卫生出版社，2009：2098.

[4] 中华医学会肝脏病学分会脂肪肝和酒精性肝病学组. 酒精性肝病诊疗指南.[J] 胃肠病学. 2010，15（10）：617-620.

[5] 江正辉，王泰龄. 酒精性肝病[M]. 北京：中国医药科技出版社，2001：4243.

病例 **68** 药物性肝病

一、病例摘要

一般情况：患者男，54岁，汉族，已婚，农民。

主诉："中上腹饱胀2个月余，发现皮肤、双目黄染4天"于2018年8月25日入院。

现病史：患者于入院2个月余前无明显诱因出现中上腹饱胀不适，以进食后明显，伴大便次数增多，1～5次/天，多于凌晨排便，内含不消化食物，无黏液、脓血便，无里急后重感，伴乏力、纳差，症状持续1周后于当地县医院行腹部超声未见异常，自行到当地私人中医诊所服用9剂中药（具体成分不详），服药后中上腹饱胀及乏力、纳差缓解，大便成形，故停药。1个月前再次出现上腹胀及大便不成形，继续服用同前中药，当服用中草药5天后，乏力、纳差较前好转，食欲改善，大便成形，但小便深黄，呈浓茶色，24小时尿量约1000ml，未予重视，继续服药。患者于4天前晨起后感右侧肋缘下钝痛，无后背部放射痛，疼痛可耐受，活动后加重，休息后疼痛可缓解，发现双目黄染及全身皮肤黄染，小便仍为浓茶色，无白陶土样大便，无全身皮肤瘙痒，无恶心、呕吐，无腹痛、腹胀，发热？未予重视及治疗，继续口服中药，今日至当地县医院化验肝功异常（具体不详），腹部彩超提示脾大，建议转上级医院诊治。来我院门诊以黄疸待查收住我科。

既往史：有双膝关节疼痛病史10余年，间断口服参桂再造丸后关节疼痛现已缓解；否认高血压、糖尿病、冠心病等慢性病病史，否认肝炎、结核等传染病病史，否认外伤史、手术史及输血史，否认吸烟、饮酒史，否认食物及药物过敏史。

查体：T 36.6℃，P 80次/分，R 20次/分，BP 120/70mmHg。神志清，精神欠佳，全身皮肤黏膜中度黄染，双眼睑结膜无苍白，双侧巩膜中度黄染。肝掌、蜘蛛痣？口唇无发绀，双肺呼吸音低，未闻及明显干湿性啰音。心率80次/分，律齐，各瓣膜听诊区未闻及杂音。腹平坦，腹软，未见肠型及蠕动波，中上腹压痛阳性，无反跳痛，肝界在右锁骨中线下1cm，前正中线下3cm，脾肋下3cm，移动性浊音阴性。双下肢无水肿。

辅助检查：门诊查：血常规正常，谷丙转氨酶（ALT↑）567U/L，谷草转氨酶（AST↑）499U/L，总胆红素（TBIL↑）400.3μmol/L，直接胆红素（DBIL↑）232.6μmol/L，间接胆红素（IBIL↑）167.7μmol/L，ALP、GGT。全腹CT平扫：①肝脏体积缩小、门静脉周围条状低密度灶，考虑肝内淋巴淤滞；②胆囊炎，脾大。

初步诊断：黄疸原因待查：药物性肝损害？急性病毒性肝炎？胆囊炎

病例特点：①中年，男性，起病急，急性病程；②发病前有明确服用中药史。以中上腹饱胀，伴大便不成形及乏力、纳差，双目及全身皮肤黄染、肝区不适为主要临床表现，进行性加重；查体肝掌蜘蛛痣；①中年，男性，起病急，急性病程；②发病前有明确服用中药史。以中上腹饱胀，伴大便不成形及乏力、纳差，双目及全身皮肤黄染、肝区不适为主要临床表现，进行性加重；查体肝掌蜘蛛痣；③辅助检查：ALT、AST、胆红素明显升高；CT平扫显示肝脏体积小，脾大，胆囊炎。

诊断及鉴别诊断：结合病史特点，发病前有大量中草药的服用史，实验室检查提示有肝细胞损伤及胆汁淤积的证据，既往无肝炎病史，故高度怀疑药物性肝病的可能。

患者以黄疸为突出表现，我们以此为切入点进行临床分析和诊断、鉴别诊断。

1. 先天性非溶血性黄疸　多为长期持续性或波动性黄疸，无临床症状或症状轻微且全身症状良好，肝功能试验除胆红素代谢障碍外无其他明显异常，而该患者起病急，病史短，既往无类似病史，故可排除。

2. 溶血性黄疸　包括急性溶血和慢性溶血，前者起病急，临床表现严重的腰背及四肢酸痛，伴头痛、呕吐、寒战，随之出现高热、面色苍白、血红蛋白尿及黄疸；后者多为血管外溶血，临床表现有贫血、黄疸、脾大，长期高胆红素血症可并发胆石症及肝功能损害。试验室检查有贫血、红细胞破坏增多、骨髓红系代偿性增生的证据。目前该患者无高热、腹痛、贫血等症状，故可排除。

3. 胆汁淤积性黄疸　可分为肝内胆汁淤积和肝外胆汁淤积，肝外胆汁淤积主要由肝外胆管的阻塞引起，常见病因为结石、寄生虫、肿瘤和胆管狭窄（炎症、发育缺陷、外来压迫及术后并发症等引起）等。多数患者病史及临床表现可提示肝外胆管梗阻，如胆石症、胆道蛔虫或以往胆道手术史，剧烈的上腹痛、黄疸、发热，扪及肿大的胆囊或腹部包块，常规腹部 B 超即可发现，CT、ERCP 或 PTC、MRCP、超声内镜等检查可辨明阻塞的部位及病变性质，多数需要通过手术治疗。而肝内胆汁淤积病因及发病机制复杂，主要是通过病因分析进行鉴别，必要时可结合肝活检或治疗试验进行诊断。结合该患者结合病史特点及实验室检查基本排除肝外胆汁淤积的可能，考虑肝内胆汁淤积可能性大，故进一步完善 MRCP、腹部 CT 进行积极的鉴别诊断。

4. 肝细胞性黄疸　患者可有乏力、全身不适、食欲缺乏、肝区不适、腹胀等临床表现，病情严重者可出现黄疸加深，腹水、下肢水肿、出血倾向及肝性脑病。该患者此次起病急，乏力、纳差症状明显，结合实验室检查提示存在肝功能损害及黄疸，故考虑肝损害诊断明确。但临床上引起肝细胞性黄疸的病因很多，有病毒性肝炎、传染性单核细胞增多症、巨细胞病毒感染、钩端螺旋体病、药物和毒物性肝损害、酒精性肝炎、自身免疫性肝炎、急性全身性感染所致的黄疸、心源性黄疸及妊娠急性脂肪肝等，故对该类患者病因诊断至关重要。该患者无长期饮酒史排除酒精性肝炎；无急性全身感染性疾病的病史，可排除急性全身性感染所致的黄疸；无咽痛及全身淋巴结肿大可排除传染性单核细胞增多症；无疫水接触史可排除钩端螺旋体病；无反复右心衰病史可排除心源性黄疸；男性患者排除妊娠急性脂肪肝。故病因诊断应完善肝炎病毒学检查，如甲肝、乙肝、丙肝、丁肝、戊肝及巨细胞病毒检查，同时完善自身抗体，自免肝四项、免疫球蛋白等化验确定是否存在病毒性肝炎及自身免疫性肝炎的可能，以便进行病因治疗。

二、诊疗经过

入院后考虑患者起病急，病程短，发病前有反复多量服用中药史，目前肝损害明显，考虑药物性肝损害可能性大，故停用一切可疑药物，简化用药，嘱患者高糖、高蛋白、高维生素、低脂肪饮食，并给予保肝、退黄、营养等对症治疗，同时进一步完善相关检查明确病因诊断。入院后第 2 天（2018 年 8 月 26 日）查血常规正常，网织红细胞绝对值正常，尿胆红素（BIL）（++++）；ALT（↑）977U/L，AST（↑）902U/L，碱性磷酸酶（ALP ↑）171U/L，谷氨酰基转移酶（GGT ↑）229U/L，乳酸脱氢酶（LDH）292U/L，总胆汁酸（TBA ↑）160.6μmol/L，胆碱酯酶（CHE ↓）4047U/L，

TBIL ↑ 575.5 μmol/L，DBIL ↑ 383.9 μmol/L，IBIL ↑ 191.6 μmol/L，GGT、ALP、总蛋白（TP）58.0g/L，白蛋白（ALB ↓）32.6g/L，凝血酶原时间（PT ↑）20.5s，凝血酶原百分活动度（PT%↓）45.4%；AFP（↑）18.73ng/ml，SF（↑）> 2000.00ng/ml；尿酸（UA）、肌酐（Cr）、血脂等均正常。甲肝、丙肝、丁肝、戊肝、庚肝抗体阴性；CMV 定量、EBV 定量、HBV 定量均阴性；ANA 谱、自免肝四项正常；艾滋、梅毒定性阴性；甲状腺功能均正常。上腹部 MRI 平扫＋增强＋ MRCP 提示：①急性胆囊炎：肝内胆管稍扩张，肝周、脾周少量积液。结合上述检查基本排除胆道梗阻及肿瘤性病变导致肝外胆汁淤积的可能，追问患者既往否认饮酒史及毒物、化学药物接触史，且排除病毒感染、自身免疫性疾病导致肝损害可能，且停药后肝酶迅速下降一半以上，考虑药物性肝损害可能性大。鉴于患者凝血功能较差，在保肝、退黄、营养等对症治疗同时，积极输注血浆制品，补充凝血因子后，患者黄疸消退不理想、凝血功能改善不佳，于 2018 年 8 月 31 日予以激素（甲强龙 100mg）冲击治疗 3 天→减量（甲强龙 60mg）3 天→减量（甲强龙 40mg）3 天→泼尼松 30mg 口服，每周减药 5mg 至维持口服泼尼松 5mg 10 天后停药。并同时予以白蛋白、血浆等交替输注，退黄、保肝及利胆治疗后症状明显改善，黄疸消退明显，2 周后复查：ALT ↑ 75U/L，AST ↑ 58U/L，ALP122U/L，GGT51U/L；CHE ↓ 2862U/L，TBIL ↑ 226.7 μmol/L，DBIL ↑ 170.3 μmol/L，间接胆红素 IBIL ↑ 56.4 μmol/L，TP ↓ 52.8g/L，ALB ↓ 33.5g/L，TBA ↑ 155.4 μmol/L，凝血正常。患者症状明显改善，生化指标、凝血功能较前明显好转，住院治疗 28 天后于 2018 年 9 月 22 日予以办理出院。院外嘱患者遵医嘱规律口服泼尼松及水飞蓟宾胶囊每次 2 片，每天 3 次口服，1 个月后门诊行肝功化验：ALT 23U/L，AST 33U/L，TBIL ↑ 42.6 μmol/L，DBIL ↑ 22.1 μmol/L，IBIL ↑ 20.5 μmol/L，TP 64.9g/L，ALB 38g/L，CHE4188U/L，TBA ↑ 46 μmol/L；凝血功能正常。以后在第 2、4、6 个月门诊随诊以上指标均正常，患者无特殊不适。

最后诊断：急性药物性肝损害（混合型，急性，RUCAM 评分 6 分（很可能）；低蛋白血症。

诊断依据：①中年，男性；②起病急，病程短，发病前有明确服用中药史。以中上腹饱胀，伴大便不成形及乏力、纳差，双目及全身皮肤黄染为主要临床表现；③患者以 ALT、AST、ALP、GGT 及胆红素升高为主；④停用"中药"，肝酶下降一半以上、但黄疸消退不理想；予以激素冲击治疗，并同时予以白蛋白、血浆等交替输注，退黄、保肝及利胆治疗后患者肝功能及凝血短期内明显改善；⑤入院后完善 CMV 定量，EBV 定量，HBV 定量，甲、丙、丁、戊、庚肝抗体排除病毒性肝损害；自免肝四项，艾滋、梅毒定性，ANA 谱均正常可排除自身免疫性肝病；上腹部 CT 及 MRI 未见明显肝内及胆道病变可排除肝外胆汁淤积性病变；患者否认饮酒及相关遗传病史可排除酒精性肝病及代谢性 / 遗传性疾病（血色病等）；患者入院血脂及腹部彩超未提示明显高脂血症及脂肪肝，故非酒精性脂肪性肝病不考虑。综合以上情况考虑患者此次肝功能损害的原因为药物性肝病可能性大。

三、讨论

药物性肝损伤（drug-induced liver injury，DILI）属药物不良反应范畴，是一组医源性疾病。药物是一柄双刃剑，在发挥临床疗效治疗疾病的同时，药物的不良反应也同时对人类的健康造成伤害。肝脏是体内药物代谢的主要场所，也是药物损伤的主要靶器官。由于药物在其代谢过程中可形成数量和毒性程度不同的中间产物，因而几乎每一种药物在体内均有可能造成肝脏的损害。随着新药的大量研发并上市应用于临床，人类暴露于各类药物的程度大大增加。在已上市应用的化学性或生物性药物中，有 1100 种以上具有潜在的肝毒性，很多药物的赋形剂、中草药以及保健药均有导致肝损伤的可能。药物性肝损伤可发生于原来就有严重肝病的患者，也可发生于既往无肝病者。不同药物对肝脏损害的机制和程度也有所不同，此外还存在一定的个体差异。据报道，药物性肝损伤的发生率可占所有黄疸住院患者的 2%～5%，或急性肝炎住院患者的 10%，而在老年肝病患者中，药物性肝损伤的比例更高，可达 20% 或以上。实际上亚临床药物性肝损伤的发生率远比有症状或黄疸表现者为高。因此，药物的安全性问题已越来越受到人们的重视。

药物性肝损伤根据机制分类可分为固有型、代谢异质型、过敏型。根据病理类型分类，可分为肝细胞性、胆汁淤积性、混合性。根据临床特征可以分为急性和慢性两类。基于受损靶细胞类型可分为肝细胞损伤型、胆汁淤积型、混合型和肝血管损伤型；药物性肝损伤可因药物的种类及引起肝病的机制不同而有不同的临床表现。急性肝细胞损害中，急性药物性肝炎最为多见，以肝细胞坏死为主时，临床表现酷似急性病毒性肝炎，常有发热、乏力、纳差、黄疸和血清转氨酶升高，轻重不一，可为正常高值的 2～30 倍。ALP 和白蛋白受影响较小，高胆红素血症和凝血酶原时间延长与肝损严重度相关。病情较轻者，停药后短期能恢复（数周至数月），重者可发生肝衰竭，出现进行性黄疸、出血倾向和肝性脑病。以过敏反应为主的急性药物性肝病，常有发热、皮疹、黄疸、淋巴结肿大，伴血清转氨酶、胆红素和 AKP 中度升高，药物接触史常较短，多在 4 周以内，部分患者表现为首次用药无症状，再次用药时出现肝损伤表现，与本例患者临床过程相符。药物引起的慢性肝炎与慢性病毒性肝炎的临床表现相似，可以无任何临床症状，但也可表现为慢性肝炎，甚至肝硬化或肝衰竭。生化检查也与慢性病毒性肝炎相似，表现为血清转氨酶、GGT 升高，可发展为肝硬化，出现低蛋白血症及凝血功能障碍等。以胆汁淤积为主的药物性肝损伤，其临床与实验室表现与肝内淤胆、肝外胆道梗阻、急性胆管炎相似，可有发热、黄疸、上腹痛、瘙痒、右上腹压痛及肝大，血清转氨酶轻度升高、AKP 升高，结合胆红素明显升高，胆盐，脂蛋白、GGT 及胆固醇升高。一般于停药后 3 月至 3 年恢复。该病例患者分类为混合型，黄疸以直接胆红素升高为主，腹部 B 超提示胆囊炎，此时主管医师应积极鉴别黄疸病因，究竟是肝内胆汁淤积还是肝外胆汁淤积。询问病史时应积极问诊患者是否服用过药物或者是接触化学药品，并积极完善 MRCP 等检查排除肝外梗阻的可能。

药物性肝损伤的诊断可根据用药史、临床表现、实验室检查、肝组织活检等做出综合判断。对于怀疑药物性肝病患者要详细询问发病前 3 个月内使用的药物，包括剂量、用药途径、开始和停止用药的时间。同时，还应询问药物或化学物质接触史。有无药物过敏史或过敏性疾病史。皮疹和嗜酸性粒细胞增多对药物性肝病的诊断十分重要。此外还要注意原发病是否有可能累及肝脏；既往有无肝病史，有无病毒性肝炎和其他原因肝病的证据。早期肝组织活检有助于鉴别病变类型和了解肝损伤程度。若肝活检见有门脉区炎症，伴大量嗜酸粒细胞浸润及淤胆时，有利于药物性肝炎的诊断。临床支持药物性肝损伤的诊断依据有：①年龄＞50 岁；②同时服用多种药物；③服用已知有肝毒性的药物，可疑药物的给药到发病多数在 1 周到 3 个月；④药物治疗停止后肝功能异常消失，常常数周内可完全恢复或停药后临床表现在几天内消失而转氨酶在 1 周内下降超过 50% 以上；⑤出现特殊的血清自身抗体，如抗 M6、抗 LKM2、抗 CYP1A2、抗 CYP2E1 等；⑥血液药物分析阳性；⑦肝活检有药物沉积及小囊泡性脂肪肝、嗜伊红细胞浸润、小叶中央坏死等肝损伤证据。多数情况下诊断药物性肝病不需要肝活检，然而在需要排除其他肝损伤病因和定义至今未知肝毒性药物的损伤等情况下可进行肝活检检查。

早期诊断和立即停用已知或可疑的肝损药物，是药物性肝病治疗的最重要措施。如果患者因某种疾病而不能停用药物或改用其他药物时，应减少剂量或改变用法，同时给予适当的保肝药。临床上常用的保肝药物有基础代谢类药物、肝细胞膜保护剂、解毒保肝药物、利胆护肝药物、抗炎护肝药物和中药制剂等。一般患者停用肝损药物后肝功能很快就能恢复正常。对于一些病情较重的药物性肝病，需要卧床休息，加强营养，给予高蛋白、高糖、丰富维生素及低脂肪饮食，必要时静脉补充维生素C、葡萄糖、支持疗法改善全身状况，如氨基酸、血浆或全血等。高蛋白饮食可补充蛋白酶合成所需蛋白，高糖饮食可以减少一些药物的肝毒性，维生素可影响肝脏各种酶活性。特殊药物引起的肝损害可用相应的解毒药物，对药物过敏性肝病，可试用抗组织胺药。当经过积极保肝治疗后，黄疸消退不理想，或病程中存在自身免疫现象的DILI患者，可用肾上腺糖皮质激素冲击治疗，待病情减轻后逐渐减量。重症患者应按重型肝炎处理，加强支持治疗，静脉补充血浆或人体白蛋白。必要时可应用人工肝支持系统进行治疗。如有出血、肝性脑病应按出血、肝性脑病处理。肝衰竭或肝硬化时，应考虑做肝移植。

一直以来，药物性肝损伤的发生在临床上都容易被误诊、漏诊。原因有几个方面：①起病隐匿、临床表现无特异性，无诊断金标准；②药物性肝炎的类型较多，有时不容易区分，容易误诊为病毒性肝炎，少数病毒性肝炎患者有自身抗体的升高；③药物性肝病往往重复性较差，特别是特异质型，同样的药物在另外的患者身上不一定会发生肝损伤；④另外也与医务工作者对本病的不认识和不重视有关。

药物性肝损伤应以预防为主。对有药物过敏史或过敏体质者,用药时应特别注意。在用药过程中，要熟悉对肝脏有损害的药物及所致肝损害的类别，尽量避免使用可能导致肝损害的药物，尽量采用不致肝损害的其他药物来替代。必须应用可能致肝损害的药物时，应密切观察病情变化和药物治疗反应、肝功能的改变等。同时，在治疗过程中一定要避免滥用药，少用非必要的药物，严格进行药物管理。

药物性肝损伤的预后关键在于及时发现并治疗，若能早期识别，停药后病变常可逆转，但是严重病例病死率高，常常需要肝移植，因此提高临床医生对本病的认识至关重要。

（王学红　郜　茜）

参考文献

[1] 中华医学会，中华医学会杂志社，中华医学会消化病学分会，等．药物性肝损伤基层诊疗指南（2019年）[J]．中华全科医师杂志，2020，19（10）：868-875.

[2] 殷杰，刘韬韬，沈锡中．116例药物性肝损伤患者的临床特征分析 [J]．肝脏，2020，25（11）：1205-1207、1211.

[3] 宋芳娇，翟庆慧，贺庆娟，等．2820例药物性肝损伤临床分析 [J]．中华肝脏病杂志，2020，28（11）：954-958.

[4] 程遥，王景红，夏坤，等．656例药物性肝损伤病例的回顾性分析 [J]．中国医院用药评价与分析，2020，20（7）：885-888.

[5] 胡锦华，娄月芬．药物性肝损伤发病机制与诊疗的研究进展 [J]．上海医学，2020，43（11）：699-704.

[6] 禹弘，康红，陈军．2019年欧洲肝病学会药物性肝损伤指南更新要点和中国实践 [J]．临床

肝胆病杂志，2020，36（03）：505-508.

[7] 陈词，傅青春. 药物性肝损伤的防治 [J]. 肝博士，2020（04）：26-27.

[8] 王丽苹，何婷婷，崔延飞，等. 解放军总医院第五医学中心 2009—2019 年老年药物性肝损伤患者的临床特征及变化趋势 [J]. 临床肝胆病杂志，2020，36（10）：2248-2252.

[9] 杨沛华. 药物性肝损伤诊治指南解读及研究进展 [A]. 江西省中西医结合学会、南昌市第九医院. 江西省第五次中西医结合肝病学术研讨会暨肝病中西医结合诊疗新进展学习班论文汇编 [C]. 江西省中西医结合学会、南昌市第九医院：江西省中西医结合学会，2016：6.

[10] 孔祥豪，杨鸿溢，郭代红，等. 279 例药物性肝损伤自发报告分析 [J]. 中国医院药学杂志，2020，40（16）：1744-1748.

[11] 何文昌，张克恭，赵凡惠，等. 290 例药物性肝损伤患者临床特征分析 [J]. 实用肝脏病杂志，2020，23（4）：540-543.

[12] 李虎，陈立，张欣欣. 药物性肝损伤实验诊断研究进展 [J]. 中华肝脏病杂志，2020，28（6）：536-539.

[13] 胡琴，刘维，邵宏. 药物性肝损伤的药物治疗研究进展 [J]. 中国临床药理学与治疗学，2016，21（2）：231-236.

[14] 于乐成，茅益民，陈成伟. 药物性肝损伤诊治指南 [J]. 临床肝胆病杂志，2015，31（11）：1752-1769.

[15] 任张青，王进海，郭晓燕，等. 2005—2014 年我国药物性肝损伤临床综合分析 [J]. 药物流行病学杂志，2016，25（5）：284-289.

[16] 刘立伟，赵新颜，贾继东. 2019 年欧洲肝脏研究协会临床实践指南：药物性肝损伤的推荐意见 [J]. 中华肝脏病杂志，2019（06）：420-423.

病例 *69* 肝硬化腹腔积液

一、病例摘要

一般情况：患者男，47岁，汉族，已婚，公务员。

主诉："肝功异常4年，腹围增大半月，尿量减少1周"于2018年9月12日入院。

现病史：患者于2014年8月因"肝功能异常"就诊于吕梁市人民医院，确诊为酒精性肝硬化，给予保肝对症治疗，病情好转出院。2015年4月因"呕血，黑便"就诊于我科，行中上腹部CT平扫＋增强示：符合肝硬化表现，脾大，门静脉高压；胆囊底高密度沉积，考虑结石、副脾；门静脉成像示：胃底静脉、副脐静脉迂曲增粗，肝下缘周及脾周多发迂曲小静脉影，并侧支循环形成（与左肾静脉向沟通）。MRCP：肝硬化，脾大，少量腹水；胆囊多发结石，胆囊炎；病情好转出院。出院后患者规律口服熊去氧胆酸胶囊500mg 2次/天，于2018年5月21日无明显诱因再次出现呕血，为暗红色，量约200ml，伴昏迷，给予止血，纠正肝性脑病、低蛋白血症，改善凝血、利尿等治疗，并于2018年6月6日在胃镜下行食管静脉曲张硬化治疗，术后继续给予降低门脉压力、抑酸，预防肝性脑病等对症治疗后好转出院。近15天，患者再次出现腹胀，发现腹围逐渐增大，伴恶心、纳差，近1周自觉尿量减少就诊于当地医院给予输白蛋白、导尿等对症治疗，症状未见明显改善，遂就诊于我科。

既往史：否认高血压、冠心病，否认糖尿病、脑血管疾病病史，否认肝炎、结核、疟疾病史，预防接种史不详，否认食物药物过敏史。有输血史。

个人史：吸烟20余年，2~3支/天；饮酒史20余年，1斤/d，未戒酒。

查体：T 36.2℃，P 75次/分，R 18次/分，BP 101/55mmHg，W 65kg。神志清，精神可，查体合作，皮肤、巩膜黄染，未见肝掌及蜘蛛痣，未触及浅表淋巴结，双肺呼吸音粗，右下肺湿啰音。心率75次/分，律齐，各瓣膜听诊区未闻及病理性杂音；腹部膨隆，可见腹壁静脉显露，腹软，全腹无压痛及反跳痛，肝脾肋下未触及，移动性浊音阳性，肠鸣音3~4次/天，双下肢可凹陷性水肿。

辅助检查：血细胞分析（2018年9月12日本院）：WBC $5.8×10^9$/L，RBC $2.41×10^{12}$/L，HGB 91g/L，HCT 24.30%，PLT $81×10^9$/L，平均红细胞体101fl，平均红细胞血红蛋白量37.3pg。

腹部CT（2018年5月29日本院）：肝硬化、脾大、门脉高压、胆囊继发性改变；右侧髂总动脉粥样硬化改变；肝右前叶下段囊肿；肝左叶小钙化灶。

初步诊断：

1. 酒精性肝硬化肝功能失代偿期　腹腔积液。

2. 低蛋白血症。

3. 贫血。

4. 胆管结石伴胆囊炎。

5. 肝囊肿。

病例特点：①中年男性，长期大量饮酒史，酒精性肝硬化诊断明确；既往有消化道出血、肝性脑病病史；②临床表现：腹胀、腹围增大、双下肢水肿；③体征：移动性浊音阳性；④腹部CT：肝硬化、脾大、门脉高压。

诊断及鉴别诊断：

1. 结核性腹膜炎 本病常见于儿童与青少年，女性较男性为多见。多继发于其他部位的结核病灶，如肠结核或肠系膜淋巴结核、女性内生殖器结核等，也可由结核杆菌血行播散引起。腹水多为中等量或少量，并可有腹部压痛、柔韧感、腹块等。腹水为渗出液，少数为血性、乳糜性。腹水培养与动物接种可发现结核杆菌，但阴性不能除外本病诊断。腹水腺苷脱氨酸（ADA）活性测定结果显著增高，可10倍于正常值，具有重要意义。腹腔镜检查有确诊价值，给予足量的抗结核药物治疗而获得满意疗效者也可诊断本病。

2. 腹膜肿瘤 原发性腹膜肿瘤主要为腹膜间皮瘤，临床上很少见。腹膜转移癌病多为癌肿的腹膜转移，由胃癌、肝癌、胰腺癌、卵巢癌播散引起。患者可在中年以上，无腹外结核或肠结核证据，可有原发癌的局部表现与腹部质硬的肿块。全身情况呈进行性恶化，贫血和消瘦也较为严重。腹水形成比较迅速，且为血性或乳糜性，腹水中常可找到癌细胞。

3. 心源性腹水 该病是由于心脏功能障碍引发机体水肿的一种表现，右心衰、缩窄性心包炎所致的腹水多为漏出液，患者临床表现及体征可有发绀、颈静脉充盈、奇脉和肝颈静脉回流征阳性。

4. Budd-Chiari综合征 由各种原因所致肝静脉和其开口以上段下腔静脉阻塞性病变引起的常伴有下腔静脉高压为特点的一种肝后门脉高压症。急性期病人有发热、右上腹痛、迅速出现大量腹腔积液、黄疸、肝大，肝区有触痛，少尿。最终可导致肝硬化及门脉高压，其诊断有赖于下腔静脉、肝静脉造影及肝活检。

二、诊治经过

1. 入院后完善实验室检查评估肝功能。凝血检查（2018年9月12日我院）：凝血酶原时间28.10s，凝血酶原时间活动度31.00%，凝血酶原时间国际标准化比值2.18。肝功能（2018年9月13日）丙氨酸氨基转移酶9U/L，天门冬氨酸氨基转移酶20U/L，碱性磷酸酶123U/L，γ-谷氨酰基转移酶17U/L；总蛋白50.9g/L，白蛋白25.3g/L，前白蛋白62mg/L，胆碱酯酶1.16KU/L；总胆红素119.1μmol/L，直接胆红素72.4μmol/L，间接胆红素46.8μmol/L，总胆汁酸400.4μmol/L。根据患者临床表现及以上化验检查结果提示肝功能Child-pugh分级为C级，肝功能极差，考虑预后不良，存在慢性肝衰竭。

2. 为明确腹水性质并缓解患者腹胀症状，2018年9月12日行腹腔穿刺术，在排放腹水的同时（约2000ml）输注白蛋白（10g），腹水化验结果：淡黄色，比重1.005，Rivalta试验阴性，白细胞计数280/mm³，白蛋白3.1g/L，同日血清白蛋白25.3g/L，两者差值SAAG>11g/L提示门脉高压性腹水。

3. 嘱患者低盐软饮食，卧床休息为主，丁二磺酸腺苷蛋氨酸1g（静脉推注，每日1次）、0.9%氯化钠注射液100ml＋谷胱甘肽1.8g（静脉点滴每日1次）改善肝功能。因患者血清白蛋白显著降低，考虑单纯口服利尿剂效果欠佳，在给予口服利尿剂（呋塞米20mg 1次/天，螺内酯60mg 1次/天）的同时，每日输注白蛋白20g，同时每日记录体重变化及尿量，并监测电解质变化。2018年9月15日体重64kg，患者仍觉腹胀，口服利尿剂效果差，增加呋塞米和螺内酯剂量，改为（呋塞米20mg 2次/天，螺内酯50mg 2次/天），2018年9月19日体重62kg，患者自觉腹胀缓解，双下肢水肿减轻，复查电解质：血钾 4.0mmol/L、血钠 133mmol/L、血氯 100.4mmol/L，继续目前利尿治疗方案。住院利尿期间患者尿量波动于 2500～3000ml，体重每日下降 0.5～1kg。

4. 同时为改善患者凝血功能并提高肝、肾、脑等重要器官的灌流，治疗过程中同时配输同型新鲜冰冻血浆制剂。

5. 经过保肝、利尿、输注白蛋白对症治疗，患者腹胀症状缓解，双下肢水肿消失，尿量恢复，复查肝功能（2018 年 9 月 25 日）：丙氨酸氨基转移酶 8U/L，天门冬氨酸氨基转移酶 21U/L，碱性磷酸酶 123U/L， γ - 谷氨酰基转移酶 17U/L；总蛋白 64.7g/L，白蛋白 37.2g/L，前白蛋白 55mg/L，胆碱酯酶 1.16KU/L；总胆红素 147.8μmol/L，直接胆红素 62.0μmol/L，间接胆红素 85.8μmol/L，总胆汁酸 191.0μmol/L，病情好转出院。建议患者一周后复查电解质，消化科门诊随诊。

最后诊断：

1. 酒精性肝硬化肝功能失代偿期　腹腔积液。

2. 慢性肝衰竭。

3. 低蛋白血症。

4. 贫血。

5. 胆管结石伴胆囊炎。

6. 肝囊肿。

诊断依据：①中年男性，长期大量饮酒史；②既往酒精性肝硬化诊断明确；曾有消化道出血、肝性脑病并发症；②临床表现：腹胀、腹围增大、双下肢水肿；③体格检查：移动性浊音阳性，双下肢可凹性水肿；④辅助检查：凝血酶原时间明显延长，凝血酶原时间活动度下降，白蛋白降低，总胆红素升高，血白细胞和血小板减少，腹部 CT 肝硬化、脾大、门脉高压；经过保肝、利尿、输注白蛋白对症治疗，患者腹胀明显缓解，双下肢水肿消失。

三、讨论

本病例患者肝硬化诊断明确，临床表现为腹胀、腹围增大、尿量减少、双下肢水肿，查体移动性浊音阳性，腹腔穿刺化验 SAAG 提示门脉高压性腹水，通过口服利尿药及输注白蛋白治疗，患者临床症状可缓解，目前没有腹水相关并发症如自发性腹膜炎、肝肾综合征等发生，但对于肝功能 Child-pugh 分级为 C 级的患者需警惕腹水并发症发生的可能。

肝硬化引起的腹水常通过腹水实验室检查判断漏出液或渗出液，以及血清 - 腹水白蛋白梯度（serum-ascites albumin gradient, SAAG）判断是门脉高压性或非门脉高压性腹水。SAAG 即血清白蛋白与同日内测得的腹水白蛋白之间的差值（SAAG ＝血清白蛋白 - 腹水白蛋白）。腹水中的白蛋白含量可体现腹水的渗透压，其与血清白蛋白含量之差可间接反映血清与腹水的渗透压差，可间接判断腹水是否因为门静脉压力增高而引起。SAAG ≥ 11g/L 的腹水为门脉高压性，SAAG ＜ 11g/L 的腹水多为非门脉高压性，病因包括腹腔恶性肿瘤（peritoneal malignancy）、结核性腹膜炎、胰源性腹水等。

根据 2017 年中华医学会肝病学会指定的《肝硬化腹水及相关并发症的诊疗指南》，肝硬化腹水的诊治要点如下：

1. 对新出现的腹水和中量、大量腹水患者行腹腔穿刺腹水常规检查，包括腹水细胞计数和分类、腹水总蛋白、白蛋白。与腹穿同日检测血清白蛋白，计算 SAAG，≥ 11g/L 的腹水为门脉高压性。

2. 疑似腹腔感染时可使用血培养瓶在床旁行腹水细菌培养和厌氧菌培养，尽可能在使用抗菌药物前留取标本，严格无菌操作，在床旁取得腹水立即注入血培养瓶 10～20ml，并即刻送检。

3. 顽固型腹水的诊断　①利尿药物（螺内酯 160mg/d、呋塞米 80mg/d）治疗至少 1 周或治疗性间断放腹水（4000～5000ml/次）联合人血白蛋白［20-40g/（次·天）］治疗 2 周，腹水治疗无应答反应；②出现难以控制的利尿药物相关并发症或不良反应；③排除恶性腹水及窦前性门脉高压症引起的腹水。

4. 螺内酯起始剂量 40～80mg/d，3～5 天递增 40mg/d，常规用量上限 100mg/d，最大剂量 400mg/d；呋塞米起始剂量 20～40mg/d，3～5 天递增 40mg/d，常规用量上限 80mg/d，最大剂量 160mg/d。

5. 托伐普坦是治疗肝硬化腹水，特别是伴低钠血症的有效排水药物，起始剂量 15mg/d，根据血钠水平调整剂量，避免血钠升高过快。最低剂量 3.75mg/d，最大剂量 60mg/d。

6. 特利加压素可用于肝硬化顽固型腹水的治疗，1～2mg，1 次 /12h 静脉缓慢推注（至少 15 分钟）或持续静脉点滴，有应答者持续应用 5～7 天；无应答者，可 1～2mg，1 次 /6h 静脉缓慢推注或持续静脉点滴。停药后病情反复，可再重复应用。

7. 肝硬化腹水患者避免应用非甾体抗炎药及氨基糖苷类抗菌药物。

8. 顽固型腹水患者需要进行限盐教育，4～6g/d；血钠低于 125mmol/L，需限制水摄入量，否则不需严格限水。

9. 人血白蛋白（20～40g/d）可改善肝硬化腹水患者的预后，特别是顽固型腹水及 SBP 患者。

10. 大量放腹水（4000～5000ml/（次·d）联合人血白蛋白（4g/1000ml 腹水）是治疗顽固型腹水有效的方法。

11. 对利尿药物治疗效果不佳的肝硬化顽固型腹水，有条件且无禁忌证时可早期行 TIPS 治疗。

12. 通常情况不推荐腹腔放置引流管放腹水。

13. TIPS 是治疗顽固性腹水的有效方法之一，可以作为需要频繁进行腹穿放腹水或频繁住院患者（≥3 次 / 月）或肝移植的过渡治疗。

14. 对于 Child-C 级肝硬化合并顽固型腹水患者应优先考虑肝移植。

15. 对可进行病因治疗的肝硬化要积极进行病因治疗，通过病因治疗达到病情稳定或逆转失代偿期肝硬化为再代偿期甚至无肝硬化的状况。

16. 在必要时可辅以中药治疗，如安络化纤丸、扶正化瘀胶囊和鳖甲软肝片等，对改善肝硬化、肝纤维化有一定疗效。

（霍丽娟　田玲琳）

参考文献

［1］徐小元，丁惠国，李文刚，等 . 肝硬化腹水及相关并发症的诊疗指南［J］. 临床肝胆病杂志，2017，33（10）：158-174.

［2］Wang SZ, Ding HG.New therapeutic paradigm and concepts for patients with cirrhotic refractory ascites [J] .Zhonghua Gan Zang Bing Za Zhi，2017，25（4）：249-253.

[3]Bosch J，Garcia-Pagan JC.Complications of cirrhosis.I.Portal hypertension [J] .J Hepatol 2000；32（1 Suppl）：141-156.

[4]Gluud LL，Christensen K，Christensen E，et al.Systematic review of randomized trials on vasoconstrictor drugs for hepatorenal syndrome [J] .Hepatology，2010，51（2）：576-584.

[5]Wong F，Blendis L.New challenge of hepatorenal syndrome：prevention and treatment [J] .Hepatology，2001，34（6）：1242-1251.

病例 70 肝硬化消化道出血

一、病例摘要

一般情况：患者男，43岁，汉族，已婚，工人。

主诉："呕血4天，黑便3天"于2017年11月27日入院。

现病史：患者于2017年11月23日晚因头痛服用止痛药物（具体不详）后出现呕血，量约20ml，呈暗红色含有血凝块，无胃内容物，伴恶心、头晕、腹痛，无心慌、出汗，无反酸、烧心，无发热等，未予处理；于11月24日排黑便一次，量不详，伴食欲不佳，仍未就诊；于11月26日再次排暗红色血便一次，量约500ml，伴头晕，无恶心、呕吐，遂就诊于我院急诊，给予止血、抑酸、抗感染、输白蛋白、血浆、补液等对症支持治疗后转入我科，患者自发病以来，精神、食欲欠佳，小便如常，体重无明显变化。

既往史：7年前右侧髋骨骨折并行切开复位内固定术；3年前左侧胫腓骨骨折并行切开复位内固定术；10月前右侧胫腓骨骨折并行切开复位内固定术。2017年10月16日因肝性脑病入住我院，诊断为酒精性肝硬化，给予保肝、利尿、降氨、输注血浆、补充白蛋白、纠正电解质紊乱等对症支持治疗后好转出院。否认高血压、冠心病、否认糖尿病、脑血管疾病病史，否认肝炎、结核、疟疾病史，预防接种史不详，否认食物药物过敏史。

个人史：吸烟12年，1包/天，戒烟半年；饮酒史35年，500g/d，未戒酒。

查体：T 36.3℃，P 80次/分，R 20/分，BP 110/90mmHg。神志清楚，全身皮肤黏膜及巩膜轻度黄染，双侧上肢可见散在蜘蛛痣，结膜苍白，全身浅表淋巴结未触及肿大。双肺呼吸音粗，未闻及干、湿性啰音。心律齐，心音正常，各瓣膜听诊区未闻及杂音，未闻及心包摩擦音。腹部膨隆，未见曲张静脉，腹韧，全腹无压痛及反跳痛，肝脾肋下未触及，移动性浊音阳性，肠鸣音5～6次/分，双下肢无水肿。

辅助检查：血细胞分析（2017年11月26日，本院）：WBC 13.2×10⁹/L，RBC 1.99×10¹²/L，Hb 64.0g/L，PCV 19.10%，PLT 54×10⁹/L，血小板分布宽度20.5fl，淋巴细胞百分比10.4%；单核细胞绝对值1.48×10⁹/L，单核细胞百分比11.2%，中性粒细胞百分比76.0%，中性粒细胞绝对值10.10×10⁹/L，嗜碱细胞绝对值0.09×10⁹/L。

血生化（2017年11月26日，本院）天门冬氨酸氨基转移酶37U/L，丙氨酸氨基转移酶40U/L，总蛋白54.8U/L，白蛋白26.7g/L，总胆红素75.6μmol/L，尿素9.46mmol/L，血清碳酸氢盐20.20mmol/L，肌酸激酶同工酶121.00mmol/L。

凝血功能（2017年11月26日，本院）：凝血酶原时间24.50s，凝血酶原时间活动度36%，凝血酶原时间国际标准化比值1.960，活化部分凝血酶原时间40.80s，D-二聚体1304.0ng/ml，纤维蛋白原实测法0.98，纤维蛋白原0.88。

初步诊断：①酒精性肝硬化（肝功能失代偿期）、食管静脉曲张破裂出血、失血性贫血；②慢性肝衰竭；③脾功能亢进；④低白蛋白血症；⑤左侧胫腓骨骨折术后；⑥右侧胫腓骨骨折术后；⑦右侧髋骨骨折术后；⑧左侧肾盂结石。

病例特点：

1. 中年男性，长期大量饮酒史。

2. 酒精性肝硬化诊断明确，且有肝性脑病病史。

3. 临床表现：呕血、黑便。

4. 血细胞分析：HB 64.0g/L，提示贫血。

5. 入院时化验提示肝功能 Child-pugh 分级为 C 级。

诊断及鉴别诊断：

1. 消化性溃疡并上消化道出血　患者有上腹痛的病史，腹痛特点呈慢性周期性，节律性，尤其是出血前疼痛加剧，出血后减轻或缓解，查体上腹部压痛，急诊胃镜检查提示溃疡病灶可明确诊断。

2. 食管贲门黏膜撕裂综合征　此病典型的病史为先有剧烈呕吐，随后呕血，一般为无痛性出血，凡在饮酒、饱餐、服药以后出现呕吐继之出现呕血、黑便的病例均应考虑本病，特别是伴有食管裂孔疝的病人。

3. 急性糜烂性出血性胃炎　此病一般急性发病，常表现为上腹痛、呕血、黑便等，一般因为长期服用非甾体抗炎药或严重创伤、大手术、大面积烧伤、颅内病变、败血症及其他严重脏器或多器官功能衰竭或大量饮酒后出现，确诊有赖于急诊胃镜。

二、诊治经过

患者目前为急性出血期，进入重症监护室进行治疗，首要治疗目标是尽快恢复血流动力学的稳定。根据出血程度确定扩容量及液体性质，同时亦应避免扩容过度，门静脉血流及压力恢复性升高可诱发再出血。

入院后嘱患者卧床休息，给予禁饮食、吸氧、生命体征监护，同时注意保持呼吸道通畅，主要药物治疗：0.9％氯化钠注射液 10ml ＋注射用艾司奥美拉唑钠 40mg（静脉推注 1 次 /12h）抑酸，0.9％氯化钠注射液 48ml ＋生长抑素 3mg（4ml/h 静脉持续泵入）降门脉压，0.9％氯化钠注射液 100ml ＋头孢呋辛钠 1.5g（静脉滴注，每日 2 次）抗感染，10％葡萄糖注射液 250ml ＋异甘草酸镁注射液 200mg（静脉点滴，每日 1 次）保肝，补液对症支持治疗。

入院化验血细胞分析（2017 年 11 月 27 日）：WBC 6.6×10⁹/L，RBC 1.85×10¹²/L，Hb 58g/L，PLT 45×10⁹/L，为纠正失血性贫血，分次输注去白细胞悬浮红细胞共 4U。复查血细胞分析（2017 年 11 月 30 日）WBC 5.6×10⁹/L，RBC 2.64×10¹²/L，Hb 81g/L，PLT 51×10⁹/L。经治疗，复查便常规 ＋潜血（2017 年 12 月 2 日）：潜血阴性，2017 年 12 月 1 日开始流质饮食，并逐渐过渡至正常软食，患者未再呕血、黑便，同时给予乳果糖 15ml 每日两次口服，保证每日 1 ～ 2 次软便。

根据患者临床表现，目前未出现腹水及肝性脑病，入院化验：肝功能（2017 年 11 月 28 日）：ALT 19U/L，AST 30U/L；TP（总蛋白）46.1g/L，ALB 24.4g/L，前白蛋白 66mg/L，ChE（胆碱酯酶）1.37KU/L；STB（总胆红素）69.2μmol/L，DBil（直接胆红素）31μmol/L，I-Bil（间接胆红素）38.2μmol/L，TBA（总胆汁酸）10.2μmol/L；凝血检查（2017 年 11 月 30 日）：凝血酶原时间 25.5s，凝血酶原时间活动度 36％，判断肝功能 Child-pugh 分级为 C 级。

治疗过程中与患者及家属沟通，建议下一步完善胃镜检查，判断食管胃底静脉曲张程度，并行内镜下曲张静脉套扎或者硬化治疗。经与患者家家属沟通，患者同意胃镜检查及胃镜下曲张静脉硬化治疗。胃镜下可见食管静脉曲张：LeiD 1.5Rf1，再出血风险较高，给予内镜下硬化治疗。患者逐渐恢复正常软食，建议患者下一步普外科脾切除、门－体分、断流术治疗或者介入科 TIPS 治疗，或者如果条件允许可考虑肝移植。

最后诊断：

1. 食管静脉曲张破裂出血、失血性贫血、酒精性肝硬化（肝功能失代偿期）。

2. 慢性肝衰竭。

3. 脾功能亢进。

4. 低白蛋白血症。

5. 左侧胫腓骨骨折术后。

6. 右侧胫腓骨骨折术后。

7. 右侧髋骨骨折术后。

8. 左侧肾盂结石。

内镜下可见食管静脉曲张，根据我国肝硬化门静脉高压《食管胃静脉曲张出血防治指南（2015 年）》及《消化道静脉曲张及出血的内镜诊断和治疗规范试行方案（2009 年）》，食管胃静脉曲张记录方法：此例患者镜下食管静脉曲张诊断：LeiD 1.5Rf1，给予镜下硬化治疗。

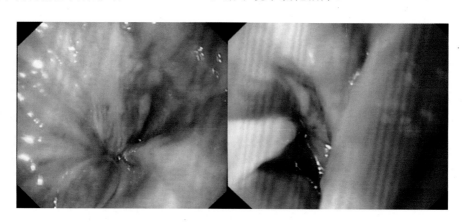

病例 70 图 1　内镜下可见食管静脉曲张

三、讨论

本病例为典型肝硬化食管静脉曲张破裂出血，治疗中通过药物控制急性出血，并完善胃镜检查评估患者静脉曲张程度的同时行内镜下曲张静脉的治疗，减少再次出血的风险。

对于肝硬化患者，胃镜作为一种侵入性检查措施，目前仍是筛查静脉曲张的主要方法。推荐采用胃镜检查确定患者是否存在食管胃静脉曲张（gastro-oesophageal varices，GOV）并评估曲张静脉破裂出血的危险性，诊断食管胃静脉曲张破裂出血（esophag-ogastric variceal bleeding，EVB）并行内镜下治疗。EVB 发病急，可表现为突发呕血、黑便，一般为大量呕吐鲜血，病情进展快，可很快出现失血性休克，病死率很高。

对于肝硬化食管胃底静脉曲张破裂出血，除卧床、禁食、保持呼吸道通畅、吸氧及重症监护等一般处理外，早期治疗主要针对纠正低血容量休克、防止胃肠道出血相关并发症（感染、电解质酸碱平衡紊乱、肝性脑病等）、有效控制出血、监护生命体征和尿量。需要强调的是，对肝硬化患者恢复血容量要适当，过度输血或输液可能导致继续或重新出血，避免仅用盐溶液补足液体，从而加重或加速腹水或其他血管外部位液体的蓄积。

药物治疗是静脉曲张破裂出血的首选方案。常用药物：①生长抑素及类似物：十四肽生长抑素控制急性出血效果明显，还可预防内镜治疗后的肝静脉压力梯度升高。　首剂静脉用 250μg 后，持续 250μg/h 静脉滴注；八肽生长抑素半衰期更长，首剂静脉用 50μg 后，持续 50μg/h 静脉滴注，两者均可长期应用，一般根据病情可持续 3～5d。需要指出的是，生长抑素及其类似物不能改善患者的死亡率，并不推荐和硝酸酯类药物合用；②特利加压素：可持久有效降低肝静脉压力梯度，特利加压素 1mg，1 次 /4h，静脉注射或持续点滴，首剂可加倍。维持治疗特利加压素 1mg，1 次 /12h。疗程 3～5d，多数报道 80%～85% 患者出血可成功控制。临床经验发现，对于特利加压素控制出血失败者，可联合应用生长抑素及其类似物；③质子泵抑制剂可以提高胃内 pH 值，促进血小板聚集，避免血栓溶解，出血患者一般常规使用；④除上述止血药物之外，可预防性使用抗生素，首选三代头孢类抗生素，若过敏则可选择喹诺酮类；⑤目前没有足够的临床证据表明，局部使用凝血酶、冰盐水（8mg 去甲肾上腺素 /100ml 盐水）、云南白药及静脉应用血凝酶、凝血酶原复合物、维生素 K_1 等在肝硬化 EVB 的治疗中有确切疗效，应避免滥用这类止血药。

三腔二囊管压迫止血简单有效，但拔管后复发率相当高，可作为药物治疗失败后的补救措施，多在等待后续治疗（内镜或手术）的过渡期内短暂使用。有条件进行内镜治疗的中心，对确证为食管胃底静脉曲张出血且病情允许的肝硬化患者应尽快安排内镜治疗。

内镜治疗包括内镜下套扎术（endoscopic variceal ligation, EVL），内镜下硬化剂注射治疗（endoscopic injection sclerotherapy, EIS）和组织黏合剂注射。EVL 多用于食管静脉曲张的治疗。胃底曲张静脉一般只采用组织黏合剂注射治疗。EIS 治疗食管和胃底静脉曲张均可，但胃底曲张静脉血流较快，因此除急诊活动性出血外很少单独采用硬化治疗。对于不适合 EVL 治疗的食管静脉曲张者，可考虑应用 EIS。

经颈静脉肝内门一体静脉支架分流术（TIPS）能在短期内明显降低门静脉压，对急诊静脉曲张破裂出血的即刻止血成功率高达 90%～99%。TIPS 除了作为药物和（或）内镜治疗失败患者的抢救治疗外，对于存在高风险治疗失败的患者，如 Child-Pugh C 级（＜14 分）或 B 级合并活动性出血的患者，在药物和内镜治疗控制出血后即应尽早行 TIPS 治疗，提出了实施早期 TIPS 的概念。

需要指出，治疗急性食管胃底静脉曲张出血的药物、内镜或介入等措施，其疗效均与患者肝功能 Child-Puch 分级有关。近来有回顾性研究分析认为，对于 Child-Puch B 级以上的患者，尤其是预估联合药物＋内镜治疗可能失败的情况下，早期行 TIPS(入院 24～48 小时)能够有效改善患者的生存率。对于经各种内科治疗无效且可耐受手术者，可考虑行断流或分流手术。

（霍丽娟　田玲琳）

参考文献

[1] 中华医学会消化内镜学分会食管胃静脉曲张学组. 消化道静脉曲张及出血的内镜诊断和治疗规范试行方案（2009 年）[J]. 中华消化内镜杂志，2010，27（1）：1-7.

[2] 中华医学会肝病学分会，中华医学会消化病学分会，中华医学会内镜学分会. 肝硬化门静脉高压食管胃静脉曲张出血防治指南（2015）[J]. 中华胃肠内镜电子杂志，2015，11（2）：1-21.

[3]Hwang JH，Shergill AK，Acosta RD，et al，The role of endoscopy in the management of variceal hemorrhage[J].Gastrointest Endosc，2014，80（2）：221-227.

[4]D'Amico G，Pietrosi G，Tarantino I，et al.Emergency sclerotherapy versus vasoactive drugs for variceal bleeding in cirrhosis：a Cochrane meta-analysis[J].Gastroenterology，2003，124（5）：1277-1291.

病例 **71** 肝硬化肝性脑病

一、病例摘要

一般情况：患者男，43 岁，汉族，已婚，工人。

主诉："间断腹胀 8 个月，加重伴情绪改变 3 天"于 2017 年 10 月 16 日入院。

现病史：患者 8 个月前无明显诱因出现腹胀，发现腹围逐渐增大，就诊于当地医院，诊断为酒精性肝硬化，给予保肝、利尿、输注白蛋白等对症支持治疗，症状好转出院。院外间断口服利尿药，3 天前再次出现腹胀、纳差，自行口服呋塞米利尿治疗，后逐渐出现情绪改变、烦躁、睡眠倒错，无腹痛、腹泻，无恶心、呕吐，遂就诊于我院急诊，考虑肝性脑病，给予保肝、利尿、降氨、纠正水电解质紊乱等对症支持治疗，现为求进一步诊治入我科；患者自发病以来，精神倦怠，食欲差，大小便如常，近 8 日体重增加 3kg。

既往史：7 年前右侧髋骨骨折并行切开复位内固定术，3 年前左侧胫腓骨骨折并行切开复位内固定术，10 个月前右侧胫腓骨骨折行切开复位内固定术。否认高血压，心脏病史；否认糖尿病，脑血管病史；否认肝炎、结核、疟疾病史。预防接种史不详，否认输血史，否认食物、药物过敏史。有抽烟史 12 年，1 包 / 天，戒烟半年，饮酒史 35 年，500g/d，未戒酒。

查体：T 36.6℃，P 74 次 / 分，R 20 次 / 分，BP 104/70mmHg。嗜睡，可唤醒，反应迟钝，扑翼样震颤可引出，全身皮肤黏膜、巩膜黄染，右侧腹股沟区有约 10cm 手术瘢痕，双下肢有手术瘢痕并有轻度可凹性水肿，可见肝掌、蜘蛛痣，双肺呼吸音粗，未闻及干湿啰音。腹部膨隆，软，未见曲张静脉，全腹无压痛及反跳痛，肝脾肋下未触及，未触及包块，移动性浊音阳性，肠鸣音 3～4 次 / 分，双下肢水肿。

辅助检查：腹部彩超（2017 年 10 月 15 日，我院）：①肝脏弥漫性病变；②胆囊壁增厚不光；③脾大；④盆腹腔积液；⑤腹腔大量积气；⑥余查未见明显异常。

头颈 - 胸部 - 全腹 CT（2017 年 10 月 16 日 15：00 我院）：①左侧额叶皮层下缺血性改变；②双肺间质性改变；③左冠状动脉前降支及主动脉钙化；④肝硬化改变，脾大，腹盆腔积液；⑤脾脏内斑点状钙化；⑥左侧肾盂结右；⑦右侧髂骨翼术后改变。

血生化（2017 年 10 月 15 日，我院）：TP 58.20g/L，ALB 28.70g/L，TBIL 105.60μmol/L，Urea 7.29mmol/L，CKMB 153.00U/L，CK 183.00U/L，LDH 623.00U/L，LPS 585.00U/L。

血常规（2017 年 10 月 15 日，我院）：WBC 9.8×10^9/L，RBC 2.61×10^{12}/L，HGB 91.9g/L，HCT 26.10%，PLT 82×10^9/L。

凝血检查（2017 年 10 月 15 日，我院）：凝血酶原时间 20.10s，凝血酶原时间活动度 48.00%，纤维蛋白原 2.420g/L。

动脉血气分析（2017 年 10 月 16 日，我院）：PO_2 69.00mmHg，SO_2 94.00%，tHb 7.30g/dl，Na 132.00mmol/L。

初步诊断：①肝性脑病；②肝硬化（肝功能失代偿期）、脾大、腹腔积液、电解质紊乱、低钠血症；③左侧胫腓骨骨折术后；④右侧胫腓骨骨折术后；⑤右侧髂骨翼术后；⑥左侧肾盂结石。

病例特点：

1. 中年男性，长期大量饮酒史，酒精性肝硬化诊断明确。

2. 临床表现 睡眠倒错，情绪改变，主要表现为烦躁。

3. 体征 扑翼样震颤阳性。

4. 不规范的利尿治疗导致电解质紊乱是诱因。

诊断及鉴别诊断：

1. 代谢性脑病：①低血糖症：患者有引起低血糖的基础疾病，如糖尿病、胰岛细胞瘤等；症状主要包括交感神经兴奋症状（心悸、焦虑、出汗、饥饿感）和中枢神经症状（神志改变、认知障碍或昏迷）；血糖 < 2.8mmol/L。用葡萄糖治疗后症状可逐渐缓解；②糖尿病酮症酸中毒：有糖尿病基础疾病；诱发因素：胰岛素使用不当、急性感染、胃肠疾病等，表现为糖尿病症状加重（多尿、烦渴多饮及乏力加重），恶心、呕吐、烦躁、嗜睡、昏迷等；辅助检查：血酮 > 3mmol/L，尿酮阳性或强阳性（> ++），血糖 > 11mmol/L、血 HCO_3^- < 15mmol/L，pH < 7.3。

2. 精神疾病 发病人群常为青年或成年早期，病程较长，常反复发作，发病前患者常有前驱症状，可持续数天、数月或数年，发病时患者一般无意识障碍，可通过神经心理学检查、神经体格检查及必要时的实验室检查明确诊断。

3. 颅内病变 ①颅内出血：主要有颅内压升高症状（头痛、呕吐进行性加重）和局灶性体征（偏瘫、失语、脑神经麻痹），头颅 CT 可见高密度区；②颅内肿瘤：症状主要为颅内压升高表现（头痛、呕吐、视盘水肿）、局灶性症状和体征（癫痫、疼痛、肌肉抽搐；或偏瘫、感觉障碍等）。头颅 CT 或 MRI 可发现颅内占位性病变。

4. 中毒性脑病 酒精及药物中毒或重金属感染。发病前有长期或短期大量接触乙醇、药物、毒物或重金属的病史，可表现为头痛、嗜睡、恶心、呕吐、意识障碍、昏迷等，可伴有全身多个器官中毒的症状。脑电图常显示弥漫性病变：α 波减少，代之以 θ 波或 δ 波等慢波。头颅 CT 显示其以脑水肿为主，部分可表现为蛛网膜下腔或脑内出血等。

二、诊治经过

入院化验及检查：

血气分析（2017 年 10 月 17 日）：pH 7.45，PCO_2 28mmHg，PO_2 99mmHg。

血氨（2017 年 10 月 17 日）：83.6μmol/L。

肝功能（2017 年 10 月 17 日）：ALT 26U/L，AST 45U/L，ALP 132U/L，r-GGT（r-谷氨酰基转移酶）19U/L；总蛋白 50.6g/L，ALB（白蛋白）23.6g/L，PAB（前白蛋白）90mg/L，ChE（胆碱酯酶）1.35KU/L；STB（总胆红素）81.1μmol/L，DBIL（直接胆红素）39.5μmol/L，I-Bil（间接胆红素）41.6μmol/L，TBA（总胆汁酸）188.1μmol/L。

凝血检查（2017 年 10 月 17 日）：凝血酶原时间 21.1s，凝血酶原时间活动度 48%。

腹部超声（2017 年 10 月 18 日）：肝硬化，胆囊继发性改变，脾大，脾静脉增宽（0.9cm），腹腔积液。

根据患者临床表现及以上化验检查提示肝功能 Child-pugh 分级为 C 级，肝功能极差，考虑预后不良，存在慢性肝衰竭的可能。

　　因患者处于肝性脑病急性期且有大量腹腔积液，在保证足够热量供给的同时，入院后给予低盐禁蛋白软食，10%葡萄糖注射液 250ml＋异甘草酸镁注射液 200mg（静脉点滴，每日 1 次）、0.9%氯化钠注射液 100ml＋谷胱甘肽 1.8g（静脉点滴，每日 1 次）改善肝功能治疗。针对肝性脑病静脉应用门冬氨酸鸟氨酸 5.0g 每日 1 次，促进体内的鸟氨酸循环进而降低血氨水平，改善临床症状；支链氨基酸 250ml 静脉点滴，每日 1 次，补充支链氨基酸有助于减少假性神经递质及抑制性神经递质形成，并改善患者营养状态；3ml 食醋＋生理盐水 100ml，取 60ml 保留灌肠酸化肠道，进而减少氨的吸收，同时口服乳果糖 30ml 每日 1 次，保证每日 1～2 次成形软便；根据动脉血气结果 pH 7.45 偏碱，给予精氨酸 5g 静脉点滴每日 1 次，精氨酸可促进尿素循环而降低血氨，同时该药呈酸性，适用于碱中毒患者。

　　治疗第 3 天患者意识状态明显好转，情绪恢复正常，可正确回答问题，继续上述治疗促进氨的代谢，减少氨的吸收，改善氨基酸平衡，并逐步增加饮食中蛋白含量，以植物蛋白为主。此例患者除合并肝性脑病外，还表现为大量腹腔积液，给予常规利尿剂治疗效果欠佳，患者腹胀症状显著。为了明确腹水性质并缓解腹胀，2017 年 10 月 24 日行腹腔穿刺置管引流术，在排放腹水（每日约 2000ml）的同时，输注白蛋白（10g 静脉点滴每日 1 次），腹水化验（比重 1.016、Rivalta 试验阴性、白细胞计数 220/mm^3）提示漏出液。

　　为改善患者凝血功能并提高肝、肾、脑等重要器官的灌流，治疗过程中同时配输同型新鲜冰冻血浆制剂。

　　治疗过程中，复查肝功能（2017 年 10 月 23 日）：丙氨酸氨基转移酶 24U/L，天门冬氨酸氨基转移酶 40U/L，碱性磷酸酶 143U/L，r-谷氨酰基转移酶 19U/L；总蛋白 57.3g/L，白蛋白 30g/L，前白蛋白 97mg/L，胆碱酯酶 2.14KU/L，总胆红素 61μmol/L，直接胆红素 25μmol/L，间接胆红素 36μmol/L，总胆汁酸 131.5μmol/L；复查凝血检查（2017 年 10 月 23 日）。

　　腹部 CT（2017 年 10 月 24 日）（病例 71 图 1）：肝硬化，门脉高压，脾大，腹水；胆囊继发性改变；腹主动脉粥样硬化；脾静脉及附脐静脉增粗迂曲，右肾静脉及右侧生殖静脉增粗迂曲，并右侧生殖静脉与肠系膜上静脉侧支吻合。

　　经上述治疗，肝功能较入院时略好转，患者意识逐渐恢复正常，给予低蛋白饮食后亦没有出现肝性脑病反复，患者病情好转出院，院外继续口服利尿剂，建议患者 1 个月复查，不适随诊。

　　最后诊断：

1．肝性脑病。

2．肝硬化（肝功能失代偿期）、脾大、腹腔积液、电解质紊乱、低钠血症。

3．慢性肝衰竭。

4．左侧胫腓骨骨折术后。

5．右侧胫腓骨骨折术后。

6．右侧髂骨翼术后。

7．左侧肾盂结石。

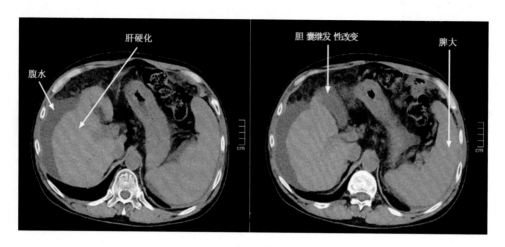

病例 71 图 1　上腹部 CT

三、讨论

根据患者临床表现及其提供的病史资料诊断为酒精性肝硬化肝功能失代偿期，患者在服用呋塞米利尿治疗的过程中出现情绪改变、意识障碍，因此肝性脑病的临床诊断成立，不正确使用利尿剂是其诱因。

肝性脑病（hepatic encephalopathy，HE）是一种由于急、慢性肝功能严重障碍或各种门静脉 - 体循环分流异常所致的、以代谢紊乱为基础的、轻重程度不同的神经精神异常综合征。临床可表现为程度不一的神经和精神异常，从只有用智力检测或电生理检验才能发现的轻微肝性脑病，到人格改变、智力减退、行为异常，甚至发生不同程度的意识障碍的肝性脑病。HE 是一种多因素的神经精神学疾病，肝硬化患者一旦出现肝性脑病就提示死亡风险增加，预后较差，因此，肝性脑病早就被纳入评价肝脏功能严重程度的 Child-Pugh 分级中。HE 诊断的重点是脑病的分级及与非肝性脑病所致的意识改变相鉴别。

我国肝性脑病的发生率较高，在住院的肝硬化患者中，约 40% 存在轻微型肝性脑病。为了进一步规范我国肝性脑病的预防、诊断和治疗，中华医学会消化病学分会和肝病学分会组织国内有关专家制定了《中国肝性脑病诊治共识意见（2013 年，重庆）》。

根据共识意见，肝性脑病的诊断要点如下：

1. 严重肝病和（或）广泛门 - 体分流患者出现可识别的神经精神症状时，如能排除精神疾病、代谢性脑病、颅内病变和中毒性脑病等，提示肝性脑病的存在。

2. 根据基础疾病，可将肝性脑病分为 A、B 和 C 型。A 型肝性脑病发生在急性肝衰竭基础上，多无明显诱因和前驱症状，常在起病数日内由轻度的意识错乱迅速陷入深昏迷，甚至死亡，并伴有急性肝衰竭的表现，如黄疸、出血、凝血酶原活动度降低等，其病理生理特征之一是脑水肿和颅内高压；B 型肝性脑病由门 - 体分流所致，无明显肝功能障碍，肝活组织检查证实肝组织学结构正常；C 型肝性脑病患者除脑病表现外，还常伴有慢性肝损伤及肝硬化等肝脏基础疾病的表现。

3. West-Haven 分级标准是目前应用最广泛的肝性脑病严重程度分级方法（病例 71 表 1）。

病例 71 表 1　West-Haven 分级标准

分期	意识、精神状态	神经体征	脑电图异常
0 级	正常	正常	无
I 级	抑郁 / 欣快，无意识动作、昼夜睡眠颠倒、简单计算迟钝	扑翼样震颤（+）或（-），正常反射存在，病理反射（-）	对称性 Q 慢波 7～8 次 / 秒
II 级	反应迟钝 轻度定向异常（时间和空间定向）、 简单计算错误 焦虑、冷漠、激动 性格改变、嗜睡	扑翼样震颤（+） 构音障碍、书写障碍 共济失调 反射减低 病理反射（+）	对称性 Q 慢波 5～7 次 / 秒
III 级	嗜睡但可叫醒 对刺激有反应 意识模糊 明的定向障碍 精神错乱、狂躁	扑翼样震颤（+）或（-） 无法保持固定姿势 肌张力明显增强 阵挛或扰动 反射亢进 Babinski 征（+）	对称性 Q 慢波 3～5 次 / 秒
IV 级	昏迷（对语言和强刺激无反应）	扑翼样震颤无法引出 阵发性抽搐 去大脑皮层体位 正常反射消失 病理反射（±） 瞳孔散大	高幅低频三相波或 δ 波＜3 次 / 秒

4．肝性脑病多有血氨增高，但是血氨水平与病情严重程度之间无确切关系。

5．脑电图和诱发电位等可反映肝性脑病的大脑皮质电位，以诱发电位诊断效能较好，但受仪器设备、专业人员的限制，多用于临床研究。

6．头颅 CT 和 MRI 等影像学检查主要用于排除脑血管意外、脑肿瘤等其他导致神经精神状态改变的疾病；腹部 CT 或 MRI 有助于肝硬化及门 - 体分流的诊断。

7．轻微型肝性脑病的诊断目前主要依靠神经心理学测试，其中 NCT-A（数字连接实验 -A）及 DST（数字符号实验）两项均阳性可诊断轻微型肝性脑病。

治疗共识意见：

1．寻找及去除诱因是治疗肝性脑病的基础。如食管曲张静脉破裂大出血后可发展为 HE，应积极止血，纠正贫血，清除肠道积血等有利于控制 HE；积极控制感染，纠正水电解质紊乱，消除便秘，改善肾功能等亦为控制 HE 所必需的基础治疗。

2．肝硬化 HE 患者常常伴有营养不良，严格限制蛋白摄入虽能防止血氨升高，但可使患者的营养状况进一步恶化，加重肝损害，增加死亡的风险。推荐措施：急性及 III、IV 期 HE 开始数日禁食蛋白，清醒后逐渐增加蛋白摄入，以植物蛋白为主。

3．乳果糖是美国 FDA 批准用于治疗肝性脑病的一线药物，可有效改善肝硬化患者的肝性脑病 / 轻微型肝性脑病，提高患者的生活质量及改善肝性脑病患者的存活率。其常用剂量是每次口服 15～30ml，2～3 次 / 天，以每天产生 2～3 次 pH＜6 的软便为宜。当无法口服时，可保留灌肠给药。

拉克替醇可改善肝硬化患者的肝性脑病，提高患者的生活质量，疗效与乳果糖相当。推荐的初始剂量为 0.6g/kg，分 3 次于就餐时服用。以每日排软便 2 次为标准来增减本药的服用剂量。

4. 利福昔明的晶型被美国 FDA 批准用于治疗肝性脑病，可作为非吸收双糖的替代治疗，有效维持肝性脑病的长期缓解并可预防复发。提高肝硬化患者智力测验结果，改善轻微型肝性脑病。我国批准剂量为 400mg/ 次，每 8h 口服 1 次。

5. 门冬氨酸鸟氨酸可降低肝性脑病患者的血氨水平，对肝性脑病 / 轻微型肝性脑病具有治疗作用。

6. 益生菌治疗可调整肝性脑病患者肠道菌群结构，抑制产氨。

7. 对于肝性脑病患者出现严重精神异常表现，如躁狂、危及自身或他人安全及不能配合治疗者，适当应用镇静剂有利于控制症状，但药物选择和剂量需个体化，应向患者家属充分告知利弊和潜在风险，并获得知情同意。

8. 人工肝支持系统可清除患者血液中的有毒物质、降低血胆红素浓度、改善 PT，有助于改善肝衰竭患者肝性脑病的临床症状，具有暂时疗效，可作为肝移植前的过渡治疗措施。

9. 肝移植　该方法是治疗各种终末期肝病的有效手段，严重和顽固性的 HE 可行肝移植手术。

（霍丽娟　田玲琳）

参考文献

[1]Hassanein TI.Tofleng F.Brown RS Jr, et al. Randomized controlled study of extracorporeal albumin dialysis for hepatic encephalopathy in advanced cirrhosis [J]. Hepatology, 2007, 46：1853-1862.

[2] 中华医学会肝病学分会 . 肝硬化肝性脑病诊疗指南 [J] . 临床肝胆病杂志，2018，34（10）：2076-2089.

病例 **72** 肝硬化腹腔积液合并乙肝病毒相关性膜性肾病

一、病例摘要

一般情况：患者男，48 岁，汉族，已婚，农民。

主诉：间断乏力，腹胀，双下肢水肿 5 个月，加重 1 周。于 2019 年 1 月 9 日入院。

现病史：患者 2018 年 9 月初劳累后出现乏力，腹胀，症状逐渐加重，以感冒于当地诊所静脉滴注抗菌药物（具体不详），效果差，并出现双下肢水肿，后就诊于当地二甲医院行相关检查，化验：乙肝大三阳，HBV DNA 2.6×10^{4}U/m。彩超提示：肝硬化、腹水，诊断为乙肝肝硬化（失代偿期），给予口服恩替卡韦抗病毒，螺内酯、氢氯噻嗪利尿，静脉滴注还原性谷胱甘肽保肝治疗，间断输注白蛋白，患者腹水减少，腹胀减轻，病情好转出院，出院后患者继续抗病毒、保肝、利尿治疗，半月后腹胀症状再次加重入院，当地医院第二次治疗，抗病毒、利尿治疗同时间断输白蛋白，腹水较前减少，但出院后症状再次出现。2018 年 11 月 19 日因病情反复再入院，经治疗后腹水减退，近 1 周患者乏力、腹胀、下肢水肿再次加重，以乙肝肝硬化收入院。自发病以来，无腹痛、黄疸，精神食欲正常，大便正常。

既往史：平素体健，否认结核传染病史。2018 年发现乙肝病毒感染，无手术外伤及输血史，有输白蛋白病史，无食物药物过敏史。平素生活规律，无有害物质接触史，偶尔饮酒。吸烟 20 余年，平均每日吸烟 6 ～ 8 支。

入院查体：T 36.9℃，P 88 次 / 分，R 18 次 / 分，BP 122/80mmHg，H 172cm，W 85kg。神清，精神差，皮肤、巩膜无黄染，肝掌阳性，未见蜘蛛痣，双肺呼吸音稍粗，未闻及干湿性啰音，心率 88 次 / 分，律齐，各瓣膜区未闻及病理性杂音，腹部膨隆，可见腹壁静脉曲张，未见胃肠型及胃肠蠕动波；全腹无压痛及反跳痛，肝肋下、剑突下未触及，莫非征阴性；肝区叩击痛阳性；脾肋下 3cm 可触及，质软，无触痛，移动性浊音阳性；双下肢可凹性水肿。

辅助检查：腹部 CT：肝硬化，脾大，腹水，食管静脉曲张。胸片：未见异常。HBsAg ＞ 250U/ml，HBeAg 6.01S/CO，HBeAb 0.85S/CO，HBcAb 7.87S/CO，HBV DNA 160U/ml。血细胞：WBC 4.73×10^9/L，嗜中性粒细胞百分比 56.3%，Hb 116g/L，PLT 57×10^9/L。甲状腺功能及肿瘤系列正常（AFP 6.94ng/ml）。

初步诊断：乙型肝炎、肝硬化（失代偿期），并腹水、低蛋白血症、食管静脉曲张、脾功能亢进。

病例特点：①中年，男性，有乙肝病史；②患者乏力、腹胀明显，短期内因为腹水治疗后病情反复；③体格检查：腹部膨隆，可见腹壁静脉曲张，移动性浊音阳性，双下肢可凹性水肿；④辅助检查：肝硬化，脾大，腹水，食管静脉曲张。

诊断及鉴别诊断：

1. 肝硬化原发性腹膜炎　　肝硬化基础上，由于肠道的细菌在机体抵抗力低下的情况下肠道细菌移位、繁殖，并引起腹膜的感染和炎症，表现为发热、腹痛、腹胀，原有的腹水近期大量增加，行腹水检查常有腹水 PMN 计数≥ 0.25×10^9/L；部分患者腹水培养阳性，常有外周血白细胞及降钙素原升高。

该患者腹水增长较快，反复发生，治疗效果不佳，但无明显发热腹痛，可行腹水穿刺进一步明确诊断。

2. 结核性腹膜炎　患者多有结核病史或其他部位的结核病灶；可伴有午后潮热、盗汗等结核中毒症状；腹部触诊呈特征性揉面感；腹水淋巴细胞增多、抗酸染色阳性；血沉增快，血清结核抗体阳性；该患者无结核病史，无发热盗汗，无血沉增快，有肝病腹水病史，可行腹水化验抗酸染色及腹水培养进一步排除结核性腹膜炎。

3. 癌性腹水　男性常由于食管癌、胃癌、结肠癌及前列腺癌等恶性肿瘤引起，多伴有长期乏力、消瘦，有时伴有肠道粘连及梗阻征象，个别有呕吐、便血症状，病情进展较快，腹水不易消退，该患者一般情况良好，无明显消瘦，肿瘤系列正常，腹部 CT 胸片等检查未见肿瘤病灶，与肿瘤性腹水不符合，可进一步行腹水检查，并查找腹水肿瘤细胞排除癌性腹水。

4. 肾性腹水　由于长期、大量蛋白尿造成低蛋白血症所致的血浆胶体渗透压下降，液体从血管内渗入组织间隙，产生水肿，因组织间隙蛋白含量低，水肿多从下肢部位开始。严重时有腹腔积液，下肢水肿明显，有低蛋白血症，可行肾功能检查及尿液检查及尿蛋白进一步明确。

二、诊治经过

入院后考虑乙肝肝硬化、大量腹水、低蛋白血症，诊断明确，考虑病毒性肝炎。经抗病毒治疗有效，继续口服恩替卡韦片 0.5mg/d。患者有大量腹水，限盐、注意休息。口服螺内酯 40mg 3 次 / 天，呋塞米 20mg 2 次 / 天，利尿效果不佳，加用布美他尼 1mg/ 次 3 次 / 天，尿量每日 2500 ～ 3000ml。体重每日下降约 0.5kg，入院查肝功能：ALT 15U/L，AST 26U/L，血清总蛋白 51.7g/L，血清白蛋白降低 22.1g/L，血清总胆红素 9.76μmol/L，血清直接胆红素 1.7μmol/L。凝血检查正常：PT 12.4s，APTT 28.4s。给予硫普罗宁 0.2g/d 静脉滴注保肝；患者重度低蛋白血症，给予间断输注白蛋白 10g/d。入院当日行腹水后化验：腹水颜色淡黄色，透明度清，蛋白质阴性，比重 1.004，白细胞 30×10⁶/L，红细胞 50×10⁶/L，腹水抗酸染色阴性，腹水未找到癌细胞。腹水符合漏出液性质，腹水白蛋白梯度（serum-ascites albumin gradient，SAAG）＞ 11g/L，腹水为门脉高压性质，腹水培养阴性。血白细胞计数 4.73×10⁹/L，嗜中性粒细胞百分比 56.3%，降钙素原 C 反应蛋白正常，腹水找癌细胞阴性，暂不考虑腹水感染及癌性腹水。结合病史，患者之前多次因腹水在当地医院诊治，有下肢水肿，病情反复，患者低蛋白血症明显，除肝脏合成因素外，需注意蛋白丢失，此次入院后，多次查尿常规：尿蛋白 ++ ～ +++，红细胞 5 ～ 10/HP，变形红细胞率 65%，变形红细胞形态环状，双圈状，小影红。粪便常规潜血正常。尿素 7.2mmol/L，肌酐 80μmol/L，α₁ 微球蛋白 60mg/L，尿微量白蛋白＞ 345mg/L，血脂血糖血电解质正常。C3 略低 IgA、IgE 略升高。自身免疫系列、ANA 及 ENA 甲状腺功能及肿瘤系列正常。考虑腹腔积液除肝病之前，还有肾脏因素导致，向患者说明病情，后 1 月 22 日行肾穿明确病因，病理结果回报 21 个肾小球，肾小球系膜细胞和系膜基质轻 - 中度节段增生，基底膜弥漫空泡变性，上皮侧可见嗜复红蛋白沉积，肾小管上皮空泡及颗粒变性，小灶萎缩（＜ 10%）肾间质小灶淋巴、单核细胞浸润。小动脉未见明确病变，免疫荧光切片见 2 个肾小球，IgG（++），IgA（-），IgM（-），C3（+），FRA（-），C1q（-）呈颗粒状沉积于肾小球毛细血管袢。免疫组化结果：HBsAg（+）HBcAg（+）Kappa（+），Lamdba（+），IgG1（+）IgG2（-）IgG3（+）IgG4（++）。符合膜性肾病，考虑为乙肝病毒相关性膜性肾病。加用百令片，雷米普利、肾炎康复片口服保护肾脏，减少尿蛋白治疗，治疗 10 天后，复查 24 小时尿量为 2900ml，24 小时尿蛋白 6.21g/24h，较前略好转，2019 年 1 月 29

日（出院前）于腹部彩超：肝硬化，胆囊壁增厚（继发性改变）脾大伴脾静脉增宽，腹腔未见明显积液。患者腹水消退，双下肢水肿明显减轻，病情好转，但尿蛋白仍高，目前院外随诊中。

　　最后诊断：乙型肝炎肝硬化（失代偿期）并腹水　低蛋白血症　食管静脉曲张　脾功能亢进　乙型肝炎病毒相关性膜性肾病。

　　诊断依据：①中年、男性；②患者乏力、腹胀明显，短期内因为腹水，多次在基层医院治疗，病情反复；③体格检查：腹部膨隆，可见腹壁静脉曲张，移动性浊音阳性，双下肢可凹性水肿；④辅助检查：肝硬化，脾大，腹水，食管静脉曲张。肾穿符合乙肝病毒相关性膜性肾病。尿微量白蛋白＞ 345mg/L，24 小时尿蛋白 6.21g/24h。

三、讨论

　　腹水（ascites）是失代偿期肝硬化患者常见且严重的并发症之一，也是肝硬化自然病程进展的重要标志，一旦出现腹水，1 年病死率约 15%，5 年病死率为 44%～ 85%，门静脉高压是腹水形成的主要原因及始动因素。肾素 - 血管紧张素 - 醛固酮系统（RAAS）失衡以及低蛋白血症也在腹水的形成中发挥作用。肝硬化腹水的一线治疗包括病因治疗；合理限盐（4 ～ 6g/d）及应用利尿药物（螺内酯和（或）呋塞米）；避免应用肾毒性药物。如果一线治疗效果不佳，可以加用二线治疗：包括合理应用缩血管活性药物和其他利尿药物，如特利加压素、盐酸米多君及托伐普坦等；大量放腹水及补充人血白蛋白；经颈静脉肝内门体静脉分流术（TIPS）；停用非甾体抗炎药（NSAIDs）及扩血管活性药物。该患者有乙肝病史，腹部彩超及腹部 CT 提示肝硬化脾大，食管静脉曲张，血细胞分析提示白细胞、血小板均降低，考虑乙肝肝硬化，肝功能失代偿期合并腹水，脾功能亢进诊断明确，经多次行血降钙素原、C 反应蛋白及腹水穿刺，未合并结核及感染性腹腔积液，也排除癌性腹水，但患者治疗效果不佳，反复入院，经利尿限盐，放腹水输白蛋白治疗后，患者腹水可消退，治疗好转后，腹水短期再次大量增长，积极查找病因，发现患者低蛋白血症严重，提示除肝脏合成白蛋白不足外，可能有其他病因导致蛋白丢失，入院后积极行相关检查，多次行尿液检测，发现有尿蛋白（++ ～ +++），24 小时尿蛋白定量增高，提示患者腹水原因有肝病和肾病两个原因，结合肾活检考虑患者乙型肝炎病毒相关性膜性肾病。

　　乙型肝炎病毒相关性肾小球肾炎（hepatitis bvirus associated glomerulo-nephritis，HBV-GN）又称乙肝肾炎，是指乙型肝炎病毒抗原所形成的免疫复合物沉积于肾小球导致的肾炎。乙肝肾炎以膜性肾炎及膜增殖性肾炎多见，临床表现为肾炎综合征、肾病综合征、蛋白尿、镜下血尿，目前乙肝肾炎尚无特效治疗方法，对于有乙肝病毒复制的患者，可采用恩替卡韦或 TAF 抗病毒治疗。抗病毒治疗可以降低尿蛋白、减少病毒抗原量、控制病毒复制水平，在一定程度上延缓了肾脏病变的进展。乙肝肾炎肾脏组织中检测到免疫复合物的存在，为免疫抑制剂的应用提供了临床依据，但免疫抑制剂使用＞ 1 年是 HBV 再激活的独立危险因素，HBV 再激活可导致严重并发症甚至死亡，HBV-GN 的治疗中是否需应用免疫抑制剂目前在临床上存在争议，免疫抑制剂应用时机、剂量、疗程、疗效判断均无定论。近期研究表明来氟米特、甲泼尼龙联合恩替卡韦治疗 HBV-GN 在减少尿蛋白、延缓肾损害进程方面优于单独抗病毒药物治疗，但需密切监视病毒学指标，该患者已加用护肾药物，并等待电镜结果，患者腹水消退，蛋白尿较前减轻，目前治疗时间较短，可门诊复查乙肝病毒学指标及 24 小时尿蛋白，如蛋白尿控制不佳，必要时可加用激素免疫抑制剂。通过以上病例，对临床肝病腹水，合并严重低蛋白血症，病情反复的患者应注意肾性因素，乙肝患者应警惕有无乙肝肾炎的发生。

（霍丽娟　李建红　高　峰）

参考文献

[1] 徐小元，丁惠国，李文刚，等．肝硬化腹水及相关并发症的诊疗指南［J］．临床肝胆病杂志，2017，33（10）：158-174．

[2] 韩从华，刘杰，潘春勤，等．恩替卡韦联合泼尼松治疗乙型肝炎相关性肾炎临床观察［J］．临床内科杂志，2013，30（11）：771-772．

[3] 黄娟，陈东风．乙肝相关性肾小球肾炎研究进展［J］．胃肠病学和肝病学杂志，2015，24（3）：267-269．

[4] Moon JY, Lee SH. Treatment of hepatitis B virus-associated membranous nephropathy:lamivudine era versus post-lamivudine era[J].Korean J Intern Med,2012,27(4):394-396.

[5] 陈峥，刘磊，张燕，等．来氟米特、甲泼尼龙联合恩替卡韦在乙肝病毒相关性肾炎治疗中的应用［J］．中华全科医学，2016，14（10）：1629-1631．

[6] Diao Z, Ding J, Yin C, et al. Purified hepatitis B virus induces humanme. sangial cell proliferation and extracellular matrix expression invitro[J]. Virol J, 2013, 10 (9)：300.

[7] 陈忠锋，何兵，胡晓舟，等．血清学标志物阴性的乙肝病毒相关性肾炎 33 例临床病理分析［J］．中国实用医刊，2014，41（5）：26-27．

病例 **73** 肝硬化并自发性细菌性腹膜炎

一、病例摘要

一般情况：患者男，50 岁，汉族，已婚，司机。

主诉："间断乏力腹胀 1 年，腹泻、发热 3 天"，于 2016 年 8 月 15 日入院。

现病史：患者 1 年无明显诱因出现乏力、腹胀、尿量减少，无明显恶心、呕吐、腹痛、腹泻，患者就诊于当地二甲医院消化内科，行腹部彩超检查提示肝硬化、腹腔积液。患者有长期大量饮酒史，排除病毒性肝炎、药物性肝损害等病因后诊断为酒精性肝硬化并腹水，住院后给予利尿、输白蛋白及保肝支持治疗后腹水明显减少，腹胀消失出院。出院后患者间断口服螺内酯、呋塞米利尿治疗，但腹水一直未完全消退，间断有乏力，腹胀症状出现，入院前 3 天患者及家人于山东济南旅游，饮趵突泉水（未煮沸）后出现腹泻，大便 3～4 次 / 天，为黄色稀便，未见肉眼血便，后出现腹胀、腹痛，腹围增大，体温升高，最高 40℃，无呕吐。在济南当地医院给予左氧氟沙星抗感染及补液治疗 1 天后，效果差，为进一步治疗以"酒精性肝硬化（失代偿期）自发性腹膜炎？感染性腹泻"收入院。患者近 3 日，精神食欲差，仅进少量流食，小便量减少，大便次数增多，未监测体重。

既往史：平素体健，否认结核、肝炎等传染病史，无手术外伤及输血史，无食物、药物过敏史。平素生活规律，无有害物质接触史，饮酒 20 余年，每天约半斤白酒，戒酒 1 年。吸烟 20 余年，平均每日吸烟 6～8 支。

查体：T 39℃，P 98 次 / 分，R 20 次 / 分，BP 94/68mmHg，H 180cm，W 80kg。神清，精神差，皮肤、巩膜无黄染，未见肝掌、蜘蛛痣，双肺呼吸音粗，未闻及干湿性啰音，心率 98 次 / 分，律齐，各瓣膜区未闻及病理性杂音，腹部膨隆，可见腹壁静脉曲张，未见胃肠型及胃肠蠕动波；脐周压痛及反跳痛阳性，肝肋下、剑突下未触及，墨菲征阴性；肝区叩击痛阳性；脾肋下 2cm 可触及，质软，无触痛，移动性浊音阳性；双下肢无水肿。

辅助检查：

1. **血分析**　WBC $5.1×10^9$/L，RBC $3.57×10^{12}$/L，PLT $41×10^9$/L，嗜中性粒细胞 $4.20×10^9$/L，嗜中性粒细胞百分比 82.3%。

2. **大便化验**　黄色软便，白细胞偶见，红细胞 +，粪便隐血试验阴性。

3. **凝血检查**　血浆凝血酶原时间 18.6s，凝血酶原时间活动度 51%，国际标准化比值 1.73，活化部分凝血活酶时间 40.6s。

4. **血生化**　ALT 正常，AST 49U/L，血清总蛋白 53.9g/L，血清白蛋白 18.5g/L，血清总胆红素 23.34μmol/L，血清直接胆红素 7.50μmol/L，钾 3.86mmol/L，钠 132mmol/L（略低），氯、钙、磷、镁正常。降钙素原升高 PCT 2.7ng/ml。

5. **腹部彩超**　肝硬化，肝内多发小结节可能，脐旁静脉开放，门静脉左支栓子形成，胆囊壁增厚，脾大，大量腹水（肝前 4.7cm，膀胱上 10cm），胰腺、双肾未见异常。肝炎抗原抗体阴性。

初步诊断：①酒精性肝硬化（失代偿期）、腹水、自发性细菌性腹膜炎？门静脉左支栓子形成、脾功能亢进（全血细胞减少）；②感染性腹泻。

病例特点：①中年男性，有长期大量饮酒病史；②患者间断乏力、腹胀，尿少，诊断为酒精性肝硬化1年，腹围增大伴腹泻腹胀、发热3天；③体格检查：腹部膨隆，脐周压痛反跳痛阳性，移动性浊音阳性；④起病前有不洁饮食病史，后出现腹泻、发热；⑤辅助检查：肝硬化并腹腔积液。

诊断及鉴别诊断：

1. 继发性腹膜炎　继发于外科急腹症如胃肠穿孔或者腹部外科手术后，患者起病急骤，常伴有明显的脓毒症表现，急性腹膜刺激征即腹膜炎三联征突出；腹水脓性，可见消化道内容物残渣，腹水生化葡萄糖降低（＜2.78mmol/L），白蛋白（＞10g/L）和LDH（＞血清LDH水平）增高，细菌涂片与培养不是单一细菌，多为混合性细菌感染；X线平片在空腔脏器穿孔时可见膈下游离气体。该患者无明显腹部外科手术及穿孔指征，腹水穿刺指标不符合，腹水培养为单一细菌。不符合该疾病。

2. 结核性腹膜炎　患者多有结核病史或其他部位的结核病灶；可伴有午后潮热、盗汗等结核中毒症状；腹部触诊呈特征性揉面感；腹水淋巴细胞增多、抗酸染色阳性；血沉增快，血清结核抗体阳性；该患者无结核病史，起病较急，有肝病腹水病史，可行腹水化验抗酸染色及腹水培养进一步排除结核性腹膜炎。

3. 癌性腹水　也叫恶性腹腔积液，是中晚期癌症常见的并发症之一，也是部分患者的主要临床症状或体征。恶性腹水的疾病常见于卵巢癌、食管癌、胃癌结肠癌等恶性肿瘤，多伴有长期乏力、消瘦，有时伴有肠道粘连及梗阻征象，个别有呕吐、便血症状。该患者无肿瘤病史，近期无明显体重下降，腹部彩超未见占位病变及肿瘤系列未见异常，起病急伴发热腹痛，压痛反跳痛阳性，与肿瘤性腹水不符合，可进一步行腹水检查，并查找腹水肿瘤细胞排除癌性腹水。

二、诊治经过

入院后考虑患者既往有肝硬化病史，近期突然出现腹痛、腹泻，腹围增大，腹部压痛反跳痛阳性，移动性浊音阳性，化验检查血中性粒细胞比例升高，凝血功能差，低蛋白血症，粪便检查红白细胞增多，降钙素原升高PCT 2.7ng/ml。腹部彩超提示肝硬化大量腹水，考虑肝硬化合并腹水感染，入院后使用抗生素治疗前行腹水培养及血培养。入院当日行腹水后化验：腹水颜色淡黄色，透明度略浑浊，蛋白质阴性（-），比重1.016，WBC 150×10^6/L，RBC 45×10^6/L，腹水抗酸染色阴性，腹水未找到癌细胞。腹水白蛋白梯度（serum-ascites albumin gradient，SAAG）＜11g/L，腹水并非单纯门脉高压，结合腹水化验指标及病史体征，腹水符合自发性腹膜炎诊断，给予静脉滴注头孢曲松（罗氏芬2g/次，1次/天）经验性抗感染治疗，静脉滴注还原型谷胱甘肽（1.2g/次，1次/天）保肝治疗。患者严重低蛋白血症，给予每日输注人血白蛋白10g纠正低蛋白血症，凝血功能差，隔日输注新鲜冰冻血浆补充凝血因子治疗。患者入院前有腹泻，低钠血症，血压偏低，给予补液支持纠正电解质紊乱，以及口服酪酸梭菌活菌胶囊，1.26g，2次/天，2天后患者腹泻停止，大便正常。患者有大量腹水，口服螺内酯40mg 3次/天，呋塞米20mg 2次/天。3日后腹水培养结果回报：肺炎克雷伯菌肺炎亚种。药物敏感试验：对氨苄西林耐药，头孢呋辛、头孢他啶、头孢曲松、左氧氟沙星、亚胺培南、丁胺卡那敏感。血培养结果：肺炎克雷伯菌肺炎亚种，药敏试验同腹水培养。便培养结果阴性。患者血培养腹水培养均阳性，且为同一菌种，对入院后使用的头孢曲松钠敏感，使用抗生素治疗36小时后体温恢复正常。

8 月 26 日（用药 10 天后）复查血细胞分析：WBC 3.2×10^9/L，RBC 2.74×10^{12}/L，PLT 81×10^9/L，嗜中性粒细胞 $1.34\times\times10^9$/L，嗜中性粒细胞百分比 41.8%，血象恢复正常，PCT 降至正常 0.2ng/ml。同期再次复查腹水培养及血培养均无菌生长，复查腹水颜色淡黄色，透明度清，蛋白质阴性（-），比重 1.010，WBC 45×10^6/L，RBC 40×10^6/L，后继续使用头孢曲松钠抗感染治疗共 14 天后停用；同时继续利尿输白蛋白治疗，患者病情好转，大便正常，每日 1 次，未再发热腹痛，腹水量较前明显减少，尿量每日 2000～2500ml，体重下降 0.5～1kg/d。

9 月 7 日出院前再次复查血分析：WBC 3.0×10^9/L，RBC 3.06×10^{12}/L，PLT 70×10^9/L，嗜中性粒细胞 1.09×10^9/L，嗜中性粒细胞百分比 36.2%。凝血功能较前改善：血浆凝血酶原时间 17.6s，凝血酶原时间活动度 52%，国际标准化比值 1.62，活化部分凝血活酶时间 40.4s。肝功能：丙氨酸氨基转移酶 23U/L，天门冬氨酸氨基转移酶 47U/L，血清总蛋白 78.9g/L，血清白蛋白 33.6g/L，血清总胆红素 31.05μmol/L，血清直接胆红素 10.60μmol/L。患者经治疗后无发热腹痛腹泻，精神食欲明显好转。大便复查正常，降钙素原降至正常。腹水基本消退，复查腹部彩超腹水肝周 0.7cm，膀胱上方无液性暗区，病情好转出院。

最后诊断：①酒精性肝硬化（失代偿期）、腹水、自发性细菌性腹膜炎、门静脉左支栓子形成、脾功能亢进（全血细胞减少）；②感染性腹泻。

诊断依据：①中年男性，有长期大量饮酒病史；②患者间断乏力、腹胀，尿少，诊断酒精性肝硬化 1 年，腹围增大伴腹泻腹胀、发热 3 天；③体格检查：腹部膨隆，脐周压痛反跳痛阳性，移动性浊音阳性；④起病前有不洁饮食病史，后出现腹泻、发热；⑤辅助检查：血中性粒细胞比例升高，腹部彩超肝硬化并腹腔积液。降钙素原 PCT 2.7ng/ml。腹水及血培养均检测出肺炎克雷伯菌肺炎亚种，静脉滴注头孢曲松治疗后腹水白细胞较前明显减少，复查腹水培养阴性。

三、讨论

本例患者为肝硬化患者，在无明显腹腔感染的基础上，由于肠道的细菌在机体抵抗力低下的情况下，肠道细菌移位，繁殖并引起腹膜的感染和炎症，表现为发热、腹痛、腹胀，原有的腹水近期大量增加，腹水和血培养均阳性，给予敏感抗生素治疗后，体温恢复正常，血象正常，降钙素原降至正常范围，腹水量减少，结合病史体征腹水化验指标，考虑为自发性腹膜炎（spontaneous peritonitis，SBP）。该病是在肝硬化基础上发生的，无明确腹腔内病变来源（如肠穿孔、肠脓肿）的情况下发生的腹膜炎，是病原微生物侵入腹腔，造成明显损害引起的感染性疾病，是肝硬化等终末期肝病患者常见并发症（40%～70%）。SBP 可迅速发展为肝肾衰竭，致使病情进一步恶化，是肝硬化等终末期肝病患者死亡的主要原因。近年来，随着早期诊断和安全有效抗菌药物的临床应用，使 SBP 感染相关的病死率由 20 世纪 70 年代 90% 降低至目前 20%～60%，但未经及时治疗，SBP 病人或院内感染 SBP 病死率接近 50%～60%。

肝硬化 SBP 患者多数起病隐匿，临床表现多种多样，容易漏诊。约 1/3 患者具有典型腹膜炎的症状与体征，表现为发热、腹痛或腹泻，腹部压痛和（或）反跳痛。该患者有明显腹围增大、腹痛、腹膜炎体征，高度提示 SBP，但大部分患者无典型的腹膜炎症状与体征，可表现为顽固性腹水、休克、发热或体温不升、寒战、心动过速、顽固性腹水或对利尿剂突发无反应或肾衰竭、肝性脑病等。肝硬化患者合并腹水，突然出现上述情况应警惕 SBP 的发生。

对于 SBP 实验室诊断应结合腹水检查，2017 年我国《肝硬化腹水及相关并发症的诊疗指南》规定有以下实验检查异常之一可诊断：①腹水 PMN 计数 $\geq 0.25 \times 10^9$/L；②腹水细菌培养阳性；③ PCT > 0.5ng/ml，排除其他部位感染。患者 PMN 计数虽未达到 0.25×10^9/L，考虑与低蛋白血症，大量腹水稀释作用有关，结合腹水细菌培养阳性，无明显腹腔内感染灶，应属于 SBP 特殊类型。细菌性腹水，重症 SBP 感染指标包括：高热、寒战，体温 > 39.5℃；感染性休克；急性呼吸窘迫综合征；不明原因急性肾损伤 3 期；外周血白细胞 > 10×10^9/μl；PCT > 2ng/ml。该患者有高热，体温达到 40℃，PCT > 2ng/ml，符合两条以上，考虑存在重症感染。

SBP 的治疗关键在于抗感染，SBP 的常见病原体为大肠埃希菌，其次为肺炎克雷伯菌、金黄色葡萄球菌、屎肠球菌、粪肠球菌。腹水细菌培养阳性对肝硬化合并 SBP 具有确诊意义，但普遍腹水培养阳性率低，建议使用抗生素前进行，腹水至少 10ml。该患者在规律使用抗生素前行腹水及血培养检查，培养出了致病菌，利于疾病诊断。在未获知病原菌及药敏试验结果前，可根据患者的感染部位，发病情况，病原体来源（医院感染或社区感染）、既往抗生素应用史及治疗反应等给予经验用药。一般来说，无近期应用 β - 内酰胺抗菌药物的社区获得轻、中度 SBP 患者，首选三代头孢类抗菌药物单药经验性治疗。未使用过氟喹诺酮类药物患者，可单用氟喹诺酮类药物。重度者可以应用含有 β - 内酰胺酶抑制剂的抗生素如哌拉西林 / 他唑巴坦、头孢哌酮 / 舒巴坦等。院内感染的 SBP（入院 48h 发生）多数对一般抗生素耐药。院内感染 SBP 经验抗感染治疗首选碳青霉烯类为基础的联合治疗，可显著降低病死率。SBP 治疗常规抗感染疗程一般为 7 ～ 14d。用药 48 ～ 72h 后，也可根据临床疗效反应和微生物学进行重新评估，选用窄谱抗生素，可减少二重感染，防止耐药性产生，减少毒性反应并降低治疗费用。以下为肝硬化腹水及相关并发症的诊疗指南推荐经验性用药（病例 73 表 1）。

病例 73 表 1 SBP 经验性抗感染治疗方案

感染类型		推荐治疗方案
轻中度社区获得性 SBP	单药方案	头孢西丁、莫西沙星、替卡西林 / 克拉维酸
	联合方案	头孢唑林，头孢呋辛，头孢曲松或头孢噻肟联合甲硝唑 氟喹诺酮联合甲硝唑
重度社区获得性 SBP	单药方案	推荐亚胺培南 / 西司他丁、美罗培南、比阿培南、哌拉西林 / 他唑巴坦
	联合方案	头孢他啶、头孢吡肟联合甲硝唑 氟喹诺酮联合甲硝唑
医院获得性 SBP	方案	碳青霉烯类单用；或联用万古霉素、利奈唑胺、达托霉素、哌拉西林 / 他唑巴坦、头孢他啶、头孢吡肟联合甲硝唑，亦可需要替加环素或黏菌素类药物

除抗菌药物外，也应注意补充白蛋白支持治疗，有研究表明抗菌药物联合人血白蛋白可延迟肝硬化 SBP 患者急性肾损伤的发生，而特利加压素联合人血白蛋白、三代头孢类抗菌药物可显著提高住院生存率。该患者重度低蛋白血症，腹水量大，利尿抗感染同时输白蛋白支持，利于腹水消退及预防肾损害发生。同时给予益生菌等治疗，利于纠正菌群紊乱及细菌移位，治疗好转后，还应注意 SBP 的预防，目前指南推荐肠道非吸收抗菌药物利福昔明可预防 SBP 反复发生，但临床上对于一般腹水患者无须使用，仅用于反复出现 SBP 的或同时有肝性脑病腹水患者。

（霍丽娟　李建红　高　峰）

参考文献

［1］徐小元，丁惠国，李文刚，等 . 肝硬化腹水及相关并发症的诊疗指南［J］. 临床肝胆病杂志，2017，33（10）：158-174.

［2］Elfert A，Abo Ali L，Soliman S，et al.Randomized- controlled trial of rifaximin versus norfloxacin for secondary prophylaxis of spontaneous bacterial peritonitis[J]. Eur J Gastroenterol Hepatol，2016，28（12）：1450-1454.

［3］Hsu SJ，Huang HC.Management of ascites in patients with liver cirrhosis：recent evidence and controversies[J].J Chin Med Assoc，2013，76（3）：123-130.

［4］Alexopoulou A，Agiasotelli D，Vasilieva LE，et al.Bacterial translocation markers in liver cirrhosis[J]. Ann Gastroenterol，2017，30（5）：486-497.

［5］李光明，范建高 .2010 年欧洲肝病学会肝硬化腹水、自发性细菌性腹膜炎、肝肾综合征指南解读［J］. 中国肝脏病杂志（电子版），2011，3（3）：40-42.

病例 **74** 肝癌

一、病例摘要

一般情况：患者男，75岁。

主诉：间断发热4个月余，上腹胀痛半月。

现病史：患者4个月前无明显诱因出现发热，最高体温38℃，无寒战，无咳嗽、咳痰，无尿频、尿急、尿痛，无腹痛，于社区医院退热治疗（具体不详），体温可恢复正常，未再进一步诊治；此后间断出现发热，最高体温为38.5℃，对症治疗可好转。近半月出现上腹胀痛，餐后加重，伴食欲下降，无恶心、呕吐，有排气、排便，自发病以来精神尚可，食欲下降，大小便如常，体重减轻10余斤。

既往史：高血压病史15年，血压最高达160/90mmHg，口服硝苯地平缓释片20mg 1次/天，血压控制尚可。无冠心病、糖尿病史，无手术/输血史，无药物过敏史。

个人史：无烟、酒、毒、麻药嗜好，无化学性、放射物及毒物接触史。

家族史：否认家族性遗传性病史及肿瘤相关病史。

查体：T 37.6℃，P 88次/分，R 18次/分，BP 123/65mmHg，W 60kg。精神状态差，全身皮肤黏膜和巩膜无黄染，双肺呼吸音清，心律齐。腹平坦，未见胃肠型，未见蠕动波，无腹壁静脉怒张，全腹无压痛及反跳痛，剑突下能扪及明显包块，质硬，有触痛，Murphy氏征阴性，肝肋下未及，脾未触及，移动性浊音阴性，肝及双肾无叩痛，肠鸣音3～4次/分，双下肢不肿。

辅助检查：肝功能：AST 104U/L，ALT 11U/L，ALB 37.8G/L，TBIL 23μmol/L，AFP 12 100mg/L；肝炎系列：HBsAg（+）、AntiHBe（+）、AntiHBc（+）提示小三阳。

2013年8月19日胸部＋上腹部CT：双肺多发结节，纵隔多发淋巴结肿大，肝右叶低密度灶。

2013年8月22日腹部彩超：肝脏弥漫性改变伴肝S8一枚实性结节——肝硬化伴肝癌可能，S6一枚囊肿，门静脉右支血栓形成可能。

初步诊断：①原发性肝细胞癌（门静脉右支、下腔静脉癌栓形成），转移不除外（BCLC C期/Child-Pugh B级）；②慢性乙型病毒性肝炎；③肝硬化肝功能失代偿期；④高血压病2级（高度危险组）。

病例特点：

1. 病史　高血压病史。

2. 症状　发热、上腹胀痛不适。

3. 体征　剑突下可触及质硬结节。

4. 检查　化验示：AST 407.75U/L，ALT 66.15U/L，ALB 32.75G/L，TBIL 49μmol/L。HBV-DNA 1.83×10³U/ml（＜1.0×10³U/ml），AFP＞3000mg/L；血常规、凝血检查正常。

5. 腹部CT及超声示肝癌可能。

诊断及鉴别诊断：

1. **慢性肝病**　如肝炎、肝硬化，应对患者血清AFP水平进行动态观察，肝病活动时AFP多与

ALT 同向活动，多为一过性升高或呈反复波动性，一般不超过 400μg/L，时间也较短暂；如 AFP 与 ALT 异向活动和（或）AFP 持续高浓度，则应警惕 HCC 可能。

2. 继发性肝癌 多见于消化道肿瘤转移，多无肝病背景，病史可能有便血、饱胀不适、贫血、体重下降等消化道肿瘤症状，肿瘤标志物检查 AFP 阴性，而 CEA、CA199、CA242 等消化道肿瘤标志物可能升高。影像学检查也有一定特点：①常为多发占位，而肝细胞肝癌多为单发；②典型转移瘤影像可见"牛眼征"（肿物周边有晕环，中央因乏血供而呈低回声或低密度）；③CT 增强或肝动脉造影可见肿瘤血管较少，血供不如肝细胞肝癌；④消化道内镜或造影可能发现胃肠道的原发病变。

3. 肝血管瘤 常无肝病背景，女性多，CT 增强扫描见自占位周边开始强充填，呈"快进慢出"，与肝细胞肝癌的"快进快出"区别，MRI 可见典型的"灯泡征"。

4. 胆管细胞癌 多无肝病背景，CEA、CA199 等肿瘤标志物可能升高。影像学检查最有意义的是 CT 增强扫描，肿物血供不如肝细胞肝癌丰富，且纤维成分较多，呈"快进慢出"，周边有时可见扩张的末梢胆管。

5. 肝肉瘤 常无肝病背景，影像学检查显示为血供丰富的均质实性占位，不易与 AFP 阴性的肝细胞肝癌相鉴别。依靠肝穿刺活检鉴别。

二、诊治经过

入院完善肝穿刺：（2013 年 8 月 27 日）肝组织旁见少许异型细胞，考虑低分化癌。免疫组化 CK7（-），CK20（-），CAM5.2（弱+），p63（-），Ki67（灶性约 10%+），Gpc-3（部分弱+），Hepatocyte（+），符合肝细胞肝癌。

根据患者临床表现及辅助检查进行肝功能 Child-Pugh 分级及肝癌 BCLC 分期判断（病例 74 表 1）。

病例 74 表 1 肝功能 Child-Pugh 分级

指标	1 分	2 分	3 分
肝性脑病（级）	无	1～2	3～4
腹水	无	轻	中、重度
总胆红素（μmol/L）	＜34	34～51（49）	＞51
白蛋白（g/L）	＞35	28～35（32.7）	＜28
凝血酶原时间延长（s）	＜4	4～6	＞6

此例患者肝功能 Child-Pugh 分级为 B 级（病例 74 表 2）。

病例 74 表 2 BCLC 分期

BCLC 分期	行为状态	肿瘤状态	肝功能状态	治疗方法
0 期	0	单个＜2cm	胆红素正常，无门脉高压	肝切除术
A 期（早期）				
A1	0	单个≤5cm	胆红素正常，无门脉高压	肝切除术
A2	0	单个≤5cm	胆红素正常，有门脉高压	LT/PEI/RF
A3	0	单个≤5cm	胆红素不正常，有门脉高压	LT/PEI/RF

BCLC 分期	行为状态	肿瘤状态	肝功能状态	治疗方法
A4	0	三个肿瘤都≤3cm	Child-pugh A-B	LT/PEI/RF
B	0	多个或单个5cm	Child-pugh A-B	TACE
C	1~2	血管侵犯或转移	Child-pugh A-B	新药物治疗
D	3~4	任何肿瘤	Child-pugh C	对症治疗

此例患者 BCLC 分期：C 期。

腹部 CT（病例 74 图 6A）：肝部病灶乏血供，门脉癌栓，家属拒绝行 TACE 治疗。

2013 年 9 月 12 日开始口服索拉非尼 0.4g 2 次 / 天，恩替卡韦 0.5mg 1 次 / 天及中药治疗（病例 74 图 1）。

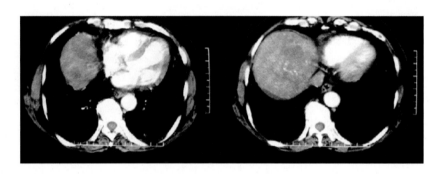

病例 74 图 1　2013 年 9 月 12 日腹部 CT

注：肝近膈顶处可见不规则低密度影，边缘欠清，直径约 9.0cm。

治疗 40 天后：2013 年 10 月 21 日查 AFP 768.48mg/L，凝血正常。2013 年 10 月 22 日腹部 CT（病例 74 图 2 至病例 74 图 5）：肝左叶肿物直径约 6.8cm。CT 诊断：原发性肝癌肺转移治疗后复查，与原片（2013 年 9 月 12 日）比较：①左肺下叶结节灶，较前减小；②肝内多发占位，考虑原发性肝癌并门静脉右支、下腔静脉癌栓形成，肝左叶病灶较前减小，肝右叶病灶较前增大，癌栓较前减少；③肝右叶囊肿，同前；④脾大，基本同前。

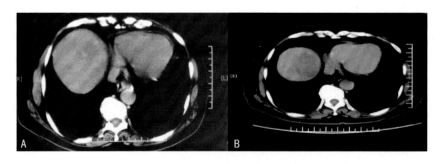

病例 74 图 2　腹部 CT 平扫对比

注：图 A：2013 年 9 月 12 日；图 B：2013 年 10 月 22 日。

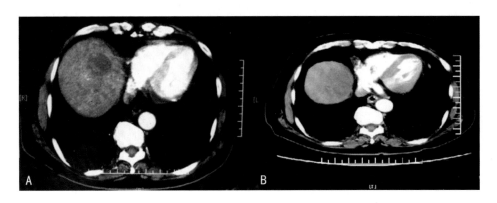

病例 74 图 3　腹部 CT 动脉期对比

注：图 A：2013 年 9 月 12 日；图 B：2013 年 10 月 22 日。

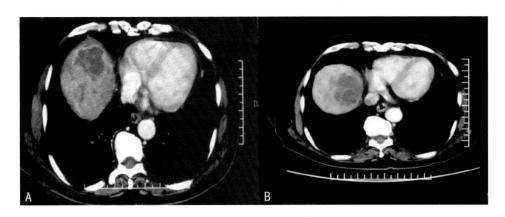

病例 74 图 4　腹部 CT 静脉期对比

注：图 A：2013 年 9 月 12 日；图 B：2013 年 10 月 22 日。

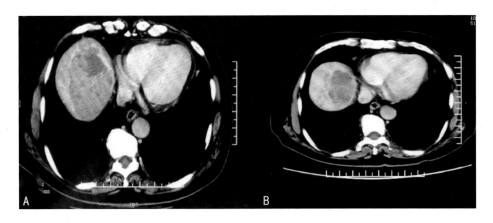

病例 74 图 5　腹部 CT 延迟期对比

注：图 A：2013 年 9 月 12 日；图 B：2013 年 10 月 22 日。

2013 年 10 月 28 日查 WBC　$2.8×10^9$/L，PLT　$20×10^9$/L，患者脾大，脾功能亢进——是否能行脾切除术？考虑患者高龄，且为肝癌晚期，不能耐受手术治疗，遂行脾动脉栓塞术。

随访：2013 年 11 月 5 日复查：WBC　$8.0×10^9$/L，PLT　$85×10^9$/L，之后每次复查血常规三系均在正常范围之内。2014 年 1 月 2 日查 AFP　5.53mg/L，2014 年 1 月 27 日查 AFP　4.42mg/L。此后，分别于治疗 7 个月、9 个月、11 个月、19 个月后复查腹部 CT（病例 74 图 6B），肿瘤体积逐渐缩小。

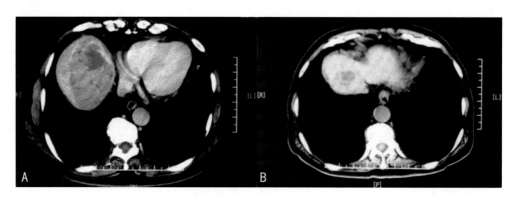

病例74图6　腹部CT对比

注：图A：2013年9月12日；图B：为治疗19个月后。

最后诊断：①原发性肝细胞低分化癌（门静脉右支、下腔静脉癌栓形成），肺转移（BCLC C期/Child-Pugh B级）；②慢性乙型病毒性肝炎；③肝硬化，肝功能失代偿期；④高血压病2级（高度危险组）。

诊断依据：①发热、上腹胀痛不适；②剑突下可触及质硬结节；③化验检查：AST 407.75U/L，ALT 66.15U/L，ALB 32.75G/L，TBIL 49μmol/L。HBsAg（+）、AntiHBe（+）、AntiHBc（+），HBV-DNA 1.83×103U/ml（＜1.0×103U/ml），AFP＞3000mg/L；④胸腹部CT及B超：双肺多发结节，纵隔多发淋巴结肿大，肝脏弥漫性改变，肝右叶低密度灶，脾大，门静脉右支血栓形成；⑤肝穿刺病理：肝细胞癌（低分化）。

三、讨论

原发性肝癌（primary liver cancer，PLC，以下简称肝癌）是指发生在肝细胞或肝内胆管细胞的癌肿，主要包括肝细胞癌（hepatocellular carcinoma，HCC）、肝内胆管细胞癌（intrahepatic cholangiocarcinoma，ICC）和来源于它们两者的混合型等病理类型，在发病机制、生物学行为、组织学形态、临床表现、治疗方法以及预后等方面均有明显的差别。由于其中HCC占90%以上，本文所指的肝癌主要是指HCC。

原发性肝癌是目前我国第4位的常见恶性肿瘤及第3位的肿瘤致死病因，严重威胁我国人民的生命和健康。为了进一步规范我国HCC的诊断和治疗，2017年中华人民共和国国家卫生和计划生育委员会制定发布《原发性肝癌诊疗规范》，2018年中国临床肿瘤学会制定发布《原发性肝癌诊疗指南》。

根据共识意见，HCC的诊治要点如下：

1. 强调对肝癌高危人群的筛查。在我国，肝癌的高危人群主要包括：具有乙型和（或）丙型肝炎病毒感染、长期酗酒、非酒精脂肪性肝炎、食用被黄曲霉毒素污染食物、各种原因引起的肝硬化及有肝癌家族史等的人群，尤其是年龄40岁以上的男性风险更大。血清甲胎蛋白和肝脏超声检查是早期筛查的主要手段，建议高危人群每隔6个月进行至少一次检查。

2. 各种影像学检查手段各有特点，应该强调综合应用、优势互补、全面评估。包括：腹部超声及超声造影、腹部CT、腹部MRI、数字减影血管造影、PET/CT。

3. 肝穿刺活检：具有典型肝癌影像学特征的占位性病变，符合肝癌的临床诊断标准的病人，通常不需要以诊断为目的肝穿刺活检。对于缺乏典型肝癌影像学特征的占位性病变，肝穿刺活检可获得病理诊断，对于确立肝癌的诊断、指导治疗、判断预后非常重要。需要在超声或者 CT 引导下进行。

4. 血清 AFP 是当前诊断肝癌常用而又重要的方法。诊断标准：AFP ≥ 400 μg/L，排除慢性或活动性肝炎、肝硬化、睾丸或卵巢胚胎源性肿瘤以及怀孕等。

5. 肝癌分期（病例 74 图 7）

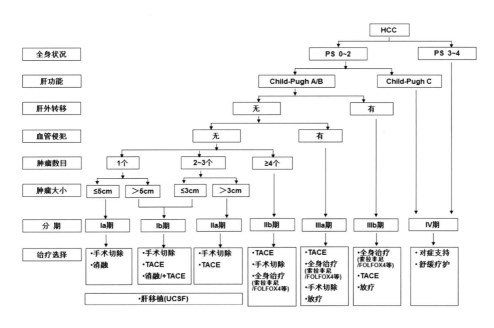

病例 74 图 7　肝癌分期

6. 肝癌的外科治疗是肝癌病人获得长期生存最重要的手段，主要包括肝切除术和肝移植术。不耐受手术切除的肝癌病人可选择：局部消融治疗、TACE 治疗、放射治疗、分子靶向药物、系统化疗、免疫治疗、中医药。根据分期选择治疗方法，合理治疗方法的选择需要有高级别循证依据支持，但也需要同时考虑地区和经济水平差异。

7. 合并有乙肝病毒感染且复制活跃的肝癌病人，口服核苷（酸）类似物抗病毒治疗非常重要。

8. 肝癌治疗领域的特点是多种方法、多个学科共存，因此肝癌诊疗须重视多学科诊疗团队的模式。

（霍丽娟　田玲琳）

参考文献

[1]Chen W, Zheng R, Baade PD, et al.Cancer statistics in China, 2015 [J]. CA Cancer J Clin, 2016, 66：115-132.

[2] 中国抗癌协会肝癌专业委员会，中华医学会肝病学分会肝癌学组，中国抗癌协会病理专业委员会，等. 原发性肝癌规范化病理诊断指南（2015 年版）[J]. 中华肝胆外科杂志，2015，21：145-151.

[3] 中华人民共和国国家卫生和计划生育委员会. 原发性肝癌诊疗规范（2017 年版）[J]. 临床肝胆病杂志，2017，3（8）：1419-1432.

病例 75 原发性肝癌（巨块型）

一、病例摘要

一般情况：患者男，46 岁，汉族，已婚，干部。

主诉："发现乙肝表面抗原阳性 1 年余，肝区隐痛不适 2 个月"，于 2018 年 11 月 5 日入院。

现病史：患者 1 年前体检时发现乙肝表面抗原阳性，同时化验肝功能异常，转氨酶高于正常值的 2 倍，HBV DNA 阳性，腹部彩超提示肝硬化，患者无明显不适症状，在当地私立医院开始口服恩替卡韦分散片 0.5mg/d，抗病毒治疗，此后未规律复查，近 2 个月患者无明显诱因出现肝区隐痛不适，休息后无缓解，无皮肤黄染、发热及恶心、呕吐，无腹痛、腹泻。2018 年 10 月 21 日患者于当地私立医院做核磁共振检查提示：肝右叶Ⅶ段信号异常，建议进一步检查。在门诊做彩超检查提示：肝硬化，肝内多发小结节可能，肝右叶实质性占位，性质待查，脾大，未见腹水。AFP 140ng/ml，以乙型肝炎肝硬化（代偿期）原发性肝癌？收入院。自发病以来，患者进食量基本正常，大小便正常，体重略下降。

既往史：平素体健，否认高血压心脏病史，否认结核病史，患者 1 年前体检时发现乙肝表面抗原阳性，无手术外伤及输血史，无食物药物过敏史。患者 2014 年诊断为 2 型糖尿病。目前使用胰岛素降血糖治疗，血糖控制好。平素偶有饮酒，量少。

查体：T 36.4℃，P 88 次 / 分，R 19 次 / 分，BP 130/86mmHg，H 172cm，W 75kg。全身皮肤巩膜无明显黄染，肝掌阳性，未见蜘蛛痣，全身浅表淋巴结未触及肿大，心肺未见异常，腹平软，无压痛及反跳痛，肝脾均未触及；墨菲征阴性，肝上界位于右锁骨中线第 5 肋间，肝区叩击痛阳性；双肾区无叩痛，移动性浊音阴性；肠鸣音正常，双下肢无水肿。

辅助检查：腹部彩超检查提示：肝硬化，肝内多发小结节可能，肝右叶实质性占位，性质待查，脾大，未见腹水；血 AFP 140ng/ml（↑），CEA、CA199、PSA 均正常；血细胞分析：WBC 8.7×10^9/L，RBC 4.69×10^{12}/L，PTL 108×10^9/L，嗜中性粒细胞 5.72×10^9/L；乙肝小三阳：乙型肝炎表面抗原 > 250.00U/ml，乙型肝炎表面抗体 0.11mIU/mL，乙型肝炎 e 抗原 0.53S/CO，乙型肝炎 e 抗体 0.03S/CO，乙型肝炎核心抗体 8.13S/CO；HBVDNA 230U/ml；肝功能：丙氨酸氨基转移酶 43U/L，天门冬氨酸氨基转移酶 36U/L，血清总胆红素 13.68μmol/L，血清直接胆红素 2.80μmol/L，尿素 11.20mmol/L，肌酐 76μmol/L，尿酸 305μmol/L；凝血功能及甲状腺功能正常；甲肝、戊肝丙肝抗体阴性，自身免疫抗体阴性。

初步诊断：乙型肝炎肝硬化（失代偿期）原发性肝癌？2 型糖尿病。

病例特点：①中年男性，有乙肝病史；②患者有肝区隐痛不适症状；③体格检查：肝掌阳性，肝区叩痛阳性；④辅助检查：腹部彩超提示肝硬化，肝右叶实质性占位。血 AFP 升高 140ng/ml。

鉴别诊断：

1. 肝脓肿　患者多有细菌或阿米巴原虫感染史，胆道感染或胆管手术病史，临床表现为发热、肝脏肿大有明显压痛相似于肝癌，但表面光滑、质地无肝癌坚硬。B 超可显示密度不均的液性暗区。

肝穿有脓液，常规检测及培养可找到细菌或阿米巴滋养体。针对病原体治疗有效。该患者无发热，胆道感染病史，结合腹部彩超及肿瘤标志物检测结果不考虑肝脓肿。

2. 肝硬化　　单纯肝硬化患者腹部彩超可提示肝右叶缩小，脾大，肝脏内多发大小不等的结节，但肿瘤标志物如AFP可正常或仅轻度升高，若肝硬化患者出现明显的肝大、质硬的大结节，B超、CT检查提示占位性病变，则肝癌的可能性极大，应反复检测AFP；若AFP与ALT曲线分离或AFP持续升高，应考虑为原发性肝癌。该患者AFP持续升高，考虑为肝硬化基础上发生原发性肝癌。

3. 继发性肝癌　　在发现肝脏肿瘤之前，常有肝脏以外的脏器如胃肠道、呼吸道、泌尿生殖道、乳腺等处的癌瘤，其中以结直肠癌、胰腺癌、胃癌等最常见。继发性肝癌常无肝病背景，HBV和HCV常阴性，很少伴有肝硬化的表现。与原发性肝癌相比，病情发展较慢、肝区痛不明显，继发性肝癌甲胎蛋白（AFP）一般正常，影像检查常显示多发、孤立、边界清晰的病灶，超声显像示"牛眼征"。继发性肝癌动脉造影示血管较少，而原发性肝癌常有丰富血供。采用新型肝胆显像剂 ^{99m}Tc-吡哆醛-5-甲基色氨酸（^{99m}Tc-PMT）扫描时，继发性肝癌为阴性；而多数原发性肝癌可获得阳性显像。该患者AFP增高，未发现其他脏器肿瘤，暂不考虑继发性肝癌，可行腹部增强CT、PET-CT明确诊断。

4. 肝囊肿　　肝癌多为实性占位病变，偶因肿瘤坏死可出现液化，需与肝囊肿鉴别，与肝癌病变生长迅速不同，肝囊肿病多缓慢，患者可长期或终身无症状，常在体检B超时偶然发现。腹部彩超表现为肝内有圆形或椭圆形液性暗区，囊壁菲薄，边缘整齐光滑，与周围组织境界清楚，囊肿后壁及深部组织回声增强，壁常伴折射声影。结合该患者腹部彩超可考虑排除肝囊肿。

5. 肝血管瘤　　该病发展迟缓，临床多无症状，瘤体过大（超过5cm）会感觉上腹部憋胀，肝血管瘤患者血清甲胎蛋白（AFP）及其他肝癌标志物均正常。鉴别可结合腹部增强CT扫描：肝血管瘤典型的强化特征为"快进慢出"，动脉期强化不明显，延迟期强化明显；肝癌则是"快进快出"，动脉期就强化比较明显，而延迟期没有血管瘤强化那么明显。

二、诊治经过

入院后行腹部增强CT：肝硬化，脾大，少量腹水。肝内多发结节及肝右叶占位病灶（6.4cm×9.2cm），肝癌可能，伴门静脉右支栓子形成。肝SⅥ段囊肿。胆囊底部局限性增厚，慢性局灶性胆囊炎或胆囊腺肌症可能，建议复查。双肾多发小囊肿。考虑患者用药1年未取得病毒学应答，给予停用恩替卡韦，换用替诺福韦酯300mg/d抗乙肝病毒治疗，静脉滴注复方苦参调节免疫对症治疗，为明确有无转移及排除继发性肝癌，行PET-CT：肝右叶原发灶肝癌，门腔间隙及腹膜后腹主动脉右旁淋巴结转移，肝左外叶局灶性高摄取，考虑转移，门脉未见确切异常代谢。左侧上颌窦慢性炎，右颈Ⅱ～Ⅲ区及左颈ⅠB区反应性增生淋巴结。右肺上叶后段钙化灶，左冠前降支钙化，颈椎及腰椎退行性改变。

结合病史院内进行肿瘤MTD讨论，患者目前诊断明确，因患者肝内多发病灶，门静脉有癌栓，淋巴结有转移，已经不适合手术切除，建议患者先行介入治疗控制病情，术后可联合靶向，因患者门静脉栓塞形成，可于介入术后行放射治疗。患者于2018年11月15日行肝动脉化疗栓塞术（载药微球）20ml生理盐水＋表柔比星50mg＋50～200um大小的Hepashere微球，灌注洛铂50mg和雷替曲塞4mg溶液，术后3天复查肝功能一过性异常：丙氨酸氨基转移酶147U/L，天门冬氨酸氨基转移酶208U/L，血清总蛋白62.3g/L，血清白蛋白35.3g/L，血清球蛋白27.0g/L，血清前白蛋白129mg/L，血清总胆红素15.26μmol/L，患者恶心，发热，体温最高达38.5℃，考虑介入治疗后坏死物质吸收导致发热，给予静脉滴注异甘草酸镁150mg次，1次/天，保肝治疗，物理降温，观察体温变化，术后5天患者体温正常，恶心不适症状消失，术后2周复查肝功能：丙氨酸氨基转移酶42U/L，天门冬氨酸氨基转移酶29U/L，乙型肝炎DNA＜50U/ml，甲胎蛋白50.34ng/ml 患者家属携带患者病例咨询上海肝胆专科医院专家后，建议联合分子靶向药物治疗，12月1日起患者开始口服阿帕替尼片250mg/次，1次/天，共住院29天，病情好转出院，出院后继续口服替诺福韦酯抗乙肝病毒，阿帕替尼抗肿瘤治疗。

术后1个月后复查患者肝功能基本正常，CT提示：肝硬化、脾大。肝脏介入术后改变。肝内多发结节及肝右叶占位病灶，部分病灶较2018年11月8日缩小（5.5cm×8.8cm），门静脉右支栓子形成，肝SⅥ段囊肿。胆囊底部局限性增厚，慢性局灶性胆囊炎或胆囊腺肌症可能，建议复查，双肾多发小囊肿。可再次行肝动脉化疗栓塞术，控制肿瘤生长。目前患者继续口服阿帕替尼抗肿瘤治疗，无明显不适症状，随访观察。

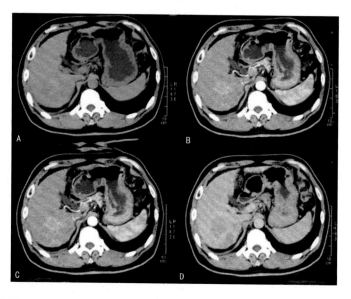

病例75 图1　2018年11月8日CT平扫、动脉期、静脉期、延迟期

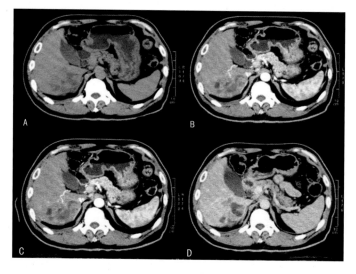

病例75 图2　2019年1月3日CT平扫、动脉期、静脉期、延迟期

最后诊断：原发性肝癌、乙型肝炎肝硬化（失代偿期）、腹水、2型糖尿病、双肾囊肿肝囊肿、左侧上颌窦慢性炎。

诊断依据：①中年男性，具有肝硬化以及有乙肝病毒感染阳性证据；②患者有肝区隐痛不适症状；③体格检查：肝掌阳性。肝区叩痛阳性；④辅助检查腹部增强CT有典型的肝癌影像学特征：肝占位在动态期快速不均质血管强化，静脉期或延迟期快速洗脱。肝占位直径＞2cm，单纯腹部增强CT可确诊，结合PET-CT。未发现肝外原发肿瘤病灶，不考虑继发性肝癌，肝内有多发转移。AFP虽未＞200ng/ml，但持续时间较长；⑤其他疾病：腹部CT提示肝囊肿、肾囊肿，既往患者有糖尿病病史。

三、讨论

本例患者因为肝区隐痛不适，在当地医院就诊做核磁共振检查提示肝右叶异常信号，在我院门诊做彩超提示肝脏占位，化验AFP高，考虑原发性肝癌可能性大，入院后做增强CT及PET-CT后，确诊为原发性肝癌（巨块型）（9.2cm×6.4cm），原发性肝癌是目前我国第四位的常见恶性肿瘤及第三位的肿瘤致死病因，严重威胁国民的生命和健康，原发性肝癌主要包括肝细胞癌（hepatocellular carcinoma，HCC）、肝内胆管癌（intrahepatic cholangiocarcinoma，ICC）和HCC-ICC混合型三种不同病理类型，其中肝细胞癌占到85%～90%以上，因此原发肝癌主要指肝细胞癌。

超声检查是原发性肝癌临床上最常用的肝脏影像学检查方法，可作为常规筛查，可以早期、敏感地检出肝内可疑占位性病变，准确鉴别是囊性或实质性占位，并观察肝内或腹部有无其他相关转移灶。CT及MRI平扫＋增强扫描，系临床肝癌检出、诊断、疗效评价的常用影像技术。"快进快出"是肝癌CT/MRI扫描的诊断特点。CT检出及诊断小肝癌能力总体略逊于MRI。更多用于肝癌局部治疗的疗效评价，特别是经肝动脉化疗栓塞后碘油沉积观察有优势。PET-CT：可对肿瘤进行分级，可全面评价淋巴结转移及远处器官的转移；同时对复发监测以及疗效评价更敏感、准确。对缺乏典型肝癌影像学特征的占位性病变，肝穿刺活检可获得病理诊断。同时应结合肝癌的血清学分子标志物，AFP是当前诊断肝癌常用而重要的方法。诊断标准：AFP≥400ng/L，排除慢性／活动性肝炎、肝硬化、睾丸或卵巢胚胎源性肿瘤及怀孕等。但约30%肝癌病人AFP水平正常。

所以该患者血AFP虽然未达到200ng/ml以上，但结合腹部彩超及腹部CT典型表现可诊断肝癌，提示对于AFP略升高患者，如有以下高危因素，如具有乙型肝炎病毒和（或）丙型肝炎病毒感染、长期酗酒、非酒精脂肪性肝炎等各种原因引起的肝硬化及有肝癌家族史，尤其是年龄40岁以上的男性。应重视筛查随访，应注意每隔6个月进行至少一次检查AFP及腹部彩超。

原发性肝癌诊断标准：

1. 有乙型肝炎或丙型肝炎，或者有任何原因引起肝硬化者，至少每隔6个月进行一次超声及AFP检测，发现肝内直径≤2cm结节，动态增强MRI、动态增强CT、超声造影及普美显动态增强MRI四项检查中至少有两项显示有动脉期病灶明显强化、门脉或延迟期强化下降的"快进快出"的肝癌典型特征，则可做出肝癌的临床诊断；对于发现肝内直径＞2cm的结节，则上述四种影像学检查中只要有一项有典型的肝癌特征，即可临床诊断为肝癌。

2. 有乙型肝炎或丙型肝炎，或者有任何原因引起肝硬化者，随访发现肝内直径≤2cm结节，若上述四种影像学检查中无或只有一项检查有典型的肝癌特征，可进行肝穿刺活检或每2～3个月密切的影像学随访以确立诊断；对于发现肝内直径＞2cm的结节，上述四种影像学检查无典型的肝癌特征，则需进行肝穿刺活检以确立诊断。

3. 有乙型肝炎或丙型肝炎，或者有任何原因引起肝硬化者，如 AFP 升高，特别是持续增高，应该进行上述四种影像学检查以确立肝癌的诊断，如未发现肝内结节，在排除妊娠、活动性肝病、生殖胚胎源性肿瘤以上消化道癌的前提下，应该密切随访 AFP 水平以及每隔 2～3 个月一次的影像学复查。

原发性肝癌分期：如病例 75 图 3 所示。

本例患者因为肝区隐痛不适，腹部增强 CT 及 PET-CT 有典型肝癌影像学表现，且肿瘤直径 > 2cm，AFP 升高，确诊为原发性肝癌（9.2cm×6.4cm，巨块型），存在腹膜后肝外淋巴结转移，Child-Pugh 分级 A 级，PS 分值属于 2 分，应为Ⅲb 期，诊断明确。

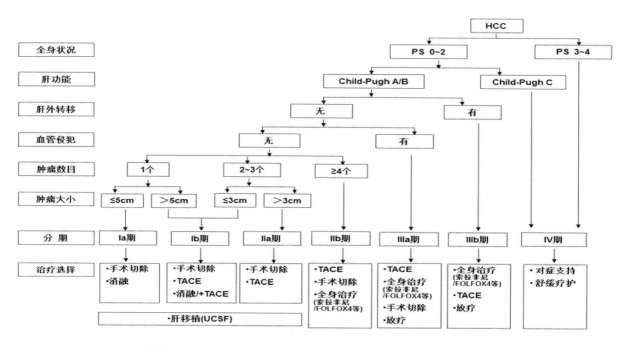

病例 75 图 3　2017 年版原发性肝癌诊疗规范：诊断和治疗路线图

原发性肝癌治疗：

1. 外科手术　肝癌的外科治疗是肝癌病人获得长期生存最重要的手段，主要包括肝切除术和肝移植术。

（1）肝癌切除的适应证：肝脏储备功能良好的Ⅰa 期、Ⅰb 期和Ⅱa 期肝癌是手术切除的首选适应证。在部分Ⅱb 期和Ⅲa 期肝癌病人中，手术切除有可能获得比其他治疗方式更好的效果，但需更为谨慎的术前评估。对于多发性肝癌，研究显示，肿瘤数目≤3 枚的多发性肝癌病人可能从手术获益，若肿瘤数目 > 3 枚，手术切除多数情况下其疗效也并不优于介入等非手术治疗。该患者肿瘤体积大，且不局限于半肝，不适合手术治疗。

（2）肝移植术：该方法是肝癌根治性治疗手段之一，尤其适用于有失代偿肝硬化背景、不适合切除的小肝癌病人。

2. 局部消融治疗　该方法是借助医学影像技术的引导对肿瘤靶向定位，局部采用物理或化学的方法直接杀灭肿瘤组织的一类治疗手段，包括射频消融、微波消融、冷冻治疗、高功率超声聚焦消融以及无水乙醇注射治疗等。消融的路径有经皮、腹腔镜、开腹三种方式。局部消融治疗适用于单个肿瘤直径≤5cm；或肿瘤结节不超过 3 个、最大肿瘤直径≤3cm；无血管、胆管和邻近器官侵犯以及远处转移，肝功能分级 Child-Pugh A 或 B 级的肝癌病人，可获得根治性的治疗效果。对于不能手术切除的直径 3～7cm 的单发肿瘤或多发肿瘤，可联合介入治疗。

3. 介入疗法（interventional treatment, TACE）　目前被公认为肝癌非手术治疗的最常用方法之一。Ⅱb 期、Ⅲa 期和Ⅲb 期的部分病人，肝功能分级 Child-PughA 或 B 级 ECOG 评分 0～2；可以手术切除，但由于其他原因（如高龄、严重肝硬化等）不能或不愿接受手术的 Ⅰb 期和 Ⅱa 期病人；多发结节型肝癌；门静脉主干未完全阻塞，或虽完全阻塞但肝动脉与门静脉间代偿性侧支血管形成；肝肿瘤破裂出血或肝动脉-门脉静分流造成门静脉高压出血；控制局部疼痛、出血以及栓堵动静脉瘘；肝癌切除术后，DSA 造影可以早期发现残癌或复发灶，并给予介入治疗。该患者属于多结节性肝癌，无法行手术治疗，行介入治疗有效果。

4. 分子靶向药物治疗　索拉非尼（sorafenib）仍然是唯一获得批准治疗晚期肝癌的分子靶向药物。TACE 联合分子靶向药物治疗原发性肝癌尚有争议，但已有大量研究及 meta 分析表明，TACE 联合索拉非尼治疗安全、有效，对早中期，肝功能 Child-Pugh A、B 级的患者 TACE 联合索拉非尼可改善：抗肿瘤治疗及其疗效评价瑞戈非尼可作为索拉非尼耐受、进展，且肝功能 Child-Pugh A 级、状态良好患者的二线治疗方案。仑伐替尼、阿帕替尼等分子靶向药物在中晚期 HCC 的治疗中也有一定的作用。

5. 免疫治疗等其他治疗　主要包括免疫调节剂干扰素 α、胸腺肽（胸腺法新）等，免疫检查点阻断剂（CTLA-4 阻断剂、PD-1/PD-L1 阻断剂等）、肿瘤疫苗（树突细胞疫苗等）、细胞免疫治疗。这些治疗手段均有一定的抗肿瘤作用，但尚待大规模的临床研究加以验证。

（霍丽娟　李建红　高　峰）

参考文献

[1]MittalS, El-SeregHB.Epidemiologyof hepatocellular carcinoma：cibsider the population[J].Clin Gastroenterol, 2013, 47（Suppl）：s2-s6.

[2]Sheng-Nan Lu, Jing-Houng Wang, Chien-Wei Su, et al.Management consensus guideline for hepatocellular carcinoma：2016 updated bythe Taiwan Liver Cancer Association and the Gastroenterological SocietyofTaiwan[J].Journal of the Formosan Medical Association, 2018, 117（5）.380-403

[3]李威，满文玲，郭欢庆，等.TACE 联合甲磺酸阿帕替尼治疗中晚期肝癌的临床研究［J］.肿瘤药学，2017，7（1）：74-78.

[4]武健，尹芳，罗贯虹，等.经肝动脉化疗栓塞术联合阿帕替尼治疗中晚期原发性肝癌的效果及安全性分析［J］.临床肝胆病杂志，2018，34（4）：775-778.

[5]中华人民共和国国家卫生和计划生育委员会.原发性肝癌诊疗规范（2017 年版）［J］.消化肿瘤杂志（电子版），2017，9（4）：213-228.

病例 76 肝衰竭

一、病例摘要

一般情况：患者男，49岁，汉族，已婚，保健品推销员。

主诉："发现乙肝表面抗原阳性11年余，乏力、食欲缺乏、尿黄1个月"于2019年1月3日入院。

现病史：患者11年前体检发现乙肝表面抗原阳性，当时肝功能异常，转氨酶高，HBV DNA阳性，曾在我院进行保肝，抗病毒治疗，口服恩替卡韦抗病毒治疗，出院后患者继续口服恩替卡韦抗病毒治疗，病情一直比较稳定，肝功能正常，HV DNA阴性，2014年患者自行停用恩替卡韦半年后出现病毒反弹，肝功能异常（ALT 800U/L），再次住院后口服恩替卡韦抗病毒治疗，HBV DNA阴转，肝功能基本正常，后病情比较稳定，近1年来患者口服保健品后，再次自行停用恩替卡韦，近1个月患者出现乏力，食欲缺乏，尿黄如茶水样，无发热腹痛及呕吐，为进一步治疗入我院。患者近1个月精神、食欲差，进食明显减少，食量减少约一半，无鼻出血及牙龈出血，大便正常，小便黄如浓茶水样，体重近1个月下降2kg。

既往史：2型糖尿病病史10年，目前使用胰岛素降血糖治疗，血糖控制可。否认食物及药物过敏史，无手术外伤及输血史。

查体：T 37.1℃，P 76次/分，R 19次/分，BP 111/75mmHg，身高172cm，体重65kg。神清，精神差，皮肤巩膜重度黄染，未见肝掌及蜘蛛痣，心肺未见异常，腹软，全腹无压痛及反跳痛，肝脏肋下，剑突下未触及，无触痛，肝上界位于右锁中线第5肋间，肝区叩击痛阳性，脾肋下未及，移动性浊音阴性，双下肢无水肿。

辅助检查：肝功能：丙氨酸氨基转移酶215U/L，天门冬氨酸氨基转移酶130U/L，血清总蛋白60.0g/L，血清白蛋白31.5g/L，血清前白蛋白22mg/L，血清总胆红素466.85μmol/L，血清直接胆红素237.20μmol/L，血清间接胆红素229.65μmol/L，乳酸脱氢酶133U/L，γ-谷氨酰基转移酶45U/L，血清胆碱酯酶2769U/L，肾功能正常，电解质正常，血细胞分析正常，空腹葡萄糖7.50mmol/L，凝血酶原时间活动（PT%）39%，国际标准化比值（INR）1.82，乙型肝炎DNA 2.48×10⁴U/ml，HBsAg 23.69U/ml，HBeAg 8.69S/CO，HBcAb 7.32S/CO，自身免疫性肝病指标阴性；肿瘤系列：甲胎蛋白（偏高）44.98ng/ml，癌胚抗原、糖类抗原CA19-9、前列腺特异性抗原正常；心电图、胸片正常；肝脏瞬时弹性检查，硬度检查21.9。腹部彩超：肝硬化，胆囊炎症样改变，脾大，胰腺、双肾未见异常，未见腹水。

初步诊断：①慢加急性肝衰竭（亚急性肝衰竭，B型，早期），乙型病毒性肝炎，低蛋白血症，②2型糖尿病。

病例特点：①中年，男性，发现乙肝表面抗原阳性11年余，乏力，休息后无缓解，食欲缺乏，食量减少一半，尿色黄如浓茶水样1个月；②查体：皮肤巩膜重度黄染，肝区叩击痛阳性；③发病前自行停止口服恩替卡韦抗病毒治疗1年；④辅助检查：肝功能损害重，转氨酶高，白蛋白低，凝血功能差，HBV DNA 提示体内乙肝病毒复制活跃。

鉴别诊断：

1. 急性肝衰竭　急性起病，2 周内出现 II 度及以上肝性脑病，该患者无肝性脑病，不考虑急性肝衰竭。

2. 亚急性肝衰竭　起病较急，发病期限为 2～26 周出现肝衰竭的表现。该患者停用抗病毒药物后 1 年出现肝衰竭，不符合亚急性肝衰竭。

3. 慢加急性（亚急性）肝衰竭　该患者既往有慢性肝硬化病史，一直口服核苷类似物抗病毒治疗，此次自行停用抗病毒药物后 1 年，出现病毒学反弹，生化学突破，符合慢加急性肝衰竭的诊断。

4. 慢性肝衰竭　在肝硬化基础上，缓慢出现肝功能进行性减退和失代偿：①血清胆红素升高，常≤ 10 正常值；②白蛋白明显降低；③血小板明显降低，PTA ≤ 40%（或 INR ≥ 1.5）；并排除其他原因者；④有顽固性腹水或门脉高压表现；⑤肝性脑病。该患者无肝硬化失代偿的其他并发症，不考虑慢性肝衰竭。

5. 中毒性肝炎　是欧美引起肝衰竭的主因，常见有酒精、扑热息痛、异烟肼、磺胺药、误服毒蕈等。该患者发病前无服用其他损肝药物史，可除外。

6. 遗传代谢疾病　布 - 加综合征、Wilson 病、妊娠急性脂肪肝、缺血性肝细胞坏死，自身免疫学肝病等，结合患者病史不考虑此类疾病。

二、诊治经过

入院后考虑乙型病毒性肝炎，慢加急性肝衰竭诊断明确，替诺福韦酯（300mg，口服，1 次 / 天）抗乙肝病毒；促肝细胞生长素胶囊促进肝细胞再生治疗，静脉滴注；异甘草酸镁（200mg，静脉滴注，1 次 / 天），腺苷蛋氨酸（1g，静脉滴注，1 次 / 天），乙酰半胱氨酸（8g，静脉滴注，1 次 / 天），多烯磷脂酰胆碱（930mg，静脉滴注，1 次 / 天），保肝、降酶、退黄治疗；静脉滴注凝血酶原复合物改善凝血功能；静脉滴注人血白蛋白及血浆支持治疗。同时给予口服酪酸梭菌活菌胶囊、乳果糖、调节肠道菌群等治疗，患者病情重。1 月 8 日（治疗 6 天后复查）：患者血细胞分析基本正常：WBC $6.5×10^9$/L，RBC $3.16×10^{12}$/L，Hb 125g/L，PTL $121×10^9$/L，嗜中性粒细胞 $4.26×10^9$/L，嗜中性粒细胞百分比 65.5%，降钙素原 0.6ng/ml，C- 反应蛋白测定 5.3mg/L 均正常，未提示体内有明显感染病灶，凝血功能有所好转，PT% 升至 50%，但总胆红素 444.29μmol/L。与 1 月 4 日总胆红素 466.85μmol/L 比较，下降不明显，患者病情重，在抗病毒、保肝、营养支持治疗的同时，进行人工肝血浆置换辅助治疗，降低血清胆红素，清除内毒素，为肝脏再生争取时间，提供良好的内环境。1 月 10 日行人工肝血浆置换，术中血浆置换共 3000ml。术后 1 月 12 日复查：胆红素降为 304.55μmol/L，PT% 51%，胆红素明显下降，凝血功能好转，顿挫了肝衰竭病情，之后继续内科保肝综合治疗。1 月 19 日复查各项指标，患者凝血功能好转，PT% 升至 72%，肝功能较前好转，胆红素下降明显，血清总胆红素降至 164.15μmol/L，停用异甘草酸镁及乙酰半胱氨酸，多烯磷脂酰胆碱减量为 465mg/d，静脉滴注，乙型肝炎 DNA 由 1 月 4 日的 $2.48×10^4$ 降至 603U/ml 快速抑制了乙肝病毒复制。治疗期间化验检查如病例 76 表 1、病例 76 表 2、病例 76 表 3 所示。

病例 76 表 1　治疗期间肝功能生化指标变化

	1月4日	1月8日	1月12日	1月19日	1月24日	1月29日
ALT（U/L）	215	79	38	34	20	16
AST（U/L）	130	46	34	30	26	22
血清总胆红素 μmol/L	466.85	444.29	304.55	164.15	100.5	72.76
直接胆红素 μmol/L	237.20	207.5	148.7	70.4	43.9	33.5
间接胆红素 μmol/L	229.65	236.79	155.85	93.75	56.6	39.26
血清前白蛋白 g/L	22	51	57	118	109	156
血清白蛋白 mg/L	31.5	38	41.3	50.4	45.6	44.6
血清总胆固醇 mmol/L	1.19	1.33	2.01	2.53	2.27	2.46
血清总胆汁酸 μmol/L	197	168	68	23	14	10

病例 76 表 2　治疗期间凝血检查指标变化

	1月4日	1月8日	1月12日	1月19日	1月24日	1月29日
血浆凝血酶原时间（秒）	19.5	18.0	17.3	13.6	14.0	13.2
凝血酶原时间活动度（PTA）	39%	45%	51%	72%	69%	76%
国际标准化比值（INR）	1.82	1.70	1.59	1.25	1.29	1.22
活化部分凝血活酶时间（秒）	32.2	31.3	33.4	32.9	33.2	33.5
凝血酶时间（秒）	19.0	19.6	18.4	17.1	17.1	17.0
血浆纤维蛋白原（g/L）	2.21	2.08	1.99	2.09	2.23	2.52

病例 76 表 3　治疗期间乙肝病毒血的指标变化

	1月4日	1月19日	1月24日	1月29日
HBsAg（U/ml）	23.69	98.57	79.73	99.58
Anti-HBs（mIU/mL）	0.00	0.00	0.00	0.00
HBeAg（S/CO）	8.69	2.54	1.71	1.53
Anti-HBe（S/CO）	0.65	0.55	0.62	0.67
Anti-HBc（S/CO）	7.32	7.66	8.00	7.74
AFP（ng/ml）	44.98	26.01	14.57	10.47
HBVDNA（U/ml）	2.48×10^4	603	235	132

　　治疗期间多次查血细胞分析均正常，血电解质正常，肾功能正常。患者经过保肝、促进肝细胞再生、抗病毒、人工肝血浆置换治疗后，病情好转，复查肝功转氨酶正常，总胆红素降至 72.76 μmol/L，PTA 76%，患者精神食欲良好，无明显腹胀，共住院 29 天出院，出院后继续口服替诺福韦酯抗病毒治疗，口服水飞蓟宾保肝治疗，建议患者 1 个月复查，不适随诊。

　　最后诊断：①慢加急性肝衰竭（B 型，早期），乙型病毒性肝炎，低蛋白血症；②型糖尿病。

　　诊断依据：①中年男性，有乙肝病毒 11 年，既往住院诊断为乙型肝炎代偿期；②患者自行停用核苷类似物抗病毒治疗 1 年后，出现肝功能严重损害，胆红素≥10 倍正常值上限；③患者入院时有明显的消化道症状；④凝血功能差：该患者 PTA 为 39%，国际标准化比值 1.82，（符合肝衰竭

PTA ≤ 40% 或 INR ≥ 1.5 的诊断标准）。

三、讨论

肝衰竭是多种因素引起的严重肝脏损害，导致合成、解毒、代谢和生物转化功能严重障碍或失代偿，出现以黄疸、凝血功能障碍、肝肾综合征、肝性脑病、腹水等为主要表现的一组临床综合征。我国引起肝衰竭的主要病因是肝炎病毒（尤其是乙肝病毒），其次药物及肝毒性物质（如酒精、化学制剂等）。肝衰竭可分为四类：急性肝衰竭、亚急性肝衰竭、慢加急性（亚急性）肝衰竭和慢性肝衰竭。

1. 急性肝衰竭　急性起病，2 周内出现 II 度及以上肝性脑病，并有以下表现者：极度乏力，并伴有明显厌食、腹胀、恶心、呕吐等严重消化道症状，短期内黄疸进行性加深，血清总胆红素 ≥ 10 倍正常值上限或每日上升 ≥ 17.1μmol/L；有出血倾向，凝血酶原活动度 ≤ 40%，或国际标准化比值 ≥ 1.5；肝脏进行性缩小。该患者无肝性脑病，不考虑急性肝衰竭。

2. 亚急性肝衰竭　起病较急，发病期限为 2～26 周出现以下表现，极度乏力，有明显消化道症状；黄疸迅速加深，血清总胆红素 ≥ 10 倍正常值上限或每日上升 ≥ 17.1μmol/L；伴或不伴肝性脑病；有出血倾向，凝血酶原活动度 ≤ 40%，或国际标准化比值 ≥ 1.5；并排除其他原因者。

3. 本病例属于慢加急性肝衰竭，是在慢性肝病基础上，由各种诱因引起的以急性黄疸加深，凝血功能障碍为肝衰竭表现的综合征，可合并包括肝性脑病、腹水、电解质紊乱、感染、肝肾综合征、肝肺综合征等并发症，以及肝外器官功能障碍衰竭。患者黄疸迅速加深，血清总胆红素 ≥ 10 倍正常值上限或每日上升 ≥ 17.1μmol/L；有出血表现，凝血酶原活动度 ≤ 40%，或国际标准化比值 ≥ 1.5。根据不同慢性肝病基础分 3 型：A 型：在慢性非肝硬化的基础上发生慢加急性肝衰竭；B 型：在代偿期肝硬化基础上发生的慢加急性肝衰竭，通常在 4 周内发生；C 型：在失代偿肝硬化基础上发生的慢加急性肝衰竭。

4. 慢性肝衰竭　在肝硬化基础上，缓慢出现肝功能进行性减退和失代偿；血清胆红素升高，常 ≤ 10 正常值；白蛋白明显降低；血小板明显降低，PTA ≤ 40%（或 INR ≥ 1.5）；并排除其他原因者；有顽固性腹水或门脉高压表现；肝性脑病。

肝衰竭的治疗：肝衰竭的内科治疗缺乏特效的药物和手段，原则上强调早诊断，早治疗，采取相应的病因治疗和综合治疗措施，并积极预防并发症。

1. 一般支持治疗　①卧床休息，减少体力消耗，减轻肝脏负担；②加强病情监护。

2. 对症治疗　①护肝药物的应用；②微生态调节治疗；③免疫调节剂治疗。

3. 病因治疗　针对不同的病因治疗：肝炎病毒肝炎：对 HBV DNA 阳性的肝衰竭患者，不论其检测出的 HBV DNA 载量高低，建议立即使用核苷类似物抗病毒治疗，优先选择快速强效的核苷类似物，如恩替卡韦、替诺福韦。

4. 人工肝　是治疗肝衰竭的有效方法，其治疗机制是基于肝细胞的强大再生能力，通过体外机械，理化和生物装置，清除各种有害物质，补充必需物质，改善内环境，暂时代替衰竭肝脏的部分功能，为肝细胞再生及肝功能恢复创造条件或等待机会进行肝移植。

本病例患者为在肝硬化的基础上，停用抗病毒药物后出现肝衰竭，乙肝病毒复制，入院后立即给予强效低耐药的替诺福韦酯抗乙肝病毒治疗，同时给予综合治疗，包括保肝、血制品及营养支持、人工肝治疗、预防及控制各种并发症。

由于治疗及时有效，患者肝衰竭得到纠正，避免了肝移植。

（霍丽娟　李建红　高　峰）

参考文献

[1] 陈立，李孝楼，甘巧蓉，等．核苷（酸）类似物治疗慢性乙型肝炎停药复发患者的临床特点及其影响因素 [J]．中华肝脏病杂志，2013，21（11）：825-828．

[2] 中华医学会感染病学分会肝衰竭与人工肝学组，中华医学会肝病学分会重型肝病与人工肝学组 [J]．肝衰竭诊治指南（2012 年版）[J]．中华临床感染病杂志，2012，5（6）：321-327．

[3] 中华医学会肝病学分会，中华医学会感染病学分会．慢性乙型肝炎防治指南（2015 年更新版）[J]．临床肝胆病杂志 [J]．2015，31（12）：1941-1960．

[4] 王宇明．慢性乙型肝炎抗病毒治疗的停药问题 [J]．中华临床感染病杂志，2010，3（2）：68-72．

[5]European Association for the Study of the Liver.EASL 2017 Clinical Practice Guidelines on the management of hepatitis B virus infection[J].J Hepatol，2017，67（2）：370-398．

病例 **77** 自身免疫性肝炎

一、病例摘要

一般情况：患者女，54 岁，汉族，干部。

主诉："发现转氨酶升高 1 年余，加重伴乏力 1 个月"于 2018 年 01 月 29 日入院。

现病史：患者 1 年前体检时发现转氨酶升高，ALT190U/L，AST90U/L，未系统诊治。1 个月前无明显诱因出现乏力，劳累后明显，2 周前复查肝酶升高明显（ALT363U/L、AST276U/L），胆管酶升高（ALP194U/L、GGT69U/L），胆红素升高，（TBIL 61.79μmol/l、DBIL 42.18 μmol/l），血色素减低（Hb83g/L），PT（A）75.9%。ANA 阳性（1:320），肝炎病毒学指标、甲状腺功能均为阴性。腹部 CT：肝硬化可能，门静脉增宽，肝右叶囊肿，胆囊炎，后予保肝治疗（具体不详）。5 天前复查肝功能有所好转，ALT271U/L，AST172U/L，ALP149U/L，GGT79U/L。现为求进一步诊治收入我科。

患者乏力，食欲尚可，大便每日一次，精神紧张时容易腹泻，自发病以来体重未见明显改变。

既往史：发现心脏早搏 1 年，未予诊治。10 余岁时曾有肺结核病史，自诉已治愈。否认食物、药物及其他过敏史。

婚育史：适龄结婚，育有 2 儿，丈夫患有"乙肝肝硬化"，儿子体健。

查体：T 36.5℃，P 70 次/分，R 16 次/分，BP 120/70mmHg，BMI23.6。神清，精神可，睑结膜无苍白，巩膜无黄染。双肺呼吸音清，未闻及干湿啰音。心率 70 次/分，心律齐，未闻及病理性杂音。腹部平坦，呼吸运动正常，无脐疝、腹壁静脉曲张，无皮疹、色素沉着，未见胃肠型及蠕动波。腹壁柔软，无压痛、反跳痛、肌紧张，未触及包块，肝脏、脾脏肋下未触及，肠鸣音正常，未闻及血管杂音。

辅助检查：生化：ALT271U/L，AST172U/L，ALP149U/L，GGT79U/L，TBIL22.8μmol/L，DBIL15.62μmol/L，ALB31.8g/L。

腹部 CT 增强：肝硬化可能，门静脉增宽，肝右叶囊肿，胆囊炎。

初步诊断：①肝功能异常原因待查；②肝硬化？③贫血；④肝囊肿；⑤胆囊炎。

病例特点：①中年女性，慢性病程；丈夫有乙肝肝硬化；②临床表现为乏力，伴肝功能异常，以转氨酶升高为主，ALT ＞ AST，伴胆管酶及胆红素轻度升高；肝脏合成功能下降，ANA 阳性；查体无阳性体征；③影像学检查提示肝硬化可能，门脉增宽。

鉴别诊断：患者目前肝功能异常，可疑肝硬化，应考虑以下疾病：

1. **自身免疫性肝病**　该病常表现为慢性肝炎表现，有转氨酶及胆管酶升高，需要考虑自身免疫性肝病，包括自身免疫性肝炎（AIH）、原发性胆汁性胆管炎（PBC）、原发性硬化性胆管炎（PSC）。

（1）自身免疫性肝炎：本病患者多见于女性，以转氨酶升高为主，血清球蛋白和 IgG 升高，同时血清自身抗体阳性，肝活检可见汇管区以淋巴细胞和浆细胞浸润为主的界面性肝炎，亦可见玫瑰花结。本患者肝功能异常，以转氨酶升高为主，应该考虑本病可能，完善化验检查的同时，必要时可行肝穿病理检查。

（2）原发性胆汁性胆管炎：多见于中年女性，一般瘙痒、黄疸明显，可伴类风湿性关节炎、干燥综合征、甲状腺炎等，无肝外胆道梗阻，ALP、GGT 升高明显最具特征，AMA-M2 阳性，IgM 阳性为特征，组织学活检可有胆管损伤，肉芽肿性病变等。本患者以转氨酶升高为主，伴有轻度 ALP 升高，本病的特征不明显，但应警惕 PBC 与 AIH 重叠的可能，必要时肝穿病理明确诊断。

（3）原发性硬化性胆管炎：本病男性多见，以大胆管损伤为主，以碱性磷酸酶、谷氨酰转移酶升高为主，可有胆红素升高，ANCA 抗体阳性，患者可合并溃疡性结肠炎。MRCP 检查可见肝内胆管僵硬、粗细不均，串珠状或枯树枝杨表现。本患者以转氨酶升高为主，腹部 CT 及超声检查未见胆管异常，完善化验检查的同时，可行 MRCP 进一步排除本病可能。

2．病毒性肝炎　常见的病毒性肝炎包括甲型肝炎、乙型肝炎、丙型肝炎、戊型肝炎。此类疾病均可有黄疸、肝功能异常，伴或不伴恶心、呕吐等消化道症状，此患者否认病毒性肝炎病史、家族史，患者已于院外行乙肝、甲肝、丙肝筛查未见异常，但患者有乙肝患者接触史，不除外隐匿性感染，可进一步完善 HBV DNA 检查，必要时可完善肝穿。

3．药物性或化学毒物肝损害（DILI）　DILI 可损伤肝脏多个部位，肝细胞、胆管上皮细胞及血管等，亦可出现转氨酶和胆管酶同时升高，根据损伤部位的不同，两类酶的升高程度可有不同。虽然本患者无明确用药史，但此类肝损害物质种类多样，侵害人体的形式多样，亦不能完全排除，肝穿病理可见小叶腺泡结构 3 带为主的炎症坏死、胆管上皮损伤甚至胆管消失。必要时，本患者可行肝穿进行鉴别。

二、诊治经过

入院后完善检查，复查肝功酶学指标：ALT 208U/L，AST 144.4U/L，ALP 141U/L，GGT 72U/L，胆红素正常，肝脏合成功能：ALB 29.8g/L，CHE 4.0KU/L，PTA 70.70％。GLB 43.9g/L。免疫指标：IgG 2740.0mg/dl，ANA 1：320，抗 Sm（+），AMA-M2（-）。铜蓝蛋白、血清铁蛋白正常，肿瘤标志物阴性，提示慢性萎缩性胃炎。腹部 MR：①肝内多发异常信号，肝损伤可能；②肝硬化待排；③肝内多发囊肿。

为进一步明确诊断，除外禁忌后，1 月 31 日 B 超引导下肝穿刺病理活检。肝脏病理回报：小叶结构紊乱，中央静脉扩张，肝窦内可见淋巴细胞浸润。部分中央静脉内皮肿胀，内皮下可见淋巴细胞浸润，提示内皮炎。汇管区中度炎细胞浸润，以淋巴细胞为主，并见少量中性粒细胞。汇管区周边可见中 - 重度界面炎，并见细胆管反应性增生。特殊染色：Masson 及网织染色显示纤维组织增生；Fe（-），Cu（+）；D-PAS 显示肝坏死灶内的蜡质样细胞。免疫组化：CK7、CK19 显示胆管及肝细胞胆管化生，泛素（-），CD38、MUM-1 部分细胞（+），病变符合自身免疫性肝炎改变。

患者肝穿病理如病例 77 图 1 所示。

患者的 AIH 综合诊断积分系统（1999 年）评分为 18 分，自身免疫性肝炎（AIH）诊断明确，患者有激素及免疫抑制剂治疗适应证，除外活动性肺结核、恶性肿瘤、消化道出血等禁忌后，于 2 月 10 日开始予患者泼尼松 30mg/d 治疗，同时予补钙、补充维生素 D，于 2 月 13 日加用硫唑嘌呤 50mg 1 次 / 天。后患者症状及血清学指标好转后出院。另外，患者小细胞低色素性贫血，铁代谢提示缺铁性贫血，予患者补铁及补充维生素 C 治疗。

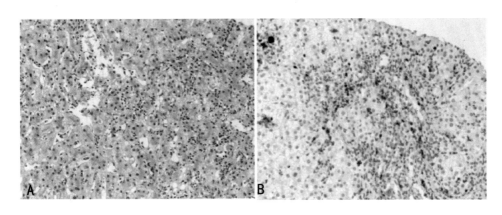

病例 77 图 1　肝穿病理

　　对患者进行规律随访，目前泼尼松减量至 5mg，继续合用硫唑嘌呤　50mg/d 维持治疗，复查肝功指标、免疫球蛋白 IgG 均正常，肝脏合成功能 ALB，PTA，CHE 均正常，血色素恢复正常。

　　最后诊断：①自身免疫性肝炎；②慢性萎缩性胃炎；③缺铁性贫血（中度）；④肝囊肿。

　　诊断依据：①中年女性，慢性病程；②临床表现为乏力，以转氨酶升高为主，IgG 升高，ANA 阳性；③影像学检查未见肝脏占位、血管病变及胆管病变；④肝穿病理有汇管区中度炎细胞浸润、汇管区周边可见中 - 重度界面炎等 AIH 特征性表现；⑤应用激素后，症状及指标恢复正常。

三、讨论

　　自身免疫性肝炎（AIH）是一种原因不明的与自身免疫反应密切相关的肝实质损害性疾病。AIH症状无特异性，常见为乏力、不适，此外，黄疸、恶心、食欲缺乏、皮疹、关节痛等症状也较常见。AIH 与多种其他自身免疫性疾病相关，其诊断依赖于自身抗体、高丙种球蛋白血症和典型或兼容组织学表现的存在。《2015EASL 自身免疫性肝炎临床实践指南》中指出 IgG 选择性升高，IgA、IgM 不升高，特别提示 AIH，但 IgG 或 γ 球蛋白水平正常亦不能完全排除 AIH。多种自身抗体阳性是本病的特征。①抗核抗体（ANA）见于 60%～ 80% 患者，滴度一般＜ 1 ∶ 160，抗单链 DNA 抗体也可阳性，但抗双链 DNA 抗体及抗 Sm 抗体阴性；②抗平滑肌抗体（SMA）见于 60%～ 80% 患者，滴度一般＞ 1 ∶ 80；③抗肝肾微粒体抗体（LKM）。肝穿病理检查在 AIH 诊断中占有重要地位，无论是简化评分还是复杂评分，病理学表现均占有较高比重。ALH 病理表现以淋巴细胞或浆细胞浸润性界面炎为主要特征，并可见淋巴细胞穿越现象，在较严重的病例中可发现桥接坏死、肝细胞玫瑰花结节样改变、结节状再生等组织学表现。随着疾病的进展，肝细胞持续性坏死，肝脏进行性纤维化，最终可发展为肝硬化。激素联合免疫抑制治疗对大多数患者有效，此方法有效率可达 80%～ 90%。推荐的起始剂量一般为泼尼松（龙）20 ～ 60mg/d，或泼尼松（龙）15 ～ 30mg/d 联合硫唑嘌呤 1mg/（kg·d），单用硫唑嘌呤无效。有研究显示，应用糖皮质激素治疗后 53%～ 57% 的 AIH 患者肝纤维化得到改善，79% 的患者进展期肝纤维化得以延缓，甚至肝硬化逆转。患者入院后予激素及免疫抑制剂后，患者肝功能及免疫指标恢复明显。如患者治疗有效，即血清转氨酶恢复正常或＜ 2 倍正常上限，IgG 恢复正常，肝穿病理示无活动性炎症，激素量逐步减少，而免疫抑制剂应予最小剂量维持肝功能正常水平至少 2 年或以上，而多数患者停药后病情复发。对于复发患者建议予终身小剂量激素或硫唑嘌呤维持治疗。对于标准治疗方案应答不佳或不能耐受一线治疗药物泼尼松（龙）的不良反应的患者，需要有效的二线治疗药物对此类患者进行替代或者补救治疗。在《自身免疫性肝炎的二线治疗药物》总结到：布地奈德作为一种一线的替代治疗药物，可能减轻糖皮质激素使用的相关不良反应，MMF（吗替麦考酚酯）已广泛应用到二线治疗中，对标准治疗不耐受或不应答患者有一定的疗效，治疗效果与硫唑嘌呤相比较未显示出明显优势，两者相关药效比较实验仍在进行中；他克莫司和环孢素是应用较多的试验性替代免疫抑制剂，一些新型药物，如雷帕霉素、利妥昔单抗的有效性及安全性还需要进一步验证。

该患者为女性，无饮酒史及明确服药史，生化检查以转氨酶升高为主、血清球蛋白升高以 IgG 升高为主，查 ANA 1 ： 320，抗 Sm（+），肝脏组织学有可见汇管区中度炎细胞浸润，以淋巴细胞为主，汇管区周边可见中 - 重度界面炎，并见细胆管反应性增生等表现，AIH 诊断明确。虽然影像检查提示肝硬化，但病理检查未见假小叶形成。故给予患者一线治疗方案，长期应用泼尼松或泼尼松联合硫唑嘌呤，以改善生化指标异常及组织学改变，延缓病情进展并提高生存率，治疗后肝脏功能指标、球蛋白及 IgG 恢复正常。激素减量过程中要注意监测肝功能和 IgG 水平，激素减至 10mg/d，今后应缓慢减量，以保证肝功能及 IgG 持续正常。停药时，可先停激素，继续硫唑嘌呤单药治疗，如指标依然持续正常，可行肝穿检查，如界面炎等表现完全消失，再考虑停药。

AIH 病程进展不一，少部分患者急性起病，转氨酶明显升高可伴显著黄疸，并可能在短期内进展为急性肝衰竭，相当一部分患者在诊断时已出现肝硬化。对于急性起病表现为暴发性肝衰竭经激素治疗无效，及慢性起病在常规治疗中或治疗后出现肝衰竭表现的患者应行肝移植手术。

（王 宇 王 民 穆雪纯）

参考文献

[1]European Association for the Study of the Liver：EASL Clinical Practice Guidelines：Autoimmune hepatitis [J].J.Hepatol, 2015, 63：971-1004.

[2] 中华医学会风湿病学分会. 自身免疫性肝病诊断和治疗指南 [J]. 中华风湿病学杂志，2011, 15：556-558.

[3] 胡智超，凡小丽，沈怡，等. 自身免疫性肝炎的二线药物治疗现状 [J]. 临床肝胆病杂志，2018, 34：1119-1122.

病例 **78** 原发性硬化性胆管炎

一、病例摘要

一般情况：患者女，58 岁，汉族，退休。

主诉："间断上腹部隐痛 3 年，皮肤黄染 1 年"于 2018 年 9 月 10 日入院。

现病史：3 年余前无明显诱因出现上腹隐痛，无腹泻，无恶心、呕吐，无皮肤巩膜黄染、皮肤瘙痒，查肝酶指标异常（具体不详），抗肝细胞溶质抗原 -I 型 LC1（+），余阴性。2 年前出现恶心、呕吐，伴皮肤瘙痒、口干，当地医院查 ALP 147U/L，GGT 95.8U/L。腹部 CT：肝内胆管扩张。外院肝组织病理报告：局灶肝细胞内可见胆汁淤积，肝窦扩张，kupffer 细胞增生，汇管区可见少量淋巴细胞、浆细胞浸润，轻度纤维组织增生，窦周纤维化，PAS 染色（+），Mssson 染色（+），网织染色（+），未予明确诊断，开始间断予熊去氧胆酸对症治疗。1 年前患者无明显诱因出现皮肤及巩膜黄染，伴四肢瘙痒、浓茶色尿，当地查肝酶轻度升高，胆管酶升高明显，胆红素升高（ALT 69.10U/L，AST 134U/L，ALP 353.5U/L，GGT 622.7U/L，TBIL 138.2μmol/L，DBIL 110.7μmol/L），ERCP 示胆总管呈节段性狭窄，后行胆管扩张术＋经内镜乳头形成术＋内镜胆管内引流支架置入术，后患者腹痛、黄疸好转，胆管酶、胆红素较前下降。后因"反复发热，最高体温 39.8℃，伴寒战"，曾分别行 ERCP 更换胆总管支架及 ERCP ＋取石术＋ ERBD 术。近半年来有间断反酸、烧心、右上腹隐痛症状，现为求进一步诊治收入我院。

患者神清，精神可，饮食一般，大便干燥，发病以来体重下降近 7kg。

既往史：干燥综合征 4 年，口服白芍总苷胶囊。否认食物、药物及其他过敏史。

查体：T 36.5℃，P 78 次 / 分，R 17 次 / 分，BP 115/75mmHg。神清，精神可，睑结膜无苍白，巩膜无黄染，双肺呼吸音清，未闻及干湿啰音，心率 78 次 / 分，心律齐，未闻及病理性杂音，腹部饱满，无脐疝、腹壁静脉曲张，未见胃肠型及蠕动波。腹壁柔软，剑突下触之饱满，无压痛，无反跳痛、肌紧张，未触及包块。肝脾未触及。Murphy 氏征阴性。肾脏未触及，肾区及输尿管点无压痛。振水音阴性。肝浊音界正常，肝区无叩击痛、肾区无叩击痛，移动性浊音阴性，肠鸣音正常，双下肢无水肿。

辅助检查：

MRCP（2016 年 2 月，外院）：胆囊体积明显增大，胆囊颈管结石不除外。

肝脏病理（2016 年 3 月，外院）：肝穿组织，可见 7 个汇管区，肝细胞浊肿，局灶肝细胞内可见胆汁淤积，肝窦扩张，kupffer 细胞增生，汇管区可见少量淋巴细胞、浆细胞浸润，轻度纤维组织增生，MASSOMN 显示窦周纤维化，特殊染色结果 PAS（+），Mssson（+）。网染（+）。

ERCP（2018 年 3 月，外院）：肝总管狭窄、胆总管结石、肝内胆管扩张、ERC ＋取石术＋ ERBD。

初步诊断：①黄疸待查，硬化性胆管炎？胆总管结石？胆道肿瘤？②干燥综合征。

病例特点：①中年女性；②上腹痛伴皮肤巩膜黄染；③肝功异常以 ALP、GGT 升高为主，胆红素升高以直接胆红素升为主；④影像学多次提示肝内胆管扩张、肝总管狭窄；放置胆管支架后胆管酶、胆红素可下降；⑤干燥综合征病史。

诊断及鉴别诊断：患者黄疸原因待查，伴间断上腹部隐痛，应考虑以下疾病：

1. 原发性硬化性胆管炎　该病是慢性胆汁淤积性疾病，其特征为肝内外胆管炎症和纤维化，进而导致多灶性胆管狭窄，临床表现主要为右上腹痛、高热寒战、黄疸、消瘦乏力等，该患者病程中出现反复高热、右上腹隐痛，影像学多次提示肝外胆道梗阻、肝内胆管扩张，考虑该病可能性大。

2. 胆管结石　一般表现为恶心、呕吐、寒战高热后可出现黄疸，腹痛多位于剑突下可向背部放射，院外影像提示胆囊体积明显增大，胆囊颈管结石不除外，进一步复查MRCP以待鉴别。

3. 胆道肿瘤　包括胆囊肿瘤和胆管，肿瘤多见于50～70岁老年女性，病因不明确，以右上腹隐痛较为常见，伴有黄疸及皮肤瘙痒，该病人为慢性病程，一般状态良好，查体未见明显阳性体征，且多次放入胆总管支架后黄疸可消退，暂不考虑该病。

4. IgG4相关性胆管炎　以血清IgG4水平升高、IgG4阳性浆细胞浸润为特征。多数患者可出现梗阻性黄疸，大部分患者没有严重腹痛，影像学提示胆管壁增厚、弥漫或节段性狭窄，IgG4水平≥1.35g/L，同时可能存在多系统累及，如自身免疫性胰腺炎、腮腺炎、腹膜后纤维化等，病理提示每高倍视野中IgG4阳性浆细胞>10个。对激素治疗敏感。该患者以腹痛黄疸就诊，影像学提示胆管扩张，可进一步完善IgG4、评估是否存在其他器官累及，必要时获取组织病理进一步鉴别。

二、诊治经过

患者入院后查转氨酶正常，胆管酶升高，ALB33g/L（稍低），PTA 72.4%，IgG4阴性。肿瘤标志物：CA199 53.4u/ml，CA50 41.96U/ml。腹部核磁提示：①肝硬化，脾大，门脉高压，食管-胃底静脉曲张；②肝内多发异常斑片状信号；③肝内外胆管轻度扩张，胆总管壁增厚，肝门区肿大淋巴结，炎性病变？肝门部胆管恶性肿瘤待除外？④胆囊增大；⑤副脾。

将既往肝穿病理切片（2016年3月）于我院行临床病理会诊后示：汇管区炎症轻，汇管区间质纤维化，胆管周围纤维环绕，可见边缘胆管，符合大胆管梗阻的组织学特点。IgG4染色阴性。病理首先考虑为原发性硬化性胆管炎。为进一步除外胆管肿瘤，进一步完善ERCP术＋细胞刷检（病例78图1）：胆总管无扩张，肝门部胆管及肝内胆管多发狭窄，肝内胆管枯树样改变；细胞刷检液基涂片：未见肿瘤细胞。

结合临床考虑患者原发性硬化性胆管炎明确，建议规律服用熊去氧胆酸750mg/d[15mg/（kg•d）]治疗，定期复查肝功能。

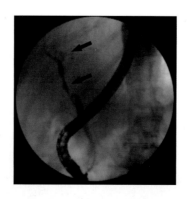

病例78图1　ERCP表现

注：肝门部胆管及肝内胆管多发狭窄，肝内胆管枯树枝样改变。

最后诊断：①原发性硬化性胆管炎；②门脉高压，脾大，食管－胃底静脉曲张；③干燥综合征。

诊断依据：①中年女性，慢性病程；②临床表现为腹痛等消化道症状，皮肤瘙痒和黄染；以ALP、GGT升高为主；③影像学多次提示肝内胆管扩张、肝总管狭窄；ERCP提示肝门部胆管及肝内胆管多发狭窄，肝内胆管枯树样改变；④肝穿病理示汇管区炎症轻，汇管区间质纤维化，胆管周围纤维环绕，可见边缘胆管，符合大胆管梗阻的组织学特点；⑤除外肿瘤及IgG4相关性胆管炎。

三、讨论

原发性硬化性胆管炎（PSC）是由多发性、弥漫性肝内外胆管纤维性狭窄而引起的慢性胆汁淤积性肝病，预后差，可导致胆汁淤积性肝硬化和肝衰竭，常伴发炎症性肠病（IBD）。根据受损胆管的部位：PSC分为以下3种类型：①小胆管型，肝内小胆管病变，胆管造影无法显像；②大胆管型，病变位于肝外较大胆管；③全导管型，上述两个部位均发生病变。PSC的特征性肝组织病理学改变为胆管周围"洋葱皮"样环形纤维化和炎症细胞浸润。根据病理组织分为4期：1期，胆管炎或门静脉炎；2期，门静脉周围纤维化或门静脉周围炎；3期，间隔纤维化、桥接坏死或两者都有；4期，胆汁淤积性肝硬化。

我国目前尚缺乏其自然史及流行病学资料，PSC的诊断主要基于胆汁淤积型血清生化指标的异常、典型的影像学表现及除外其他胆汁淤积的原因，常有ALP及GGT升高，但并无明确诊断标准的界值。ALP波动范围可以很广，部分PSC在病程中甚至维持在正常水平。免疫球蛋白水平可有升高，约超过50％的PSC患者可检测出多种自身抗体，但对PSC的诊断价值并不大，目前也尚未发现PSC特异性的自身抗体。影像学检查对于PSC诊断的确立至关重要，其中主要包括经内镜逆行胰胆管造影（ERCP）和MRCP。ERCP是诊断PSC的金标准，尤其对诊断肝外胆管及一级肝内胆管等大胆管型PSC意义较大，但其毕竟为有创检查，可能发生多种潜在并发症如胰腺炎、胆管炎、穿孔及出血等。MRCP属于非侵入性检查，具有经济、无放射性等优势，目前已成为诊断PSC的首选影像学检查方法，在《2017国际PSC研究组立场声明：原发性硬化性胆管炎（PSC）MRI检查建议》认为MRCP可完成诊断意义较大的胆管成像，推荐作为首选检查方式，但也指出了核磁成像在显示远端胆管上存在局限，且5％～10％的PSC患者表现为孤立的小胆管病变，胆管造影正常，疑似诊断小胆管PSC时肝活组织检查是必要的，同时肝穿病理对于指导是否重叠有其他肝病也有重要意义。

治疗方面，熊去氧胆酸（UDCA）是PSC治疗应用广泛的药物。《2017年日本胃肠病学会原发性硬化性胆管炎临床指南》中指出UDCA可改善患者胆汁淤积酶学，但不能改善预后。免疫抑制剂、贝特类和抗生素可改善胆汁淤积酶学，但对预后影响尚不清楚。多项随机对照研究显示UDCA可以降低胆汁淤积酶学水平。尽管大剂量（＞15mg/kg）UDCA比低剂量能更好改善胆管病变和肝组织学进展，但不能有效避免死亡和肝移植终点，反而增加这种风险，因此不推荐大剂量UDCA治疗PSC。《原发性硬化性胆管炎诊断和治疗专家共识（2015）—中华医学会肝病学分会》的推荐意见中也提到：确诊PSC患者可尝试用UDCA，但不建议大剂量治疗［＞28mg/（kg·d）］。肝移植是PSC唯一确切有效的治疗方法，其适应证包括基于终末期肝病模型（MELD）评分和CTP分级的失代偿期肝硬化，以及复发性胆管炎和无法控制的瘙痒。PSC的自然病程复杂，有显著的个体差异。多项研究显示，诊断时年龄较轻、低胆红素水平、低血清ALP水平、高白蛋白水平与预后良好相关。

（王　宇　张冠华　穆雪纯）

参考文献

[1] 李淑香，贾继东.2017 年原发性硬化性胆管炎研究进展 [J].肝脏，2018，23：538-539，565.

[2]Schramm C，Eaton J，Ringe KI，et al.MRI working group of the IPSCSG：Recommendations on the use of magnetic resonance imaging in PSC-A position statement from the International PSC Study Group [J].Hepatology，2017，66：1675-1688.

[3]Isayama H，Tazuma S，Kokudo N，et al.Clinical guidelines for primary sclerosing cholangitis 2017 [J]. J Gastroenterol，2018，53：1006-1034.

[4] 中华医学会肝病学分会，中华医学消化病学分会，中华医学会感染病学分会.原发性硬化性胆管炎诊断和治疗专家共识（2015）[J].中华传染病杂志，2016，34：449-458.

病例 79 原发性胆汁性胆管炎

一、病例摘要

一般情况：患者女，47岁，汉族，已婚，其他职业。

主诉："乏力伴肝功能异常2个月"于2016年11月7日入院。

现病史：患者2个月前无明显诱因出现恶心、乏力，无呕吐、发热、腹痛、腹胀、皮肤黄染等表现，无口干、眼干、皮肤瘙痒、关节疼痛、雷诺现象、光过敏等表现，外院查血常规未见明显异常，生化：ALT 157U/L，AST 128U/L，ALP 362U/L，GGT 525U/L，TBIL 19.9μmol/L，D-BIL 7.5μmol/L，ALB 39.7g/L，GLB 42.5g/L。TG 2.38mmol/L，CHOL 5.53mmol/L，HDL-C 1.13mmol/L，LDL-C 3.31mmol/L，乙肝表面抗原、甲丙戊肝抗体均为阴性。予"双环醇片2片1次/天、水飞蓟素（利加隆）2片1次/天"治疗，患者恶心、乏力好转，复查肝功能（10月12日）：ALT 17U/L，AST 46U/L，ALP 176U/L，GGT 306U/L，TBIL 12.5μmol/L，D-BIL 3.3μmol/L，ALB 47.3g/L。2周后（10月25日）再次复查肝功能未见明显好转，遂就诊于我院门诊就诊，仍有肝功异常，以ALP、GGT升高为主（ALT 18U/L，AST 49.3U/L，ALP 208U/L，GGT 335U/L，TBIL 14.19μmol/L，D-BIL 2.84μmol/L，ALB 47.3g/L，GLB 44g/L，TBA 1.2μmol/L，CHE 8.78μmol/L），IgG 1760mg/dl，IgM 360mg/dl，IgA、C3、C4正常。AMA-M2 8.45U/ml。抗核抗体谱：ANA 1∶160（核膜）＋1∶80（胞质），抗SSA抗体阳性。门诊以"肝功能异常"收入我科。患者自发病以来睡眠、饮食、精神状态可，大小便正常，体重无明显变化。

既往史：患者30余年前患甲型肝炎，治疗后好转（具体不详）。高血压病史5年，血压最高150/90mmHg，间断口服降压药治疗（具体不详）。2016年初发现胃幽门螺杆菌阳性，予四联抗幽门螺杆菌治疗（具体不详）。2个月前发现心律失常（具体不详），Holter检查未见异常，目前口服倍他乐克12.5mg 2次/天。2个月前同时发现颈动脉斑块，口服他汀类药物（具体不详）半月后停用。否认冠心病史，否认糖尿病、脑血管病、精神疾病史，否认结核史、疟疾史，否认手术、外伤、输血史，否认食物、药物过敏史，预防接种史不详。其他系统回顾无特殊。

查体：T 36.5℃，P 80次/分，R 18次/分，BP 140/90mmHg。神情状可，正力体型。皮肤及黏膜无黄染，无肝掌、蜘蛛痣。无颈静脉充盈，颈动脉无异常搏动。双肺呼吸音正常，未闻及干、湿性啰音。心率80次/分，律齐，心音正常，未闻及额外心音，各瓣膜听诊区未闻及心脏杂音，未闻及心包摩擦音。腹部平坦，无腹壁静脉曲张，腹软，无压痛、反跳痛、肌紧张，肝脾未触及，胆囊区无压痛，Murphy氏征阴性，肝浊音界正常，肝区、肾区无叩击痛，移动性浊音阴性。肠鸣音正常，双下肢无水肿。

辅助检查：凝血酶原时间及活动度：PT（s）11.30s，PT（A）103.90%，INR0.97。

初步诊断：①肝功能异常原因待查，药物性肝损伤？自身免疫性肝病？②高血压病1级（中危）。

病例特点：①患者中年女性，慢性病程；②发病前可疑用药史：2个月前因颈动脉斑块口服他汀类药物半月；③临床表现为恶心、乏力；④肝功能异常，胆管酶升高为主，伴转氨酶轻度升高；

⑤ AMA-M$_2$ 阴性，ANA 1：160（核膜）＋1：80（胞质），IgG 1760mg/dl，IgM 360mg/dl。

诊断及鉴别诊断：

1. 自身免疫性肝病　该病常表现为慢性肝炎表现，包括自身免疫性肝炎（AIH）、原发性胆汁性胆管炎（PBC）、原发性硬化性胆管炎（PSC）。

（1）自身免疫性肝炎：本病患者多见于女性，可有转氨酶、碱性磷酸酶、谷氨酰转移酶、胆红素升高，血浆总球蛋白、γ球蛋白或 IgG 升高，血清自身抗体阳性，肝活检可见汇管区以淋巴细胞和浆细胞浸润为主的中至重度的慢性活动性肝炎，无胆管损害。

（2）原发性胆汁性胆管炎：多见于中年女性，一般瘙痒、黄疸明显，可伴类风湿性关节炎、干燥综合征、甲状腺炎等，无肝外胆道梗阻，ALP、GGT 升高明显最具特征，AMA-M2 阳性，IgM 阳性为特征，组织学活检可有胆管损伤，肉芽肿性病变等。

（3）原发性硬化性胆管炎：患者可有转氨酶、碱性磷酸酶、谷氨酰转移酶升高，胆红素升高，血浆总球蛋白、免疫球蛋白升高，肝活检胆管损害，患者常合并溃疡性结肠炎。

患者为中年女性，肝功能异常，免疫学指标 ANA、免疫球蛋白阳性，自身免疫性肝病可能性大，PBC 可能性大，但特异性指标 AMA-M2 阴性，需进一步完善肝穿病理明确。

2. 药物性肝损伤　药物性肝病一般都有长期服用药物史或近期服用具有肝损害不良反应的用药史，患者间断服用他汀类药物，并于服药后发现肝功能异常，停药后肝功能略有好转，故目前药物性肝损伤可能性不除外，但该病为排他性诊断，需除外其他因素所致肝损伤，必要时行肝脏组织穿刺明确。

3. 非酒精性脂肪性肝病　患者合并高血压病史，体型偏胖，CHOL、TG 升高，血脂代谢异常，可有 ALT、GGT 轻度升高，腹部 B 超肝脏回声不均。入院后需完善血生化等检查及腹部超声，了解血脂情况进一步鉴别，必要时行肝脏组织穿刺明确。

4. 病毒性肝炎　包括嗜肝病毒及非嗜肝病毒感染造成的肝功能异常，多以乏力、食欲减退、厌食油腻等消化道症状为首发表现，可有黄疸及肝功能异常，需行嗜肝病毒血清标志物、病毒九项检查协助诊断。患者既往有甲肝病史，无乙肝、丙肝等肝炎病史，查甲肝、乙肝、丙肝、戊肝均阴性，暂不支持。

二、诊治经过

入院后完善铜铁代谢：转铁饱和度，血清铁蛋白及铜蓝蛋白均正常。肝脏弹性测定：CAP 250dB/m，LSM 6.1kPa。腹部核磁提示①弥漫性不均匀轻度脂肪肝；②肝门区及门腔静脉间隙多发肿大淋巴结，考虑为慢性肝病反应性淋巴结增生。

为明确肝功能异常的原因，除外禁忌后，为患者进行了 B 超引导下行肝脏穿刺活检术。肝穿病理结果（病例 79 图 1）：肝细胞疏松肿胀，少部分肝细胞脂肪变性占 10%～20%，肝小叶内散在少量坏死灶，汇管区少量淋巴样细胞浸润，胆管上皮变性，细小胆管增生，纤维组织轻度增生，结合临床首先考虑 AMA（-）的 PBC。铜及铁染色阴性。

病理进一步除外了脂肪、药物因素，结合临床考虑诊断为 AMA（-）的 PBC，予患者熊去氧胆酸（UDCA）250mg 3 次/天（13mg/kg）治疗。服药 1 个月后复查肝功：ALT 34U/L，AST 35.6U/L，ALP 130U/L，GGT 74U/L，TBIL 19.93μmol/L，D-BIL 3.15μmol/L，ALB 46.4g/L，GLB 40.8g/L。3 个月后复查肝功：ALT 37U/L，AST 42.8U/L，ALP 97U/L，GGT 37U/L，TBIL 10.36μmol/L，D-BIL 1.74μmol/L，

ALB 44.7g/L，GLB 39.5g/L。半年后复查生化：ALT 39U/L，AST 39.5U/L，ALP 94U/L，GGT 30U/L，TBIL 14.31μmol/L，D-BIL 1.92μmol/L，ALB 45.9g/L，GLB 38.1g/L。目前患者规律口服 UDCA 中。

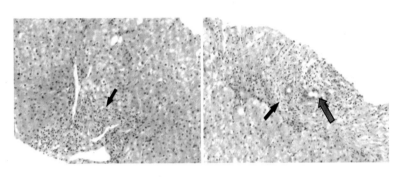

病例79图1　肝穿病理

注：肝小叶内散在坏死灶，汇管区少量淋巴细胞浸润（黑色箭头）（HE 染色，×20），
胆管上皮变性（红色箭头）（HE 染色，×10）。

最后诊断：①原发性胆汁性肝硬化；②高血压病1级（中危）；③ 高脂血症。

诊断依据：①患者中年女性，慢性病程；②临床表现为恶心、乏力等非特异性症状，肝功能异常，以胆管酶升高为主；③合并血脂代谢异常；④ AMA-M2 阴性，ANA 阳性、IgM 升高，肝穿病理可见胆管病变，符合 AMA（-）的 PBC；⑤ UDCA 治疗有效。

三、讨论

原发性胆汁性肝硬化（PBC）是一种慢性肝内胆汁淤积性疾病。2015 年 PBC 诊断和治疗共识中指出其诊断要点：①以中年女性为主，其主要临床表现为乏力、皮肤瘙痒、黄疸、骨质疏松和脂溶性维生素缺乏，可伴有多种自身免疫性疾病，但也有很多患者无明显临床症状；②生物化学检查：ALP、GGT 明显升高最常见；ALT、AST 可轻度升高，通常为 2～4ULN；③免疫学检查：免疫球蛋白升高以 IgM 为主，AMA 阳性是最具诊断价值的实验室检查，其中以第 2 型（AMA-M2）最具特异性；④影像学检查：对所有胆汁淤积患者均应进行肝胆系统的超声检查；超声提示胆管系统正常且 AMA 阳性的患者，可诊断 PBC；⑤肝活组织病理学检查：AMA 阴性者，需进行肝活组织病理学检查才能确定诊断。

本例患者 AMA-M2 为阴性，在我国文献报道 AMA 阴性 PBC 患者占 15%～40%。抗 Gp210 抗体及抗 Sp100 抗体对 PBC 诊断有高度特异性，但敏感性较低。在临床中疑诊 PBC 但 AMA 阴性者，可行上述两种特异抗体检测以协助诊断。目前为止，对于临床高度怀疑 PBC 但 AMA 阴性的患者，进一步行肝穿刺病理活组织学检查仍是确诊的唯一手段。PBC 的基本病理改变为肝内 < 100μm 的小胆管的非化脓性破坏性炎症，导致小胆管进行性减少，进而发生肝内胆汁淤积、肝纤维化，最终可发展至肝硬化。具体可分为4期：Ⅰ期：胆管炎期。汇管区炎症，淋巴细胞及浆细胞浸润，或有淋巴滤泡形成，导致直径 100μm 以下的间隔胆管和叶间胆管破坏。胆管周围淋巴细胞浸润且形成肉芽肿者称为旺炽性胆管病变，是 PBC 的特征性病变，可见于各期，但以Ⅰ期、Ⅱ期多见。Ⅱ期：汇管区周围炎期。小叶间胆管数目减少，有的完全被淋巴细胞及肉芽肿所取代，这些炎性细胞常侵入邻近肝实质，形成局灶性界面炎。随着小胆管数目不断减少，汇管区周围可出现细胆管反应性增生。增生细胆管周围水肿、中性粒细胞浸润伴间质细胞增生，常伸入邻近肝实质破坏肝细胞，形成细胆管性界面炎，这些改变使汇管区不断扩大。Ⅲ期：进行性纤维化期。汇管区及其周围的炎症、纤维化，使汇管区扩大，形成纤维间

隔并不断增宽，此阶段肝实质慢性淤胆加重，汇管区及间隔周围肝细胞呈现明显的胆盐淤积改变。Ⅳ期：肝硬化期。肝实质被纤维间隔分隔成拼图样结节，结节周围肝细胞胆汁淤积，可见毛细胆管胆栓。

目前UDCA是唯一被国际指南均推荐用于治疗PBC的药物，其主要作用机制为促进胆汁分泌、抑制疏水性胆酸的细胞毒作用及其所诱导的细胞凋亡，因而保护胆管细胞和肝细胞。推荐剂量为13～15mg/kg/d，分次或1次顿服。PBC患者需长期服用UDCA治疗，建议每3～6个月监测肝脏生物化学指标，以评估生物化学应答情况，并发现少数在疾病进程中有可能发展为PBC-AIH重叠综合征的患者。对于肝硬化以及老年男性患者，每6个月行肝脏超声及甲胎蛋白检查，以筛查原发性肝细胞癌，每年筛查甲状腺功能。对于黄疸患者，如有条件可每年筛查脂溶性维生素水平。对于肝硬化患者应行胃镜检查，明确有无食管胃底静脉曲张，并根据胃镜结果及患者肝功能情况，每1～3年再行胃镜检查。根据患者基线骨密度及胆汁淤积的严重程度，每2～4年评估骨密度。

（王　宇　张冠华　朱倩钰）

参考文献

[1] 中华医学会肝病学分会，中华医学会消化病学分会，中华医学会感染病学分会. 原发性胆汁性肝硬化（又名原发性胆汁性胆管炎）诊断和治疗共识（2015）[J]. 临床肝胆病杂志，2015，31（12）：1980-1988.

[2] 段维佳，欧晓娟，马红，等. 抗sp100和抗gp210在原发性胆汁性胆管炎中的诊断和临床意义 [J]. 临床和实验医学杂志，2018，17（15）：1579-1581.

[3]Papatheodoridis G，Buti M，CornbergM.European Association for the Study of the Liver.EASL Clinical Practice Guidelines：The diagnosis and management of patients with primary biliary cholangitis[J].J Hepatol，2017，67（1）：145-172.

病例 80 肝豆状核变性

一、病例摘要

一般情况：患者男，27 岁，汉族，理发师。

主诉：主因"发现双右手震颤 9 个月，加重 6 个月"于 2018 年 8 月 28 日入院。

现病史：患者及家属诉 9 个月前无明显诱因出现右手轻微震颤，左右晃动，激动时明显，当时未引起重视，未寻医诊治。近 6 个月前患者右手震颤加重，伴写字、持物困难，影响日常生活工作，到外院神经内科诊治，查甲状腺功能、转氨酶、胆管酶、胆红素、蛋白、乙肝两对半无明显异常，铜蓝蛋白 10.2mg/dl。头颅 MRI：双侧额叶皮层下少许脱髓鞘改变。考虑"特发性震颤"，建议复查铜蓝蛋白，予口服培元通脑胶囊、谷维素片、盐酸普萘洛尔片治疗，病情无好转。1 个月后加用化风丹，服药期间出现左手颤动，3 个月余前出现头部不自主抖动，伴性格、行为改变，构音障碍，外院予中药治疗（具体不详）11 天，症状无改善；复查铜蓝蛋白 8.0mg/dl。半月余前到西安交大第二附属医院诊治，眼科检查角膜 K-F 环阳性，铜蓝蛋白 4.62mg/dl，肝功能化验基本正常，腹部彩超提示肝光点增粗，脾大。具体诊断不明，未予治疗。现为进一步明确诊断入院。

既往史：12 年前因双腿痉挛到医院诊治时发现脾大，未予特殊处理。否认高血压、心脏病史，否认精神疾病史，否认食物、药物过敏史。生长发育史无特殊。吸烟 6 年余，每天最多 3～4 支；偶有饮酒，最多时候 7 瓶（650ml）啤酒。

家族史：父母健在，为近亲结婚。

查体：T 36.4℃，P 74 次 / 分，R 18 次 / 分，BP 110/70mmHg。神志清晰，精神尚可，吐字尚清，头部不自主震颤，双手握笔时左右震颤明显。皮肤及巩膜无黄染，未见肝掌及蜘蛛痣。双肺呼吸音清，未闻及干、湿性啰音。心率 74 次 / 分，律齐，未闻及额外心音，各瓣膜听诊区未闻及心脏杂音。腹壁柔软，无压痛、反跳痛、肌紧张，未触及包块。肝脾未触及。肝浊音界正常，肝区、肾区无叩击痛，移动性浊音阴性。病理征阴性。

辅助检查：生化：ALT 21U/L，AST 23U/L，ALP 102U/1，GGT 53U/L，T-BIL 19.30μmol/L，D-BIL 4.10μmol/L，ALB 46.3g/L，ALB 24.6g/L，BUN 4.10mmol/L，CR 81.80μmol/L。铜蓝蛋白 4.62mg/dl。腹部彩超：肝光点增粗，脾大；胆囊息肉。眼科检查：角膜 K-F 环阳性。

初步诊断：肝豆状核变性？

病例特点：青年男性，临床表现为双手、头部震颤、性格行为改变、构音障碍等神经系统症状。查体：头部不自主震颤，双手握笔时左右震颤明显。辅助检查：铜蓝蛋白降低，最低 4.62mg/dl，腹部彩超显示脾大。角膜 K-F 环阳性。转氨酶、胆管酶无异常。

诊断及鉴别诊断：患者神经症状起病，需以下鉴别。

1. 酒精性肝病　患者一般有长期饮酒（时间 > 5 年，每日 > 40g）或短期内大量饮酒（2 周内每日 > 80g），AST、ALT、GGT、胆红素可升高，且 AST > ALT；同时可伴有大细胞性贫血；铜蓝蛋白阴性，

K-F 环阴性。酒精性肝病患者可以因维生素 B$_1$ 缺乏，出现韦尼克脑病，临床表现为眼球运动障碍、意识障碍和共济失调。本患者饮酒量较少，肝功能化验无异常，铜蓝蛋白低，K-F 环阳性，神经系统表现与韦尼克脑病不同，因此，酒精性肝病导致上述症状的可能性不大。

2. 帕金森病　该病是一种常见于中老年的神经系统疾病，多在 60 岁以后发病。首发症状通常是一侧肢体的震颤或活动笨拙，进而累及对侧肢体。临床主要表现为静止性震颤、运动迟缓、肌强直和姿势步态障碍，对左旋多巴反应好。该患者青年男性，有震颤，可能性不大，可进一步排查。

3. 亨廷顿舞蹈症（Huntington's disease, HD）该病是一种罕见的常染色体显性遗传病。患者一般在中年发病，出现运动、认知和精神方面的症状。亨廷顿舞蹈症临床症状复杂多变，该患者青年男性，临床表现为震颤、性格行为改变、构音障碍等神经系统症状。无家族史、典型的舞蹈样运动、精神障碍和进行性痴呆等表现。

二、诊疗经过

入院完善相关检查，血常规：WBC 6.18×10^9/L，Hb 164g/L，PLT 114×10^9/L。血生化：总蛋白 62.1g/L，胆碱酯酶 4.10KU/L，白蛋白（ALB）40.9g/L，铁蛋白、甲胎蛋白、异常凝血酶原、尿便常规及凝血无异常。复查铜蓝蛋白 0.05g/L，Coombs 试验阴性，眼科会诊复查角膜 K-F 环阳性。完善肝弹性检查：弹性值 11.5kPa。腹部 MRI：肝脏大小正常，表面凹凸不平，肝叶比例失调，肝裂增宽。肝实质信号欠均匀，未见明确局灶性异常信号。脾明显增大，脾门周围可见迂曲血管影。门静脉主干最宽处直径约 1.6cm，脾静脉管径最宽处约 1.3cm。余未见异常，考虑诊断为肝硬化，脾大，门脉高压。心电图大致正常。头颅 MRI 平扫：未见明显异常。

因患者肝功能正常，但肝硬度值增加，影像学提示肝硬化，为进一步评估肝脏受损（炎症和纤维化）情况，于 2018 年 8 月 28 日行超声引导下肝组织活检穿刺术。肝组织病理结果回报（病例 80 图 1）：肝穿组织可见部分区域肝窦扩张伴淤血，部分区域肝板变窄。小叶内散在大泡性脂肪变性，范围＜ 5%，糖原核肝细胞易见。小叶内偶见点状坏死，汇管区纤维组织增生，其内淋巴细胞浸润，并见少量中性粒细胞。小叶间胆管增生，管腔轻度扩张，小叶间静脉扩张。汇管区周边未见界面炎。特殊染色：Masson 及网织染色显示纤维组织；Fe（-），Cu（+）；D-PAS 未显示蜡质样细胞。免疫组化：CK7、CK19 显示胆管，泛素（-），CD38、MUM-1（个别细胞 +）。考虑：①肝穿组织形态学改变符合肝豆状核变性（Wilson 病）；②请结合临床除外血运障碍。

根据以上病史及实验室检查结果，考虑肝豆状核变性诊断明确。指导患者避免含铜食物，予青霉胺 750mg/d 驱铜，补充维生素 B$_6$10mg 3 次 / 天口服治疗。同时请神经内科会诊：考虑患者目前存在特发性震颤、舞蹈症，均为肝豆状核变性所致，建议继续青霉胺驱铜治疗。观察患者无神经症状加重，后背散在红色皮疹，无明显瘙痒疼痛，无发热、恶心、呕吐、味觉异常等不良反应。患者好转出院，逐步将青霉胺 250mg 改为 4 次 / 天口服，辅以维生素 B$_6$ 10mg 3 次口服治疗。最近一次 2018 年 10 月 21 日肝病内科门诊随诊：患者症状减轻，偶有双手震颤，期间监测肝功指标稳定，24h 尿铜变化，目前长期青霉胺驱铜治疗。

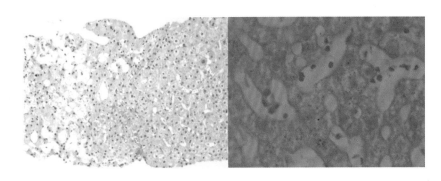

病例 80 图 1　肝组织病理检查

注：小叶内散在大泡性脂肪变性（红色）（HE 染色，×10），小叶内偶见点状坏死；特殊染色：Cu（＋）（黑色）（HE 染色，×40）。

最后诊断：肝豆状核变性（Wilson 病）。

诊断依据：患者青年男性，神经系统症状起病（临床表现有双手、头部抖动、性格行为改变、构音障碍）。铜蓝蛋白＜ 0.1g/L；角膜 K-F 环阳性；影像学提示脾大，肝组织病理可见铜沉积。根据第八次国际会议 Wilson 病评分标准：评分 5 分，肝豆状核变性诊断明确。

三、讨论

肝豆状核变性（hepatolenticular degeneration，HLD）又称为 Wilson 病，是一种常染色体隐性遗传的铜代谢障碍性疾病，以铜代谢障碍引起的肝硬化、基底节损害为主的脑变性疾病为特点，肝豆状核变性发病机制多与 ATP7B 基因突变相关。体内蓄积的铜逐渐沉积至肝脏、脑、肾脏、骨骼、角膜等器官，引起相应部位异常改变。根据受累部位不同分为肝型、脑型、其他类型及混合型。临床特征为神经、精神症状、肝硬化及角膜色素环（K-F 环）等，表现复杂多样，容易误诊。患者血清铜蓝蛋白减低，角膜 K-F 环阳性及 24h 尿铜升高具有确诊价值，必要时可行肝穿，在评估肝脏病情的同时，可进行铜染色或肝铜测定，有助于明确诊断，同时应与胆道梗阻导致的肝内铜沉积进行鉴别。此外，基因检测发现 ATP7B 异常，对本病诊断亦有很大帮助。

本患者青年男性，父母近亲结婚，临床以手抖起病，后出现头部不自主抖动，伴性格、行为改变，构音障碍等神经精神症状。眼科会诊可见 K-F 环，血铜蓝蛋白明显减低。根据 2001 年莱比锡城第 8 届国际 Wilson 病会议制定的评分系统，评分结果≥ 4 分可确诊 Wilson 病；3 分可拟诊，需要更多的检查和试验，如 24h 尿酮测定及肝脏铜测定等；评分≤ 2 分则诊断可能性极小。根据该评分系统，本患者可评分 5 分，可明确诊断 Wilson 病。因此，未行 24h 尿铜及基因检查。

目前，用于肝豆状核变性治疗的药物包括 D- 青霉胺、曲恩汀、锌制剂、四硫钼酸盐和二巯基丙醇。一旦确诊，需要终身治疗。

根据 2012 年 EASL 临床实践指南，青霉胺对于 Wilson 病的主要作用是加速铜的尿排泄，并且还通过诱导金属硫蛋白发挥一定作用。该患者初始剂量为 750mg/d，分 3 次餐前 30 分钟口服，治疗期间可通过测量 24 小时尿铜排泄量来监测治疗的充分性。该患者治疗前后均检测 24 小时尿铜量，但临床资料缺失。由于 D- 青霉胺被吸收后，密切治疗初始阶段，曾有 10％～ 50％经青霉胺治疗的患者，其神经性症状加重，该患者未出现神经性症状加重，但出现皮疹（无瘙痒）、中性粒细胞减少症及血小板减少症等不良反应。出院后改为 250mg 4 次 / 天治疗，门诊随诊，未见明显不良反应。如临床上患者对于青霉胺不耐受，可选用锌制剂，不同于 D- 青霉胺，其主要通过干扰胃肠道对铜的吸收来降铜。推荐元素锌剂量为 150mg/d（50kg 以下儿童服用 75mg），不良反应相对较小；而对于因 Wilson 病所致急性肝衰竭或失代偿性肝硬化患者，肝移植是非常有必要的。

　　本患者诊断明确，已开始 D- 青霉胺治疗，需要定期复查 24h 尿铜定量、肝功能、血常规及影像学检查。同时，神经科就诊，针对神经系统突出表现进行治疗。

（王　宇　李淑香　张　新）

参考文献

[1] 伊丽萍，张伟，武祯，等 . 肝豆状核变性的诊治现状 . 中华肝脏病杂志，2019，27（3）：161-165.

[2]European Association for Study of Liver. EASL clinical practice guidelines：Wilson's disease. J Hepatol, 2012, 56（3）：671-685.

[3] 王琳，孙丽莹，黄坚，等 .21 例肝豆状核变性临床及病理形态特点分析 . 中华肝脏病杂志，2018，26（12）：903-908.

[4] 梁晨，白丽，郑素军 .Wilson 病基因型 - 表型关系、诊断、治疗及筛查研究进展 . 临床肝胆病杂志；2019，35（9）：2116-2119.

病例 **81**　肝窦阻塞综合征

一、病例摘要

一般情况：患者男，70 岁，汉族，退休。

主诉：主因"间断腹痛 2 个月，伴腹胀及皮肤巩膜黄染 1 个月"于 2015 年 2 月 4 日入院。

现病史：患者 2014 年 12 月 5 日无诱因出现剑突下阵发性隐痛，VAS 5 分，无放射痛，与进食无明显相关，15 ～ 30 分钟后可自行缓解，2015 年 1 月初逐渐出现腹胀、纳差，伴皮肤巩膜轻度黄染，无发热、恶心、呕吐、腹泻、黑便、便血。就诊当地医院，查血常规：WBC 5.85×10^9/L，Hb 159g/L，PLT 97×10^9/L。肝功能：ALT 34U/L，AST 63U/L ↑，TBil 39.2μmol/L ↑，DBil 10.7μmol/L，GGT 79U/L ↑，ALP 98U/L，Alb 31.2g/L。凝血：PT 14.4s，APTT 36.4s，Fbg 2.01g/L，INR 1.33，D-dimer 865ng/ml。肿瘤标志物：CA125 468.4U/ml ↑，CEA、CA153、CA199、AFP、SCC 正常范围。腹部超声：肝实质弥漫性病变，胆囊继发改变，大量腹水（最大深径 6.4cm），门静脉系统血流正常，脾门处脾静脉局限性囊状扩张（考虑静脉瘤形成）。超声心动图：LVEF 60%，心脏结构和功能未见异常，未见心包积液。腹部增强 CT：不均匀脂肪肝，脾大，腹水。胃镜：萎缩性胃炎伴糜烂，食管静脉曲张（Ⅰ度），多发性静脉瘤。先后抽腹水 3 次（1000ml、2000ml、2000ml）。第 1 次腹水送检：细胞计数 410×10^6/L，单核细胞占 80%。予对症保肝和利尿治疗，腹痛和腹胀无明显改善。自发病以来，患者精神、睡眠尚可，纳差，大便 1 ～ 3 次 / 天，小便正常，体重下降 2kg。门诊以腹水查因收入我院。

既往史：2013 年 7 月因车祸行右足第一趾截除。饮酒 30 余年，平均约 3 两 /d（50 度,药酒,含人参、鹿茸、灵芝、五味子等），4 个月前开始饮用含土三七的药酒，共饮用 10 余次，每次 2 两。否认食物、药物及其他过敏史。

入院查体：T 36.0℃，P 80 次 / 分，R 20 次 / 分，BP 119/78mmHg，腹围 88cm。神清，精神尚可，睑结膜无苍白，巩膜轻度黄染，全身浅表淋巴结未及肿大，颈静脉无怒张，双肺呼吸音清，未闻及干湿啰音，心率 80 次 / 分，心律齐，未闻及病理性杂音，腹部膨隆，未见腹壁静脉曲张，无压痛、反跳痛，肝脾触诊不满意，移动性浊音（+），双下肢不肿，肛诊可及外痔。

初步诊断：腹水（待查）、肝源性可能性大。

病例特点：①老年男性,慢性病程;②临床以腹痛起病,逐渐出现腹胀、纳差,超声及 CT 提示脂肪肝、脾大、腹水,胃镜检查发现食管静脉曲张；先后予护肝及补液、利尿治疗,效果不明显；③既往史：大量饮酒史,近 4 个月饮用含土三七的药酒,共 10 余次,每次 2 两;④查体:腹膨隆,无腹壁静脉曲张,移动性浊音（+）,双下肢不肿。

诊断及鉴别诊断：结合上述病例特点，考虑患者的腹水为门脉高压性可能性大，入院后应尽快做腹水检查进一步确定腹水的性质。在外院已做超声检查排除心源性病因及门静脉系统疾病。因此，病因方面考虑为肝源性或肝后血管性疾病可能性大。需要鉴别的疾病如下：

1. 肝窦阻塞综合征（hepatic sinusoidal obstruction syndrome，HSOS）　该病最常见的病因

是进食含吡咯生物碱成分的药物或者食物，如土三七；临床表现以突出的门脉高压症为特点，急性期的典型表现为右上腹疼痛、腹胀、黄疸，体征主要为黄疸、肝大伴有触痛、腹水征。患者有饮用含土三七药酒史，有门脉高压表现，CT提示肝内灌注不均，需高度警惕肝窦阻塞综合征，入院后可进一步完善腹部影像学（增强CT或MRI），必要时行肝穿以明确诊断。

2. 布-加综合征　该病由肝小静脉至回流入右心房的下腔静脉连接处之间的任意段病变导致肝静脉流出道堵塞所引起，是引起肝后性门脉高压的主要原因，可急性或者亚急性起病，典型的症状为腹水和腹痛，累及下腔静脉时还可出现双下肢水肿或溃疡形成。典型CT或核磁表现亦是肝实质地图样强化。患者无双下肢水肿，既往无易栓症等病史，考虑布-加综合征的可能性不大，入院后可完善下腔静脉、肝静脉超声检查以鉴别。

3. 酒精性肝病　患者有长期大量饮酒史，超声提示脂肪肝，伴肝功能异常，需警惕酒精性肝炎，但酒精性肝炎通常不会引起肝脏影像学地图样强化的表现，不支持。

二、诊治经过

入院后完善相关检查：血常规：WBC $4.44×10^9$/L，NEUT% 70.0%，HGB 161g/L，PLT $78×10^9$/L。凝血：PT 11.8s，APTT 30.8s，Fbg 2.38g/L，D-dimer 1.08mg/L。生化：Alb 34g/L，TBil 52.1μmol/L，DBil 37.1μmol/L，ALT 26U/L，AST 47U/L，GGT 214U/L，ALP 192U/L，K 4.9mmol/L，Cr 62μmol/L。hsCRP 20.41mg/L，ESR正常。血Amon正常。肿瘤系列标志物：CA125 591.9U/ml，其他CA系列、CEA、AFP（-）。乙肝五项、丙肝抗体（-），HAV-IgM、HEV-IgM、EBV-DNA、CMV-DNA（-）。ANA3项、ANCA3项、PBC相关自身抗体谱（-）。大便常规：OB（-），寄生虫及幼虫鉴定（-）。肝静脉、下腔静脉血管超声未见明显异常。腹盆增强CT（病例81图1）：肝脏密度减低伴不均匀强化，食管下段及胃底静脉曲张，门静脉主干及左右分支未见明显增粗及充盈缺损影，脾脏增大，大量腹水。行腹水穿刺，共抽出淡黄色腹水1000ml。送检腹水常规：黄色微混，比重1.020，细胞总数$2251×10^6$/L，单核90%；腹水生化：TP 25g/L，Alb 13g/L（SAAG 21），LDH 73U/L，ADA 6.5U/L，Glu 7.8mmol/L，TC 1.03mmol/L，TG 0.26mmol/L，Cl 107mmol/L。腹水脱落细胞学检查：未见瘤细胞。查胃镜：食管静脉曲张、门脉高压胃病。肠镜：结直肠黏膜未见异常。肝脏穿刺活检病理：小条肝组织，肝小叶结构清楚，小叶内斑片状肝窦明显扩张淤血，肝细胞萎缩，以小叶中央为著；汇管区散在慢性炎细胞浸润，灶性小胆管增生，少量纤维组织增生，肝细胞局部点灶状坏死。结合患者病史、腹盆CT及肝穿病理结果，考虑肝窦阻塞综合征。入院后予呋塞米+螺内酯利尿、多烯磷脂酰胆碱（易善复）+熊去氧胆酸（优思弗）保肝治疗，低分子肝素抗凝治疗。患者腹胀较前缓解，轻微觉剑突下隐痛不适，VAS 1～2分，体重由59kg降至58kg，腹围由88cm降至85cm。患者病情好转出院，出院后继续利尿、保肝和抗凝治疗。

最终诊断：①肝窦阻塞综合征；②门脉高压症；③腹水；④食管静脉曲张；⑤门脉高压性胃病。

诊断依据：①有明确服用土三七史；②有腹胀、肝区疼痛、黄疸、腹水等表现；③胆红素升高，伴转氨酶和胆管酶异常；④典型的增强CT表现，肝脏密度减低伴不均匀强化。

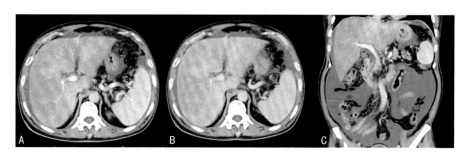

病例 81 图 1　腹盆增强 CT

注：图 A：为门静脉期轴位；图 B：为延迟期轴位；图 C：为门静脉期冠状位，
示门静脉期和延迟期肝实质呈特征性"地图样"不均匀强化。

三、讨论

本例患者病程 2 个月，以间断上腹痛起病，逐渐出现腹胀、黄疸，起病前曾服用较多含土三七的药酒。腹部超声及 CT 提示肝脏密度不均伴强化减低、大量腹水，胃镜检查发现食管静脉曲张、门脉高压胃病，肝静脉和下腔静脉血管超声、超声心动图未见异常。肝脏穿刺活检病理：肝小叶内斑片状肝窦明显扩张淤血，肝细胞萎缩，以小叶中央为著；汇管区散在慢性炎细胞浸润，灶性小胆管增生，少量纤维组织增生，肝细胞局部点灶状坏死。结合患者病史、腹盆 CT 及肝穿病理结果，考虑肝窦阻塞综合征。予呋塞米＋螺内酯利尿、易善复＋优思弗保肝、低分子肝素抗凝治疗，病情好转，带药出院。

HSOS 又称肝小静脉闭塞病（hepatic veno-occlusive disease of the liver，HVOD），是由各种病因所致的肝窦内皮细胞损伤、坏死、脱落进而形成微血栓，引起肝内淤血、肝功能损伤和门静脉高压的一种肝脏血管性疾病。主要临床表现包括腹胀、肝区疼痛、腹水、黄疸、肝大，常被误诊为巴德 - 吉亚利综合征（Budd-Chiari syndrome）、急性黄疸型肝炎和失代偿肝硬化相似，因而容易误诊。国内外的病因分布存在明显差异，欧美国家常见于骨髓造血干细胞移植预处理后；而国内则最常见于吡咯生物碱（pyrrolidine alkaloid，PA）中毒，其中以土三七（菊科，亦称菊三七）居多，其他含有 PA 的植物，还包括菊科的千里光、豆科的猪屎豆和紫草科的天芥菜等。2017 年我国专门制定了吡咯生物碱相关肝窦阻塞综合征（PA-HSOS）诊断和治疗专家共识。

根据 PA-HSOS 病程和临床表现的不同特点，大体上可将其分为急性期 / 亚急性期、慢性期。急性期 / 亚急性期：一般指起病 3 天至 4 周，患者有腹胀、肝区疼痛、腹水，肝脏迅速肿大、叩击痛，可伴有纳差、恶心、呕吐等症状，绝对部分患者有黄疸；慢性期：一般在发病数月后，以腹水和（或）食管胃底静脉曲张破裂出血等门静脉高压并发症为主要表现，与失代偿肝硬化的临床表现相似。按照疾病的严重程度分为轻度、中度和重度。轻度 HSOS 具有自限性，不需要治疗；中度 HSOS 经积极的对症支持治疗尚能恢复；重度 HSOS 治疗 100 天后仍无法好转，多合并多脏器衰竭，可导致死亡。对于临床怀疑 PA-HSOS 的患者，需详细询问是否服用含 PA 植物史，若无法获取确切病史，有条件的单位可行血清吡咯蛋白加合物浓度测定，具有溯源性诊断价值。所有疑诊患者均应行影像学评估，典型的 CT 表现对诊断十分重要，表现为门静脉期和延迟期肝实质呈特征性"地图样"不均匀强化。肝组织病理学是确诊 PA-HSOS 的"金标准"，对于实验室和影像学不典型的疑诊患者尤为重要。若患者合并大量腹水者，经皮肝穿刺活检风险较大者，可采用经颈静脉肝活检术（transjugular liver biopsy，TJLB），并可同时测定肝静脉压力梯度（hepatic venous pressure gradient，HVPG）评估门脉高压情况，对于诊断和预后判断有重要作用。PA-HSOS 典型病理表现：肝腺泡Ⅲ区肝窦内皮细胞肿胀、损伤、脱落、肝窦显著扩张、充血。

2017 年提出的"南京标准"，借鉴了国际上常用的 HSCT-HSOS 诊断标准（巴尔的摩标准和改良西雅图标准）（病例 81 表 1），涵盖了患者临床症状、体征和胆红素指标，并将食用 PA 植物史、影像学变化和肝脏组织病理学纳入了诊断标准。所采用的指标更客观、更具特异性，更有利于提到 PA-HSOS 的诊断率，减少误诊的发生。治疗方面，所有疑诊患者均应停止服用含 PA 植物，并尽早开始对症支持治疗，包括保肝、利尿等。利尿治疗首选口服呋塞米和螺内酯联合应用，若无效，可予白蛋白后利尿或行腹水穿刺引流。常用的保肝药物包括多烯磷脂酰胆碱、异甘草酸镁、谷胱甘肽等药物；若合并肝内胆汁淤积，可选择熊去氧胆酸和（或）腺苷蛋氨酸治疗。急性期 / 亚急性期患者在排除禁忌后，应尽早开始抗凝治疗，首选低分子肝素，可酌情联用华法林或序贯华法林口服治疗，抗凝强度建议 INR 为 2.0～3.0。另外，糖皮质激素对 PA-HSOS 的疗效尚不确切；去纤苷（defibrotide）被证实可有效预防和治疗 HSCT-HSOS，但尚未在我国上市，对 PA-HSOS 的疗效尚不清楚。

通过本病例，提示各位临床医师对于腹水、黄疸查因，尤其是近期曾服用的土三七的患者，需警惕 PA-HSOS 的可能。CT 特征性的肝脏"地图样"不均匀强化对于诊断有重要意义；临床疑诊但实验室和影像学不典型的患者可考虑行肝穿活检。典型的肝脏组织病理学表现为肝腺泡Ⅲ区肝窦内皮细胞肿胀、损伤、脱落，肝窦显著扩张、充血。治疗主要包括停用含 PA 植物，保肝、利尿等支持治疗，急性期 / 亚急性期患者除外禁忌后，尽早开始抗凝治疗。

病例 81 表 1　HSOS 的诊断标准

诊断名称	适用范围	诊断项目			
		1	2	3	4
改良西雅图标准	HSCT-HSOS	骨髓造血干细胞移植后 20 天内出现以下 3 项中的 2 项	肝大、肝区疼痛	血清总胆红素 ≥34.2 μmol/L	腹水或体重增加超过原体重的 2%
巴尔的摩标准	HSCT-HSOS	骨髓造血干细胞移植后 21 天内血清总胆红素 ≥34.2 μmol/L 且有以下 3 项中的 2 项	肝大伴肝区疼痛	腹水	体重增加超过原体重的 5%
南京标准	PA-HSOS	有明确服用含 PA 植物史，且符合以下 3 项或通过病理确诊，同事除外其他已知病因所致的肝损伤	腹胀和（或）肝区疼痛、肝大和腹水	血清总胆红素升高或其他肝功能异常	典型的增强 CT 或 MRI 表现

（舒慧君　阮戈冲）

参考文献

[1] 中华医学会消化病学分会肝胆疾病协作组．吡咯生物碱相关肝窦阻塞综合征诊断和治疗专家共识意见 [J]．中华消化杂志，2017，37（8）：513-522.

[2] 刘玉兰．肝窦阻塞综合征：临床诊治面临的问题与挑战 [J]．中华消化杂志，2015，35（2）：73-76.

[3] 朱成恺，张峰，等．菊三七相关肝窦阻塞综合征 115 例的临床特征分析 [J]．中华消化杂志，2017，7（7）：448-452.

[4] 任晓非，许建明，诸葛宇征，等．2017 土三七相关肝窦阻塞综合征的全国多中心临床调研分析 [J]．中华消化杂志，2017，37（8）：523-452.

病例 **82** 肝淀粉样变性

一、病例摘要

一般情况：患者女，52 岁，汉族，农民。

主诉：主因"乏力、右上腹胀痛 2 年半，加重 2 个月余"于 2015 年 12 月 14 日入院。

现病史：患者 2 年半前无明显诱因出现乏力，厌食油腻，右上腹胀痛不适，小便色深，大便不成形，4～5 次/天，伴下腹部隐痛，便后可缓解，伴脱发，无眼干、口干，就诊于当地医院。实验室检查示：ALP 259.5U/L，GGT 449.4U/L，ALT 14.7U/L，AST 47.1U/L，TBIL、ALB 正常，甲肝、乙肝、丙肝抗体均阴性。腹部超声示肝大。患者未服用药物治疗，后间断复查生化，ALP 波动在 404.6～735.8U/L，GGT 波动在 680.8～1028.4U/L。1 年前因出现口干、眼干，其余症状同前，再次就诊于当地医院，化验检查示 ALP659U/L，GGT859U/L，ALT 36U/L，AST 61U/L，TBIL、ALB 均正常，于外院行腹部 CT 示：肝右叶体积相对缩小，左叶及尾叶体积增大，表面不光滑，局部膨隆，肝右叶密度普遍减低，肝右叶见多发直径<9mm 等密度影，增强扫描动脉期结节样明显强化。肝左叶后下段见 9mm 低密度影，增强扫描未见强化，仍未明确诊断。上述症状无进行性加重。5 个月前复查生化示 ALP 735.8U/L，GGT 733.2U/L，ALT 41.4U/L，AST 56.9U/L，TBIL 正常，腹部超声示肝大，腹腔肠间隙少量积液，建议住院治疗，患者拒绝。2 个月余前患者乏力等症状较前加重，为求进一步诊治收入我院。

既往史：格林巴利综合征病史 17 年，曾服用中药、蚂蚁治疗，自述疾病已控制，遗留全身肌肉萎缩，双足下垂。否认食物、药物过敏史。

查体：T 36.6℃，P 86 次/分，R 18 次/分，BP 120/70mmHg。神志清晰，精神尚可，全身肌肉萎缩，皮肤巩膜未见黄染，未见肝掌、蜘蛛痣。双肺呼吸音清，未闻及干、湿性啰音。心率 86 次/分，律齐，未闻及额外心音，各瓣膜听诊区未闻及心脏杂音。腹壁柔软，无压痛、反跳痛、肌紧张，肝脏肋下 3cm 可触及，剑突下 6cm 可触及肝脏，质韧，脾脏肋下未触及。肝区、肾区无叩击痛，移动性浊音阴性。双手肌肉萎缩，双下肢无水肿，双足下垂。

辅助检查：血常规：WBC 3.26×10^{12}/L，Hb 106g/L，PLT 353×10^9/L，尿/便常规未见异常。生化：ALT 38U/L，AST 54.0U/L，ALP 579U/L，GGT 535U/L，ALB 36.1g/L，BUN 11.77mmol/L，Cr 103.4μmol/L，T-BIL 无异常。凝血功能检查：PT 15.00s，APTT 58.50%，INR 1.30。病毒方面检查：乙肝五项＋丙肝抗体：Anti-HBs 阳性（+）467.510mIU/ml，Anti-Hbe 阳性（+）0.890S/CO，Anti-HBc 阳性（+）6.910S/CO。风湿免疫方面：AMA-M2、ANCA 阴性，SLA/LP 弱阳性，ANA 谱：ANA（+）1：80（胞质，斑点），免疫球蛋白，抗 ENA 抗体阴性。AFP 正常，CEA5.85ng/ml。腹部超声示：肝弥漫性病变，肝大、脾大；肝囊肿；右肾囊肿；左肾盏局限性扩张。腹部 CT 示：①肝硬化、肝实质强化密度不均，肝淤血所致可能大；②肝 S2 小囊肿；③肝、脾内多发异常强化结节；④脾实质异常强化，血供障碍所致可能大。

初步诊断：①肝功能异常原因待查，原发性硬化性胆管炎？原发性胆汁性胆管炎？②胆汁淤积；

③肝大；④腹腔积液；⑤胆囊炎；⑥胆囊息肉；⑦肝囊肿；⑧格林巴利综合征。

病例特点：患者中年女性，慢性病程。既往格林巴利综合征病史。临床表现为乏力，厌食油腻，右上腹胀痛不适，小便色深，便后可缓解，伴脱发、眼干、口干。查体：双手肌肉萎缩，肝大（肝脏肋下3cm可触及，剑下6cm可触及），脾肋下未及。肝功能以ALP、GGT明显升高为主，影像学提示肝大。

诊断及鉴别诊断：

1. 胆道梗阻　由于肝内外原因导致胆流障碍，胆汁不能正常流入十二指肠，而高浓度胆酸和胆红素对肝细胞的毒性作用可以导致肝细胞变性、坏死，引起肝功能异常。患者生化检查以ALP、GGT升高为主，但TBil正常，腹部超声未见胆道梗阻等表现，不支持胆管梗阻，可进一步完善相关检查，协助诊断。

2. 自身免疫性肝炎　本病患者多见于女性，可有转氨酶明显升高，伴有碱性磷酸酶、谷氨酰转移酶轻中度升高，血浆球蛋白和IgG升高，血清自身抗体阳性，肝活检可见汇管区以淋巴细胞和浆细胞浸润为主的界面炎，少见胆管损害。该患者虽有SLA/LP弱阳性，但以ALP、GGT升高为主，IgG和球蛋白均正常，且有肝大。因此，自身免疫性肝炎可能性不大，必要时可行肝脏病理检查，明确诊断。

3. 肝淀粉样变性　该病是一种细胞外淀粉样物质沉着于肝血管壁及组织中引起的代谢性疾病，是全身淀粉样变性的一部分。该患者有乏力、右上腹胀痛、肝脏肿大表现，伴肝功能异常，胆管酶升高为主，不排除该病，可完善肝组织活检穿刺及相关影像学检查鉴别。

二、诊疗经过

入院后复查肝功能ALP 579U/L，GGT 535U/L，ALB 36.1g/L，CHE 5.57KU/L，PT（A）58.5%，铜铁代谢阴性。免疫指标：ANA 1：80（胞浆，斑点），AMA-M2正常，ANCA阴性。免疫球蛋白正常。肿瘤标志物正常。腹部增强CT：①肝硬化、肝实质强化不均，肝淤血所致可能性大；②肝脾内多发异常强化结节，性质待定；③脾实质异常强化，血供障碍可能性大。

为进一步明确诊断，在维生素K改善凝血功能后，于2015年12月18日行B超引导下肝组织活检穿刺术，肝组织病理提示（病例82图1）：肝细胞间及汇管区内见大片均匀红染物沉着，刚果红染色阳性，残留肝细胞肿胀，汇管区少量淋巴细胞浸润，小胆管增生。免疫组化染色：Kappa（+），Lambda（+）。铜及铁染色阴性。考虑肝淀粉样变性。

淀粉样变性通常为系统性病变，需排查其他器官是否受累。再次追问病史，患者曾有活动后气喘、喘憋，需警惕心脏受累。进一步完善NT-proBNP正常。超声心动图检查示：左房增大，室间隔基底段增厚，射血分数正常。肾脏方面，血清Cr 103.4umol/L，尿蛋白四项示：微量白蛋白（AlbU）3.37mg/dl，α$_1$-微球蛋白（a1-MU）4.62mg/dl，转铁蛋白（TrfU）0.25mg/dl，免疫球蛋白IgG（IgGU）1.43mg/dl，24h尿蛋白定量正常，考虑轻度肾受累。骨髓方面，进一步完善骨髓穿刺活检，提示骨髓组织内见淀粉样物沉着。口腔检查可见舌体肥大。

明确诊断后，予以熊去氧胆酸（UDCA）保肝对症。建议血液专科诊治。

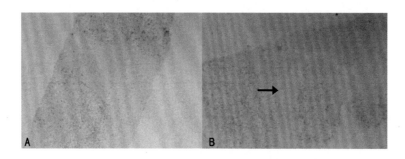

病例 82 图 1　肝脏组织病理检查

注：图 A：HE 染色（×10）；图 B：刚果红染色（×10）：大片均匀红染物沉着（黑色箭头）。

最后诊断：①系统性淀粉样变性（肝脏、肾脏、骨髓、口腔受累为主）；②格林巴利综合征。

诊断依据：患者中年女性，有活动后气短、喘憋、厌油腻、右上腹胀痛不适，大便次数增多，口干、眼干等表现，查体可见舌体肥大、肝大。实验室检查示肝功能 ALP、GGT 升高，影像学检查示肝大、脾大。肝组织病理肝细胞间及汇管区内见大片均匀红染物沉着，刚果红染色阳性，免疫组化染色：Kappa（+），Lambda（+）。骨髓病理提示骨髓组织内见淀粉样物沉着。尿蛋白四项检查均有升高。

三、讨论

系统性淀粉样变性（systematic amyloidosis）是一种全身系统受累的疾病，其特点是淀粉样物质在组织中沉积，引起器官衰竭。淀粉样物质可沉积于局部或全身，主要累及心、肝、肾、脾、胃肠、肌肉、神经及皮肤等组织器官。虽然全身所有组织和器官均可受累，但不一定有临床表现。

肝淀粉样变为系统性淀粉样变的一部分。淀粉样变的发病机制迄今仍未完全阐明。淀粉样物质侵及肝脏，浸润于肝细胞之间或沉积于网状纤维支架时称为肝淀粉样变性。肝淀粉样变临床表现主要为体重减轻、水肿、乏力纳差、腹胀、腹痛等，肝脏肿大也常见。肝淀粉样变性临床上可表现为巨肝型、肝内胆汁郁积型和肝衰竭型等，诊断依赖病理，进行刚果红染色确诊。本例患者入院后经完善相关检查，提示肝功能异常，以 GGT、ALP 明显升高为主，而 ALT、AST、TBIL 均未见明显异常，查体发现舌体肥大、肝大，影像学提示明显肝大。为进一步明确诊断，行超声引导下肝组织活检穿刺术，过程顺利，无被膜下及腹腔出血，肝脏病理提示刚果红染色阳性，证实为淀粉样变。淀粉样变性常为系统性病变，常沉积在肾脏、心脏和肝脏。其中肾衰竭、心功能不全及恶性心律失常是常见的死因。为此，我们进一步评估各系统受累情况，骨髓穿刺病理提示骨髓组织内也见淀粉样物沉着；该患者有尿蛋白四项轻度升高，可能存在肾脏受累。再次检查舌体，存在舌体肥大，考虑受累可能；心脏彩超是心脏淀粉样变疾病最敏感、最特异的无创检查，早期主要表现为心脏舒张功能失调，晚期可出现射血分数下降。该患者心电图未见低电压表现，心脏彩超可见左房增大，室间隔基底段增厚，目前心脏受累证据不足。第 12 届淀粉样变国际研讨会最近更新了血液学和器官反应的共识标准。干细胞移植（SCT）后高剂量 melphalan 是 NCCN 小组列出的治疗方案之一。然而，必须仔细选择患者，因为这种治疗与显著的治疗相关死亡率有关。器官受累程度被认为是预后的预测因素，但肝移植是唯一的治疗方法。本病诊断后中位生存期仅 13 个月，取决于病因和主要受累脏器。该患者肝穿组织免疫组化染色：Kappa（+），Lambda（+）。据报道，Kappa 链增多的患者更容易出现肝脏损害肝淀粉样变，临床少见，但表现多样，缺乏特异性，可有舌肿大、全身水肿、肝大，甚至肝脏团块影等多种表现因此存在一定的漏诊和误诊，对于临床医师而言，在掌握常见病、多发病的基础上，提高对少见病的诊疗水平，首先采用"一元论"来解释临床问题。对于舌体肥大，需要在工作中提高认识，因舌体肥大，舌常伸于上下牙齿之间，并有吐词不清。睡觉时舌往后掉堵塞气道而发出鼾声和呼吸困难，可有唇和牙龈增厚，以上特点有助于在临床工作中及时准确地发现线索。此外，肝脏病理检查是确诊的依据。由于淀粉样物质大量沉积于肝脏，组织脆性增加，经皮肝穿刺存在出血风险，因此，肝脏淀粉样变是经皮肝穿的相对禁忌证。在这种情况下，可行经颈内静脉肝脏穿刺术。

淀粉样变性的患者一经确诊，应按照预后分期、受累脏器功能、体能状况及可获得的药物尽早开始治疗。治疗目标是降低体内单克隆免疫球蛋白轻链的水平，阻止淀粉样蛋白在重要脏器的进一步沉积，减轻或逆转淀粉样蛋白沉积导致的器官功能障碍。实现上述治疗目标的主要方法是清除产生异常轻链的浆细胞或 B 细胞克隆。目前治疗多由血液科液科完成，因此该患者转至血液科继续治疗。

（王 宇 王 民 张 新）

参考文献

[1]Morie Gertz.CME Information：Immunoglobulin Light ChainAmyloidosis：2016 Update on Diagnosis, Prognosis, and Treatment [J].American Journal of Hematology, 2016, 91（9）：947-956.

[2] 王闪闪，赵素贤，孔丽. 肝脏淀粉样变性 6 例临床分析并文献复习 [J]. 中国肝脏病杂志（电子版）；2019，11（2）：81-84.

[3] 中国系统性淀粉样变性协作组，国家肾脏疾病临床医学研究中心，国家血液系统疾病临床医学研究中心 [J]. 系统性轻链型淀粉样变性诊断和治疗指南（2021 年修订）. 中华医学杂志，2021，101（22）：1646-1656.

病例 **83** 妊娠急性脂肪肝

一、病例摘要

一般情况：患者女，31岁，汉族，已婚，职员。

主诉：孕24周，乏力、尿黄5天，昏睡1天。

现病史：患者停经40天查尿HCG阳性。孕 8^{+2} 周开始产前检查。定期于我院产科门诊行产前检查，多次腹部B超提示肝脏实质回声均匀增强。目前孕24周，身高163cm，体重81kg，孕期体重增重4kg。为进一步诊治收入院。

既往史：发现小三阳10年，孕前乙肝DNA正常。否认高血压病、糖尿病史，无结核病史。

个人和婚育史：生于河北，久居北京；无烟酒嗜好。月经规律，24岁结婚，孕1产0。

体格检查：T 36.8℃，P 84次/分，R 20次/分，BP 120/82mmHg。嗜睡状态，可唤醒，对答尚切题，全身皮肤、巩膜黄染，未见肝掌及蜘蛛痣。心肺查体无明显异常。腹部生理性膨隆，未见腹壁静脉曲张，肝肋下未触及，肝区无叩痛，双下肢无水肿。

辅助检查：血常规：WBC $14.13×10^9$/L，NEU $11.07×10^9$/L，NEU% 78.3%，Hb 124g/L、PLT $133×10^9$/L。肝肾功能：UR 0.73mmol/L，Cr 56.1μmol/L，UA 208.4μmol/L，GLU 3.77mmol/L，ALB 29.4g/L，TBil 308.5μmol/L，DBil 280μmol/L，ALT 526 U/L，AST 295U/L，TBA 8.0μmol/L。凝血功能：PT 41.7s，APTT 75.6s，FIB 1.80g/L，INR 3.30。乙肝五项：HBsAg（+），余阴性。HBV DNA $< 10^3$ 拷贝/ml。腹部BUS：肝实质回声呈弥漫性增强、稍粗，呈雪花状，强弱不一，胆囊壁厚毛糙，脾轻度肿大。

初步诊断：①妊娠急性脂肪肝；②肝性脑病；③HBsAg携带者；④中期妊娠。

病例特点：①青年女性患者，孕中期，有HBsAg携带病史；②主要以乏力、尿黄、昏睡为主要表现；③查体：嗜睡，全身皮肤黏膜黄染明显，神志淡漠，腹部生理性膨隆，肝肋下未触及，双下肢无水肿；④辅助检查：肝功能转氨酶和胆红素均升高，凝血指标异常，腹部超声提示肝实质回声呈弥漫性增强、稍粗。

诊断及鉴别诊断：

1. 妊娠急性脂肪肝合并肝性脑病　该孕中期女性，急性病程，以乏力、尿黄、嗜睡为主要表现，查体全身皮肤黏膜黄染，影像学检查提示肝实质回声呈弥漫性增强稍粗，肝功异常，凝血异常，首先考虑妊娠急性脂肪肝合并肝性脑病。

2. HBV感染相关妊娠重症肝炎　该疾病可发生于妊娠期的任何阶段，临床表现及生物化学指标变化方面酷似妊娠急性脂肪肝，但其HBV DNA呈高载量，影像学检查无明显肝脂肪变特点。该例患者虽然有HBsAg阳性，但HBV DNA < 103拷贝/ml，故目前不考虑HBV感染相关妊娠重症肝炎。

3. HELLP综合征　以溶血、转氨酶升高及血小板降低为特点，PT、APTT多正常，且意识障碍较少发生。严重者可并发DIC、胎盘早剥、肺水肿和急性肾衰竭等。该患者以乏力、黄疸和意识障碍为主要表现，目前暂不考虑 HELLP 综合征。

4. 妊娠肝内胆汁淤积症　以皮肤瘙痒、血清总胆汁酸水平升高为特点，无明显腹痛、恶心、呕吐、肝衰竭或凝血功能障碍。该例患者无明显皮肤瘙痒，血清 TBA 不高，故目前不考虑妊娠肝内胆汁淤积症。

二、诊治经过

患者入院后持续昏睡，静脉穿刺部位出现片状淤斑，鉴于患者诊断比较明确，遂入院第 2 天中止妊娠，术后给予红细胞悬液、新鲜冰冻血浆、持续静脉滴注缩宫素等治疗。患者出现肝性脑病加重、肺部感染，肝肾衰竭等多种并发症，病情危重，遂同时给予持续性血液滤过、人工肝支持等综合治疗，加强保肝、改善微循环、抗感染、降血氨、控制液体出入平衡，动态监测肝肾功能、电解质及血气、血氨。经综合治疗后，患者病情稳定，治疗好转出院。

最后诊断：①妊娠急性脂肪肝；②肝性脑病；③HBsAg 携带者。

诊断依据：①青年女性，孕中期，急性病程 5 天；②主要以乏力、尿黄、嗜睡为主要表现；③既往 HBsAg 阳性史；④查体：嗜睡状态，全身皮肤黏膜黄染，肝未触及肿大；⑤腹部超声提示脂肪肝；⑥肝功能转氨酶和胆红素升高，白蛋白降低，凝血功能障碍。

三、讨论

妊娠急性脂肪肝（acute fatty liver of pregnancy，AFLP）是妊娠中晚期特有的致命性少见疾病，其发病率低（1/7 000～1/15 000），但起病急骤、病情凶险。该病的主要特点是肝细胞在短时间内大量快速脂肪变性，以黄疸、凝血功能障碍和肝功能急剧衰竭为主要临床特征，同时伴有大脑、肾脏、胰腺等多种脏器功能不全。该病具体的病因及发病机制尚不清楚，可能与线粒体脂肪酸氧化过程中的胎儿长链三羟基酰基辅酶 A 脱氢酶（LCHAD）缺陷有关。代谢产物聚集并堆积在母体循环内，对肝脏产生毒性作用，引起肝细胞损伤及脂肪变性。AFLP 的发病除与母儿特定基因片段变异或缺失有关外，母体激素水平异常、氧化应激、病原微生物感染及营养不良等多种因素对线粒体脂肪酸氧化的损害作用也可能是本病的诱因。胎儿 LCHAD 缺陷是目前已知的母亲发生 AFLP 的高危因素，其他被视为危险因素的临床特征有初产妇（60%）、男胎、多胎妊娠及子痫前期。有学者认为，双胎妊娠发生 AFLP 的风险较单胎妊娠高 14 倍。

AFLP 的临床表现：①临床多见于初产妇，妊娠中晚期起病；②起病往往以消化道症状及全身症状为主要表现，患者有恶心、厌油、频繁呕吐、四肢乏力、头痛及右上腹部疼痛，其中呕吐、腹痛最多见，也可出现烦渴、多尿；③病程进展迅速，病程第 1 周则迅速出现黄疸，可伴（或）无瘙痒；④出现多系统、多器官功能不全表现：肝肾衰竭、DIC、消化道出血、心动过速及意识障碍，病情危重时可进展为肝性脑病、昏迷、休克，甚至死亡。

AFLP 的辅助检查：血常规 WBC 可高达（50～60）×10⁹/L，PLT 往往 < 100×10⁹/L，HGB 正常或降低。凝血功能的 PT 和 APTT 延长，FIB 降低。肝功能血清总胆红素中、重度升高，以直接胆红素为主，ALT、AST 呈轻、中度升高，呈现酶胆分离现象。肝性脑病时血氨显著升高。血糖降低是 AFLP 区别于其他妊娠期肝脏疾病的一个重要特征。肾功能尿素氮、肌酐、尿酸增高。影像学检查中超声可见典型"亮肝"表现；CT 及 MRI 检查可显示肝内多余脂肪，肝实质密度均匀减低。超声、CT 及 MRI 检查没有阳性发现也不能排除 AFLP。超声引导下经皮肝穿刺活检是确诊 AFLP 的金标准。然而，临床上多因患

者病情危重伴弥漫性出血倾向而受到限制。

AFLP 的诊断及鉴别诊断：AFLP 发病初期无特异性，早期诊断困难。诊断除依据病史、临床特点外，辅助检查是最主要的依据，确诊则依赖于病理学检查。然而，对疑似 AFLP 的患者，早期诊断、及时终止妊娠是改善母儿结局的关键。临床中 AFLP 应注意与以下疾病鉴别：① HELLP 综合征：以溶血、转氨酶升高及血小板降低为特点，PT、APTT、FIB、血糖正常，很少发生 DIC，且意识障碍较少发生；② 妊娠合并病毒性肝炎：患者病毒血清学标志物阳性，故较容易鉴别；③ 妊娠肝内胆汁淤积症：该病以皮肤瘙痒、血清总胆汁酸水平升高为特点，无明显腹痛、恶心、呕吐和多脏器损害表现，患者预后好，终止妊娠后皮肤瘙痒及肝功能异常可迅速恢复。

AFLP 的治疗需产科、ICU、感染科、麻醉科、新生儿科等多学科专业人士的合作共同完成，目前尚未见到产前治愈的报道，一旦诊断立即终止妊娠，伴有严重的凝血功能障碍，对伴全身出血倾向者，应立即输新鲜全血、红细胞、血浆、冷沉淀或血小板等以补充凝血因子，须持续静脉滴注 10%～50%葡萄糖水以防止低血糖昏迷。其他支持治疗包括补充血容量、纠正电解质和酸碱平衡紊乱，抗生素预防感染及保肝等一系列对症处理。术后将患者转入重症监护室进一步治疗。必须意识到终止妊娠并不意味着病情好转，分娩后仍需积极预防凝血功能障碍、产后大出血、肝肾衰竭和代谢紊乱，警惕胰腺炎等并发症。如治疗有效，一般产后 4 周左右患者肝功能恢复正常。

本病例具有 AFLP 的临床特点，尤其彩色多普勒超声检查结果提示为肝实质回声呈弥漫性增加、稍粗且增强，呈雪花状，强弱不一；虽超声图像为非特异性表现，结合临床表现支持 AFLP 的诊断。本例患者抢救成功的重要因素主要是及时终止妊娠，补充大剂量凝血因子，并行持续性血液滤过、人工肝治疗。同时临床考虑患者为非活动性 HBsAg 携带者，而未行抗病毒治疗。

（杜时雨　张艳丽）

参考文献

[1]Joy Liu, et al.Acute Fatty Liver Disease of Pregnancy：Updates in Pathogenesis, Diagnosis, and Management [J].Am J Gastroenterol, 2017, 112：838-846；

[2]Kirsten J Sasaki, at al.Liver Disease and Pregnancy [J].Medscape, 2018.

[3]Tran TT, Ahn J, Reau NS.ACG clinical guideline：liver disease and pregnancy [J].Am J Gastroenterol, 2016, 111（2）：176-194.

[4] 于乐成，等 .2016 年美国胃肠病学院临床指南：肝脏疾病与妊娠 [J]. 临床肝胆病杂志，2016，32（4）：619-627.

病例 **84**　妊娠期肝内胆汁淤积症

一、病例摘要

一般情况：患者女，31 岁，汉族，已婚，职员。

主诉：孕 36 周 $^{+5}$ 天，皮肤瘙痒 1 周，总胆汁酸升高 4 天。

现病史：患者停经 40 天查尿 HCG 阳性。孕 8^{+2} 周开始产前检查，定期于我院行产前检查，孕期检查均未见异常。患者近 1 周出现皮肤瘙痒，无皮疹、尿色加深，无腹痛及阴道出血，自觉胎动良好，未就诊。6 天前我院门诊查肝功正常；4 天前复查肝功能：ALT 164U/L，AST 76U/L，TBA 40.2μmol/L。患者身高 160cm，孕期体重增重 11.3kg，体重 68.3kg，孕 36^{+5} 周。为进一步诊治收入院。

既往史：否认慢性肝炎、结核病史。

个人和婚育史：生于北京市，久居本地；无烟酒嗜好。月经规律，29 岁结婚，孕 1 产 0。

体格检查：T 36.8℃，P 94 次 / 分，R 20 次 / 分，BP 113/82mmHg。全身皮肤、巩膜无黄染，无明显肝掌、蜘蛛痣，浅表淋巴结未及肿大，心肺查体无明显异常。腹膨隆，腹部生理性膨隆，无压痛、反跳痛，肝脾肋下未触及，肝区无叩击痛，肠鸣音正常。双下肢无指凹性水肿。

辅助检查：血常规、尿常规、便常规均未见异常。病毒性肝炎（乙肝、丙肝、戊肝）、自身免疫性肝病抗体谱、HIV、梅毒均为阴性。腹部超声检查：肝大小形态正常，实质回声均匀，血管走行正常，肝内胆管未见扩张。胆囊大小 8.2cm×4.2cm，壁不厚，光滑，胆囊腔内未见异常。

初步诊断：①肝功异常；②妊娠期肝内胆汁淤积症（待查）。

病例特点：①青年女性，孕 36^{+5} 周；②主要以皮肤瘙痒为主要表现；③查体：皮肤黏膜无黄染，腹部生理性膨隆；④辅助检查提示肝功转氨酶升高、总胆汁酸升高，超声提示肝未见异常。

诊断及鉴别诊断：

1. 急性病毒性肝炎　患者既往无病毒性肝炎病史，辅助检查提示乙肝、丙肝、戊肝的病毒血清学标志物均未阴性，故目前不考虑病毒性肝炎。

2. 妊娠急性脂肪肝　作为妊娠期少见的严重肝病，患者常有明显胃肠道症状和迅速进展的黄疸和多系统损伤表现。该患者临床表现不符合妊娠急性脂肪肝表现。

3. 自身免疫性肝病　患者肝功异常，但自身免疫性肝病抗体谱均未阴性，故暂不考虑自身免疫性肝病可能。

二、诊治经过

入院后进一步完善相关检查：凝血功能正常；肿瘤标志物 AFP、CEA 正常；血 ADA 正常；胸片未见异常。考虑妊娠期肝内胆汁淤积症诊断明确，给予口服熊去氧胆酸胶囊（UDCA）250mg 3 次 / 天。

孕 37 周行联合麻醉下子宫下段剖宫产术，术中见羊水清，量中，以 LOA 位娩一活女婴。术后患者恢复可。术后两天复查肝功能 ALT 37U/L，AST 24U/L，TBA 6.7μmol/L。

最后诊断：妊娠期肝内胆汁淤积症。

诊断依据：①青年女性，孕 36^{+5} 周；②主要以皮肤瘙痒为主要表现；③查体：皮肤黏膜无黄染，腹部膨隆；④辅助检查提示肝功转氨酶升高、总胆汁酸升高；⑤腹部超声检查肝、胆囊均未见异常。

三、讨论

妊娠期胆汁淤积症（intrahepatic cholestasis of pregnancy，ICP）为妊娠特有疾病，是胆汁淤积性肝病中的一种特殊类型，以皮肤瘙痒、血清学肝内胆汁淤积的指标异常且产后迅速消失或恢复正常为特征，其病因及发病机制尚不明确。ICP 孕妇产后一般可完全恢复，预后良好，但围产期容易诱发胎儿宫内窘迫、早产、新生儿早产及围产儿死亡。

ICP 的高危因素：①有慢性肝胆基础疾病，如丙型肝炎、非酒精性肝硬化、胆结石或胆囊炎、非酒精性胰腺炎，有口服避孕药诱导的肝内胆汁淤积症病史者；②有 ICP 家族史者；③前次妊娠有 ICP 病史，再次妊娠其 ICP 复发率为 40%～70%；④双胎妊娠孕妇 ICP 发病率较单胎妊娠显著升高；⑤人工授精妊娠的孕妇，ICP 的发病危险度相对增加。

ICP 的临床表现：①皮肤瘙痒：主要首发症状，手脚掌至脐周、四肢躯干、颜面部，程度各异，夜间加重，70% 发生于妊娠晚期，平均孕周 30 周，大多在分娩后 24～48h 缓解，少数在 48h 以上；②黄疸：出现瘙痒后 2～4 周部分患者可出现黄疸，黄疸发生率较低，多数仅出现轻度黄疸，于分娩后 1～2 周消退；③皮肤抓痕：ICP 不存在原发皮损，但因瘙痒抓挠皮肤可出现条状抓痕；④其他：可有恶心、呕吐、食欲缺乏、腹泻等非特异性症状。

ICP 的分度：轻度：①血清 TBA ≥ 10～40μmol/L；②临床症状以皮肤瘙痒为主，无明显其他症状。重度：①血清 TBA ≥ 40μmol/L；②临床症状：瘙痒严重；③伴有其他情况，如多胎妊娠、妊娠期高血压疾病、复发性 ICP、曾因 ICP 致围产儿死亡者；④早发型 ICP。

ICP 的诊断要点：①妊娠期瘙痒；②血清 ALT 升高，血清总胆汁酸升高；③排除其他导致肝功能异常或瘙痒的疾病。分娩后肝功能恢复正常有助于 ICP 的诊断。

ICP 的治疗：①一般处理包括低脂饮食、适当休息，增加胎盘血流量，计数胎心、胎动；重视其他不良产科因素治疗，如子痫前期、妊娠期糖尿病；②一线药物为熊脱氧胆酸（UDCA），剂量建议 15mg/（kg·d），分 3 次口服，如常规剂量疗效不佳，无副反应时，加大剂量 1.5～2g/d。对于 S-腺苷蛋氨酸（SAMe），目前没有良好循证证据证明其确切疗效；③产科处理方面，ICP 常发生无任何先兆胎心消失，选择最佳分娩方式和时机，获得良好结局是最终目的。提倡 ICP 产科处理概念 "Active management"（主动处理），包括积极 ICP 管理，使用有效药物改善病情，延长孕周，37～38 周引产，积极终止妊娠。

本例患者临床表现典型，孕晚期出现皮肤瘙痒，肝功能 TBA 升高明显，伴转氨酶升高，并且排除其他肝功异常的常见病因。该患者诊断 ICP 轻度较明确。服用 UDCA 后症状好转，及时剖宫产，术后肝功快速恢复，母亲和胎儿均获得更好的预后。

（杜时雨　张艳丽）

参考文献

[1] 胆汁淤积性肝病诊断治疗专家共识：2015年更新 [J]. 中国肝脏病杂志，2015，7（2）：5-16.

[2] 中华医学会妇产科学分会产科学组. 妊娠期肝内胆汁淤积症诊疗指南 [J]. 中华妇产科杂志，2015，50（7）：481-485.

[3] 美国胃肠病学院. 2016年美国胃肠病学院临床指南：肝脏疾病与妊娠（中文）[J]. 临床肝胆病杂志，2016，32（4）：619-627.

病例 85　肝结核

一、病例摘要

一般情况：患者女，34 岁，汉族，已婚，职员。

主诉：间断右上腹胀痛不适、间断嗳气 1 年。

现病史：患者间断右中上腹胀痛，饭后加重，伴嗳气、乏力，无明显反酸、烧心、恶心、呕吐，无发热等。当地诊所就诊按消化不良服一些助消化药物（具体不详），症状时轻时重。2 个月前腹胀加重，有轻微疼痛，左侧卧位症状加重，1 周前就诊我院门诊，查肝功能和 AFP 正常，排查乙肝、丙肝和戊肝均阴性。腹部超声提示肝脏右前叶可见囊实性包块，大小 4.8cm×3.3cm，边界欠清。胃镜检查提示浅表性胃炎，Hp 阴性。为进一步诊治收入院。发病以来，睡眠、食欲可，体重无明显下降。

既往史：否认慢性肝炎、结核病史。

个人和婚育史：生于北京市，久居本地，无烟酒嗜好。月经规律，25 岁结婚，孕 1 产 1，一子体健。

体格检查：T 36.8℃，P 80 次 / 分，R 20 次 / 分，BP 113/82mmHg。全身皮肤、巩膜无黄染，无明显肝掌、蜘蛛痣，浅表淋巴结未及肿大，心肺查体无明显异常。腹平坦，腹软，无压痛、反跳痛，肝脾肋下未触及，肝区无叩击痛，肠鸣音正常。双下肢无指凹性水肿。

辅助检查：腹部超声示肝脏右前叶下段近膈面可见囊实性包块，大小 4.8cm×3.3cm，边界欠清，考虑炎性病变。腹部 CT 可见肝右叶团片状低密度灶，大小 5.5cm×4.3cm，考虑肝脓肿可能，见病例 85 图 1 所示。胃镜检查：慢性浅表性胃炎。

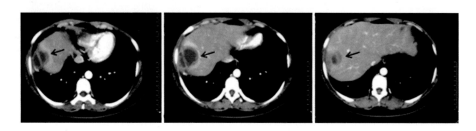

病例 85 图 1　肝脏 CT 所示肝右叶囊实性病变（箭头所示）

初步诊断：肝占位性质待查：肝脓肿？原发性肝癌？

病例特点：①青年女性患者，慢性病程；②主要以右腹胀痛为主要表现；③腹部查体：腹平坦，腹软，肝肋下未触及，肝区无叩击痛；④腹部影像学提示肝右叶囊实性占位性病变；⑤肝功能正常，AFP 不高，病毒性肝炎血清学指标阴性。

诊断及鉴别诊断：

1. 肝脓肿　一般急性肝脓肿患者腹痛、发热明显，该青年女性患者，慢性病程，右腹胀痛进行性加重，影像学提示肝右叶囊实性占位病变，要考虑肝脓肿可能。但患者无明显发热，肝区无明显叩击痛，目前诊断肝脓肿的证据不足，必要时可考虑肝穿刺活检取病理。

2. 原发性肝癌　多有慢性乙肝病史，有乏力、消瘦、贫血、黄疸等症状，影像学可出现肝占位，多有肝功能转氨酶升高、胆红素升高，血常规三系减低，AFP 升高等。目前该患者的临床表现和实验室检查尚不支持原发性肝癌的诊断。

3. 肝脏炎性假瘤　该患者慢性病程，主要为右上腹不适，影像学检查提示肝内囊实性包块，有分割，故考虑肝占位为肝良性肿瘤病变，考虑肝脏炎性假瘤的可能性。该病为发生于肝脏的炎性改变，肝组织可出现液性坏死。

4. 肝结核　通常患者有多系统结核的表现，临床可有发热、畏寒、乏力、消瘦、肝区疼痛、黄疸等表现。肝内结核的影像学表现可为肝内结节型或脓肿型占位病变伴钙化。该患者虽然无明确肺结核病史和结核接触史，但影像学的肝囊实性占位病变目前并非典型的肝脓肿和原发性肝癌表现，故应考虑结核菌感染导致的良性病变。进一步需完善结核方面的检查，必要时去病理活检明确。

二、诊治经过

进一步完善相关检查：血常规、尿常规、便常规均正常；肝肾功能：ALT 22U/L，ALB 41g/L，TBIL 13.4μmol/L，Cr 51.7μmol/L；凝血功能正常。肿瘤标志物 AFP、CEA 正常；血 ADA 正常；胸部 CT 未见异常；PPD 试验（++）。

为进一步明确病变性质，可考虑行 B 超引导下肝穿刺活检送病理或肝胆外科手术探查切除肝占位。请肝胆外科会诊讨论后，考虑患者有剖腹探查、右肝联合肝段切除术指征。与患者及家属沟通后决定行剖腹探查，遂于全麻下行剖腹探查术，术中所见：肝脏颜色红润，质地软，右肝Ⅶ段可见大小约 6cm×7cm 肿物，与膈肌粘连紧密，膈肌周围轻度水肿，遂松解右肝肿物与膈肌间粘连，见肿物内大量灰白色肉芽肿样破碎组织，术中诊断考虑炎性肉芽肿可能。术中冰冻病理提示反应性增生上皮组织，遂完整切成右肝肿物及周围部分肝组织，术后患者 1 周恢复好转出院。术后肝脏病理：（肝脏）可见上皮样肉芽肿，干酪样坏死，考虑肝结核，如病例 85 图 2 所示。

病例 85 图 2　肝脏病理
注：慢性上皮样肉芽肿伴干酪样坏死（HE，×40）。

术后随诊情况：患者术后未再诉右上腹胀满不适，无发热，服用四联抗结核治疗半年。术后 10 个月复查腹部 CT 提示肝右叶切除术后改变，如病例 85 图 3 所示。

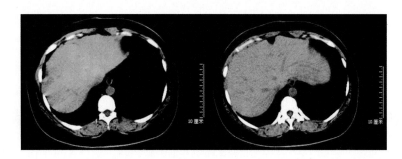

病例 85 图 3　术后 10 个月复查 CT

最后诊断：肝结核。

诊断依据：①青年女性患者，病程 1 年；②主要以右上腹胀痛不适伴嗳气为主要表现；③腹部查体无明显阳性体征；④辅助检查影像学可见肝右叶占位病变；⑤肝占位切除后手术病理诊断肝结核。

三、讨论

肝结核可以是全身结核病的表现（即继发性肝结核），也可无肝外结核而仅有肝内感染（即原发性肝结核）。迄今为止，国内外尚缺乏有关肝结核的发病率资料，尽管临床上诊断不多，但近年来结核病在全球的发病率有上升趋势，肝结核应该引起临床医生的高度重视。

结核杆菌可通过血行播散、淋巴系统回流以及直接蔓延至肝脏。由于胆汁具有抑制结核杆菌生长的作用，加上肝脏的再生修复能力较强，虽然结核杆菌易侵及肝脏，但不易形成病灶。肝结核的发生可能与肝脏本身的抵抗、修复能力和机体的免疫功能减低有关。目前对肝结核的分型尚无统一标准，更多文献采用了将肝结核分为粟粒型和局限型的分型法，其中粟粒型肝结核常伴有肝外结核，表现为肝内直径 0.5～2mm 小粟粒状结节（弥漫型），也可为直径＞2mm 的结节型；局限型指肝脏为发现结核病变的唯一器官，结节型可在肝内形成占位性病变，鉴别诊断困难。

临床表现：肝结核好发于中青年，可有全身结核中毒症状和肝病局部表现。全身症状有发热、畏寒、乏力、消瘦。肝病局部表现有中上腹、右上腹或肝区疼痛，黄疸，肝大伴触痛。同时存在肝外结核病灶的患者还可有相应的临床表现。

诊断方法：肝结核的实验室检查中，可有轻度贫血，血沉增快，PPD 阳性，血 ADA 升高，肝功能轻至中度，胆红素升高。超声检查中，弥漫型病变表现肝内散在大小不等强回声点。巨结节型病变直径多在 2～5cm，边界清楚，包膜完整，内部回声不均杂乱，典型的病灶中有钙化。超声对诊断仅有提示作用，超声引导下穿刺活检有助于确诊。CT 扫描检查中，粟粒型肝结核可见肝内多发粟粒状低密度灶，增强扫描无强化。结节型病灶表现肝内低密度灶，增强扫描边缘强化；也可为局限性混合密度灶，病灶中心可有高密度钙化斑，周围低密度灶可能为干酪样坏死，包膜可有轻至中度的环形强化。对于占位性病变，CT 可引导穿刺活检进行鉴别。肝结核一般需要肝穿刺活检病理检查确诊。此外，肝外结核病灶的存在有助于肝结核的诊断，寻找肝外结核的手段包括胸部 CT 明确有无肺结核、结肠镜检查有无肠结核、盆腔检查有无生殖系结核等。

鉴别诊断：粟粒型肝结核应注意与肝炎、酒精性肝病、脂肪肝、肝硬化等鉴别。形成占位效应的结节性肝结核应和原发性和转移性肝癌、肝良性肿瘤和阿米巴性肝脓肿等鉴别。由于肝结核的临床表现不具有特异性，加之临床医生的警惕性不高，肝结核容易漏诊或误诊。因此，临床考虑肝结核时应积极寻找肝外结核的证据，充分识别肝结核的影像学特征。由于粟粒型肝结核的超声和 CT 表现特征性不强，结节性肝结核的影像学表现虽具有一定特征性，但与肝癌、肝脓肿等鉴别较困难，故对拟诊肝结核的患者应争取经皮肝穿刺活检。对表现占位性病变的患者，应争取超声和 CT 引导下穿刺活检。对经上述检查仍不能确诊者，尤其对不能明确排查肝肿瘤者，应及早剖腹探查。

结合本例肝占位待查患者的临床资料，患者临床症状为非特异性上腹胀痛，无发热、盗汗、乏力、肝大和压痛，影像检查的阳性发现就是肝占位（性质待定）。那么围绕肝占位进一步完善增强 CT，提示肝占位为囊实性病变，病变周围有轻度强化，中央似乎有液化和分隔，影像学特点但仍无法确诊肝脓肿或肿瘤性病变。患者无发热、肝区胀痛等肝脓肿典型临床表现，并且患者无病毒性肝炎病史，肝功和 AFP 正常，也暂不支持原发性肝癌的诊断，而少见的良性病变或感染性病变如肝结核不能除外。按照临床诊治流程，该例患者进一步可以考虑 B 超或 CT 引导下肝穿刺取活检病理明确诊断，但穿刺组织量少，存在病理不能明确诊断的可能性。根据外科会诊意见和患者协商，认为患者可考虑剖腹探查加切除肝脏整个病变，根据手术病理明确诊断。该患者接受了剖腹探查和肝病变局部切除术，术中表现和术后病理均符合结核病表现。回顾该例患者无明确肝外结核证据，为原发性肝结核，患者后续的复查也进一步证明了该诊断。

（杜时雨　张艳丽）

参考文献

[1] 李君，樊淑梅，陈寿坡 . 肝结核的临床特征分析 [J] . 中华内科杂志，1995，34（1）：34-37.

[2] 侯明辉，薛雁山，耿树勤 . 肝结核的 CT 表现 [J] . 中华放射学杂志，1996，30（3）：151-154.

[3] 陆星华，钱家鸣 . 消化系疾病诊断与诊断评析 [J] . 上海：上海科学技术出版社，2005.

病例 **86** 布加综合征 腹腔积液

一、病例摘要

一般情况：患者女，69岁，汉族，已婚。

主诉：体检发现腹水半年，腹胀2个月。

现病史：半年前患者常规体检，腹部CT发现少量腹腔积液。胃镜示慢性非萎缩性胃炎。肠镜示结肠息肉，已行电切治疗。患者无明显不适主诉，当时考虑腹水量较少，未予重视和治疗。3个月前患者复查腹部B超示盆腔积液，给予口服中成药物。2个月前患者自觉腹胀明显，腹围明显增大，尿量减少，伴纳差、乏力，无皮肤及巩膜黄染，无白陶土样大便，无恶心、呕吐，无眼睑及双下肢水肿，无低热、盗汗，无肛门停止排气、排便，症状持续存在，就诊于华北理工大学附属医院，生化全项检查示：碱性磷酸酶138U/L，γ-谷氨酰转肽酶141U/L，总胆汁酸33.6μmol/L，肌酸激酶371U/L，肌酸激酶同工酶39U/L，羟丁酸脱氢酶232U/L；免疫球蛋白A、G、M正常，ANA（1：100）阳性，血沉96mm/h。腹盆腔CT示：盆腹腔积液较前明显增多，右肾结构不规则，肾门旋转不良，胰腺、脾脏及左肾未见异常，子宫未见异常"。给予利尿，腹水穿刺引流（约2200ml），结合腹水病理结果回报，考虑为自身免疫性疾病所致。1个月前患者腹胀明显，腹围进行性增大，无其他特殊不适，就诊于唐山市工人医院风湿科，排除结缔组织疾病导致腹水。为明确诊断就诊于我院，查肝静脉、门静脉、下腔静脉超声超声提示：肝静脉内径变窄，门静脉流速减低，下腔静脉肝段狭窄，并行经皮腹腔穿刺置管，每天引流腹水800ml，腹水化验提示漏出性。给予抑酸、腹水引流、利尿等治疗，仍自觉腹胀，为求进一步明确诊治收入院。患者自发病以来，食欲不佳，精神、睡眠可，尿量较前减少，大便无变化，体重增加2kg。

既往史：高血压病史20年，血压控制可；脂肪肝病史13年，长期服用保肝药物。10年前诊断为结缔组织病，给予激素治疗2年后逐渐减量至停用．冠心病病史3年，未予特殊治疗。10年前可疑药物性肝损伤。否认糖尿病、脑血管疾病史，否认肝炎史、结核史，有碘及海鲜过敏史。无家族遗传病史。

查体：T 36.2℃，P 67次/分，R 20次/分，BP 130/80mmHg。发育正常，营养良好，神志清楚，精神尚可，查体合作。全身皮肤黏膜无黄染，无皮疹、皮下结节、瘢痕、溃疡，毛发分布正常，全身浅表淋巴结无肿大。无眼睑水肿，结膜正常，巩膜无黄染。双肺叩诊清音，呼吸音清晰，未闻及干湿啰音，无胸膜摩擦音。心界无扩大，心率67次/分，律齐，各瓣膜听诊区未闻及杂音，无心包摩擦音。腹部膨隆，胸部呼吸为主，左侧腹腔引流管置入，无腹壁静脉曲张，无压痛、反跳痛，未触及包块。肝脾未触及，Murphy氏征阴性，移动性浊音阳性，肾区无叩击痛。肠鸣音正常，4次/分。双下肢无水肿。

辅助检查：血常规未见明显异常。生化全项示：碱性磷酸酶138U/L，γ-谷氨酰转肽酶141U/L，总胆汁酸33.6μmol/L，肌酸激酶371U/L，肌酸激酶同工酶39U/L，羟丁酸脱氢酶232U/L，肌红蛋白

90μg/L，肌酐（氧化酶法）117μmol/L，尿酸353μmol/L；乙肝两对半、丙肝抗体、HIV 抗体及梅毒螺旋体特异抗体均正常；尿常规示：白细胞14.96/μl。免疫系列示：免疫球蛋白 A 519mg/dl，免疫球蛋白 G 1940mg/dl，免疫球蛋白 M 82.2mg/dl。风湿系列示：C 反应蛋白1.05mg/dl，抗核抗体滴度示：ANA（1：100）阳性，抗核抗体系列：ANA 阳性，血沉96mm/h，抗核抗体，结核分枝杆菌抗体：阴性；便常规、肿瘤标志物未见明显异常。盆腹腔 CT 平扫：盆腹腔积液，右肾结构不规则，肾门旋转不良，右半结构不规则，周边多发气泡影（不除外憩室）。腹水病理结果示：未见淋巴细胞和间皮细胞。

初步诊断：①腹腔积液原因待查：门脉高压性腹水？癌性腹水？结核性腹膜炎？②高血压3级（很高危）；③结肠息肉切除术后。

病例特点：①老年女性患者，慢性病程；②主要以腹水为主要表现；③查体：腹部膨隆，移动性浊音阳性，无腹壁静脉曲张，无压痛、反跳痛；④既往有结缔组织病？曾有过肝功能异常，近2年多次化验 GGT 及 ALP 轻度升高；⑤辅助检查：腹部影像学未提示肝硬化改变，胃肠镜未发现消化道肿瘤证据，行盆腔 CT 及妇科超声排除子宫及双附件肿瘤病变。腹水多次化验为漏出液，血清腹水白蛋白梯度（SAAG）＞11g/L。

诊断及鉴别诊断：

1. 门脉高压性腹水　此患者无肝脏病病史，CT 未发现肝硬化，暂不考虑肝硬化导致门脉压升高；查肝静脉内径变窄，门静脉流速减低，下腔静脉肝段狭窄，考虑窦后性门脉压增高导致的腹水可能性大。

2. 癌性腹水　肿瘤腹膜转移时可有腹水形成，多为血性腹水，腹水肿瘤标志物升高，患者多有贫血、低蛋白血症等恶病质表现。本患者为老年女性，发现腹水半年余入院，外院腹水检查考虑为渗出液，8～9月份腹水生长速度较快，患者有上腹部不适，结肠息肉术后未行病理检查，不能排除胃肠道肿瘤，但患者曾于外院行腹部 CT、胃肠镜均未发现肿瘤病变，行妇科超声未发现妇科肿瘤，曾在外院行腹水检查提示为漏出液，腹水肿瘤标志物为正常，腹水中未找到肿瘤细胞，故此诊断该病的可能小。

3. 结核性腹膜炎　该病可有腹水表现，为渗出液，腹水 ADA 可升高。本患者既往否认肠结核病史、陈旧性肺结核病史，该患者的腹水化验为漏出液，腹水 ADA 正常，患者无低热、盗汗、消瘦、乏力等结核中毒症状，考虑该诊断可能性小。

二、诊治经过

入院后行血尿便常规未见异常，肝功能提示：总蛋白80.8g/L，白蛋白41.8g/L，γ-谷氨酰转肽酶116U/，血清总胆汁酸61.2μmol/L，其余各项肝功能正常。肾功能正常。肿瘤标志物提示：CA125 719.5U/ml，CEA、AFP、CA199、CA153 均正常。自身免疫性肝病抗体谱及血管炎抗体谱阴性，抗核抗体谱 ANA 1：160，其余阴性。T-spot 阴性，PPD 试验阴性。BNP 正常，甲状腺功能三项（FT₃、FT₄、TSH）正常。

血管超声：肝尾状叶增大。肝左静脉汇入下腔静脉处内径约0.15cm，肝左静脉远心段内径约0.4cm；肝右静脉汇入下腔静脉处内径约0.2cm，肝右静脉远心段内径约0.57cm；肝中静脉远心段内径约0.5cm。CDFI：肝左静脉及肝右静脉入下腔静脉处呈花色血流信号、流速增快，肝左静脉汇入下腔静脉处流速140cm/s，肝右静脉汇入下腔静脉处流速123cm/s。诊断肝静脉内径变窄。门静脉彩超：门静脉内径宽约 0.8cm，最高流速 5.5cm/s，门静脉流速减低。下腔静脉超声：下腔静脉近心端内径 1.27cm，肝段较窄处宽约 0.34cm，PSV 279.1cm/s，狭窄远端内径宽约 1.36cm，下腔静脉肝段狭窄，如病例 86 图 1 所示。

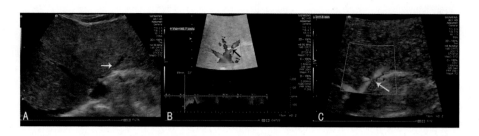

病例 86 图 1　血管超声所见

注：图 A：为左肝静脉近下腔静脉入口处明显变窄（箭头所示）；图 B：为左肝静脉近下腔静脉入口处血流
速度明显增快（箭头所示）；图 C：为左肝静脉最窄处内径为 1.5mm（箭头所示）。

腹水化验常规：外观清亮，比重 1.016，细胞总数 890/mm³，单核细胞 80%；腹水生化：总蛋白定量 18.5g/L、糖 7.58mmol/L、乳酸脱氢酶 67IU/L、氯 114mmol/L、腺苷脱氨酶 4U/L、腹水白蛋白 11.2g/L、血清白蛋白 35.6g/L，腹水肿瘤标志物正常。

胃镜：食管距门齿 30cm 起见 2～3 条曲张静脉向下延伸至贲门，以偏后壁 1 条为重，曲张静脉呈蛇形，蓝色，未见红色征，胃底未见曲张静脉，诊断为食管静脉曲张 LmCbF2Rc（-），反流性食管炎，慢性非萎缩性胃炎，如病例 86 图 2 所示。

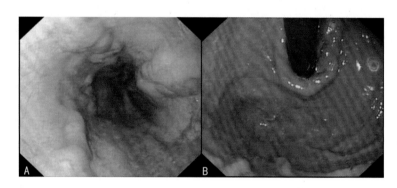

病例 86 图 2　胃镜所见

注：图 A：食管曲张静脉；图 B：为胃底未见曲张静脉。

结肠镜：右半结肠可见 3～4 处毛细血管扩张，其余结肠及直肠未见异常。

最后诊断：①布加综合征、门静脉高压、腹腔积液、食管静脉曲张、LmCbF2Rc（-）；②反流性食管炎；③慢性非萎缩性胃炎；④高血压 3 级（很高危）；⑤结肠息肉切除术后。

诊断依据：①患者老年女性，慢性病程，以腹水为主要表现；②经腹部影像学、胃肠镜未发现肝硬化及消化道肿瘤、妇科肿瘤证据；③多次化验腹水为漏出液，血清腹水白蛋白梯度（SAAG）> 11g/L；④血管彩超提示：肝静脉内径变窄，门静脉流速减低，下腔静脉肝段狭窄。

三、讨论

布加综合征（Budd-Chiari syndrome）是肝静脉或其开口以上的下腔静脉阻塞引起的以门静脉

高压或门静脉和下腔静脉高压为特征的疾病。大多数情况下与血液病相关（如真性红细胞增多症、阵发性睡眠性血红蛋白尿、原发性血小板增多症、其他骨髓增生性疾病），怀孕、使用口服避孕药、肿瘤（尤其是 HCC）或其他原因所致的高凝状态（如 V 因子 Leiden 突变、蛋白 C 和 S 缺乏症）也是常见病因。腹部创伤及先天性下腔静脉蹼(congenital webs of the vena cava)也可以引起布加综合征。约 20% 的病例是特发性的，但是这些病人多有早期、亚临床的骨髓增生性疾病或与高凝状态相关的基因突变。

1. 临床表现　根据临床病程，布加综合征可分为急性、亚急性、慢性。急性多与急性肝衰竭相关，突发右上腹痛、肝大、腹水、黄疸，而亚急性或慢性主要表现为门静脉高压症，血清胆红素、转氨酶水平升高可能是缓慢的，但肝功能通常很差，主要表现为低蛋白血症与凝血功能障碍。

2. 诊断　腹部超声提示肝静脉血流降低或消失，腹部 CT 提示肝静脉灌注延迟或缺如及肝尾状叶肥厚。磁共振血管造影也可显示以上结果。如果无创的影像学检查仍无定论，要考虑肝静脉和下腔静脉造影。肝静脉和下腔静脉造影可显示导管无法插入和显像的血管，也可显示出特征性的蜘蛛网般的侧支循环，下腔静脉可因肝大或肝尾状叶肿大被压缩。肝活检可见小叶中心型充血、出血和坏死（豆蔻肝），慢性梗阻患者可发展为肝硬化。

3. 治疗　治疗应个体化，并且依据发病方式、严重程度和潜在病因而采用不同的治疗方法。慢性布加综合征患者，首先给予支持治疗以减轻腹水和水肿（如限制饮食钠、利尿剂），无法减少充血的慢性布加综合征患者需要抗凝治疗。急性布加综合征采用先溶栓再抗凝治疗。对于特定的患者（静脉蹼、狭窄或单一血管血栓形成），可采用血管成形术或支架植入术。在发展为肝硬化前，减压是最有效的方式，包括经颈静脉肝内门腔静脉和门腔静脉侧侧分流术。对于肝硬化患者，肝移植后长期抗凝治疗是最好的选择。

该患者临床表现为慢性病程的腹水待查，而布加综合征常见的上腹痛、肝大、黄疸等典型临床表现并不明显。按照腹水的常见病因，排除了常见的肝源性、肾源性、心源性、结核性和肿瘤性腹水后，血管超声发现明确的肝静脉内径变窄，门静脉流速减低，下腔静脉肝段狭窄，而且内镜下可以看到食管静脉曲张，支持门脉高压症。故该患者最后诊断布加综合征明确。

（杜时雨　张艳丽　王慧芬）

参考文献

[1] 中国医师协会腔内血管学专业委员会腔静脉阻塞专家委员会. 布 - 加综合征亚型分型的专家共识 [J]. 介入放射学杂志，2017，26（3）：195-201.

[2] 欧洲肝脏研究学会. 2015 年 EASL 临床实践指南：肝脏血管疾病（推荐意见）[J]. 临床肝胆病杂志.

病例 **87** 急性梗阻性化脓性胆管炎

一、病例摘要

一般情况： 患者男，66岁，汉族，已婚，退休。

主诉： 尿色加深1周，发热3天，右上腹痛1天。

现病史： 患者1周前进食油腻后出现小便尿色加深，呈浓茶色，皮肤巩膜黄染。3天前患者出现发热，最高达38.3℃，伴寒战，伴大便颜色变浅，呈白陶土样色，无恶心、呕吐、腹痛、咳嗽、咳痰、腹泻等不适。自服非纳西丁（百服宁）后，体温可降至正常，未予以重视。1天前患者出现持续右上腹痛，呈绞痛，程度剧烈，伴后背部放射痛，与体位无关，伴恶心，排气排便正常，无腹泻、腹胀、呕吐、黑便、呕血，不伴心慌、胸闷、憋气、咳嗽、咳痰等不适。于急诊就诊，血常规提示：WBC 14.16×10⁹/L，中性粒细胞% 87.3%；肝功能检查提示：谷草转氨酶212U/L，谷丙转氨酶280U/L，r-谷氨酰转肽酶752U/L，淀粉酶761.0U/L，总胆红素62.7μmol/L，直接胆红素60.80μmol/L；腹部CT：胆总管结石，继发近端胆系扩张，并肝内胆管积气；胰腺内小钙化灶。现为进一步治疗收入消化内科。自发病以来，患者精神尚可，睡眠较差，食欲不佳，体重无明显改变。

既往史： 4年发作胆源性胰腺炎，行"ERCP十二指肠乳头切开，扩张取石术，鼻胆引流术"及输液治疗后好转。11年前因胆囊结石行胆囊切除术，曾因胆囊切除术输血，未见输血反应。否认过敏史，预防接种史不详。

查体： T 36.2℃，P 80次/分，R 18次/分，BP 121/74mmHg。神清，精神尚可，睑结膜无苍白，皮肤及巩膜黄染，全身淋巴结未触及肿大，双肺呼吸音清，未闻及干湿啰音，心率80次/分，心律齐，未闻及病理性杂音，腹部平坦，全腹软，右上腹压痛，无反跳痛，无肌紧张，肝脾肋下未及，叩鼓音，移动性浊音以及液波震颤为阴性，肠鸣音4次/分，无高调气过水声，双下肢无水肿。

辅助检查： 血常规：WBC 14.16×10⁹/L，中性粒细胞% 87.3%。血生化：AST 212U/L，GPT 280U/L，r-GT 752U/L，淀粉酶761.0U/L，总胆红素62.7μmol/L，直接胆红素60.80μmol/L，碱性磷酸酶311U/L。

腹部CT（病例87图1）：胆总管结石，继发近端胆系扩张，并肝内胆管积气；胰腺内小钙化灶。

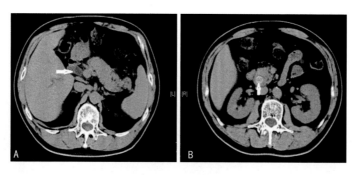

病例 87 图 1 腹部 CT

注：图A：扩张的胆总管；图B：胆总管结石。

初步诊断：①急性梗阻性化脓性胆管炎；②肝功能异常；③胆囊术后。

病例特点：①患者老年男性；②尿色加深、发热、右上腹痛、巩膜黄染、白陶土样便；③查体：急诊查体右上腹压痛；④患者既往胆源性胰腺炎、胆囊结石多年病史；⑤血常规提示白细胞升高，中性粒细胞为主，肝功能检查提示总胆红素升高，以直接胆红素为主，肝功能受损，GGT、ALP、AMY 升高；⑥CT 显示胆总管可见结石影，胆管扩张。

诊断及鉴别诊断：

1. 壶腹周围癌　患者老年男性，巩膜黄染，尿色加深，白陶土样便应考虑壶腹周围癌可能，但本例患者有典型的痛、烧、黄症状，且无波动性黄疸病史、消瘦等恶病质表现，与壶腹周围癌表现不符。腹部 CT 未发现壶腹软组织肿块，如条件允许，可以进一步进行腹部增强 CT 检查，明确诊断。

2. Mirizzi 综合征　患者存在巩膜黄染、上腹痛、恶心、发热等表现，也是 Mirizzi 综合征的常见表现，应怀疑此病可能。Mirrizzi 综合征系指胆囊管结石或胆囊颈部结石进而压迫胆总管或肝总管导致肝总管狭窄引起以胆管炎、阻塞性黄疸为特征的临床综合征。该患者胆囊术后，且影像学检查未见胆囊管结石或胆囊颈部结石及胆总管受压表现。

3. 急性胆囊炎　患者右上腹疼痛，伴有放射痛，且伴有发热、白细胞升高，但是患者同时有巩膜黄疸、茶色尿、陶土样等胆道梗阻的症状，而急性胆囊炎极少出现黄疸，并且患者已行胆囊切除手术，所以排除此病。

4. 细菌性肝脓肿　患者存在右上腹疼痛、发热、寒战、白细胞升高、肝功能异常等肝脓肿最主要的临床表现，但是患者同时存在黄疸、尿色加深以及大便颜色变浅等表现，在肝脓肿中并不多见，结合 ERCP 和腹部 CT 所见可以明确鉴别诊断。

二、诊治经过

患者入院后，急行 ERCP 见：十二指肠乳头可见白色脓液和黄色胆汁流出，胆总管明显增宽，可见结石影，置入胆管内引流管。术后予以患者禁食水、补液、抑制胰酶分泌、抗感染、保肝等治疗。术后第 2 天患者症状明显好转，体温正常，腹痛消失，黄疸有所减轻。第 3 天开始进流食可耐受．复查检验：WBC　5.30×10^9/L，中性粒细胞 3.58×10^9/L，谷草转氨酶 134U/L，谷丙转氨酶 211U/L，淀粉酶 27.5U/L，总胆红素 27.5μmol/L，直接胆红素 15.83μmol/L。经治疗患者生命体征平稳，体温正常，大小便颜色正常，皮肤巩膜黄染消失。术后 3 个月，患者接受 ERCP 取石及取支架术，术中可见多发结石影，行十二指肠乳头切开，使用碎石网篮碎石成功，取出大量破碎结石和胆泥，置入鼻胆引流管引流。

最后诊断：①急性梗阻性化脓性胆管炎；②肝功能异常；③胆囊术后。

诊断依据：①患者老年男性；②表现为"痛""烧""黄"急性梗阻性化脓性胆管炎的典型三联征症状；③查体右上腹压痛；④既往胆源性胰腺炎，胆囊已切除；⑤辅助检查：血常规提示白细胞升高，中性粒细胞为主，生化提示肝功能受损，GGT、ALP、AMY 升高，总胆红素升高，以直接胆红素为主；⑥腹部 CT 可见胆总管结石，继发近端胆系扩张，ERCP 见十二指肠乳头白色脓液和黄色胆汁流出，胆总管明显增宽，可见结石影，以上证据支持急性梗阻性化脓性胆管炎的诊断。

三、讨论

急性胆管炎是指胆管不同程度的梗阻合并不同程度的感染而表现出的临床综合征，急性梗阻性化脓性胆管炎是胆道感染的严重类型。多数继发于胆管结石和胆道蛔虫病，胆总管结石是最常见的原因，梗阻最多见于胆总管下端。胆管感染是由于肠道细菌逆行进入胆管，革兰阴性杆菌检出率最高，胆管梗阻越严重，管腔内压力越高，当高于 30cmH$_2$O 时，胆汁内的细菌和毒素进入肝窦，就会发生严重的脓毒血症。最典型的临床表现由原发胆道疾病、急性胆管炎及全身脓毒症三部分综合征组成。患者多表现为上腹或者右上腹持续、剧烈疼痛，寒战、高热，体温升高，多伴不同程度黄疸、恶心、呕吐等消化道症状；全身脓毒症表现严重，可发生全身各个重要器官急性功能紊乱的复杂表现。本例患者以右上腹痛、发热、皮肤巩膜黄染为起病症状，伴有寒战、尿色加深及白陶土样便等。既往有胆源性胰腺炎等胆道梗阻病史，均符合本病特点。

急性梗阻性化脓性胆管炎的实验室检查多表现为：血常规中白细胞和中性粒细胞均会明显的升高，尿胆红素阳性，血生化中直接胆红素升高，肝功能检查显示肝功能受损；超声是诊断急性梗阻性化脓性胆管炎的主要简易方法；病人情况允许，也可以行腹部 CT 和 MRCP 检查，ERCP 既是直观的检查方法也是一种行之有效的治疗手段。该患者血常规显示白细胞明显升高 14.16×10^9/L；肝功能受损：谷草转氨酶 212U/L，谷丙转氨酶 280U/L，r- 谷氨酰转肽酶 752U/L；直接胆红素为 60.80μmol/L 明显升高。腹部 CT 显示：胆总管结石，继发近端胆系扩张，并肝内胆管积气；急诊 ERCP 可见白色脓液以及多发结石影，均属于急性梗阻性化脓性胆管炎的典型表现。

根据最新的东京指南，胆道感染分为三级，分级标准如病例 87 表 1。

病例 87 表 1　急性胆管炎的严重程度分级

严重程度分级	定义
Grade Ⅲ（重度）	急性胆管炎合并大于 1 个器官功能不全 1. 心血管功能障碍　低血压需要多巴胺≥5μg/（kg·min），或使用去甲肾上腺素 2. 神经系统功能障碍　意识障碍 3. 呼吸系统功能障碍　PaO$_2$/FiO$_2$＜300 4. 肾功能障碍　少尿，血肌酐＞176.8μmol/L 5. 肝功能不全　PT-INR＞1.5 6. 造血功能障碍　血小板＜100×10^9/L
Grade Ⅱ（中度）	急性胆管炎合并以下两项： 1. 白细胞＞12×10^9/L 或者＜4×10^9/L 2. 高热≥39℃ 3. 年龄≥75 岁 4. 黄疸 TBil≥85.5 5. 低蛋白＜0.7 正常上限
Grade Ⅰ	急性胆管炎不符合以上两项

现在针对Ⅰ、Ⅱ级病人，主要手段是抗炎治疗、ERCP 及经皮肝穿刺胆管引流（PTCD），如果是胆结石引起的梗阻，建议同期行 EST 和胆管取石，若由其他需要外科处理的因素造成，则建议病情好转后二期处理。针对Ⅲ级病人，须尽早给予足够的器官支持治疗，病人可耐受后，尽早行 ERCP 或PTCD。病人应尽早进行抗炎、补液治疗，及时纠正电解质紊乱，应用足量抗生素。在胆汁中革兰阴性

杆菌的检出率最高，可以经验性用头孢三代抗生素，考虑到我国对头孢类耐药性较高的现状，可以联合 β 内酰胺酶抑制剂同时用药。同时尽早进行胆汁培养和血培养，若经验性用药效果不大，可根据耐药性实验结果针对性用药，及时控制感染。针对患者不同的表现，对症治疗。若经过上述治疗后，患者仍然未好转，应该考虑介入或外科手术等手段。

本例患者属于 Grade Ⅰ级，予以急诊 ERCP 术、放置胆管支架引流等措施，及时解决了胆道梗阻问题，防止细菌及毒素进入肝窦导致严重的脓毒血症。同时给予该患者禁食、补液、抗炎、抑酸及保肝等治疗后，患者腹痛、发热等症状消失，黄疸明显好转，生命体征平稳。

（刘心娟　王泽楠　栗慧慧）

参考文献

[1] 孙浩，郑慧 . 壶腹周围癌的 MRI 及 MRCP 诊断 [J]. 影像研究与医学应用，2018，2（13）：105-106.

[2]Erben Y, et al.Diagnosis and treatment of Mirizzi syndrome：23-year Mayo Clinic experience [J].J Am Coll Surg，2011，213（1）：114-119；discussion 120-121.

[3]Kiriyama S, et al.Tokyo Guidelines 2018：diagnostic criteria and severity grading of acute cholangitis（with videos)[J].J Hepatobiliary Pancreat Sci,2018,25（1）：17-30.

[4]Wang WJ, Z Tao, HL Wu.Etiology and clinical manifestations of bacterial liver abscess：A study of 102 cases [J].Medicine（Baltimore），2018，97（38）：e12326.

[5] 张宇华 . 急性胆道感染《东京指南（2018）》拔萃 [J]. 中国实用外科杂志，2018,38（07）：767-774.

[6] 赵玉沛，陈孝平，外科学（第 3 版）[M]. 人民卫生出版社，2015，588-589.

病例 **88** 胆管癌

一、病例摘要

一般情况：患者女，61岁，汉族，农民。

主诉：间断上腹痛3个月，皮肤巩膜黄染1个月。

现病史：患者于3个月前无明显诱因出现上腹痛，呈针刺样疼痛，间断性，可忍受，与体位无关，放射至腰背部，伴恶心、呕吐，呕吐物为胃内容物，伴反酸、烧心，伴纳差、厌油，尿色加深，无发热、腹胀、腹泻等不适，就诊于外院急诊，行CT检查（未见报告），诊断为胆囊炎。予抗感染、解痉等对症治疗后腹痛好转，后口服消炎药出院，离院后出现全身皮肤瘙痒，未予诊治。1个月前患者出现全身皮肤、巩膜黄染，仍偶有腹痛，伴反酸、烧心、纳差、厌油等不适，无发热，就诊于外院，生化检查提示：TBIL 152.30μmol/L，DBIL 129.10μmol/L，AST 208U/L，ALT 224U/L，住院后给予抗感染、保肝等对症治疗（具体不详），患者症状无明显改善。复查生化：TBIL 142.90μmol/L，DBIL 117.20μmol/L，AST 143.40U/L，ALT 166.30U/L，转至我院就诊，门诊以梗阻性黄疸收治入院。患者自发病以来精神、睡眠、食欲差，小便如上述，大便正常，近3个月体重下降5kg。

既往史：2型糖尿病史4年，规律服用格列吡嗪，血糖控制可。腰椎间盘突出病史6年。风湿性关节炎病史30年，未予诊治。否认过敏史。

查体：T 36.5℃，P 80次/分，R 20次/分，BP 130/85mmHg。全身皮肤及巩膜黄染，全身散在红斑及搔抓痕；双肺呼吸音清，未闻及干湿啰音，心率80次/分，心律齐，未闻及病理性杂音，腹部平坦，无皮疹、色素沉着、瘢痕、包块、腹壁静脉曲张，未见胃肠型及蠕动波；腹软，全腹无压痛、反跳痛及肌紧张，未触及包块，肝脾肋下未触及，Murphy征阴性；全腹叩诊呈鼓音，移动性浊音阴性，肝脾区无叩击痛；肠鸣音正常，4次/分，未闻及血管杂音。

辅助检查：血生化（外院）：TBIL 142.90μmol/L，DBIL 117.20μmol/L，AST 143.40U/L，ALT 166.30U/L。

初步诊断：①梗阻性黄疸；②2型糖尿病；③腰椎间盘突出；④风湿性关节炎。

病例特点：①中年女性，亚急性病程；②腹痛，全身皮肤瘙痒，皮肤及巩膜黄染，尿色加深；③查体：全身皮肤黄染并散在红斑及搔抓痕，巩膜黄染；④辅助检查：胆红素升高，以直接胆红素为主，转氨酶及ALP、GGT升高。

诊断及鉴别诊断：

1. **胰头癌** 本病呈无痛性黄疸，多呈进行性加重，如伴随感染时可有腹痛、发热、黄疸等胆管炎表现，查体腹部多无压痛，肿瘤晚期可有持续性腰背部疼痛，肿瘤标志物升高，行MRCP及CT可发现病变，确诊需术中所见及病理检查。患者梗阻性黄疸症状明显，偶有腹痛，体重近3个月下降5kg，不能除外胰头癌，可完善腹部增强CT进一步诊断。

2. **十二指肠乳头癌** 本病可有皮肤瘙痒、进行性黄疸，但黄疸多为波动性，CT可提示十二指肠占位，十二指肠镜检查可见肿物，最终明确诊断需病理检查。本例患者有皮肤及巩膜黄染，但非波动性，不能完全除外该病，可完善腹部增强 CT 及十二指肠镜进一步诊断。

3. 胆总管结石　本病常出现上腹绞痛和放射腰背痛，常伴高热、寒战、黄疸等情况，可依据 B 超、CT、ERCP 等检查诊断。患者皮肤及巩膜黄染伴全身皮肤瘙痒、腹痛，无发热，外院 CT 未发现胆总管结石，可行 MRCP 或 ERCP 进一步诊断。

4. 肝细胞癌　本病早期一般无任何症状，中晚期常表现为肝区疼痛、全身及消化道症状、发热，查体可见肝大、黄疸及腹水。合并肝硬化者常有肝掌、蜘蛛痣、男性乳房增大、脾大、腹壁静脉扩张以及胃底食管静脉曲张等。通过超声检查及 AFP 定量测定可初步鉴别。患者呈亚急性病程，梗阻性黄疸症状明显，查体无肝大及肝区疼痛，外院 CT 未发现肝区占位，暂不考虑此病。

5. 肝转移癌　本病病情发展一般较慢，AFP 检测大多为阴性，多无肝炎病史或肝硬化表现；多数病人有其他脏器原发癌的相应症状或手术史，影像学可见转移灶。该患者外院 CT 未见肝区转移灶，暂不考虑此病。

6. 药物性肝损害　本病可出现黄疸等表现，可于服药后 1 周出现，可表现为严重肝功能损害，常见的易发生药物性肝损伤的药物有抗生素、抗结核药物、中草药、解热镇痛药、氟烷类麻醉药、抗肿瘤药物等。本患者发病前无特殊服药史，可暂不考虑本病。

二、诊治经过

入院后完善各项辅助检查，WBC　$4.28 \times 10^9/L$，中性粒细胞 79.7%；AST　166U/L，GPT　151U/L，碱性磷酸酶 341U/L，γ - 谷氨酰转肽酶 1476U/L，总胆红素 183.1μmol/L，直接胆红素 138.8μmol/L。行 ERCP 术，术中见胰管略扩张，胆总管上段扩张，下段狭窄（狭窄段约 1cm）。行 IDUS 检查（病例 88 图 2），见胆总管下段狭窄，腔内可见软组织影，胆管壁增厚，层次不清，行胆总管下段细胞刷片四张，沿导丝置入胆管内引流管和胰管内引流管。刷片细胞学检查（胆管下端黏膜）查见上皮样细胞团，排列密集，细胞大小不一，核深染，形态不规则，部分退变明显，需首先除外腺癌。术后予抗炎、补液、保肝等对症治疗，全腹＋盆腔增强 CT 示：胆总管下段壁可疑局限性稍增厚，可疑小结节，恶性肿瘤如胆管癌可能性存在，查肿瘤标志物正常。转至肝胆外科，行根治性胰十二指肠切除术，术中见肝脏呈淤胆性改变，胆总管扩张，胆总管下段可及质硬肿物，探查腹腔未见明显异常，探查胰腺头部与血管关系，血管未见明显侵犯，顺次切断胃、肠、胆管及胰腺颈部及钩突部，整体切除标本，术中多次送胆管断端冰冻病理检查至提示无异型性，冲洗腹腔后依次行胰肠、胆肠、胃肠、肠肠吻合。术后病理：（胆总管）中分化腺癌，间质可见多灶神经侵犯。术后给予抗感染、抑酸、抑酶、营养支持及对症治疗，病情平稳后建议患者抗肿瘤综合治疗，定期肝胆外科门诊复查。

最后诊断：①胆管癌；②梗阻性黄疸；③糖尿病；④腰椎间盘突出；⑤风湿性关节炎。

诊断依据：①中年，女性；②皮肤及巩膜黄染，腹痛；③ERCP 术（病例 88 图 1）提示胆总管下端狭窄，胆管壁增厚；胆总管下段细胞刷片病理报告提示细胞异型性增生，需除外腺癌；④全腹＋盆腔增强 CT（病例 88 图 4）提示胆总管下段壁胆管癌可能；⑤术后病理报告（病例 88 图 3）提示胆总管中分化腺癌。

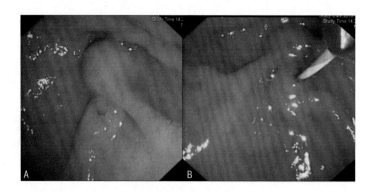

病例 88 图 1　ERCP

注：图 A：ERCP 术：十二指肠乳头；图 B：ERCP 术：导丝插入十二指肠乳头。

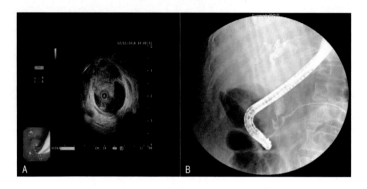

病例 88 图 2　图 A：ERCP 术中检查

注：ERCP 术中 IDUS：腔内可见软组织影；图 B：ERCP 术中造影胆总管上段扩张，下段狭窄。

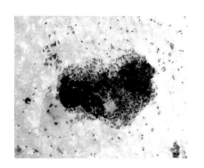

病例 88 图 3　病理检查

注：（胆管下段黏膜）查见上皮样细胞团，排列密集，细胞大小不一，
核深染、形态不规则。部分退变明显。须首先除外腺癌。

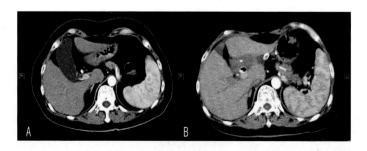

病例 88 图 4　全腹增强 CT

注：图 A：胆总管下段壁可疑局限性稍增厚；图 B：根治性胰十二指肠切除术术后。

三、讨论

本例患者无明显诱因全身皮肤、巩膜黄染，偶有腹痛，当地医院就诊生化检查提示肝功能异常及梗阻性黄疸，给予抗感染及保肝等对症治疗无效，行 ERCP 术及腹部增强 CT 均提示胆总管占位性病变，胆总管下段细胞刷片提示不除外腺癌。后于肝胆外科就诊行根治性胰十二指肠切除术，术后病理示胆总管中分化腺癌，术后肝胆外科门诊复查。

胆管癌的病因目前尚不明确，与胆管慢性炎症、胆结石及胆汁淤滞可能有关。其发病率在男女无差异，50 岁以上多见。胆管癌的主要临床表现为进行性无痛性黄疸，包括深色尿、皮肤巩膜黄染、无胆汁大便（陶土便）及瘙痒等，也可有厌食、恶心等症状。化验检查血总胆红素及直接胆红素明显升高，ALP 明显升高，尿胆红素阳性。CA19-9 也可升高。腹部超声和 CT 显示肿瘤上方胆管扩张可初步诊断。影像学检查中超声为胆管癌的首选诊断方法，增强 CT 同样可提供有效的诊断信息，PTC、ERCP、MRCP 能清楚地显示肝内、外胆管的影像，显示病变的部位，更有利于诊断。

对于胆管癌的治疗，包括手术切除治疗、肝移植治疗、姑息治疗等。手术切除肿瘤是本病治愈的唯一机会和主要治疗手段。

1. 肝门胆管癌根治切除术　按照不同的分型选择具体手术方式，目的在于彻底切除肿瘤并便于肝管与空肠吻合。胰腺浸润、神经浸润和淋巴结转移状况是胆管癌切除术后影响预后的最重要因素。

2. 肝移植治疗　肝门部胆管癌行肝移植治疗已经有较多的报道，适应证主要有：①肿瘤的部位是在胆囊管以上；②肿瘤 < 3cm；③无肝内或肝外转移，或无经皮、经腹腔活检的病史。

3. 姑息治疗　当肿瘤范围较大，或有多发肝转移、广泛的血管侵犯和淋巴转移提示不可能根治切除时，应设法减轻黄疸，缓解症状，延长生存：①介入方法治疗，经皮经肝穿刺肝内扩张胆管途径置管外引流（PTBD）或内镜下经十二指肠乳头途径放置鼻胆管引流（ENBD），或扩张肿瘤内胆管并放置内支架或金属支架；②也可采用外科手段，穿过肿瘤扩张胆管并放置 U 形管，减轻黄疸。

4. 中段胆总管癌应切除肿瘤，清扫淋巴结，肝十二指肠韧带血管脉络化，再行肝总管空肠 Roux-en-Y 吻合术，但尽量保证胆管切缘冰冻病理为阴性。下段胆管癌治疗原则同壶腹部癌，可行胰头十二指肠切除术，以达到 R_0 切除，其手术切除率和预后优于肝门部胆管癌。本患者即为胆总管下段癌，故施行根治性胰十二指肠切除术。

本病例患者在发病 3 个月前曾有胆囊炎病史，按胆囊炎治疗后仍出现皮肤瘙痒、全身皮肤及巩膜黄染等梗阻性黄疸的症状，故对于治疗无效且病情仍有变化的患者，应警惕胆管癌存在可能。对于中老年胆道疾病患者，应注意详细询问既往有无胆道系统疾病史，查体注意有无梗阻性黄疸体征，尽早完善肿瘤标志物等实验室指标，以求在胆管癌发生的早期即明确诊断，改善预后。本病例患者胆管癌尚处于早期阶段，故手术治疗预后较好，但对于胆管癌患者，术后接受抗肿瘤综合治疗有助于降低日后肿瘤复发和转移的概率。

（刘心娟　王泽楠　张宇晴）

参考文献

[1] 中华人民共和国国家卫生健康委员会 . 胰腺癌诊疗规范（2018 年版）[J]. 临床肝胆病杂志，2019（02）：281-293.

[2] 夏华，陆晔斌，周军，等 . 十二指肠乳头癌临床分析：附 80 例报告 [J]. 中国普通外科杂志，2018，27（04）：468-473.

[3] 李鹏，王拥军，王文海 . ERCP 诊治指南（2018 版）[J]. 中国实用内科杂志，2018，38（11）：1041-1072.

[4]Smith KS, Smith PL, Heady TN, et al. In vitro metabolism of tolcapone to reactive intermediates：relevance to tolcaponelivertoxicity[J].Chem Res Toxicol, 2003, 16（2）：123-128.

[5] 张喜红，闫明 . 药物性肝损伤的发病机制和临床特点及其易感因素 [J]，国际消化病杂志，2007，27（1）：21.

[6] 何平，石景森，陈武科，等 . 应用 Cox 模型分析影响胆管癌切除术后的预后因素（英文）[J]. Chinese Medical Journal, 2002, 115（10）：98-101、153.

[7] 赵玉沛，陈孝平 . 外科学 . 第 3 版 [M]. 北京：人民卫生出版社，2015，p.596-597.

[8]Byoung HK, Kyubo K, Eui KC, et al.Long term Outcome of Distal Cholangiocarcinoma after Pancreaticoduodenectomy Follow by Adjuvant Chemo radiotherapy：A 15-Year Experience in a Single Institution.Cancer Res Treat, 2016, 8：23.

病例 **89** 先天性胆总管囊肿

一、病例摘要

一般情况：患者女，63岁，汉族，退休。

主诉：主因"间断右上腹胀痛50余年，加重1年"入院。

现病史：患者50余年前进食后逐渐出现右上腹胀痛，无明显放射，无阵发性加重，伴恶心、呕吐，呕吐物为胃内容物，无发热、寒战、腹泻及里急后重，无烧心及反酸，无呕血及黑便，无皮肤、巩膜黄染等症状，不伴胸闷、胸痛及气短，每次症状持续数十分钟后可自行逐渐缓解。后上述症状间断出现，1个月数次，曾先后于当地医院就诊，考虑为胃炎及胆囊炎等疾病，给予对症及中医等治疗，并通过调整饮食后发作频率减少。30年前因再次发作，于当地医院行B超检查，考虑为胆总管囊肿，未特殊诊治。后仍有间断发作，1年数次，症状同前。7年前发作时曾有皮肤、巩膜黄染及小便颜色加深，余症状同前，未特殊治疗，逐渐自行缓解。患者4年前再次发作右上腹胀痛，伴恶心、呕吐，伴高热及寒战，最高体温39.0℃，皮肤巩膜黄染不明显，余症状同前，患者未特殊诊治，症状持续4日余后逐渐缓解。后仍有间断发作伴高热，1年数次，均未特殊诊治。近1年，上述症状发作频繁，可达1周数次，多伴有恶心、呕吐、高热及寒战，症状持续数日自行缓解。于我科门诊就诊，MRCP提示：先天性胆总管囊肿；胆总管下段充盈缺损，局限性狭窄，继发肝内、外胆管明显扩张。上腹部增强CT提示：先天性胆总管囊肿；肝内胆管、胆总管扩张；胆囊炎；胆总管下段局限性狭窄并异常强化。现为求进一步治疗入院。患者自发病以来精神可，食欲、睡眠如常，二便色、量如常，近1年体重下降约6kg。

既往史：高血压病史20余年，服药治疗，具体不详，血压控制满意。否认肝炎史、疟疾史及结核史，否认冠心病史及COPD病史，否认糖尿病史、脑血管病史及精神病史，否认手术史、外伤史及输血史，有磺胺类药物过敏史。

查体：T 36.5℃，P 80次/分，R 20次/分，BP 140/70mmHg。神清，精神可，全身皮肤及巩膜未见明显黄染，双肺呼吸音清，未闻及干湿性啰音，心率80次/分，律齐，未闻及心脏杂音，腹部平坦，腹部皮肤无青紫斑，无静脉曲张，未见胃肠型及蠕动波；腹软，无肌紧张，全腹无压痛及反跳痛，未触及包块，Murphy's征阴性，肝脾肋下未触及；肝区、脾区无叩痛，移动性浊音阴性；肠鸣音4次/分；肛门指诊未触及肿物，退指无染血。

辅助检查（病例89图1）：

MRCP：先天性胆总管囊肿；胆总管下段充盈缺损，局限性狭窄，继发肝内、外胆管明显扩张。

上腹部增强CT：先天性胆总管囊肿；肝内胆管、胆总管扩张；胆囊炎；胆总管下段局限性狭窄并异常强化，占位与炎症待鉴别。

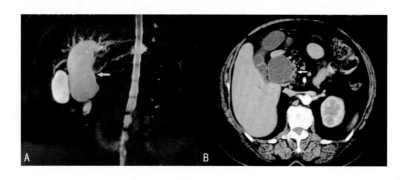

病例 89 图 1　影像检查

注：图 A：MRCP 示胆总管明显扩张，胆总管下段充盈缺损，局限性狭窄；
图 B：增强 CT 示胆总管明显局限性囊状扩张。

初步诊断：①胆总管囊肿；②胆总管狭窄；③慢性胆囊炎；④高血压。

病例特点：①老年，女性；②反复发作右上腹胀痛 50 余年，加重 1 年；③无特殊阳性体征；④ MRCP 及上腹部增强 CT：先天性胆总管囊肿，胆总管下段局限性狭窄。

诊断及鉴别诊断：

1. 胆总管恶性肿瘤　该病可表现为黄疸、腹部不适、食欲下降、体重下降和瘙痒，症状逐渐加重，发病年龄多为 50 ～ 70 岁，CT 可表现为扩张胆总管内充盈缺损。本例患者病程数 10 年，腹痛反复发作进行性加重，间断出现高热、黄疸等胆管炎表现，且本例患者 CT 提示胆总管下段局限性狭窄并异常强化，占位与炎症待鉴别，应该高度警惕恶变可能，确诊需术中所见及病理检查。

2. 胆总管结石　该病可继发于先天性胆总管囊肿，多以右上腹疼痛为首发症状，可出现上腹绞痛和背痛，伴随感染可出现高热、寒战和随后发生的黄疸等胆管炎三联症状，在结石有效清除以前，症状反复发作。血生化可有直接胆红素、转氨酶、ALP、GGT 等升高。本例患者腹痛反复发作数 10 年，且出现高热、黄疸等伴随症状，生化有直接胆红素升高表现，但上腹部增强 CT 及 MRCP 均未提示结石，暂不考虑本病。

3. 先天性肝内胆管扩张症（Caroli 病）　本病可起病于任何年龄，临床表现主要为反复发作的右上腹疼痛及高热，黄疸可不明显，B 超可见肝内末梢胆管的多发性囊状扩张。本例患者自幼出现反复发作的右上腹痛，4 年前腹痛发作时开始伴有发热，应该考虑本病，但患者腹部 B 超、CT 及 MRCP 均未提示先天性肝内胆管扩张，不支持本病。

4. 十二指肠憩室　此病一般无症状，少数病人可表现为上腹部饱胀伴嗳气及隐痛，疼痛无规律性，憩室饱满时可出现恶心及呕吐，憩室压迫胆总管或胰腺管开口时，可出现"痛烧黄"等胆管炎表现。本例患者有右上腹隐痛病史，腹痛无规律，呈进行性加重，MRCP 及上腹部增强 CT 均未提示十二指肠憩室，暂不考虑本病，必要时行内镜协助诊断。

5. 慢性胰腺炎　此病可表现为反复发作的上腹痛，饮酒、高脂饮食均可诱发，可有腹胀、食欲差、脂肪泻等胰腺外分泌不足表现，随病程进展出现胰岛内分泌障碍所致糖尿病，影像学表现为胰腺钙化、结石、假性囊肿，胰管狭窄或扩张。本例患者有数 10 年上腹痛病史，腹痛随病程进展呈加重趋势，但无消化不良表现及糖尿病，上腹部增强 CT 未发现胰腺萎缩、钙化、结石及胰管扩张等表现，不支持本病。

二、诊治经过

入院后查血常规：WBC 6.07×10^9，中性粒 60.2%；生化全项：谷草转氨酶 29U/L，谷丙转氨酶 72U/L，碱性磷酸酶 287U/L，γ-谷氨酰转肽酶 489U/L，总胆红素 19.30μmol/L，直接胆红素 15.0μmol/L，淀粉酶 42U/L。初步诊断考虑为胆总管囊肿，不除外胆总管下段恶变可能。行胸片、血气分析、心电图、心脏彩超、肺功能及凝血四项检查评估心肺功能及手术耐受力，行肺部高分辨 CT 除外远处转移，同时予保肝及对症治疗。后于全麻下行开腹探查，术中胆总管下段管壁明显增厚部分及胆总管囊肿部分快速冰冻病理检查，回报均未见肿瘤，遂行胆总管囊肿切除（含胆囊切除）、胆管空肠吻合术。手术顺利，胆肠吻合口后及胰腺上缘分别留置引流管 1 根，术后予抗生素预防感染、抑酸、抑制胰酶分泌、护肝、静脉营养支持等治疗。病理回报：（被覆胆道上皮之黏膜组织）部分腺体增生性改变，固有层淋巴细胞、浆细胞及中性粒细胞浸润伴纤维组织增生，边缘见胰腺组织，结合临床，符合胆总管扩张伴感染、（胆囊）慢性胆囊炎。术后第 9 日，患者有间断低热，查降钙素原无特殊提示，考虑其间断低热与胆肠吻合反流有关，予熊去氧胆酸胶囊 0.50g 1 次/晚，并鼓励经患者口进食，多下地活动。术后第 13 日患者情况稳定，出院随诊。

最后诊断：①胆总管囊肿；②胆管炎；③慢性胆囊炎；④肝功能异常；⑤低蛋白血症；⑥高血压。

诊断依据：①患者老年女性；②间断右上腹胀痛 50 余年，加重 1 年，伴高热、黄疸及呕吐；③ MRCP 及上腹部增强 CT：先天性胆总管囊肿；④直接胆红素升高；⑤病理符合胆总管扩张伴感染、慢性胆囊炎。

三、讨论

先天性胆总管囊肿（CBD）是常见的一种先天性胆道发育异常，胆总管可有球状、梭状及憩室状等不同形态，根据胆道囊肿的部位及特点分为不同的亚型。目前普遍认为胚胎早期胆管上皮空泡化不均匀、胰胆合流共同通道过长是造成胆总管囊肿形成的原因。该病多见于儿童或婴幼儿，其中 20%～25% 于成年发病。儿童胆总管囊肿大部分有典型的腹痛、黄疸和腹部包块三联征表现，能早期得到诊断及治疗。而成人胆总管囊肿症状无特异性，三联征俱全者仅占 20%～30%，多数患者仅具备 1～2 个症状，常表现为间歇性右上腹疼痛，可伴有发热、黄疸等，且成人胆总管囊肿患者继发胆囊及胆管结石、胆道感染及囊肿恶变概率较儿童患者高，有部分患者症状被继发性肝、胰等疾病所掩盖。

由于本病并无特异性和敏感性血清学指标，目前诊断多以影像学检查为主。B 超可以动态显示胆道的立体结构，而不受成像分层的限制，且操作方便、经济性好，对病人尤其小儿患者损伤小，常作为先天性胆总管囊肿检查的首选方法，但 B 超分辨度较差，不能清楚地显示胆、胰共同管及胰管微细结构。腹部 CT 较 B 超清晰度、分辨度更高，可清晰地显示胆总管扩张的位置、形态及扩张程度，但受到层距影响，无法将胆胰管系统全貌显现出来，而螺旋 CT 和 CT 三维成像技术则可以反映肝内外胆管的立体图像及囊肿与周围重要器官的解剖关系，对确定手术方案、避免术中损伤周围脏器及提高手术安全性有重要参考价值；磁共振胰胆管成像是一种较为先进的医学影像技术，可清晰、完整、立体地显现患者的胰胆管系统，且属非侵入性检查，安全性高，可替代胰胆管造影术。该患者病程早期仅有间断右上腹痛，无典型腹痛、黄疸及腹部包块三联征，根据当地医院 B 超结果诊断胆总管囊肿，随后患者腹痛发作时出现黄疸及发热，此次于我院进一步诊疗，行上腹部增强 CT 及 MRCP 均提示先天性胆总管囊肿，进一步确定了诊断。

CBD 并发症较多，易继发胆道结石、胆道感染及囊壁癌变等，若出现囊肿破裂可危及生命，故该病确诊后应及早手术，切除病灶，通畅引流。目前受普遍肯定的术式为胆总管囊肿切除及肝管空肠 Roux-en-Y 吻合术，切除胆总管囊肿后，在一定程度上可预防继发性胆总管癌的发生；肝管与空肠吻合情况不复杂，且术后患者肝管正常黏膜通常可与空肠有效吻合，可降低感染率及避免吻合口狭窄。与单纯引流术相比，该术并发症发生概率较小。随着腹腔镜手术的成熟，腹腔镜胆总管囊肿根治术应用越来越广泛，受到了国内外关注。近年来，经脐单一切口腹腔镜手术在小儿外科中应用日益增多，与开腹手术相比，该术具有手术时间短、手术创伤小、术后恢复快、术后并发症低等优点。该患者接受了开腹胆总管囊肿切除及肝管空肠 Roux-en-Y 吻合术，手术顺利，术后经 SICU 监护支持治疗，顺利脱机拔管，予抗炎、抑酸、保肝及营养支持等，患者恢复良好。

先天性胆总管囊肿病因复杂、分型复杂，临床表现不特异且不典型，应充分利用 B 超、腹部 CT 及 MRCP 的不同优势进行诊断，确定胆总管囊肿的形态、位置、有无癌变影像指征及囊肿与周围重要脏器的解剖位置关系，根据不同情况及早确定最佳手术方案，做好术前准备，进行个体化治疗。

（刘心娟　王泽楠　林忆萍）

参考文献

[1]Katabathina VS, et al.Adult choledochal cysts：current update on classification, pathogenesis, and cross-sectional imaging findings [J].Abdom Imaging, 2015, 40（6）：1971-1981.

[2] 孙建平，杨小勇．成人先天性胆总管囊肿临床特点、诊断及治疗分析 [D]．齐齐哈尔医学院学报，2011, 32（22）：3670-3671.

[3] 路景绍，吴璇昭．先天性胆总管囊肿研究进展 [J]．中外医疗，2016：196-198.

[4]Friedmacher F, Ford KE, Davenport M.Choledochal malformations：global research, scientific advances and key controversies [J].Pediatr Surg Int, 2018.

[5]Tang Y, Li F, He G.Comparison of Single-Incision and Conventional Laparoscopic Cyst Excision and Roux-en-Y Hepaticojejunostomy for Children with Choledochal Cysts[J]. Indian J Surg, 2016, 78（4）：259-264.

病例 **90** 急性轻型胰腺炎

一、病例摘要

一般情况：患者男，61岁，汉族，已婚，退休。

主诉：主因"上腹痛3天"于2018年10月22日入院。

现病史：患者3天前进食大量油腻食物后出现上腹部阵发性绞痛，不伴放射痛，进食后疼痛加重，伴恶心、呕吐3次/天，每次量约100ml，为胃内容物，伴反酸烧心，无发热，皮肤巩膜黄染，无呕血黑便，无腹泻。遂就诊于我院急诊，于急诊完善相关化验检查，血常规：WBC 9.34×10⁹/L，中性粒细胞百分比90.3%，Hb 148g/L，PLT 204×10⁹/L；生化：TG（三酰甘油）1.04mmol/L，AST（谷草转氨酶）155U/L，GPT（谷丙转氨酶）234/L，γ-GT（r-谷氨酰转肽酶）580U/L，ALP（碱性磷酸酶）174U/L，AMY（淀粉酶）2467U/L，STB（总胆红素）84.4μmol/L，DBIL（直接胆红素）55.1μmol/L，I-Bil（间接胆红素）29.3μmol/L。腹部超声：脂肪肝，胆囊形态饱满，胆囊多发结石，胆总管上段扩张。腹部CT示：胆囊增大，囊壁增厚，囊腔内可见泥沙样及结节状高密度影。胆总管末端可见结节状稍高密度影，胆总管及肝内胆管扩张，胰腺大小、形态、小叶密度未见明显异常、胰管未见明显扩张，胰腺周围可见少许絮状影，左肾筋前筋膜增厚。后于急诊行ERCP，结果示：胆总管结石、急性梗阻性化脓性胆管炎、胆管内支架置入术、胰管内支架置入术。为进一步诊治，以胆源性胰腺炎收入我科。患者自发病以来，神清，精神可，食欲差，睡眠一般，小便少，未解大便。

既往史：1个月前因胆总管结石于外院行ERCP，结果示：胆总管未见明显扩张，内可见结石影，留置鼻胆管引流，胆汁流出通畅，拔除鼻胆引流后未遵嘱行胆管内取石术。否认肝炎史、结核史、疟疾史，否认高血压史、糖尿病史、冠心病史，否认脑血管病史、精神病史，否认手术史、外伤史、输血史，否认过敏史。

查体：T 36.5℃，P 79次/分，R 20次/分，BP 120/80mmHg。发育正常，营养良好，自主体位，体型正力型。神清，步行入室，表情与面容正常，查体合作。全身皮肤黏膜黄染，无皮疹、出血点。无肝掌，未见蜘蛛痣。巩膜黄染，双侧瞳孔等大等圆，双侧直间接对光反射灵敏。双肺叩诊清音，双肺呼吸音清，未闻及干湿性啰音。心脏听诊心率79次/分，律齐，各瓣膜区听诊无病理性杂音及额外心音，未听及心包摩擦音。腹平坦，无腹壁静脉曲张，腹软，左上腹压痛，无反跳痛，Murphy征阴性，移动性浊音阴性，肠鸣音4次/分。四肢肌力正常，双下肢无水肿，病理征阴性。

辅助检查：血常规：WBC 9.34×10⁹/L，中性粒细胞百分比90.3%。生化：TG 1.04mmol/L，AST 155U/L，GPT 234/L，γ-GT 580U/L，ALP 174U/L，AMY 2467U/L，STB 84.4μmol/L，DBIL 55.1μmol/L，I-Bil 29.3μmol/L。腹部CT（2018年10月21日）（病例90图1）：胆总管末端结石，胆总管及肝内胆管扩张，胆囊多发结石，胆囊炎症，胰腺周围系膜区少许渗出。ERCP（2018年10月21日）（病例90图2）：患者俯卧位，寻腔进镜到十二指肠，十二指肠乳头位于憩室旁，导丝引导下十二指肠乳头切开刀选择性插管至胰管和胆总管，注入造影剂（病例90图3），胆总管轻度增宽，内可见0.4cm

大小结石影，沿导丝置入胆管内引流（8.5Fr×7cm），末端位于乳头外，可见白色黏稠胆汁，引流尚通畅，胰管内置入引流管（5Fr×7cm），术后患者无不适主诉。

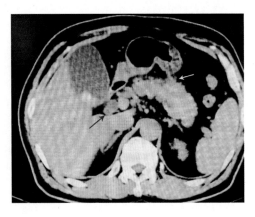

病例90图1　腹部CT（2018年10月21日）

注：胰腺周围系膜渗出（白色箭头所指）及胆管扩张（黑色箭头所指）。

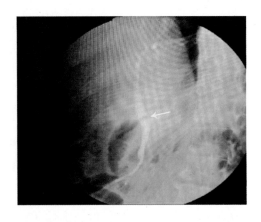

病例90图2　ERCP（2018年10月21日）

注：胆总管充盈缺损结石影（白色箭头所指）。

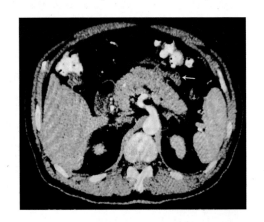

病例90图3　腹部增强CT（2018年10月25日）

注：胰腺周围系膜渗出（白色箭头所指）。

初步诊断：①急性胰腺炎；②胆总管结石；③急性梗阻性化脓性胆管炎；④胆囊结石；⑤肝功能异常。

病例特点：①患者老年男性，急性病程；②上腹痛3天，进食后加重，伴皮肤巩膜黄染；③查体:全身皮肤、巩膜黄染，腹平坦，无腹壁静脉曲张，腹软，左上腹压痛，无反跳痛，Murphy征阴性；④胆总管结石病史；⑤辅助检查：中性粒细胞、淀粉酶、转氨酶、胆红素升高，腹部CT示胆总管末端结石、胆总管及肝内胆管扩张、胆囊多发结石、胰腺周围系膜区少许渗出。

诊断及鉴别诊断：

1. **急性胃肠炎** 本病多于不洁饮食后出现，可表现为腹部绞痛，伴有腹泻、恶心、呕吐等，多为急性病程，本患者无不洁饮食，无腹泻，临床症状是腹痛伴皮肤巩膜黄染，影像学检查可除外本病。

2. **消化道溃疡** 本病可出现上腹痛,同时伴有腹胀、嗳气、夜间疼痛等症状,进食后可加重或缓解,溃疡活动期可出现呕血、黑便等上消化道出血表现,溃疡急性穿孔出现腹痛加剧,伴腹肌紧张,腹平片可见膈下游离气体,必要时进一步完善胃镜明确诊断。

3. **输尿管结石** 腹痛常突然发生，多在左或右侧腹部，呈阵发性绞痛，并向会阴部放射，腹部压痛不明显，疼痛发作时可见血尿为本病的特征，腹平片、静脉肾盂造影可明确诊断，该患者存在上腹部疼痛，为绞痛，无血尿，腹部CT未发现输尿管结石，目前暂不考虑本病。

4. **急性肠梗阻** 疼痛多在脐周，呈阵发性绞痛，伴腹胀、呕吐以及排便排气停止，查体可见肠型，腹部压痛明显，肠鸣音亢进，甚至可闻及气过水声，X线平片可明确诊断，本患者目前暂不考虑本病。

5. **缺血性肠病** 在动脉硬化基础上，附壁血栓脱落引起肠系膜动脉栓塞所致，可出现腹痛、便血等，结肠镜检查可发现结肠黏膜充血水肿，该患者无便血，查体腹软，无肠道缺血表现，必要时完善结肠镜进一步明确诊断。

二、诊疗过程

入院后予禁食水、胃肠减压、补液治疗，静脉应用奥美拉唑抑酸，奥曲肽抑制胰酶分泌，加贝酯抑制蛋白酶，头孢哌酮舒巴坦抗炎，多烯磷脂酰胆碱保肝，总液体量为4250ml，BISAP评分0分，Apache II评分3分。入院第2日，患者腹痛好转，无其他不适主诉，血糖11.08mmol/L，LDH 144 U/L，WBC 9.34×10^9/L，入院48h后Ca 2.09mmol/L，PaO$_2$ 84.9mmHg，BUN 5.5mmol/L，HCT 38%，Ranson评分1分。入院第3日，查血常规：WBC 7.05×10^9/L，NE% 69.5%，Hb 125g/L。生化：AST 34U/L，ALT 82U/L，AMY 42U/L，TBIL 30.6μmol/L，DBIL 21.6μmol/L。患者无发热，化验指标较前明显好转，停用头孢哌酮舒巴坦，予禁食不禁水，肠外营养，夹闭胃肠减压，患者无腹痛腹胀等不适。查体：腹软，叩诊鼓音，腹部无压痛、反跳痛，肠鸣音4次/分。入院第4日，拔除胃管，开始进食米汤，减少补液量，患者无明显不适主诉。入院第5日，完善腹部增强CT，结果示胆囊多发结石，胰腺周围系膜区少许渗出，较2018年10月22日CT未见明显变化，未见胰腺坏死。入院第9日，患者腹痛症状完全缓解，血常规、生化均为正常值范围内，无明显不适主诉，一般状况良好，病情平稳，好转出院。病程中MCTSI评分2分，BISAP评分0分，Apache II评分3分，Ranson评分1分，Marshall评分0分。

最后诊断：①急性胰腺炎（轻度 胆源性）；②胆总管结石；③急性化脓性梗阻性胆管炎；④胆囊结石；⑤肝功能异常。

诊断依据：①中年男性，急性病程；②上腹痛3天入院，伴恶心、呕吐，皮肤巩膜黄染；③入院查血淀粉酶2467U/L,腹部CT可见胰腺周围渗出,ERCP示胆总管结石,腹部增强CT(2018年10月25日)：胆囊多发结石，胰腺周围系膜区少许渗出，较2018年10月22日腹部CT未见明显变化，未见胰腺坏死；④MCTSI 评分 2 分、BISAP 评分 0 分、Apache Ⅱ评分 3 分、Ranson 评分 1 分、Marshall 评分 0 分；⑤急诊 ERCP 胆总管胰管支架置入术、抑酸、抑制胰腺分泌、补液治疗后好转。

三、讨论

急性胰腺炎（acute pancreatitis，AP）是指多种病因引起的胰酶激活，继以胰腺局部炎症反应为主要特征，病情较重者可发生全身炎症反应综合征（systemic inflammatory response syndrome，SIRS），并可伴有器官功能障碍的疾病。临床表现为急性发作的持续性上腹部剧烈疼痛，常向背部放射，常伴有腹胀，恶心，呕吐。临床体征轻重不一，轻者可表现为腹部轻压痛，重者可出现腹膜刺激征，腹水，Grey-Turner 征，Cullen 征。国外统计发病率每年在 4.8/10 万～24/10 万，成年人居多，平均发病年龄 55 岁。大多数患者病程呈自限性，20%～30% 的患者临床经过凶险，总体病死率为 5%～10%。

急性胰腺炎的常见病因包括胆石症、高三酰甘油血症、乙醇以及其他病因如甲旁亢，胰腺解剖生理异常、药物、胰腺肿瘤，壶腹乳头括约肌功能不良，外伤性等。目前我国 AP 的主要病因为胆石症，约占 50%。根据亚特兰大急性 AP 分级和分类，根据病情的严重程度将急性 AP 分为轻度急性胰腺炎（mildacutepancreatitis，MAP）、中（重）度急性胰腺炎（moderatelyseveracutepancreatitis，MSAP）和重度急性胰腺炎（severeacutepancreatitis，SAP）。本例患者的主要诱因为大量进食油腻食物后引起胰酶激活，在胆石症的基础上，诱发了急性胰腺炎。

急性胰腺炎的诊断很重要，目前国内外指南对急性 AP 的诊断标准无明显差异，临床上符合以下 3 项特征中的 2 项，即可诊断为 AP：①与 AP 符合的腹痛（急性、突发、持续、剧烈的上腹部疼痛，常向背部放射）；②血清淀粉酶和（或）脂肪酶活性至少＞3 倍正常上限；③增强 CT/MRI 或腹部超声呈 AP 影像学改变。

MAP 诊断：符合 AP 诊断标准，同时满足下列情况之一：①无器官功能衰竭、无局部或全身并发症；②Ranson 评分＜3 分；③APACHE Ⅱ评分＜8 分；④AP 严重度床边指数（BISAP）评分＜3 分；⑤修正 CT 严重度指数（MCTSI）评分＜4 分。MAP 应与各种急腹症相鉴别如消化道穿孔、胆石症、急性胆囊炎、急性肠梗阻、急性肠系膜血管栓塞、脾破裂、肾绞痛、异位妊娠等。AP 的并发症仅见于 MSAP 和 SAP，局部并发症包括急性胰周液体积聚、胰腺假性囊肿、包裹性坏死；全身并发症包括 ARDS、急性肾衰竭、心律失常、心衰、消化道出血、凝血异常、中枢神经系统异常、高血糖、水电解质紊乱和 SIRS。该患者有与 AP 符合的腹痛症状，同时血清淀粉酶 2467U/L，可诊断为 AP，同时 MCTSI 评分 2 分、BISAP 评分 0 分、Apache Ⅱ评分 3 分、Ranson 评分 1 分、Marshall 评分 0 分，满足 MAP 的诊断标准，MAP 诊断明确。

根据中国急性胰腺炎诊治指南，MAP 的治疗主要包括以下几个方面：①监护：目前尚无法预测那些患者会进展为 SAP，故患者至少应在入院 3 天内进行监护；②支持治疗：MAP 患者最重要的治疗为补液，以晶体液为主，扩容时应注意晶体与胶体的比例，并及时补充微量元素和维生素，补液量包括基础需要量和流入组织间隙的液体量，MAP 患者只需短期禁食，不需肠内或肠外营养；③发病初期处理：常规禁食水，对有严重腹胀、麻痹性肠梗阻者应采取胃肠减压等相应措施。在患者腹痛减轻或消失、腹胀减轻或消失、肠道动力恢复或部分恢复时可考虑开放饮食，开始以糖类为主，逐步过渡至低脂饮食，不以血清淀粉酶活性高低作为开放饮食的必要条件；④抑制胰腺外分泌和胃酸抑制剂应用如奥曲肽，H_2 受体拮抗药或质子泵抑制剂，蛋白酶抑制剂如乌司他丁、加贝酯；⑤疼痛剧烈时考虑镇痛治疗。在严密观察病情下可注射盐酸哌替啶（杜冷丁），不推荐应用吗啡或胆碱能受体拮抗药，如阿托品、消旋山莨菪碱（654-2）等；⑥不推荐常规应用抗生素，但胆源性胰腺炎应予抗生素治疗，抗生素应用应遵循"降阶梯"策略，选择抗菌谱为针对革兰阴性菌和厌氧菌为主、脂溶性强、有效通过血胰屏障的药物。推荐方案：a. 碳青霉烯类；b. 青霉素＋β-内酰胺酶抑制剂；c. 第三代头孢菌素＋抗厌氧菌；d. 喹诺酮＋抗厌氧菌。疗程为 7～14d，特殊情况下可延长应用时间；⑦胆源性 MAP 住院期间均可行 ERCP 治疗，在胆源性 AP 恢复后应该尽早行胆囊切除术，以防再次发生 AP。MAP 的预后良好，多于 5～7 天恢复，病死率极低，无后遗症。

该患者入院后予禁食水、补液治疗等支持治疗，发病初期予胃肠减压治疗，静脉应用奥美拉唑抑酸、奥曲肽抑制胰酶分泌、加贝酯抑制蛋白酶，并早期给予肠内营养，患者腹痛症状好转，增强 CT 未见胰腺坏死，预后良好。

（刘心娟　辛海威　闫　钶）

参考文献

[1] 中华医学会外科分会胰腺外科学组. 急性胰腺炎诊治指南（2014）[J]. 临床肝胆病杂志，2015，31（1）：17-20.

[2] Banks PA, Bollen TL, et al. Classification of acute pancreatitis-2012：revision of the Atlanta classification and definitions by international consensus [J]. Gut，2013，62（1）：102-111.

[3] 王鹏旭，尚东. 急性胰腺炎的国内外主要指南分析 [J]. 肝胆胰外科杂志，2017，29（1）：1-5.

[4] 中华医学会消化病学分会胰腺疾病学组. 中国急性胰腺炎诊治指南（2013 年，上海）[J]. 中国胰腺病杂志，2013，13（2）：73-78.

病例**91** 急性重症胰腺炎

一、病例摘要

一般情况：患者男，75岁，汉族，退休。

主诉：主因"腹痛6天，加重伴喘憋2天"于2018年3月21日入我院EICU。

现病史：患者6天前进食油腻后突发腹痛，以中上腹为主，为刀割样疼痛，前倾位时腹痛稍可缓解，疼痛放射至后背，伴腹胀、恶心，无呕吐、呕血、便血、黑便、无肉眼血尿、发热等，腹痛持续不缓解，遂就诊于我院急诊。化验示白细胞、中性粒细胞、淀粉酶升高。腹部CT提示：胰腺饱满，小叶结构模糊，周围脂肪间隙模糊，可见多发絮状影，胰头可见多发点状高密度影。初步诊断考虑急性胰腺炎，予患者禁食水、胃肠减压、甘油灌肠剂灌肠等支持治疗，奥美拉唑抑酸、奥曲肽抑制胰酶分泌、乌司他丁抑制胰酶活性、头孢唑肟抗感染、补液等治疗。3天前患者腹痛症状缓解，腹胀感明显加重。MRCP提示：胰腺炎，胆汁淤积可能性大，胆囊炎可能。2天前患者出现发热，最高体温37.7℃，无畏寒、寒战，伴咳嗽、咳痰，痰为黄色黏痰，稍感憋喘，1天前患者憋喘加重，转入抢救室给予无创呼吸机辅助通气。胸片示：双肺浸润性阴影，考虑渗出性病变合并肺不张所致，双肺胸腔积液，右肺为著，左肺中野点状致密影，考虑陈旧性病灶，为求进一步治疗收入EICU。患者自发病以来，精神、睡眠差，未进食，小便量少，体重较前减轻，具体不详。

既往史：既往脑动脉硬化病史1年，服用胞磷胆碱胶囊、阿托伐他汀治疗。6年前因左下肢静脉血栓在我院行介入手术，目前服用蚓激酶肠溶胶囊。否认高血压史、冠心病史，否认糖尿病史，无食物、药物过敏史。

查体：T 37.5℃，P 84次/R，21次/分，BP 144/86mmHg。神志清，精神弱，可正确回答问题，双肺呼吸音低，可闻及湿啰音，无胸膜摩擦音。心律齐，心率84次/分，各瓣膜区未闻及明显杂音。腹平坦，无腹壁静脉曲张及淤斑，腹肌稍紧张，脐周压痛，无反跳痛，移动性浊音阴性，肠鸣音减弱，1次/分，双下肢无水肿。四肢肌张力正常，病理征阴性。肛门指诊未及异常。

辅助检查：血常规：白细胞$13.01×10^9$/L，中性粒细胞比率89.3%，中性粒细胞$11.64×10^9$/L；生化：淀粉酶2090U/L，总胆红素35.9μmol/L，直接胆红13.8μmol/L，间接胆红素22.1μmol/L，血糖7.64mmol/L，LDH 192U/L，血钙2.0 mmol/L；血气：PH 7.38，PO_2 52.6mmHg，PCO_2 27.5mmHg。腹部CT示：胰腺饱满，小叶结构模糊，周围脂肪间隙模糊，可见多发絮状影。胸片示：双肺浸润性阴影，考虑渗出性病变合并肺不张所致，双肺胸腔积液，右肺为著。

初步诊断：①急性胰腺炎；②Ⅰ型呼吸衰竭；③胸腔积液；④肺部感染；⑤低钙血症。

病例特点：①老年男性，急性病程；②进食油腻食物后腹痛，伴后背部放散；③查体：腹肌紧张，脐周压痛，肠鸣音减弱；④化验示白细胞、中性粒细胞、淀粉酶升高，血气提示氧分压降低；⑤腹部影像学考虑急性胰腺炎，胸片提示渗出性病变及双侧胸腔积液。

诊断及鉴别诊断：

1. 消化性溃疡　本病可出现腹痛，伴有进食后加重或缓解规律，可出现腹胀、嗳气等症状，可伴有夜间疼痛，活动期可出现上消化道出血，可有呕血、黑便等表现。患者上腹部疼痛，此前无季节性、周期性腹痛症状，必要时进一步胃镜检查鉴别该疾病。

2. 急性梗阻性化脓性胆管炎　患者可出现黄疸、发热、腹痛三联征，可伴恶心、呕吐等不适，患者存在腹痛症状，化验提示 ALP、GGT 正常，MRCP 结果回报未提示肝内外胆管扩张，患者暂不考虑该疾病。

3. 急性肠梗阻　疼痛多在脐周，呈阵发性绞痛，伴呕吐与停止排便排气，查体可见肠型，腹部压痛明显，肠鸣音亢进，甚至可闻气过水声，X 线平片和腹部 CT 可明确诊断。本患者腹部 CT 无肠梗阻影像学表现，目前暂不考虑该疾病。

4. 输尿管结石　腹痛常突然发生，多在左或右侧腹部呈阵发性绞痛，并向会阴部放射，腹部压痛不明显，疼痛发作时可见血尿为本病的特征，腹平片，静脉肾盂造影可明确诊断，该患者无血尿，腹部 CT 无输尿管结石，暂不考虑该疾病。

二、诊疗过程

入院后完善相关检查：血淀粉酶 69U/L，WBC 10.49×10⁹/L，中性粒细胞 83.8%，PCV（红细胞压积）38.90%，凝血酶原时间 14.9s，血浆纤维蛋白原 455.1mg/dl，D- 二聚体定量 4.37mg/L，白蛋白 28.6g/L，α- 羟丁酸脱氢酶 617U/L，总胆红素 57.9μmol/L，直接胆红素 19.3μmol/L，钙 1.82mmol/L，心肌肌钙蛋白 0.24ng/ml，脑钠肽 172pg/ml，超敏 C- 反应蛋白 11.82mg/L。腹部 CT（2018 年 3 月 21 日）（病例 91 图 1）：考虑急性胰腺炎，较 2018 年 3 月 16 日 CT 胰周渗出增多；腹盆腔积液，较 2018 年 3 月 16 日 CT 渗出增多；双侧肾周脂肪间隙模糊，炎症待除外；双侧胸腔积液，双下肺膨胀不全；腹部 CT（2018 年 3 月 28 日）：胰腺内低密度区域扩大，不除外部分胰腺坏死；胸片（2018 年 3 月 22 日）：右肺渗出性病变，炎症可能；双侧胸腔积液，右肺为著；心脏增大；主动脉硬化。

治疗方面，入院后予患者：①基础治疗：无创呼吸机辅助通气维持血氧、心电监护、禁食水、胃肠减压，记 24 小时出入量，予深静脉置管；②胰腺炎方面：予奥美拉唑 40mg，2 次 / 天，抑酸，乌司他丁 10 万 U，1 次 /8h，抑制胰酶活性，奥曲肽 50μg/h 持续泵入抑制胰酶分泌，注射用亚胺培南西司他丁钠（泰能）0.5g，1 次 /6h，抗感染、补液等治疗；③调节肠道动力：予患者芒硝外敷，大黄灌肠，硫酸镁及乳果糖稀释后鼻饲；④其他方面：氨溴索化痰，还原性谷胱甘肽保肝，肝素抗凝，补充白蛋白，熊去氧胆酸利胆及维持电解质平衡。后患者诉腹痛、腹胀症状较前有缓解，但仍存在喘憋，胸腔彩超：双侧胸腔积液，左侧较深处约 6.7cm，右侧较深处约 7.3cm，遂予患者行胸腔穿刺引流术；患者喘憋症状稍好转，后转入消化内科进行治疗。

转入消化内科后复查血常规：WBC 9.51×10⁹/L，中性粒细胞 8.09×10⁹/L，总胆红素 44.1μmol/L，直接胆红素 24.8μmol/L，C 反应蛋白 7.95mg/dl；复查腹部增强 CT（2018 年 4 月 4 日）（病例 91 图 2）示：较前对照假性囊肿增大，门静脉主干及右支起始部管腔内低密度充盈缺损影，考虑血栓形成，腹盆腔积液较前吸收，双侧胸腔积液较前好转。继续支持及对症治疗：①胰腺炎：予患者莫西沙星 0.4g，静脉滴注抗感染、奥美拉唑抑酸、补液等治疗；②肠内营养：自发病 2 周左右，予温盐水经胃管泵入，后患者诉腹胀难以忍受，患者存在胃潴留，胃肠功能减退，予马来酸曲美布汀片 0.1g，3 次 / 天，口服促胃肠动力，疗效不佳，考虑患者胰腺假性囊肿压迫十二指肠引起腹胀及胃潴留可能性大，遂置入三腔喂养管，并胃肠减压；③门静脉血栓：予依诺肝素钠 0.4ml，1 次 /12h，皮下注射抗凝治疗，减少患者肠内营养泵入量，减轻肠系膜静脉回流，后予患者罂粟碱 30mg，皮下注射止痛扩血管治疗；④胰腺假性囊肿：于 2018 年 5 月 30 日行超声内镜引导下胰腺囊肿穿刺引流及胃胰腺假性囊肿支架置入术，并分次行内镜下无菌盐水冲洗及坏死物清除。患者腹痛症状缓解，腹胀减轻，暂时出院，院外继续口服百普素，抑酸、保护黏膜、促进胃肠动力治疗，定期监测血常规、电解质，择期拔除胃胰腺囊肿支架。复查腹部 CT（2018 年 7 月 13 日）（病例 91 图 3）示：胰腺假性囊肿较前减小，腹膜后渗出较前吸收，于 2018 年 7 月 16 日行胃胰腺囊肿支架拔除术，2018 年 7 月 24 日复查胃镜示：胃底胰腺窦道愈合期。

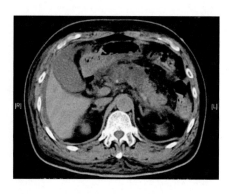

病例 91 图 1　入院腹部 CT 平扫（2018 年 3 月 21 日）

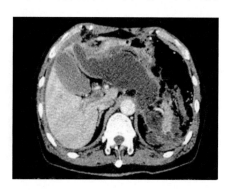

病例 91 图 2　腹部增强 CT（2018 年 4 月 4 日）
注：胰腺假性囊肿形成并较前增大（红色箭头所指）

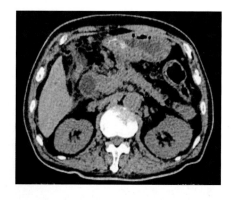

病例 91 图 3　腹部 CT（2018 年 7 月 13 日）
注：治疗后胰腺假性囊肿较前减小，腹膜后渗出较前吸收。

　　最后诊断：①急性胰腺炎（重度，ARDS，胰腺假性囊肿）；②胸腔积液；③门静脉血栓形成；④腹腔感染；⑤低蛋白血症；⑥凝血功能异常；⑦电解质紊乱，低钙血症，低钾血症，低钠血症。

　　诊断依据：①老年男性，急性起病，慢性病程；②进食油腻食物后腹痛，伴后背部放散；③腹部影像学考虑急性胰腺炎、胰腺坏死、假性囊肿形成，门静脉充盈缺损影，胸片提示渗出性病变及双侧胸腔积液；④改良 Marshall 评分 3 分、MCTSI 评分 8 分、BISAP 评分 3 分、Apache Ⅱ 评分 10 分、Ranson 评分 4 分。

三、讨论

　　急性胰腺炎（acute pancreatitis，AP）是指多种病因引起的胰酶激活，继以胰腺局部炎症反应为主要特征，伴或不伴有其他器官功能改变的疾病。其主要的发病机制是由于胰酶在胰管内被激活，将胰蛋白酶原转化成为胰蛋白酶，随后产生一系列血管壁损伤、血管壁渗透性增高、血栓形成等病理改变。早期胰腺炎多无微循环灌注不足，重症急性胰腺炎（severs acute pancreatitis，SAP）则有明显胰腺缺血的表现，缺血程度与坏死范围成正比，坏死物及其他胰腺分泌的物质通过血液及淋巴循环达到全身，引起全身炎症反应，进而造成全身脏器的损害。大多数轻型胰腺炎患者胰腺功能和结构可恢复正常，20%～30%的患者临床过程凶险，总体病死率为 5%～10%。

　　急性胰腺炎常见病因有胆石症、高三酰甘油血症、乙醇，其中胆源性胰腺炎仍是急性胰腺炎主要病因。此外，壶腹乳头括约肌功能不良、外伤性、血管炎、感染性、先天性及 ERCP 术后胰腺炎近些年也呈上升趋势。重症急性胰腺炎具备急性胰腺炎的临床表现和生物化学改变，须伴有持续的器官功能衰竭（持续 48 小时以上、不能自行恢复的呼吸系统、心血管或肾脏功能衰竭，可累及一个或多个脏器），病死率较高，为 36%～50%。

　　AP 诊断至少应满足以下三项中两项：①腹痛（急性、突发、持续、剧烈的上腹部疼痛，常向背部放射）；②血清淀粉酶和（或）脂肪酶活性至少高于正常上限值 3 倍；③增强 CT/MRI 或腹部超声呈 AP 影像学改变。SAP 为符合 AP 诊断标准，伴有持续性（＞48h）器官功能障碍（单器官或多器官），改良 Marshall 评分≥2 分。

　　SAP 一旦明确，应密切观察患者的生命体征、腹部症状和尿量等，条件允许转入监护病房。重症胰腺炎治疗包括以下几个方面：

　　1. 胰腺炎治疗　①基础治疗包括禁食水、心电监护、吸氧、胃肠减压、抑酸、抑制胰酶、液体复苏及对症处理。液体复苏、维持水电解质平衡是早期治疗的关键，由于 SIRS 引起毛细血管渗漏综合征，导致血液成分大量渗出，血液再分布，引起胰腺或其他脏器缺血造成脏器损害，可通过患者体重、心率、呼吸、HCT、尿量等指导补液量。抑制胰酶包括抑制胰酶分泌及抑制胰酶活性，抑制胰酶分泌常用生长抑素及生长抑素类似物，通常使用时间为 1～2 周，抑制胰酶活性常用乌司他丁或加贝酯，疗程为 1 周，此外抑酸药物的使用，可以减少胃酸分泌，避免对于胰腺分泌功能产生刺激；②针对病因进行治疗，胆源性胰腺炎患者需尽早解除梗阻情况，包括超声内镜或内镜逆行胰胆管造影术或手术治疗，且病情控制后尽早进行胆囊切除术；高脂血症性胰腺炎需尽早降低患者血脂，避免使用脂肪乳，早期服用降脂药物；③防治感染，针对胆源性胰腺炎患者及存在感染病因的胰腺炎建议早期、足量、降阶梯使用抗生素，首选针对肠道细菌及血胰屏障通透性强抗生素，单独使用亚胺培南或喹诺酮类＋甲硝唑为首选方案，疗程 7～14 天；④需要早期恢复肠内营养，重新建立肠道屏障，防止肠道细菌易位，对于重症胰腺炎患者优选三腔喂养管进行胃肠减压及肠内营养，可以避免进食对胰腺产生刺激，减少胰液分泌，输入速度视患者耐受情况调整，此外可在患者症状消失、体征缓解、肠鸣音恢复正常、出现饥饿感可经口进行肠内营养。疼痛剧烈时，可考虑镇痛治疗，推荐使用曲马多、哌替啶等药物。该患者入院后给予患者无创呼吸机辅助通气维持血氧、心电监护、禁食水、胃肠减压，记24小时出入量，予深静脉置管大量补液，奥美拉唑40mg 2次/天抑酸，乌司他丁10万U 1次/8h抑制胰酶活性，奥曲肽50μg/h持续泵入抑制胰酶分泌。积极抗感染等治疗，并在早期逐步恢复肠内营养，促进胃肠动力等治疗。

2. 浆膜腔积液治疗　在病程2周内，由于胰蛋白酶活化、胰液渗出、低蛋白血症及全身炎症反应，引起血管壁损伤及血管壁渗透性增加，大量液体渗出而形成胸腹腔，甚至心包积液。据文献报道，约70%以上的重症胰腺炎患者发生浆膜腔积液，表现为呼吸困难、胸闷、气短、恶心、腹胀等不适。治疗上，首先生长抑素或其类似物等抑制胰酶分泌药物疗程要足够；其次及时予患者氧气吸入，维持血氧，发生急性肺损伤和成人呼吸窘迫综合征（ARDS）后应控制补液量，若面罩给氧不能维持时，给予机械通气。必要时进行穿刺引流，避免加重胰腺外肺损伤或缺氧导致的心脑血管疾病，还可以减轻腹腔高压，避免腹腔间隔室综合征引起腹腔脏器衰竭。此外，补充羟乙基淀粉、血清白蛋白和血浆等能有助于减少浆膜腔积液的渗出，促进胸腔积液的吸收。若胰周积液超4周还未吸收，应考虑胰腺假性囊肿的可能，超8周可形成坏死物包裹及胰周脓肿。当内科保守治疗无法清除时，可进行B超或CT引导下经皮导管引流术、内镜辅助下腹膜后清创术、经窦道坏死组织清创术、腹腔镜坏死组织清创术、内镜下经胃坏死组织清创术及外科开放治疗。该患者经过胸腔穿刺引流，并补充白蛋白后，患者喘憋症状较前明显好转。患者胰腺假性囊肿经超声引导下穿刺引流及坏死物冲洗后，复查腹部CT胰腺囊肿较前明显减小。

3. 其他全身脏器并发症治疗　①ARDS：予患者鼻导管、面罩其至无创呼吸机辅助通气，维持患者维持氧饱和度在95%以上，在患者病情好转后尽早脱机，避免产生感染和相关并发症，要动态监测患者血气分析结果，必要时可大剂量、短程激素治疗，有条件情况可行气管镜下肺泡灌洗术；②消化道出血：多由于应激性溃疡、糜烂所致，可预防性予抑酸药物进行治疗，少数为脾静脉或门脉栓塞造成门脉高压引起的曲张静脉破裂，因此在胰腺炎治疗过程中，需要检测患者凝血指标和门脉血栓情况，及时溶栓治疗，高脂性胰腺炎患者可预防性使用低分子肝素进行治疗；③急性肾衰竭：患者入院后记24小时出入量，肾衰患者主要治疗是支持治疗、稳定血流动力学参数，必要时可行血液净化治疗；④对症处理：重症急性胰腺炎患者，有可能存在败血症、肝功能异常、凝血功能异常、中枢神经系统异常、高血糖、电解质紊乱等全身并发症，需及时评估患者病情变化，尽早进行对症处理。

4. 外科治疗　在我国新的指南中规定，重症急性胰腺炎除因严重腹腔间隔室综合征，均不建议外科手术治疗。在后期合并胰腺脓肿和（或）感染后考虑手术治疗。

（郝建宇　辛海威　吴淼淼）

参考文献

[1]Bradley EL.A clinically based classification system for acute pancreatitis [J]. Summary of the International Symposium on Acute Pancreatitis, Atlanta, Ga, Arch Surg, 1993, 128 (5): 586-590.

[2]Banks PA, Bollen TL, Dervenis C, et al.Classification of acute pancreatitis-2012: revision of the Atlanta classification and definitions by international consensus [J].Gut, 2013, 62 (1): 102-111.

[3]胡琴，施先艳.急性重症胰腺炎诊断与治疗.医学新知杂志，2017, 27 (6): 566-569.

[4]洪钟时，邱成志，王春晓，等.重症急性胰腺炎合并胸腔积液 80 例临床特征分析 [J].临床外科杂志，2016, 24 (6): 451-453.

[5]苏江林，许承，汤礼军.急性胰腺炎局部并发症微创治疗方法的研究进展.山东医药，2018, 58 (38): 97-100.

[6]洪钟时，黄鹤光，陈燕昌，等.急性胰腺炎 246 例患者病情严重程度与胸腔积液的相关性 [J].中华肝胆外科杂志，2013, 19 (12): 887-890.

[7]Raghu MG, Wig JD, Kochhar R, et al.Lung complications in acute pancreatitis.JOP, 2007, 8 (2): 177-185.

[8]杜奕奇，李维勤，毛恩强.中国急性胰腺炎多学科诊治（MDT）共识意见（草案）[J].中国实用内科杂志，2015, 35 (12): 1004-1010.

[9]中华医学会消化病学分会胰腺疾病学组.中国急性胰腺炎诊治指南（2013，上海）[J].中国实用内科杂志，2013, 13 (2): 530-535.

[10]许大辉，崔乃强，赵二鹏，等.低分子肝素降低血清 TG、治疗高脂血症性轻型急性胰腺炎的疗效观察 [J].山东医药，2014, 54 (5): 51-53.

病例 **92** 反复急性胰腺炎并发胰瘘

一、病例摘要

一般情况：患者男，54 岁，汉族，工人。

主诉：主因"间断腹痛 5 个月，咳嗽咳痰 2 个月"于 2017 年 9 月 13 日入院。

现病史：患者 5 个月前突发左上腹绞痛，血淀粉酶 1051U/L。腹部 CT 示胰腺饱满，胰头增大，伴囊性灶，腹腔积液，诊断为急性胰腺炎收入普外科病房，予禁食、补液、抑制胰酶、抗感染等治疗 2 周，患者症状缓解出院。1 周后，患者进食油腻饮食后再次出现上腹痛，伴胸闷、憋气，血淀粉酶 813.7U/L，腹部彩超提示胰腺实质回声不均，胰头部低回声，盆腔积液，再次以急性胰腺炎收入普外科病房，予禁食、补液、抑制胰酶、抗感染等治疗，治疗过程中患者间断大量进食，腹痛症状反复，治疗 2 个月后症状缓解出院。

出院一周后，患者出现咳嗽、咳痰，为暗红色痰，量较大，20 余次 / 天，血常规示白细胞及中性粒细胞增多，血淀粉酶显著增高（1378U/L），CT 示双肺感染，右肺下叶多发空洞，右肺尖少量气胸，胃及胰腺周围脂肪间隙模糊，胰头囊性灶，考虑肺部感染，慢性胰腺炎急性发作？收入呼吸科病房，患者出现右侧大量胸腔积液，痰培养显示鲍曼不动杆菌、热带假丝酵母菌，予禁食、止血、抗感染、抑制胰酶、静脉营养等治疗，患者咳嗽、咳痰症状明显减轻，血淀粉酶逐渐降至正常，肺 CT 示右侧少量气胸、纵隔积气，患者停用静脉生长抑素、经口进食少量流食，血淀粉酶再次升高（500 ～ 600U/L），后予鼻饲空肠营养，带鼻饲营养管出院。

出院 1 周后，患者再次出现咳嗽、咳大量脓痰。门诊复查血淀粉酶 1649U/L，腹部彩超示胰腺形态饱满，回声欠均，紧贴胰头后方低回声包括一假性囊肿可能性大，肺 C 示双肺下叶渗出实变影，双侧胸腔积液伴左下肺膨胀不全，以高淀粉酶血症原因待查收入消化科病房。

患者发病以来，乏力，精神弱，睡眠差，体重减轻 10^+kg。

既往史：痛风病史 5 年。否认高血压病、糖尿病、冠心病等慢性病史，否认肝炎、结核病史，否认外伤、手术史。否认药物过敏史。

个人史：吸烟 30 年，约 10 支 / 天；饮酒 3 年余，约 3 两 / 天。

婚育史：适龄结婚，育有 1 子，爱人及儿子体健。

体格检查：T 36.5℃，P 90 次 / 分，R 22 次 / 分，BP 110/70mmHg，BMI 18.6。神清，精神弱，睑结膜无苍白，巩膜无黄染，胸廓无畸形，双侧呼吸动度减低，基本对称，语颤减弱，中下肺叩诊浊音，双肺呼吸音低，左侧明显，未闻及干湿啰音，心率 90 次 / 分，心律齐，未闻及病理性杂音，腹部平坦，呼吸运动正常，无脐疝、腹壁静脉曲张，无皮疹、色素沉着，未见胃肠型及蠕动波。腹壁略韧，略紧张，无明显压痛及反跳痛，未触及包块。肝脏、脾脏肋下未触及。肠鸣音弱，2 ～ 3 次 / 分，未闻及血管杂音。

辅助检查（2017 年 9 月 5 日）：超声提示胆囊壁毛糙，胆泥淤积，胰腺饱满，胰头囊性病变。胸部 CT 提示（病例 92 图 1）：双肺下叶渗出实变影，双侧胸腔积液伴左下肺膨胀不全。2017 年 9 月 12 日：

淀粉酶 1649U/L。

初步诊断：①高淀粉酶血症待查：复发性胰腺炎？②胰头囊性病变；③肺部感染；④胸腔积液。

病例特点：①中年男性，慢性病程，反复发作，逐渐加重；②间断腹痛 5 个月，咳嗽咳痰 2 个月，复查淀粉酶反复升高，但无明显腹痛症状；③影像学检查提示胰头囊性病变，肺部片状渗出影，双侧胸腔积液；④查体：双侧胸腔积液体征，腹部无明显压痛、反跳痛。肝脏、脾脏肋下未触及。

诊断及鉴别诊断：患者目前淀粉酶升高，肺部感染，胸腔积液，可从两种情况分析。

1. 复发性胰腺炎　患者疾病前半程，因依从性差，多次因进食诱发急性腹痛及淀粉酶升高，伴有不同程度的胰腺水肿及渗出，复发性胰腺炎诊断明确，但病程后期虽有淀粉酶反复波动升高，但无明确腹痛症状及体征，复发性胰腺炎不确定。

2. 胰腺假性囊肿　该病是急性中重症胰腺炎的局部并发症之一，一般发生在急性胰腺炎起病后 2～4 周，患者胰腺头部囊性病灶在发病之最初即存在，虽有数年饮酒史，但既往无明确腹痛或胰腺炎病史，无法用急性胰腺炎的局部并发症解释，可能性不大。

3. 胰腺囊性肿瘤性病变　患者首次发生急性胰腺炎时的影像学检查即已发现胰头囊性病变，而既往无急性胰腺炎病史，故而考虑该囊性病变可能为原发胰腺囊性肿瘤性病变，如 IPMN，且在胰头部存在囊性肿瘤，导致胰管阻塞或受压，引流不畅，也是反复发生急性胰腺炎的重要病因，需要进一步性核磁、超声内镜检查或 EUS-FNA 以明确。

4. 肺部感染　咳嗽咳痰症状明确，影像学可见肺实质多发渗出性病变，痰培养有明确致病菌，肺部感染诊断明确。诱因存在多种可能，需要进一步鉴别机会性感染，消化道-支气管瘘，胰瘘所致的化学性损伤等。

5. 胸腔积液　诊断明确，需要鉴别病因：①肺部感染引起的炎性渗出，一般积液量不大，随着抗感染治疗肺部炎症好转而较快吸收，较少反复；②急性中重症胰腺炎可伴有反应性胸腔积液，多为双侧，在急性胰腺炎病情缓解后可较快吸收；③结核性胸膜炎导致胸腔积液，患者病程迁延，消耗明显，抵抗力低，并发结核感染至结核性胸水可能性不能除外；④胰瘘，一般引起顽固腹腔积液，至胸腔积液者较少见，积液中淀粉酶含量明显升高，大于血液的 3 倍以上。以上病因鉴别均需完善胸水相关理化性质检验及特异性化验如涂片，细菌培养，ADA，找抗酸杆菌，TB-spot，胸水淀粉酶等检查明确。

二、诊治经过

入院后完善检查，胸腔彩超提示双侧胸腔积液（左侧为著），穿刺化验提示：WBC 649×10^9/mm^3，单核细胞 72%，Glu 123mg/dl，蛋白质 9821mg/dl，Cl 612mg/dl，LDH 164U/L。

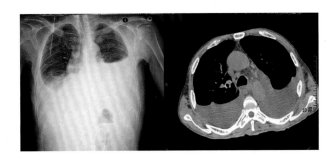

病例 92 图 1　胸腔积液

给予鼻饲营养、生长抑素泵入、抗感染、抑酸、胸腔置管引流等治疗。

复查腹部增强CT（病例92图2）：胰腺饱满，胰头囊肿。

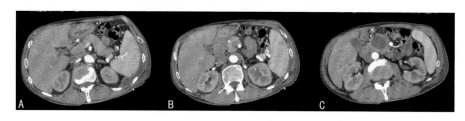

病例92图2　胰腺增强CT

注：图A：胰体尾；图B：胰颈；图C：胰头部（箭头所指类圆形囊性病灶）。

为鉴别胰头囊性病变性质，完善进一步完善超声内镜检查，提示头囊性占位，内部回声欠均匀，囊壁欠光滑，局部增厚呈高回声，似见结节样隆起，最大截面51.6mm×46.6mm，与胰管不连通，胰头部胰管宽4.5mm，胰体尾饱满，回声均匀，胰管无增宽（病例92图3）。

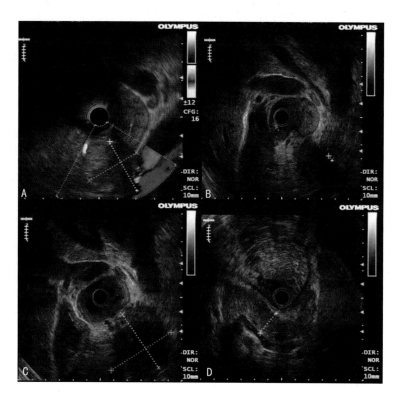

病例92图3　超声内镜图像

注：图A：胰头囊性占位；图B：胰头胰管增宽；图C：胰头囊性占位；图D：胰体尾饱满。

经治疗各项指标好转后，尝试减量生长抑素及逐渐恢复进食，则胸腔置管引流量随即增多，并持续，复查胸水常规，培养，查胸水淀粉酶，高达50000U/L，考虑胰瘘所致的胸腔积液诊断基本明确。

进一步MRI及MRCP检查，发现腹膜后积液与胰胃间隙积液相连，并通过膈肌裂孔间隙与胸腔积液相连续（病例92图4）。

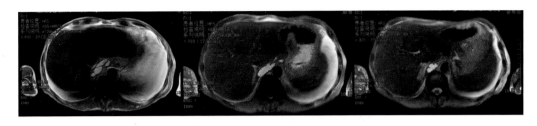

病例 92 图 4　MRI 检查

注：胰胃间隙—腹膜后—双侧胸腔积液连通

回顾呼吸科住院期间胸部 CT，当时纵隔积气及后腹膜积气实际相互连通（病例 92 图 5）。

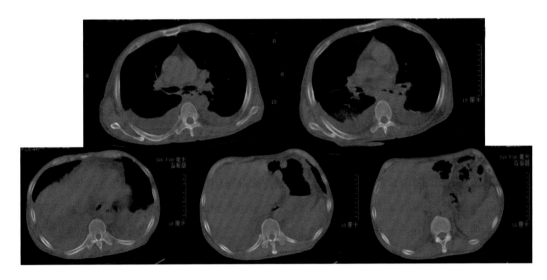

病例 92 图 5　呼吸科住院期间胸腹 CT

当时外科会诊未考虑胰瘘可能，考虑不除外消化道瘘或纵隔气管瘘。消化道造影检查如病例 92 图 6 所示。

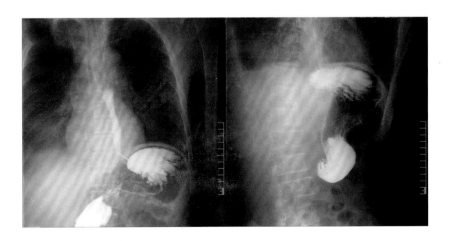

病例 92 图 6　消化道造影检查，未见消化道瘘

回顾前两次（2017 年 7 月 18 日、17 年 8 月 9 日）CT 图像，寻找胰瘘发生时间及位置（病例 92 图 7、病例 92 图 8）。

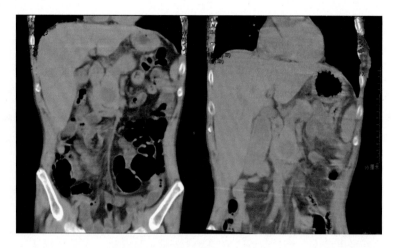

病例 92 图 7　MRI 提示胰颈体交界部位密度减低，为可疑部位

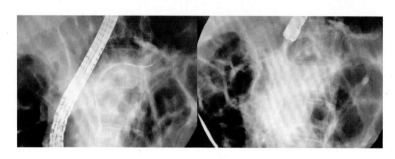

病例 92 图 8　ERCP 及支架治疗

给予 ERCP 检查，提示胰体中段造影剂外渗，呈现胰周毛糙样改变，给予放置胰管支架，"过桥"式治疗。支架治疗后，患者胸腔积液引流量减少至不能引出，3 周后拔除空肠营养管，恢复经口进食后，胸腹腔积液未再出现，出院。

最后诊断：①胰瘘；②胰液性胸腔积液；③肺部感染；④胰头囊性病变。

诊断依据：①存在反复急性胰腺炎病史；②双侧胸腔积液与后腹膜腔连通；③胸腔积液中 AMY 明显升高；④ ERCP 金标准见到造影剂外渗。

三、讨论

胰瘘属于不常见的急性胰腺炎后期并发症。回顾患者病程发展及影像学变化，推测胰瘘发生在反复急性胰腺炎后，咳嗽咳痰之前，反复胰腺炎所致的胰腺组织损伤及胰头部囊性病变导致胰管引流不畅，胰头及体尾组织成角较为明显，胰腺中部组织纤薄容易成为最先被胰液自身消化的部位相关。胰瘘部位位于后腹膜，而远离胰头及毗邻的十二指肠，使得本例患者并未出现腹腔游离积液或消化道瘘并发症，漏出的胰液直接流入后腹膜腔，进而通过膈肌裂孔的各种腔隙及胸腔负压的作用引流至胸腔，后腹膜腔空间有限，液体聚集体积不大，容易在影像学上漏诊，胰液的化学成分导致肺组织的损伤，纵隔瘘及肺部感染的发生，也不常见，是诊断和认识上的难点。需要临床医生开阔思路，从脏器解剖关系，影像学上的前后变化，否定自己的既有观念，最终找到正确的疾病发生发展规律。

《中国急性胰腺炎多学科诊治（MDT）共识意见（草案）》中指出，胰瘘的治疗主要以非手术治疗为主，包括禁食、空肠营养、生长抑素应用等措施，大多数患者经过 3 ～ 6 个月的引流可以自愈。经 ERCP

置入胰管支架有一定治疗作用，但长期不闭合或有并发症的胰瘘则应行外科手术。胰管完全断裂者可行胰腺部分切除和瘘管空肠吻合术。国际胰漏研究小组（ISGPF）将 PD 术后 3d 或者以上，腹腔引流液中淀粉酶的测定值超过正常血清淀粉酶测定值上限的 3 倍诊断为术后胰瘘，并制定了严重程度的标准：根据临床表现、是否需要特殊治疗、超声或 CT 检查、术后 3 周是否需要持续引流、是否需要再次手术、有无感染征象或脓肿形成、死亡的危险性、是否需要再入院等指标，将胰瘘分为 A、B、C 三级：A 级胰瘘短暂，胰周无积液，通过延迟拔管即可治愈，对治疗进程和住院时间无影响；B 级胰瘘影响临床进程，需调整治疗方案，保持原位引流通畅，若 CT 显示胰周积液则需要调整引流管位置或重新放置引流管，患者通常需延长住院时间或再次入院，许多患者可原位带管出院门诊观察；C 级胰瘘对临床进程有严重影响，危及生命，需要重症监护及经皮穿刺置管引流胰周积液，并可能导致败血症和多器官功能衰竭，需要再次手术探查修补胰瘘部位、改变胰肠吻合方式甚至行全胰切除。主要有营养治疗、抗生素和生长抑素应用 3 个方面。A 级胰瘘主要经口进食加强营养即可，无需继续施行肠外营养，也不再使用抗生素和生长抑素；B 级胰瘘需要禁食，并给予部分或全肠外及肠内营养，同时应用生长抑素，出现腹痛、发热和（或）白细胞计数增高时，通常给予抗生素；C 级胰漏需保持禁食，并给予全肠外及肠内营养，并同时静脉给予抗生素和生长抑素。

急性胰腺炎所致胰瘘无单独分级标准，若参照 PD 术后胰瘘分级标准，本例患者显然属于最严重的的 C 级，胰管损伤重，瘘口大，积极的保守治疗不足以治愈，成功的胰管支架最终有效治愈患者。诊断过程的曲折，与初期对本病认识的不足有关：漏出的胰液可沿主动脉、下腔静脉或食管裂孔进入胸腔或直接通过横膈进入胸腔；腹膜后积液完全有"窦道"可通过横膈与胸腔相连；而后腹膜的正压，与胸膜腔的负压压力差可能是导致积液以胸腔表现为主。因为胸水中淀粉酶的水平显著升高，只有胰瘘可解释，才能再反复阅片，横断面结合冠状面动态对比已有影像学表现，印证了之前认识的不足，最终通过 ERCP 准确、直接的金标准诊断，并应用胰管支架的置入的首选治疗方式，收到良好治疗效果。

（蓝　宇　贾纯增）

参考文献

[1] 中国医师协会胰腺病学专业委员会 . 中国急性胰腺炎多学科诊治（MDT）共识意见（草案）. 中华医学杂志，2015，95（38）：3103-3109.

病例**93** 自身免疫性胰腺炎

一、病例摘要

一般情况：患者女，58岁，汉族，职员。

主诉：主因"发现胰腺肿大半月，腹痛5天"，于2013年12月10日入院。

现病史：患者半月前体检时查生化提示肝功能异常（具体指标不详），无腹痛、腹胀，无发热、皮肤黄染、皮肤瘙痒，无恶心、呕吐等不适，至我科门诊就诊查腹部超声（2013年11月28日）：胰头增大，范围约4.6cm×3.0cm，表面欠光滑，内部回声增粗、减低、不均匀，CDFI内未见明显血流信号。余胰腺形态饱满，体部厚约1.8cm，钩突饱满，胰腺内部回声减低、不均匀，胰管未见明显扩张。胆囊壁毛糙，总胆管上段扩张、管壁增厚。未予以进一步诊治。5天前患者无明显诱因出现右上腹疼痛，为隐痛，疼痛程度轻，可忍受，无放射痛，无恶心、呕吐，无腹泻。查上腹部CT示胆囊炎、胆汁淤积、肝内外胆管扩张，胆总管上段扩张，局部管壁增厚，胰腺饱满。现为进一步诊治收入我科。病程中患者饮食、睡眠可，大便1次/天，成形便，小便无异常。

既往史：8个月前诊断为十二指肠球部溃疡，规律服用抑酸、保护胃黏膜药物4周。高血压病史20年，最高达190/120mmHg，目前服用硝苯地平控释片（拜新同）、氯沙坦钾，血压控制在140/90mmHg水平。50年前诊断为急性黄疸型肝炎，自诉已愈。碘造影剂过敏。

查体：T 36.9℃，P 78次/分，R 22次/分，BP 120/80mmHg。神情，精神可，发育正常，问话可正确回答，巩膜皮肤无黄染，双肺呼吸音清，未闻及干湿啰音，心律齐。未闻及病理性杂音，腹部平坦、腹软，全腹无压痛、无反跳痛及肌紧张，肝脾肋下未及，叩鼓音，肠鸣音3次/分，双下肢无水肿。

辅助检查：腹部超声提示：胰头增大，表面欠光滑，内部回声增粗、减低、不均匀，钩突饱满，胰腺内部回声减低、不均匀，胰管未见明显扩张。胆总管上段扩张、管壁增厚。腹部CT示：胆囊炎，胆汁淤积，肝内胆管扩张，胆总管上段扩张，胰腺饱满。

初步诊断：①胰腺占位病变，胰腺癌不除外；②高血压。

病例特点：①中年女性，亚急性病程；②发现胰腺肿大半月，后出现腹痛，无发热、皮肤黄染、皮肤瘙痒，无恶心、呕吐；③查体：腹软，无压痛、反跳痛；④高血压病史；⑤辅助检查：腹部B超示胰头及胰尾肿大，回声不均匀，腹部CT示胰头、胰尾饱满，肝内外胆管、胆总管上段扩张。

鉴别诊断：

1. 胰腺癌 多发生于中老年人，可出现梗阻性黄疸、体重下降、轻度腹部不适等，与自身免疫性胰腺炎（尤其是局灶性AIP）临床表现相似，需要结合影像学、实验室检查、病理学等相鉴别，需进一步完善相关检查。

2. 胰腺炎性假瘤 此病多见于中年男性，多有典型胰腺炎症状，包块多发生于胰头部，表现为胰头部局灶性包块，需要与局灶性AIP鉴别。胰腺炎性假瘤自身抗体多阴性，CT常可见假性囊肿或胰周渗出，需进一步完善检查除外。

3．胆管癌　常见症状为无痛性进行性加重黄疸，大便呈白陶土样，小便呈浓茶样。AIP 至胆道梗阻也可有相似表现，血清 IgG4、自身抗体及肿瘤标志物检测有助于鉴别。胆管内超声在两者鉴别起重要作用，AIP 常呈胆管壁均匀、同心圆性增厚，胆管癌则呈不均匀低回声团块。

4．原发性硬化性胆管炎　特征为肝内外胆管进行性炎症和纤维化，进而导致多灶性胆管狭窄。影像学较常见胆管带状、串珠样或截肢样狭窄，肝脏病理检查见特征性"洋葱皮样"纤维化。必要时完善穿刺病理学检查以确诊。

5．酒精性慢性胰腺炎　此病临床症状较重，主胰管扩张明显、胰腺实质萎缩，常伴胰腺钙化、结石、假性囊肿，自身抗体阴性，IgG4 正常。该患者无长期饮酒史，结合影像学表现暂不考虑本病。

二、诊治经过

入院后完善相关检查生化肝功提示：AST 27U/L，ALT 91U/L，ALP 426U/L，GGT 1161U/L，总胆红素 13.3μmol/L；肿瘤标志物：CEA 3.58ng/ml；自身抗体：抗 SmD1 抗体阳性，抗 SSB/La 抗体阳性；淀粉酶 80U/L；体液免疫（IgG、IgA、IgM、补体 C3、补体 C4），IgG4，抗核抗体，抗 ds-DNA，类风湿因子，CRP，PR3，髓过氧化物酶，α-胞衬蛋白，抗 β_2-糖蛋白 1 抗体均未见明显异常。腹部增强核磁（病例 93 图 1）：胰腺头部、尾部饱满，考虑炎性改变，局部呈不规则结节样突出于胰腺轮廓外，强化程度稍高于正常胰腺。MRCP：肝内胆管及胆总管中上段轻度扩张，胆总管胰腺段狭窄。EUS（病例 93 图 2）：体尾部胰腺增大，呈不均匀低回声灶，应用 COOK 超声活检针经胃体后壁穿刺，获得胰腺组织数条。病理检查结果示（病例 93 图 3）：胰腺穿刺液细胞涂片内可查见极少量淋巴细胞及中性粒细胞。镜检及病理示胰体以纤维素性渗出物为主，另见少量浆液性腺泡之外分泌腺组织，细胞未见异型性，其间少量淋巴细胞浸润，轻度纤维组织增生。唇腺活检示部分小叶局灶腺泡轻度萎缩，间质大量淋巴细胞浸润，伴淋巴滤泡形成。结合患者病史、化验、检查及病理结果考虑患者为自身免疫性胰腺炎及胰腺源性胆囊炎、胆管梗阻。予患者多烯磷脂酰胆碱胶囊（易善复胶囊）（0.228g）2 粒，2 次 / 天口服、注射用还原型谷胱甘肽钠（古拉定）1200mg 1 次 / 天及硫普罗宁注射液（诺百力注射液）0.2g 1 次 / 天静脉注射保肝治疗，复查肝功能恢复正常后停用保肝药物。患者在院期间，完善相关检查，诊断明确，同时检查发现患者不除外肺结核，考虑患者治疗过程需使用糖皮质激素，嘱患者于相关科室除外、治疗肺结核后继续自身免疫性胰腺炎相关治疗。后患者于外院行激素治疗，后激素维持治疗中，病情平稳。2014 年 12 月 25 日于我院复查腹部超声结果示胰腺形态大小未见异常。

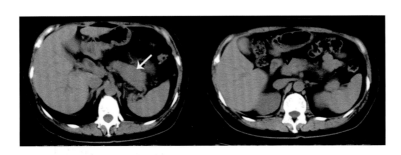

病例 93 图 1　腹部 CT

注：可见胰头、胰尾饱满（白色箭头所示），肝内胆管、胆总管上段扩张（2013 年 12 月 5 日）。

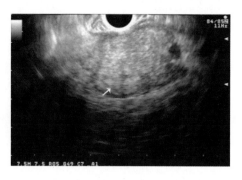

病例93图2　超声内镜

注：显示增大的胰腺体尾部（白色箭头所示，2013年12月18日）。

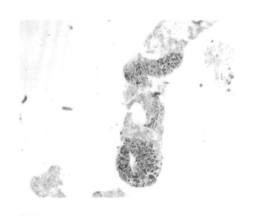

病例93图3　超声内镜引导下穿刺组织病理

注：纤维素性渗出物伴淋巴细胞浸润（HE染色，×100）。

最后诊断：①自身免疫性胰腺炎；②胆管扩张；③肝功能异常；④高血压。

诊断依据：①中年，女性；②体检发现胰腺肿大，后出现腹痛；③辅助检查：腹部B超示胰头及胰尾肿大，回声不均匀。腹部CT示胰腺饱满，肝内外胆管、胆总管上段扩张。腹部增强核磁：胰腺头部、尾部饱满，考虑炎性改变；④穿刺病理提示胰体以纤维素性渗出物为主，伴淋巴细胞浸润，细胞未见异型性；⑤糖皮质激素治疗有效。

三、讨论

自身免疫性胰腺炎（autoimmune pancreatitis，AIP）是一种特殊类型的慢性胰腺炎，是由自身免疫介导，伴有胰腺肿大及胰管不规则狭窄，病理特征主要为胰管纤维化及伴有IgG4阳性的淋巴浆细胞浸润。患者以梗阻性黄疸、腹部不适等为主要临床表现，少数会出现糖尿病或糖耐量异常、脂肪泻或体重减轻等非特异性表现。AIP是IgG4相关性疾病（IgG4-related disease，IgG4-RD）在胰腺的局部表现，IgG4相关性疾病是一类以IgG4阳性浆细胞及T淋巴细胞广泛浸润全身器官为主要病理特点的纤维炎症性疾病。除胰腺受累外，还可累及胆管、泪腺、涎腺、腹膜后、肾、肺等，受累器官可见大量淋巴细胞、浆细胞浸润及IgG4阳性细胞。AIP病因及发病机制尚不明确。

依据目前AIP国际诊断共识，AIP的诊断包括影像学、血清学、胰腺外器官受累、组织病理学和诊断性糖皮质激素治疗5个方面，而Ⅱ型AIP的诊断标准不包括血清学。影像学检查常表现为胰腺弥漫性增大或局灶性肿块，伴主胰管弥漫或节段性狭窄，部分患者胰周出现界限清晰、平整的低密度包膜样边缘是 AIP 的特征性表现。经内镜逆行性胰胆管造影（ERCP）或磁共振胰胆管造影（MRCP）常表现为主胰管弥漫或节段性狭窄，但也有上游主胰管轻度扩张的报道。血清学检查示 IgG4 升高或自身抗体阳性。AIP 胰外最易受累的结构是胆管系统，且多见于胆总管胰腺段，也可累及泪腺和唾液腺。组织学检查示胰腺纤维化伴浆细胞和淋巴细胞和（或）IgG4 阳性细胞浸润。如患者有典型的影像学征象，且有实验室检查和胰腺外受累证据，可诊断为自身免疫性胰腺炎，可行激素治疗。该患者血清 IgG4 水平不高，但结合影像学提示胰腺肿大、病理提示淋巴细胞浸润，细胞未见异型性以及糖皮质激素治疗有效等方面，诊断考虑自身免疫性胰腺炎。

根据侵及范围 AIP 可分为弥漫型和局灶型，其中局灶性自身免疫性胰腺炎（f-AIP）约占30.3%。AIP 临床表现无特异性，尤其是 f-AIP 常常表现为胰腺局部性增大，极易被误诊为胰腺癌，因误诊胰腺癌而行手术切除治疗的患者中，3%～9% 术后证实为 f-AIP，故 AIP 与胰腺癌的鉴别诊断具有特殊意义，且应始终贯穿于 AIP 诊治全过程。此外，与 IgG4 无关的 AIP 亚型也渐得到公认，据此将 AIP 分为 I 型和 II 型。I 型常见于老年男性，伴有血清 IgG4 水平的升高，且多合并胰腺外器官受累的相关临床表现。II 型较 I 型患者发病年龄低，且无性别差异，一般不累计胰腺外器官，被称为特发导管中心性慢性胰腺炎，其组织标志为粒细胞上皮损伤。我国 II 型 AIP 少见，欧美相对多见。本患者血清 IgG4 未见异常，暂未发现胰腺外器官受累证据，其具体分型需获得更多组织标本及完善进一步相关检测辅助判断。

尽管约 30% 的 AIP 可自发缓解，仍推荐有症状的患者接受激素诱导治疗，口服糖皮质激素是 AIP 的首选治疗方法。激素治疗可进一步证实诊断、缓解梗阻性黄疸、改善组织结构异常、急性期改善胰腺内外分泌功能。多采用口服泼尼松 30～40mg/d，或按照 0.6mg/（kg·d）。起始剂量治疗 2～4 周后，应结合临床症状、影像学和实验室检查进行综合评价，如效果好可减量口服，以每 1～2 周减少5mg 为宜，再根据临床表现采用 5mg/d 剂量维持或停药。如激素治疗效果不佳，除考虑诊断是否正确外，可换用或联合免疫调节剂，硫唑嘌呤、6-巯基嘌呤、霉酚酸酯等免疫调节剂可用于激素治疗无效的患者。该患者激素治疗效果好，除保肝治疗外，未再加用其他治疗。

对 AIP 患者的随访应关注其临床症状、影像学变化及药物不良反应的出现。长期服用激素和联用免疫抑制剂患者需要监测血常规、血糖及肝功能。I 型 AIP 复发率高，20%～40% 患者停用激素后复发，复发后仍可予激素或联合用药。II 型患者复发较少见。复发一般发生在激素治疗后 3 年，复发的治疗首选激素，剂量与初次诱导缓解时相同，但是减量速度要更慢。部分 AIP 病程可呈自限性，病程反复者可形成结石，AIP 与胰腺癌之间的关系尚不明确。建议病程较长患者按时随访。本患者激素治疗后，随访期间症状缓解，复查影像学超声胰腺形态大小恢复正常，停用激素后未再复发，预后较好。

（刘心娟 辛海威）

参考文献

[1] 邓锋，黄涛. 自身免疫性胰腺炎的诊治现状 [J]. 中国综合临床，2016，32（8）：754-756.

[2] 王天龙，张齐，吴刚，等. 自身免疫性胰腺炎的诊断与治疗 [J]. 中华消化外科杂志，2016，

15（6）：584-590.

[3] 潘鸿，岑峰. MRI 对自身免疫性胰腺炎的诊断与鉴别诊断价值 [J]. 中国现代医生，2015，53（23）：118-121.

[4] 郑鹏，崔云龙，周洪渊，等. 自身免疫性胰腺炎的诊断与治疗 [J]. 中华消化外科杂志，2015，14（8）：659-662.

[5] 付怡，李灿，张汐，等. 局灶性自身免疫性胰腺炎与胰腺癌的鉴别诊断 [J]. 肿瘤影像学，2014，23（4）：286-289.

[6]Okazaki K，Chari S T，Frulloni L，et al.International consensus for the treatment of autoimmune pancreatitis[J].Pancreatology，2017，17（1）：1-6.

[7] 李兆申. 我国自身免疫性胰腺炎共识意见（草案 2012，上海）[J]. 中华胰腺病杂志，2012，12（6）：410-418.

病例 **94** 慢性胰腺炎

一、病例摘要

一般情况：患者男，52岁，汉族，厨师。

主诉：间断腹痛伴腹泻20余年。

现病史：患者20余年前因急性坏死性胰腺炎行胰腺坏死组织清除＋腹腔引流术，后间断出现腹痛、腹泻，大便3～4次/天，为稀便，有时表面有油状物，与进食无明显相关，无黏液、脓血便，上腹隐痛，偶伴恶心、呕吐，反酸、烧心，伴乏力、体重下降（10余年前体重明显下降约10kg），无发热、盗汗、心悸、里急后重等，10年前完善腹部CT平扫示胰腺囊肿、胰腺实质萎缩、胰管扩张，血糖明显升高，我院内分泌科就诊，诊断为继发性糖尿病，现诺和灵50R早晚餐前各10U治疗，血糖空腹波动于8～9mmol/L，餐后波动于11～12mmol/L。患者间断口服胰酶肠溶胶囊治疗，用药期间症状稍缓解，停药后腹痛、腹泻症状仍反复发作，现为求进一步诊治收入我科。患者精神可，食欲可，睡眠尚可，小便如常，体重近期无明显变化。

既往史：否认高血压、冠心病病史，否认肝炎、结核等传染病史。10年前胃镜检查示反流性食管炎、糜烂性胃炎、十二指肠球部溃疡，间断口服奥美拉唑治疗。否认阿司匹林及NSAIDs用药史，否认外伤史，否认食物、药物及其他过敏史。饮酒史30余年，平均喝白酒500g/d，近10年平均200g/d。吸烟史30余年，约20支/d。

婚育史：适龄结婚，育有1子，爱人及儿子体健。

家族史：否认家族遗传病史及消化道肿瘤病史。

查体：T 36.8℃，P 96次/分，R 18次/分，BP 143/95mmHg，BMI 23.14。神清，一般状况可，睑结膜无苍白，巩膜无黄染，双肺呼吸音清，未闻及干湿啰音，心律齐，未闻及病理性杂音，腹部平坦，腹软，无压痛、反跳痛、肌紧张，未触及包块，肝、脾肋下未触及。肠鸣音约4次/分，双下肢无水肿。

辅助检查：暂无。

初步诊断：①慢性胰腺炎；②胃食管反流病：反流性食管炎？③继发性糖尿病。

病例特点：①中年男性，慢性病程；②间断腹痛、腹泻，伴恶心、呕吐，反酸、烧心症状；继发糖尿病；③长期大量饮酒史，既往有急性坏死性胰腺炎胰腺手术史；④查体：腹软，无压痛、反跳痛，肝、脾肋下未及；⑤影像学检查：腹部CT平扫示：胰腺囊肿、胰腺实质萎缩、胰管扩张；曾行内镜检查示反流性食管炎。

诊断及鉴别诊断：患者间断腹痛、腹泻，血糖异常，曾出现乏力、体重下降，应考虑与以下疾病相鉴别。

1. **胆道疾病**　胆道疾病，如慢性胆囊炎，胆石症患者可表现为间断右上腹痛，腹部彩超提示胆囊结石，胆囊壁增厚，胆管梗阻时可表现为急性腹痛、发热、黄疸，墨菲征阳性，腹部超声、CT、

MRCP 等检查可协助鉴别。本例患者腹部彩超、CT 未见胆囊结石、胆管扩张等表现，此病可能性小。

2. 消化道肿瘤　该系统肿瘤中尤其是胰腺癌，可有腹痛、腹泻、血糖异常等表现，肿瘤晚期常伴有消瘦、乏力、营养不良等肿瘤消耗表现，血清 CA19-9 明显升高，需警惕胰腺癌可能。本例患者腹痛、腹泻病史多年，腹部超声、CT 未见明显占位表现，但需警惕此病可能。

3. 消化性溃疡　多表现为慢性腹痛反复发作，消化性溃疡腹痛特点有周期性、季节性，多与进食有关，胃镜检查可明确诊断。本患者既往胃镜检查示十二指肠球部溃疡，但目前无节律性腹痛等表现，需内镜检查排除之。

4. 原发性胰腺萎缩　多见于老年患者，常表现为脂肪泻、体重减轻、食欲缺乏与全身水肿，影像学检查无胰腺钙化、胰管异常等，部分患者 CT 仅显示胰腺萎缩。活体组织标本，显微镜下可见大部分腺泡细胞消失，胰腺明显减少，被脂肪组织替代，纤维化病变及炎症细胞浸润减少，无钙化或假性囊肿等病灶。本例患者中年男性，腹部 CT 提示胰腺钙化、胰管扩张、胰腺囊肿等表现，故不考虑此诊断。

5. 小肠吸收不良综合征　临床可有脂肪泻、贫血与营养不良，可伴有腹部不适或疼痛、腹胀、胃酸减少或缺乏、舌炎、骨质疏松、维生素缺乏、低血钙、低血钾等表现。本例患者有脂肪泻、营养不良表现，但无大细胞贫血、电解质紊乱等表现，可进一步完善内镜（胶囊内镜 / 小肠镜）检查了解有无小肠绒毛、皱襞消失等表现，必要时小肠黏膜活检有助于 Whipple 病、小肠淋巴瘤、小肠淋巴管扩张、嗜酸细胞性肠炎、淀粉样变、克罗恩病、某些寄生虫感染等原发疾病的诊断。

二、诊治经过

入院后完善检查，血常规：WBC 3.15×10^9/L，Hb 124g/L，PLT 144×10^9/L；肝肾功能：AST 54U/L，ALB 43.0g/L，GGT 248U/L，Glu 10.7mmol/L，Ca 2.28mmol/L；肿瘤标志物：CEA 5.8ng/ml，CA19-9 正常；自身抗体组合（ANA + ENA 抗体谱）未见异常。胃镜检查示：反流性食管炎（LA-B 级）、滑动型食管裂孔疝、浅表性胃炎（重度）、胃窦糜烂、十二指肠球炎、胆汁反流。结肠镜示：结肠息肉（山田 I 型）。腹部增强 CT（病例 94 图 1）示：胰腺实质萎缩，体部腺管明显扩张，可见多发钙化灶，以胰头和胰体为著，胰头部强化欠均匀；胆囊壁不厚，肝内外胆管未见明显扩张，胆总管远端显示不清；门静脉略增宽，胃底及脾门处静脉曲张。胰腺 MRI、MRCP 示（病例 94 图 2）：胰腺实质萎缩，胰管明显扩张，周围未见渗出；胆囊管迂曲，信号欠均匀。查粪便弹力蛋白酶 < 100 μg/g（正常值 > 200μg/g）。

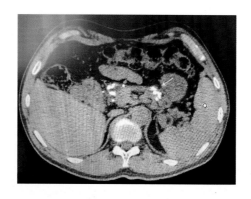

病例 94 图 1　腹部增强 CT

注：CT 示胰腺实质萎缩，多发钙化灶，如箭头所指。

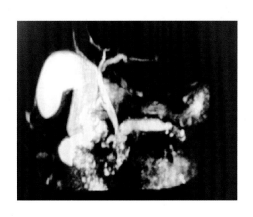

病例 94 图 2　MRCP 示主胰管扩张

　　结合患者病史、症状及影像学表现，考虑慢性胰腺炎诊断明确。建议患者严格戒酒、戒烟，避免过量高脂、高蛋白饮食，糖尿病饮食，适当运动。口服胰酶肠溶胶囊 300mg　3 次 / 天（餐中）、奥美拉唑肠溶片 20mg　2 次 / 天治疗，监测患者血糖水平，并根据患者血糖调整到诺和灵 50R 用量。患者腹痛、腹泻症状逐渐缓解。

　　最后诊断：①慢性胰腺炎；②反流性食管炎（LA-B 级），食管裂孔疝，浅表性胃炎（重度），十二指肠球炎，胆汁反流；③结肠息肉（山田 I 型）；④继发性糖尿病。

　　诊断依据：①中年男性，慢性病程；②长期大量饮酒史，反复发作腹痛，有脂肪泻、体重下降等胰腺外分泌功能不全表现和糖尿病胰腺内分泌功能不全表现；③影像学检查提示胰腺实质萎缩、钙化，胰管明显扩张；④粪便弹力蛋白酶检测提示胰腺外分泌功能明显减退。

三、讨论

　　慢性胰腺炎（CP）是一种由遗传、环境等因素引起的胰腺组织进行性慢性炎症性疾病，其病理特征为胰腺腺泡萎缩、破坏和间质纤维化。临床以反复发作的上腹部疼痛和胰腺内、外分泌功能不全为主要表现，可伴有胰管结石、胰腺实质钙化、胰管狭窄、胰管不规则扩张、胰腺假性囊肿形成等。腹痛是 CP 最常见的临床症状，常为上腹部疼痛，可向腰背部放射。腹痛可分为两型：A 型为间歇性腹痛，包括急性胰腺炎以及间断发作的疼痛，疼痛发作间歇期无不适症状，可持续数月至数年；B 型为持续性腹痛，表现为长期连续的疼痛和（或）频繁的疼痛加重。我国 CP 患者中 A 型腹痛占 80% 以上，B 型腹痛占 5%，约 10% 的患者无腹痛症状。《2018 慢性胰腺炎诊治指南》中诊断标准：主要诊断依据影像学典型表现、组织学典型表现。次要诊断依据：①反复发作上腹部疼痛；②血淀粉酶异常；③胰腺外分泌功能不全表现；④胰腺内分泌功能不全表现；⑤基因检测发现明确致病突变；⑥大量饮酒史。主要诊断依据满足一项即可诊断。影像学或组织学呈现不典型表现，同时次要诊断依据至少满足两项亦可确诊。本例患者有典型 CP 影像学表现，存在反复发作上腹部疼痛症状，有胰腺内外分泌功能不全表现，有长期大量饮酒史，诊断明确。《2018 慢性胰腺炎诊治指南》中根据 CP 的病程和临床表现进行分期（病例 94 表 1），对治疗方案的选择具有指导意义。本例患者 CP 临床分期为 3 期（完全胰腺功能不全）。

病例 94 图 1　CP 的临床分期

临床分期	临床特征
0 期（亚临床期）	无症状
1 期（无胰腺功能不全）	腹痛或急性胰腺炎
2 期（部分胰腺功能不全）	胰腺内分泌或外分泌功能不全
3 期（完全胰腺功能不全）	同时出现胰腺内外分泌功能不全
4 期（无痛终末期）	同时出现胰腺内外分泌功能不全且无疼痛症状

　　CP 的治疗原则为祛除病因、控制症状、改善胰腺功能、治疗并发症和提高生活质量等。CP 患者须禁酒、戒烟，避免过量高脂、高蛋白饮食，适当运动。急性发作期治疗原则同急性胰腺炎。胰腺外分泌功能不全的治疗，主要为应用外源性胰酶替代治疗，首选含高活性脂肪酶的肠溶包衣胰酶制剂，于餐中服用。糖尿病的治疗，首先是改善生活方式、合理饮食，存在胰岛素抵抗的患者，排除禁忌后可选用二甲双胍治疗，其他口服降糖药物不良反应显著，不做首选；口服药物效果不佳时改为胰岛素治疗，对于合并严重营养不良患者，首选胰岛素治疗。由于 CP 合并糖尿病患者对胰岛素较敏感，应注意预防低血糖的发生。本例患者存在胰腺内外分泌功能不全表现，给予长期口服胰酶肠溶胶囊治疗，患者胃镜检查提示反流性食管炎、十二指肠球炎，因此加用 PPI 治疗。患者继发糖尿病病史多年，目前应用预混胰岛素降糖治疗，需监测血糖水平，根据血糖水平定期调整胰岛素用量，并警惕低血糖的发生。患者此次住院完善腹部增强 CT 及 MRI 检查未见胰管狭窄、胰管结石表现，给予口服胰酶治疗后，腹痛症状缓解，无需内镜介入治疗或外科手术治疗。如胰管狭窄、胰管结石、胰腺假性囊肿、胆管狭窄等引起症状或胰胆管梗阻，可体外震波碎石、胰胆管支架等内镜下治疗，有利于缓解胰源性疼痛，改善患者生活质量。该患者存在长期饮酒、吸烟及慢性胰腺炎均为等易患胰腺癌的高危因素，应长期随诊，关注病情变化。

　　CP 是一种进行性疾病，部分患者病情相对稳定，持续进展者可发生内、外分泌功能不全或胰腺癌，应定期随访，通过实验室检查、CT/MRI 检查、问卷调查等方式，对患者胰腺内外分泌功能、营养状况、生活质量等进行评估。

（蓝　宇　吴改玲　何　凤）

参考文献

[1] 中国医师协会胰腺病专业委员会慢性胰腺炎专委会 . 慢性胰腺炎诊治指南（2018，广州）［J］. 中华胰腺病杂志，2018，18：289-294.

[2] 中华医学会消化内镜学分会 . 慢性胰腺炎诊治指南（2012，上海）［J］. 中华胰腺病杂志，2012，12（3）：208-210. DOI：10.3760/cma.j.issn.1674-1935.2012.03.026.

病例 **95** 胰腺癌

一、病例摘要

一般情况：患者女，66岁，汉族，已婚，退休。

主诉：主因"体检发现胰腺肿物4个月，间断上腹部胀痛1个半月"于2014年12月8日入院。

现病史：4个月前患者常规体检行腹部超声检查发现胰腺肿物，患者无腹胀、腹痛，无腹泻、黑便，无恶心、呕吐等不适主诉。后患者行腹部CT检查示：胰头部占位，未予进一步诊治。1个半月前患者出现上腹部胀痛，伴后背部放射，无恶心、呕吐，无腹泻、黑便，无反酸、烧心，无咳嗽、咳痰，无胸闷、喘憋，家人发现皮肤、巩膜黄染，自诉小便颜色加深，大便颜色较前无明显变化，现为求进一步诊治收入我科。患者自发病以来精神、睡眠尚可，饮食可，近一个月体重下降2kg。

既往史：糖尿病病史3年，目前使用胰岛素治疗，血糖控制可。高血压病史10年，口服药物治疗（具体不详），平素血压控制可。15年前因子宫肌瘤行子宫切除术，术后恢复可。否认食品、药物及其他过敏史。

查体：T 36.5℃，P 74次/分，R 16次/分，BP 130/80mmHg。神清，精神可。发育、营养良好，体型正力型。皮肤、巩膜黄染，无皮疹及出血点。双肺呼吸音清晰，双侧未闻及干湿性啰音和胸膜摩擦音。心前区无隆起，心尖搏动正常，心浊音界正常，心律齐，各瓣膜听诊区未闻及杂音，无心包摩擦音。腹平坦，未见胃肠型、蠕动波，未及腹壁静脉曲张，腹式呼吸存在。腹软，无压痛，未及腹部包块，肝脾肋下未及，Murphy's征阴性。腹部叩诊鼓音，肝肾区叩痛阴性，肝浊音界右侧锁骨中线第5肋间，移动性浊音阴性。肠鸣音3次/分，未及血管杂音，双下肢无水肿。

辅助检查：血常规示：WBC 4.63×10^9/L、中性粒细胞61.2%；RBC 4.83×10^{12}/L、PLT 183×10^9/L；肿瘤标志物：CEA 5.10ng/ml，CA19-9 493.41U/ml；生化：白蛋白27.5g/L，谷草转氨酶373U/L，谷丙转氨酶363U/L，总胆红素80.10μmol/L，直接胆红素61.14μmol/L，总胆汁酸115.2μmol/L；凝血功能未见异常；腹部CT（2014年8月13日，外院）：胰头部略低密度影，不排除占位的可能；上腹部增强CT（2014年12月15日，入院后）：胰头部占位，考虑胰腺癌，伴胰体尾部萎缩及低位胆道梗阻、胰管扩张及胰体尾部炎症可能性大，脾脏增大，左侧肾上腺增粗，腹主动脉硬化；MRCP（2014年12月15日，入院后）：胰腺头颈部占位，继发肝内、外胆管扩张及胰管扩张，脾脏体积增大。

初步诊断：①胰腺占位性病变（恶性肿瘤可能性大）；②肝功能异常；③低蛋白血症；④高血压；⑤糖尿病。

病例特点：①老年女性，慢性病程；②体检发现胰腺肿物，上腹部胀痛，伴后背部放射，小便颜色加深，体重下降；③查体：皮肤巩膜黄染，腹平坦，腹软，无压痛，未及腹部包块；④既往糖尿病、高血压病史；⑤辅助检查：CA19-9明显升高，肝功能异常，总胆红素及直接胆红素升高，腹部影像学提示胰腺占位。

诊断及鉴别诊断：

1. 胆总管下段癌　胆总管癌高位向上侵犯可表现肝管狭窄，合并胆囊高张力，胆囊失去代偿作用出现黄疸，在临床表现上与之相似，需病理进一步明确诊断。

2. 胰头肿块性胰腺炎　本病可表现为胰头肿物，伴有无痛性进行性黄疸加重，病人多无其他症状，需病理进一步明确诊断。

3. 慢性胰腺炎　表现为反复腹部及腰背部疼痛，有胰腺内外分泌功能障碍表现，如脂肪泻及糖尿病等，胆总管受压可出现黄疸，CT 可发现胰腺萎缩、钙化，胰管节段性扩张并结石，ERCP 亦可发现胰管节段性扩张并结石性充盈缺损，需病理进一步明确诊断。

4. 壶腹周围癌　无痛性黄疸，呈波动性或进行加重，如伴随感染时可有痛烧黄等胆管炎表现，查体腹部多无压痛，肿瘤晚期可有持续性腰背部疼痛，肿瘤标志物升高，行 MRCP 及 CT 可发现病变，十二指肠镜可明确乳头病变，确诊需术中所见及病理检查。

5. 病毒性肝炎　本病可由甲、乙型病毒或其他病毒感染引起，可出现发热、皮肤、巩膜黄染，可表现为右上腹胀痛，ALT、AST 升高，血清结合胆红素及非结合胆红素均升高，可完善肝炎病毒抗体及基因分型等化验以鉴别。

二、诊治经过

入院后完善相关检查，肿瘤标志物提示 CA19-9 明显升高，生化提示低蛋白血症、肝功能异常，腹部 CT 示胰头部占位，考虑胰腺癌，伴胰体尾部萎缩及低位胆道梗阻、胰管扩张及胰体尾部炎症可能性大（病例 95 图 1）。MRCP 示胰腺头颈部占位，继发肝内、外胆管扩张及胰管扩张，脾脏体积增大（病例 95 图 2）。完善腹部血管 CT 扫描判断患者肿瘤侵犯情况，结果提示门静脉起始段及胃十二指肠动脉分支受侵不除外。结合各项实验室检查及影像检查结果，考虑患者胰腺恶性肿瘤诊断较明确，且有手术指征，同患者及家属沟通后予患者行根治性胰十二指肠切除、门静脉置换术，术中见胰腺头部肿胀、质硬。手术过程顺利，术中生命体征平稳，手术切除标本送病理科进行病理分析，患者术后安返 SICU 病房。术后给予禁食水、吸氧、心电监护、补液、抗炎治疗。胶管引流接负压吸引，引流管通畅，患者经 SICU 治疗后病情逐渐好转，于术后第 4 天转回肝胆外科病房，并继续抗炎、补液、祛痰、营养支持等治疗，患者逐渐好转并逐步恢复饮食，进食后无明显腹部症状及体征。期间，病理结果回报提示胰头部中分化腺癌，切缘净，淋巴结未见转移癌，pT_3N_0Mx（病例 95 图 3）。术后予患者复查腹部 CT 提示：根治性胰十二指肠术后改变，胰管内置管状态，腹腔内引流管置入状态，术区渗出性改变，术区肠管管壁水肿。后患者病情平稳，予拔除腹腔引流管，拆除伤口缝线。患者病情平稳后出院，并嘱患者定期复诊。

患者为 R_0 手术，但微小转移不除外，术后辅助化疗可降低远处转移风险，患者术后 7 周时入住肿瘤科病房行化疗，建议采用含吉西他滨方案化疗，考虑患者体质较弱不宜用顺铂，可联合氟尿嘧啶类药物，具体用药如下：吉西他滨 1.4g 静脉注射 d1、d8，替吉奥 40mg 2 次 / 天口服 d1～21。化疗第 7 天，患者出现Ⅲ度骨髓抑制。血常规提示：白细胞 $2.66×10^9$/L，中性粒细胞 $0.98×10^9$/L，淋巴细胞 $1.48×10^9$/L，单核细胞 $0.03×10^9$/L，故原定第 8 天化疗暂取消，给以对症处理后患者出院，患者出院后回当地医院继续按原方案化疗，共完成 4 周期化疗。

患者 2018 年 7 月例行复查腹部 CT 时发现肝 S2、5、6、7 病灶，于 2018 年 10 月入住介入科，于导管室行 TACE 术,腹腔干血管造影检查显示:肝内动脉未见明显迂曲的肿瘤血管及肿瘤染色,采用导丝引导微导管分别超选择进入肝右及肝左动脉,进一步超选择造影未见明显肿瘤染色,肝左右动脉分别灌注氟尿苷 250mg 及奥沙利铂 50mg,碘油漂注,未见碘油沉积明显。术中顺利,患者无特殊不适主诉,术后患者安返病房,应用异甘草酸镁注射液、甘草酸二铵肠溶胶囊保肝治疗。

2018 年 11 月介入科门诊复查 CEA 5.79ng/ml,CA19-9 1469.91U/ml,考虑患者病情反复不除外,进一步消化科就诊,完善 PET-CT 全身肿瘤显像检查,结果回报提示:胰十二指肠切除术后,胰体部局限性代谢活性轻度增高,恶性不除外,建议进一步检查;肝内多发稍高密度结节,均不伴异常代谢活性,考虑治疗后改变;肠系膜区淋巴结显示,伴代谢活性轻度增高,建议随诊;胰肠、胃肠吻合口未见异常密度影及异常代谢活性增高灶。考虑患者病情存在复发,拟择期再入院治疗。

最后诊断:①胰腺恶性肿瘤(中分化腺癌);②肝功能异常;③低蛋白血症;④高血压;⑤糖尿病。

诊断依据:①老年,女性,既往糖尿病史;②术前腹部影像学提示胰头部占位,伴胰体尾部萎缩及低位胆道梗阻、胰管扩张,不除外胰腺癌;③术前 CA19-9 明显升高,且无胆道系统感染等临床表现;④术后病理结果示胰头部中分化腺癌,切缘净,淋巴结未见转移癌,pT_3N_0Mx;⑤术后应用吉西他滨方案化疗对预防疾病复发有效。

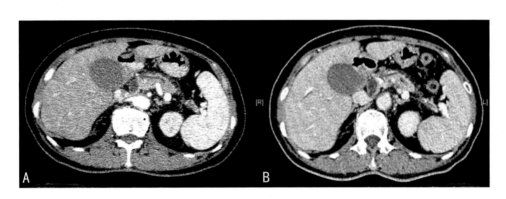

病例95图1　术前腹部增强 CT

注:图 A:动脉期;图 B:恢复期。胰头部占位,考虑胰腺癌,伴胰体尾部萎缩及低位胆道梗阻、胰管扩张;门静脉起始段及胃十二指肠动脉分支受侵不除外(红色箭头示胰头)。

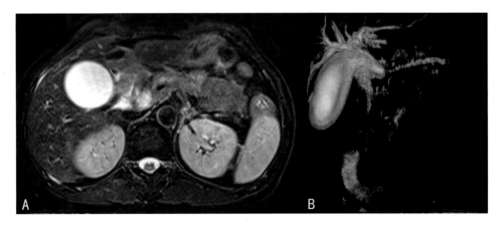

病例95图2　术前 MRCP

注:胰腺头颈部占位,继发肝内、外胆管扩张及胰管扩张,脾脏体积增大。

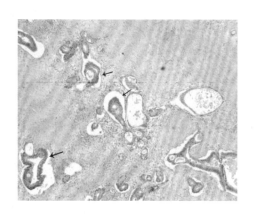

病例 95 图 3　术后病理

注：黑色箭头示腺癌细胞（HE 染色，×100）

三、讨论

胰腺癌是恶性程度高、致死性强的消化道肿瘤之一。早期确诊率不高，中晚期胰腺癌术后切除率低，死亡率居恶性肿瘤前列。本病发病率男性高于女性，男女比例为（1.5 ～ 2）∶1。目前胰腺癌的病因尚不明确，其发生发展与年龄、长期吸烟史、糖尿病史、高脂血症、BMI 超标、胆结石及慢性胰腺炎等多种危险因素密切相关。

胰腺癌起病隐匿，早期临床表现不典型，其临床特点是病程短、病情发展快和迅速恶化。早期常见症状有上腹部饱胀不适、腰背部痛、皮肤及巩膜黄染、消化不良、腹泻、消瘦及乏力等，鉴于胰腺癌症状的不典型性，临床多通过辅助检查来判断其发生发展。该患者即表现为腹胀、腹痛伴背部放射，同时伴有皮肤及巩膜黄染、小便颜色加深等胰腺癌常见的早期症状。在实验室检查方面，临床上常用的与胰腺癌诊断相关肿瘤标志物有 CA19-9、CEA、CA125 等，其中 CA19-9 是临床应用价值最高的诊断胰腺癌的肿瘤标志物。在中国抗癌协会胰腺癌专业委员会发布的最新版《胰腺癌综合诊治指南》中将血清 CA19-9 ＞ 37U/ml 作为一项阳性指标，有较高的灵敏度及特异度；另外，指南中还将血糖异常变化作为胰腺癌发生的预判因素，当无家族史及既往病史的老年人出现新发糖尿病或血糖控制尚可的糖尿病患者出现血糖的异常波动且较难控制时，都需予以警惕。除此之外，当胰腺癌发病位置处于胰头部时，增生的癌组织压迫胆总管，引起胆总管梗阻、胆汁排出不畅，患者常出现皮肤及巩膜黄染，伴有皮肤瘙痒、浓茶色尿及陶土样便，生化表现出以总胆红素及直接胆红素上升为主的异常变化，具有一定的临床意义。

影像学检查方面，多个指南中均强调应遵循完整（显示整个胰腺）、精细（层厚 1 ～ 2mm 的薄层扫描）、动态（动态增强、定期随访）、立体（多轴面重建，全面了解毗邻关系）的基本原则。目前临床上常用的是腹部增强 CT 薄层扫描、腹部血管 CT 三维成像、磁共振扫描等检查方法，能较清晰显示肿瘤直径大小、形态、所在部位、组织密度、血供情况及与周围组织的关系，并能较为精准的判断有无肝脏及腹腔淋巴结转移。除此之外，通过 CT 及 MRI 等检查明确胰腺癌的继发征象，如胰管扩张及实质萎缩等，都是诊断胰腺癌的关键。正电子发射计算机断层成像（PET-CT）是目前临床上用以显示肿瘤代谢活性及代谢负荷的检查技术，指南中虽不推荐其作为胰腺癌诊断的常规影像学检查方法，但可用于明确胰外转移、评估全身肿瘤负荷，是 CT、MRI 的补充检查，对于术前分级、术后随访都具有重要的意义。近年来，超声内镜（EUS）显示出其在胰腺癌诊断方面较高的灵敏度及特异度，可检出直径＜1cm 的胰腺癌，对小胰腺癌诊断价值极高，此外其对于准确检测腹腔淋巴结转移有较好的临床优势，更重要的是在超声引导下，应用细针穿刺组织活检已成为胰腺癌定位和定性最准确的方法之一。上述影像学检查在临床上可较方便地对胰腺病变的情况进行初步诊断，而确诊胰腺癌的"金标准"仍是组织病理学及细胞学检查，除上述提到的超声引导下的细针穿刺取活检外，临床上常见的还有腹水脱落细胞学检查、经 ERCP 的细胞刷检及开腹或腹腔镜下组织活检等方法。

本患者肿瘤标志物提示 CA19-9 明显升高，术前完善腹部 CT 提示胰头部占位，伴胰体尾部萎缩及低位胆道梗阻、胰管扩张，考虑胰腺癌可能性大。行根治性胰十二指肠切除术并切除标本送病理科，经病理结果（胰头部中分化腺癌，切缘净，淋巴结未见转移癌，pT_3N_0Mx）确诊为胰头腺癌。

目前胰腺癌 TNM 分期系统（病例 95 表 1、病例 95 表 2）的可实用性及准确性已在我国多中心的研究中获得验证。通过 TNM 分期对肿瘤的最大直径、区域淋巴结转移情况及远处转移情况的判断和分析，医生可更好地拟定胰腺癌的治疗方案。

病例 95 表 1　第 8 版胰腺癌 AJCC 分期（T、N、M 的定义）

TNM 分期	内容
原发肿瘤	Tx：原发肿瘤无法评估
	T0：无原发肿瘤证据
	Tis：原位癌
	T1：肿瘤最大径≤2.0cm
	T1a：肿瘤最大径≤0.5cm
	T1b：肿瘤最大径＞0.5cm 且＜1.0cm
	Tic：肿瘤最大径≥1.0cm 且≤2.0cm
	T2：肿瘤最大径＞2.0cm 且≤4.0cm
	T3：肿瘤最大径＞4.0cm
	T4：肿瘤不论大小，累及腹腔干、肠系膜上动脉，和（或）肝总动脉
区域淋巴结（N）	Nx：区域淋巴结无法评估
	N0：无区域淋巴结转移
	N1：1-3 枚区域淋巴结转移
	N2：4 枚及以上区域淋巴结转移
远处转移（M）	M0：无远处转移
	M1：有远处转移

病例 95 表 2　第 8 版胰腺癌 AJCC 分期（TNM 分期）

TNM 分期	T 分期	N 分期	M 分期
0	Tis	N0	M0
Ⅰ A	T1	N0	M0
Ⅰ B	T2	N0	M0
Ⅱ A	T3	N0	M0
Ⅱ B	T1～3	N1	M0

续表

TNM 分期	T 分期	N 分期	M 分期
III	T4	Any N	M0
	Any T	N2	M0
IV	Any T	Any N	M1

根据影像学评估及临床分级，临床治疗中将胰腺癌分为可切除胰腺癌、交界可切除胰腺癌、局部进展期胰腺癌、合并远处转移的胰腺癌。本患者行腹部增强加平扫 CT 及腹部血管 CT 扫描未见肿瘤侵犯腹腔干、肠系膜上动脉和肝总动脉，门静脉起始段及胃十二指肠动脉分支受侵不除外，但侵犯未及 180°且静脉轮廓规则，故可归为可切除性胰腺癌一类。针对不同的分类，临床上有相应不同的治疗方案。对于可切除胰腺癌，如胰头癌、胰体尾癌，可分别行根治性胰十二指肠切除术、根治性胰体尾联合脾脏切除术治疗。对于交界可切除胰腺癌、局部进展期胰腺癌、合并远处转移的胰腺癌临床上多采用新辅助治疗、放射治疗、化疗等方案进行治疗。对于胰腺癌原发肿瘤经手术无法根治，且合并胆道及消化道梗阻的胰腺癌患者，可优先考虑内支架置入解除梗阻，以缓解梗阻引起的相关症状。对同时伴有十二指肠梗阻者，可行胃 - 空肠吻合术改善梗阻。目前来说，根治性切除术是治疗胰腺癌最有效的方法，但因胰腺癌起病隐匿、发展迅速的特点，当侵袭周围组织或转移至远处器官表现出明显的临床症状时，大多已失去根治性手术的治疗机会，经统计临床上仅有约 20%的胰腺癌可手术切除治疗，且术后 5 年生存率仍相对较低。

胰腺癌的辅助治疗包括放射治疗及化疗。对根治性手术患者，术后行辅助化疗可显著延长存活期。目前临床术后一线化疗方案包括以吉西他滨、卡培他滨、替吉奥（S-1）、氟尿嘧啶（5-FU）联合甲酰四氢叶酸钙（LV）为主的单药治疗。除此之外，FOLFIRINOX 方案（奥沙利铂＋伊立替康＋5-FU/LV）或吉西他滨联合白蛋白 - 紫杉醇方案等对于局部晚期不可切除胰腺癌和转移性胰腺癌的治疗亦有重要的意义，并常作为一线治疗方案。厄洛替尼单抗和尼妥珠单抗现被证明是对胰腺癌有确切疗效的分子靶向药物。因此当患者一般情况较差，难以耐受上述化疗方案或出现化疗后粒细胞减少等不良情况时，临床也推荐采用吉西他滨单药方案、吉西他滨联合盐酸厄罗替尼方案或 S-1 单药方案用于局部晚期及转移性胰腺癌的化疗，且研究显示对于吉西他滨联合分子靶向药物相比于吉西他滨单药在晚期胰腺癌的治疗上更有优势。对于放射治疗，众多指南均不推荐行根治术后常规辅助放射治疗。而对于伴有严重腹背疼痛、吗啡不能缓解或合并远处转移的患者，可使用姑息性放射治疗缓解疼痛。

除上述提到的手术及放化疗等治疗方式外，临床上也采用介入疗法，如局部热消融、动脉灌注化疗、经动脉灌注化疗栓塞治疗、电化学治疗等。作为一种特殊的新型辅助化疗方法，介入治疗主要适用于无法手术切除的局部晚期胰腺癌、术后预防性治疗、伴肝脏转移的胰腺癌等。对于存在肝转移患者，在积极控制原发肿瘤的基础上，尤其尽可能地切除原发肿瘤后行经肝固有动脉灌注化疗联合栓塞治疗可得到更佳的临床疗效，并能一定程度上延长患者的中位生存期。对于胰腺癌患者，晚期癌痛严重降低生活质量。针对此情况，根据 WHO 三阶梯阵痛的五大原则予以足量非阿片类或阿片类镇痛药治疗，甚至辅用镇静药物，若上述药物均无法改善晚期疼痛症状，可考虑神经阻滞治疗。营养支持方面，晚期胰腺癌患者多伴恶病质表现，伴消瘦、乏力，临床上建议胃肠道功能尚可的患者，尽量自主进食，保证肠内营养，并酌情可逆转恶病质的营养剂予以辅助支持。此外胰腺癌晚期胰腺外分泌功能严重低下，应加用胰酶替代治疗，保证营养物质的吸收。

　　在本患者临床治疗过程中，根据患者相关化验及影响学检查，其病变归为可切除胰腺癌，有手术指征，予患者行根治性胰十二指肠切除及门静脉置换术。术后予患者吉西他滨联合替吉奥的方案化疗用以降低远处转移风险。患者术后 4 年规律复查腹部 CT 时发现肝 S2、5、6、7 病灶，于介入科行肝固有动脉灌注化疗联合栓塞治疗术，及对症支持治疗。

　　随着人类饮食生活习惯的不断变化，胰腺癌的发病率逐年上升，据流行病学统计，胰腺癌的 5 年存活率不及 5%，但直至目前尚无针对胰腺癌的筛查建议，因而初级预防是极为必要的，根据目前统计的胰腺癌的危险因素，控制吸烟、减少饮酒、减少高能量食物的摄入、积极治疗慢性胰腺炎和糖尿病等一级预防是至关重要的。此外，对于明确诊断胰腺癌患者，手术、放化疗及基础治疗后的随访管理是必需的。国内胰腺癌指南建议对于可疑胰腺癌患者，每隔 2 ～ 3 个月随访 1 次。对于可切除性胰腺癌术后的患者，建议术后第 1 年每 3 个月随访 1 次，第 2 ～ 3 年每 3 ～ 6 个月随访 1 次，之后每 6 个月随访 1 次。随访内容包括肿瘤标志物、生化及 CT、MRI 等影像学检查，综合评估患者营养状态及进展情况。对于可疑癌症、病情复发或转移的患者，可根据情况行 EUS 穿刺活检或 PET-CT 等进一步明确病情进展情况，及时调整治疗方案。

（郝建宇　辛海威　陈思旭）

参考文献

[1] 赵江桥，薛芝敏，杨佳平，等 . 胰腺癌相关危险因素的病例对照研究 [J]. 现代肿瘤医学，2018，26（8）：1229-1232.

[2]Milena I, Irena I.Epidemiology of pancreatic cancer[J].World Journal of Gastroenterology, 2016, 22（44）：9694.

[3] 中国抗癌协会胰腺癌专业委员会 . 胰腺癌综合诊治指南（2018 版）[J]. 临床肝胆病杂志，2018，34（10）：2109-2120.

[4] 中华人民共和国国家卫生健康委员会 . 胰腺癌诊疗规范（2018 版）[J]. 临床肝胆病杂志，2019，35（2）：281-293.

[5]Tirkes T, Sandrasegaran K, Sanyal R, et al.Secretin-enhanced MR Cholangiopancreatography：Spectrum of Findings[J].Radio Graphics, 2013, 33（7）：1889-1906.

[6]Chu LC, Goggins MG, Fishman EK.Diagnosis and Detection of Pancreatic Cancer[J].The Cancer Journal, 2017, 23（6）：333.

[7] 沈艺南，白雪莉，梁廷波 .2017 美国国立综合癌症网络胰腺癌诊断与治疗指南（Ⅴ1 版）更新解读 [J]. 中华消化外科杂志，2017，16（4）：327-329.

[8] 田轩，杨永生，曲仙智，等 . 胰十二指肠切除术淋巴结清扫范围的共识与争议 [J]. 国际外科学杂志，2018，45（5）：292-295.

[9]Yamaguchi，Koji，Okusaka，et al.Clinical Practice Guidelines for Pancreatic Cancer 2016 From the Japan Pancreas Society：A Synopsis[J].Pancreas，2017，46（5）：595.

[10]Moore MJ，Goldstein D，Hamm J，et al.Erlotinib Plus Gemcitabine Compared With Gemcitabine Alone in Patients With Advanced Pancreatic Cancer：A Phase Ⅲ Trial of the National Cancer Institute of Canada Clinical Trials Group[J].Journal of Clinical Oncology，2007，25（15）：1960-1966.

[11]Oettle H，Neuhaus P，Hochhaus A，et al.Adjuvant Chemotherapy With Gemcitabine and Long-term Outcomes Among Patients With Resected Pancreatic Cancer：The CONKO-001 Randomized Trial[J]. The Journal of the American Medical Association，2013，310（14）：1473-1481.

[12] 金添强，徐锋，戴朝六 . 胰腺癌肝转移手术及介入治疗新进展 [J]. 肝胆胰外科杂志，2018（6）：518-521.

[13] 管睿，韦永明，宛新安，等 . 消化道肿瘤肝转移的肝动脉化疗栓塞疗效分析 [J]. 中华全科医学，2015，13（9）：1429-1431.

病例 **96** 血管活性肠肽瘤

一、病例摘要

一般情况：患者男，60 岁，汉族，已婚，退休。

主诉：主因"反复稀水样便 2 年"于 2015 年 1 月 30 日入院。

现病史：患者自 2013 年 2 月起无明显诱因开始出现腹泻，少则 4～5 次/天（2～3L），多则 7～8 次/天（4～6L），为黄色稀水样便，伴有透明黏液、未消化的食物，无脓血。否认恶心、呕吐、腹痛、腹胀，否认反酸、烧心等不适。多次就诊于当地医院，予止泻药（具体不详）后症状可缓解，但 2～3 天后症状反复。2014 年 1 月，患者因腹泻就诊于外院，查腹部 B 超：胰头肿瘤可能；腹部 MRI：胰头钩突肿块（以上均未见报告单）。完善超声内镜示：胰头至钩突类圆形低回声占位（30.4mm×29.4mm），考虑无功能胰岛细胞瘤，胰体尾萎缩，局部胰管扩张。未予治疗，建议患者定期复诊，腹泻无好转。2014 年 11 月，患者开始出现咳嗽、咳白色黏痰，14～16 次/天，否认发热、胸痛、呼吸困难；同期出现腹泻加重，11～12 次/天（6～8L），性质同前，伴纳差、乏力（翻身困难），口干、烦躁、少尿（300～400ml/d），偶有一过性面色潮红。就诊于外院，查 ALT 138U/L ↑，AST 258 U/L ↑，K 1.51mmol/L ↓，Cl 107.9mmol/L（96～108mmol/L）；淀粉酶 90U/L，脂肪酶 233U/L ↑（0～60）；上腹部 CT：胰头部肿块影伴胰管及胆总管受压变窄；双下肺炎症，双侧胸腔积液。予肠外营养、补钾（10～15g/d）、保肝、抗感染等治疗，患者咳嗽咳痰无好转，余症状缓解，腹泻减至 7～8 次/天，尿量可升至正常，复查肝功正常、Cl 112mmol/L ↑，血钾最高可升至 3.0mmol/L，遂出院。出院后上述症状加重，咳嗽咳痰 20～30 次/天，腹泻 11～12 次/天，就诊于我院。查血常规：WBC 3.29×10⁹/L，NEUT 1.73×10⁹/L，LYM 1.14×10⁹/L；电解质：K 2.34mmol/L ↓，Na 129mmol/L ↓，Cl 109.4mmol/L ↑；MRCP 示：胰头区富血供肿瘤性病变（大小约 5.3mm×3.2mm×3.7mm）；生长抑素受体显像：胰头区可见生长抑素受体高表达病灶，考虑为神经内分泌细胞肿瘤，现为进一步诊治收入我科。起病初，患者一般情况可；近 2 个月来，患者精神、睡眠，食欲差，小便正常，大便如前所述，体重下降约 30kg。

既往史：18 岁时行双侧腹股沟疝修补术；20 岁时诊断为十二指肠球部溃疡，未规律治疗，后无不适；10 年前腹部 B 超提示胆囊结石，未治疗。否认食物及药物过敏史。

个人史：否认吸烟史，饮酒史 40 余年，约饮白酒每天半斤，已戒酒 1.5 年。

查体：T 37.0℃，P 88 次/分，R 20 次/分，BP 100/60mmHg。神清，对答可，贫血貌，营养欠佳，全身皮肤干燥，巩膜无黄染，双肺呼吸音清，未闻及干湿啰音，心律齐，未闻及病理性杂音，腹部平坦，全腹软，全腹无压痛，无反跳痛及肌紧张，肝脾肋下未及，叩鼓音，肠鸣音明显活跃，双下肢无水肿。肛门指诊未及肿物，指套可见黄色稀便。

辅助检查：电解质：Na 131mmol/L ↓，K 2.1mmol/L ↓，Cl 105mmol/L。腹部 CT：胰头钩突部与十二指肠降段内壁之间可见肿物，最大截面积 3.0cm×3.6cm，倾向胰头神经内分泌肿瘤，胰体尾实质萎缩，局部胰管扩张，胆囊增大，内多发结石；肝右叶胆囊窝旁囊肿，肝脏散在点状钙化灶；右下胸椎旁结节，直径约1.8cm，考虑神经源肿瘤；双侧胸腔少量积液。MRCP：胰头区富血供肿瘤性病变伴胰管扩张、肝内外胆管轻度扩张，考虑良性或低度恶性。生长抑素受体显像示胰头区生长抑素受体高表达灶。

初步诊断：①胰腺神经内分泌肿瘤，血管活性肠肽瘤可能性大，低钾血症；②胆囊结石；③双侧腹股沟疝修补术后。

病例特点：①老年，男性；②反复水样泻2年，近2个月腹泻加重（6～8L/d），偶有面色潮红，体重下降30kg；③查体：贫血貌，肠鸣音活跃；④十二指肠球部溃疡、胆囊结石病史。饮酒史40余年，已戒；⑤辅助检查：多次查血K$^+$明显降低；影像学检查提示胰腺胰头至钩突处占位，大小为3.04cm×2.94cm；生长抑素受体显像示胰头区生长抑素受体高表达灶。

诊断及鉴别诊断：患者影像学及奥曲肽受体显像高度提示腹泻、低血钾与功能性胰腺神经内分泌肿瘤相关：

1. 血管活性肠肽瘤（vasoactive intestine peptide，VIP瘤）　VIP瘤在的典型表现为WDHA综合征：大量水样便（watery diarrhea）、低钾（hypokalemia）、低胃酸或无胃酸（hypochlorhydria or achlorhydria）。VIP瘤的腹泻为分泌性腹泻，患者的每日腹泻量多＞700ml，70%的患者可达到3000ml/d，20%的患者可出现颜面潮红，部分患者可有低血钾及脱水相关组织。患者有大量水样泻病史，偶有面部潮红，多次测血钾减低，最低可达1.51mmol/L，考虑VIP瘤可能性大。入院后应完善血浆VIP的测定，并应注意补充液体和电解质，明确诊断后可予生长抑素类似物控制症状，如有条件可行手术治疗。

2. 胃泌素瘤　患者常表现为腹痛及慢性腹泻，近一半患者存在反酸、烧心症状。胃泌素瘤所致十二指肠溃疡有以下几个特点：①多灶性；②十二指肠远端溃疡；③伴有腹泻症状；④胃镜下可见胃黏膜皱襞增加。患者无明显反酸、烧心症状，但有十二指肠溃疡病史，入院后可完善血清胃泌素浓度测定，复查胃镜。

3. 多发性内分泌腺肿瘤1型（MEN-1）　对于胰腺神经内分泌肿瘤的患者需要考虑患有MEN-1的可能性，入院后应完善甲状旁腺及垂体相关功能及影像学筛查。

二、诊治经过

入院后行右上肢PICC管置入，给予肠外营养支持，予碳酸氢钠1.0g 3次/天，纠正代谢性酸中毒；枸橼酸钾30ml 4次/天补钾，复查血钾2.6mmol/L↓，Cl 118mmol/L↑，P 0.38mmol/L↓，Ca 2.32mmol/L（校正后），Na 139mmol/L。患者仍有4L左右的黄色稀水便，血气分析：pH 7.188↓，PCO_2 23.3mmHg↓，PO_2 120.0mmHg。2015年2月8日上午8:30予肌内注射兰瑞肽40mg，当日腹泻停止，解软便一次。偶有心慌、呕吐，加用埃索美拉唑钠（耐信）40mg 2次/天静脉滴注，加用得每通450mg 3次/天与餐同服，盐酸洛哌丁胺胶囊（易蒙停）2mg 3次/天，予$NaHCO_3$ 100ml 1次/天静脉输液纠正酸中毒。MEN1筛查方面，未见明显异常，暂可排除MEN。筛查胰腺神经内分泌肿瘤相关激素：胃泌素、胰高血糖素、NSE、降钙素均在正常范围内，但我院无法查血清VIP浓度。胰腺灌注CT提示：与2014年1月老片比较，胰腺头部占位病变较前增大，最大径达5$^+$cm，胆总管受压改变，胰管明显扩张，胰体尾实质明显萎缩。灌注上，可见正常胰腺实质血供丰富，但病变部位低灌注。^{68}Ga-

DOTATATE PET/CT 亦提示胰头部高摄取灶，SUV_{max} 19.7。胰腺功能方面，患者在院外多次查淀粉酶正常，脂肪酶曾经明显升高，影像学提示胰管扩张，胰腺体尾实质萎缩，因此患者胰腺内外分泌功能均有受损的可能，需监测血糖，必要时补充胰岛素治疗。2015 年 2 月 15 日，患者清晨腹泻约 1000ml，上午 10：30 再次予兰瑞肽 40mg 肌内注射后共腹泻 2 次，共约 1000ml，皮肤、舌黏膜明显干燥，临时予口服补液盐 1000ml 对症。次日复查 K 3.2mmol/L，TCO_2 14.5mmol/L，较前升高。停用兰瑞肽 2 天后，患者大便量再次升高达 6320ml。2015 年 2 月 28 日患者转入基本外科，于全麻下行剖腹探查＋粘连松解术＋Whipple＋胆囊切除术＋血管探查术＋胃造瘘术＋空肠造瘘术，手术顺利，术后多次复查血钾波动在 3.4～3.6mmol/L，术后第 7 日首次排便，为成形软便。手术病理提示血管活性肠肽瘤，Ki-67 index 7%，G2 NET，无区域淋巴结转移。免疫组化染色 VIP（+++），Syn（+），CD56（+），AE1/AE3（+），CgA（+），CAM 5.3（+），PGP 9.5（+），CEA（-），CK7（-），P53（±），Vimentin（-），Gastrin（±），Glucagon（-），Insulin（-），Somatostatin（-）。

最后诊断：①胰腺神经内分泌肿瘤，血管活性肠肽瘤；②胆囊结石；③双侧腹股沟疝修补术后。

诊断依据：①反复大量水样泻 2 年，伴有严重低钾血症；②影像学提示胰腺占位，生长抑素受体显像示胰头区生长抑素受体高表达灶；[68]Ga-DOTATATE PET/CT 提示胰头部高摄取灶；③手术病理支持 VIP 瘤。

三、讨论

血管活性肠肽瘤（VIPoma）是罕见功能性神经内分泌肿瘤。VIPoma 综合征是由于肿瘤过量分泌血管活性肠肽（vasoactive intestinal peptide，VIP）引起的。VIPoma 综合征的特征是水样腹泻（Watery Diarrhea）、低钾血症（Hypopotassemia）和胃酸缺乏（achlorhydria）或胃酸过少（hypochlorhydria），因此它也被称为 WDHA 或 WDHH 综合征。VIP 是由 28 个氨基酸组成的多肽，VIP 与肠上皮细胞上的受体结合，通过 G 蛋白耦联途径激活细胞腺苷酸环化酶，促进环磷酸腺苷（cAMP）产生增多。cAMP 的产生导致净液体和电解质（尤其是钾离子）分泌入肠管，引起分泌性腹泻和低钾血症。VIP 的其他生物学作用有舒张血管、抑制胃酸分泌、骨吸收；5- 羟色胺产生增加引起阵发性面部潮红，以及胃酸过少、高钙血症和高血糖等。

手术是治疗 VIPoma 的首选方式，明确肿物后应尽快手术，但是患者经过长期大量腹泻，通常伴有内环境紊乱、水电解质失衡的问题，围术期使用奥曲肽等药物控制肿瘤的神经内分泌功能，同时维持电解质平衡对于患者来说至关重要。

通常来说 VIPoma 的 G 分级较低，即细胞增殖程度不高，但患者在确诊时一般都会经历较长时间，因此肿瘤体积常常较大，伴有淋巴结转移等情况。即使手术切除范围充足，淋巴结清扫充分，术后常规使用奥曲肽持续治疗，但 VIPoma 的生物学行为仍表现出相当的恶性程度，易复发、转移。一旦出现复发、转移等情况，患者通常来说很难有再次手术机会，但是减瘤手术会使患者获益，其余一般选择增加不同剂型奥曲肽使用，介入等治疗，但该病总体预后差。

（李景南　陈楚岩）

参考文献

[1]Siddappa PK, Vege SS.Vasoactive Intestinal Peptide-Secreting Tumors：A Review[J].Pancreas, 2019, 48（9）：1119-1125.

[2]Falconi M, Eriksson B, Kaltsas G, et al.ENETS Consensus Guidelines Update for the Management of Patients with Functional Pancreatic Neuroendocrine Tumors and Non-Functional Pancreatic Neuroendocrine Tumors[J].Neuroendocrinology：International Journal for Basic and Clinical Studies on Neuroendocrine Relationships, 2016, 103（2）：153-171.

[3]Long RG, Bryant MG, Mitchell SJ, et al.Clinicopathological study of pancreatic and ganglioneuroblastoma tumours secreting vasoactive intestinal polypeptide（vipomas）[J].British Medical Journal, 1981, 282（6278）：1767-1771.

[4]Sharon L Masel, Barbara A Brennan, J Harvey Turner, et al.Pancreatic vasoactive intestinal polypeptide-oma as a cause of secretory diarrhoea[J].Journal of Gastroenterology and Hepatology, 2010, 15（4）：457-460.

[5]Chen C, Zheng Z, Li B, et al.Pancreatic VIPomas from China：Case reports and literature review[J].Pancreatology：official journal of the International Association of Pancreatology（IAP）, 2019, 19（1）：44-49.

[6]Tetsuhide Ito, Gastronterology AB, Hisato Igarashi, et al.Pancreatic neuroendocrine tumors：Clinical features, diagnosis and medical treatment：Advances[J].Best Practice & Research Clinical Gastroenterology, 2012, 26（6）：737-753.

[7]Pamela L.Kunz, Diane Reidy-Lagunes, Lowell B.Anthony, et al.Consensus Guidelines for the Management and Treatment of Neuroendocrine Tumors[J].Pancreas, 2013, 42（4）：557-577.

[8]Garciacarbonero R, Sorbye H, Baudin E, et al.ENETS Consensus Guidelines for High-Grade Gastroenteropancreatic Neuroendocrine Tumors and Neuroendocrine Carcinomas[J].Neuroendocrinology, 2016, 103（2）：186.

病例 **97** 胰腺导管内乳头状黏液瘤

一、病例摘要

一般情况：患者男，73 岁，汉族，已婚，退休。

主诉：主因"腹痛 1 个月"于 2015 年 6 月 1 日入院。

现病史：患者 1 个月前于饮酒后出现腹痛，为剑突下绞痛，程度较重，无放射痛，疼痛持续不缓解，与进食及体位无关，伴乏力、纳差，无反酸、嗳气，无恶心、呕吐，无腹泻、腹胀，无呕血、黑便，无发热、寒战，无皮肤巩膜黄染。于当地医院行腹部 CT 检查提示：胰腺导管内乳头状黏液瘤并胆管及胰管扩张表现，胆囊炎并胆囊结石，左肾盂结石，肝内多发囊肿，双肾囊肿。给予抗炎等对症治疗后可好转。现为进一步诊治入院。患者自发病以来精神状态一般，食欲较差，睡眠一般，二便正常，体重无明显变化。

既往史：患者 6 年前因水肿伴蛋白尿行肾穿诊断为肾炎，具体不详，未规律治疗。患者 4 年前因白内障行激光切除术。否认食物、药物过敏史。

查体：T 36.5℃；P 85 次 / 分；R 20 次 / 分；BP 140/75mmHg。神志清楚，结膜无苍白，巩膜无黄染，双侧呼吸音清晰，双侧未闻及干湿性啰音和胸膜摩擦音。心律齐，各瓣膜听诊区未闻及杂音。腹膨隆，无腹壁静脉曲张，腹部柔软，无压痛、反跳痛，腹部无包块。肝脏未触及，脾脏未触及，Murphy 氏征阴性，肾脏无叩击痛，有移动性浊音。肠鸣音正常，4 次 / 分。双下肢无水肿。肛门指诊未及肿物。

辅助检查：腹部 CT（2015 年 5 月 4 日，外院）：胰腺导管内乳头状黏液瘤并胆管及胰管扩张表现，胆囊炎并胆囊结石，左肾盂结石，肝内多发囊肿，双肾囊肿。

初步诊断：胰腺导管内乳头状黏液瘤、胆囊炎、胆囊结石、慢性肾炎、肾盂结石、先天性肾囊肿、肝囊肿、白内障。

病例特点：①老年男性，慢性病程；②腹痛 1 个月；③查体腹膨隆，余无特殊阳性体征；④腹部 CT 考虑胰腺导管内乳头状黏液瘤并胆管及胰管扩张表现，胆囊炎并胆囊结石。

诊断及鉴别诊断：

1. **胰腺癌**　本病早期常无特异性症状，后期可出现上腹部的饱胀不适、疼痛、黄疸、消瘦、乏力等，病情进展快，淀粉酶及 CT 可协助诊断。本患者表现为腹痛，外院 CT 未见典型胰腺癌征象，但是 IPMN 存在癌变可能，可完善腹部 MRCP 和超声内镜进一步鉴别。

2. **胰腺神经内分泌肿瘤（PNETs）**　是一类来源于胰腺的罕见肿瘤，根据是否产生相应的激素分为功能性和无功能性的 PNETs，可出现运动或空腹后低血糖、顽固性消化性溃疡、腹泻、面色潮红、黄疸、消瘦等表现，可有特定的激素升高，CT 表现为低密度病变，增强扫描动脉晚期明显强化。该患者有腹痛表现，但是影像学未见典型 PNETs 征象，必要时可完善 MRI 进一步诊断。

3. **胰腺黏液性囊腺瘤**　发病缓慢，部分患者可无明显症状，典型临床表现有恶心、呕吐、上腹部隐痛、饱胀感、腹部包块、囊肿压迫胆总管导致的黄疸，有恶变倾向，影像学可表现为多房或单房的大囊构成，囊腔直径通常＞2cm，与胰管不相通，该患者有腹痛，CT 表现为胰管囊性扩张，与该病不符，必要时可完善超声内镜检查进一步诊断。

4. 胰腺浆液性囊腺瘤　发病隐匿，生长缓慢，较少恶变，中老年女性好发，一般无特异性临床表现，可有恶心、呕吐、黄疸、消瘦等表现，CT 可显示边界清楚的孤立性肿块，通常含有数个低密度小囊和中等密度间隔，偶有钙化，增强后间隔呈轻度到中度强化。该患者有腹痛，CT 以胰管囊性扩张为主，与该病影像学表现不符，必要时可完善超声内镜进一步诊断。

5. 慢性胰腺炎　本病主要表现为腹痛、消瘦、营养不良、脂肪泻，后期可出现腹部包块、黄疸和糖尿病等，影像学常提示有胰腺的钙化、假性囊肿及胰岛细胞减少或萎缩。本患者表现为腹痛，起病时间较短，外院 CT 未见典型慢性胰腺炎表现，暂不考虑该病。

二、诊治经过

入院后完善各项检查，血常规：WBC 3.58×10^9/L，中性粒细胞 59.5％，RBC 4.38×10^{12}/L，Hb 128g/L。生化：总蛋白 55.7g/L，白蛋白 26.5g/L，谷草转氨酶 25U/L，谷丙转氨酶 9U/L，直接胆红素 0.91μmol/L，间接胆红素 2.89μmol/L，ALP 64U/L，GGT 32U/L，AMY 38U/L。外院 CT 请放射科阅片：主胰管扩张明显，伴有小胰管扩张，胰头区近十二指肠壶腹部可见不规则葡萄串样囊状低密度影，最大截面 3.5cm×2.3cm，提示符合导管内乳头状黏液瘤，可能为一个混合型的 IPMN。行 MRCP：胰管扩张，胰头部胰管可见不规则囊性改变，呈长 T_2 信号，考虑胰腺导管内乳头状瘤可能性大；MRCP 立体图显示较小囊肿与主胰管不通，较大囊肿内有实性物质，伴有胰管的扩张，提示可能为混合型囊腺瘤。行超声内镜示：胰管弥漫扩张，最宽处直径 1.5cm，胰头可见囊性扩张，中央分隔，与胰管相通，截面 3.7cm×3.7cm。胆总管直径 1.1cm，考虑胰头囊性病变（IPMN 可能性大）。转至肝胆外科于 2015 年 6 月 18 日行根治性胰十二指肠切除术，探查腹腔见肝脏边缘锐利，未及肿物，腹腔可见少量淡黄色液体，腹膜及大网膜未见结节及转移灶，探查胰头及钩突部囊性占位，与周围血管无侵犯，肠系膜血管未及肿大淋巴结，遂考虑行根治性胰十二指肠切除术。术后予以抗感染、抑酸、补液、静脉营养等对症支持治疗。术后患者突发寒战高热，考虑肠液反流引起胆道逆行感染，抗生素升级为舒普深。病情稳定后出院。病理回报：胰腺导管内乳头状黏液性肿瘤，大部分呈黏液性腺瘤（超过 90％），肝总管切缘处导管上皮具有中度异型性。

最后诊断：①胰腺导管内乳头状黏液瘤；②胆囊结石伴慢性胆囊炎；③慢性肾炎；④肾盂结石；⑤后天性肾囊肿；⑥肝囊肿；⑦白内障；⑧低蛋白血症。

诊断依据：①老年男性；②腹痛 1 个月；③查体腹膨隆，余无特殊阳性体征；④辅助检查：腹部 CT、MRCP、超声内镜考虑 IPMN 可能；⑤病理：胰腺导管内乳头状黏液性肿瘤，大部分呈黏液性腺瘤（超过 90％）。

三、讨论

胰腺导管内乳头状黏液瘤（intraductal papillary mucinous neoplasms，IPMNs）是起源于主胰管或其分支导管胰管上皮的一种分泌黏液（黏蛋白）的乳头状肿瘤，具有潜在恶变倾向。以 60～70 岁多发，男性多见。早期临床症状常无特异性，可出现上腹部不适，恶心、呕吐，腹泻、消瘦等症状，亦可无任何症状。少数患者因为肿瘤分泌大量的黏液堵塞壶腹部或肿瘤压迫胆总管出现梗阻性黄疸甚至胆管炎。部分患者曾经有急性胰腺炎发作病史，这可能是由于胰管内大量黏液聚集，导致胰管内压力增高，使小腺泡破裂，胰液外溢造成胰酶激活，从而引起胰腺炎反复发作。病程较长的患者还可能出现糖尿病、脂肪泻等胰腺分泌功能障碍的情况。IPMN 的主要特点是生长缓慢，从出现症状到明确诊断常需要 1～3 年时间。本例患者为 71 岁男性，慢性病程，以饮酒后的腹痛为主，与该病特点相符，但本例患者没有梗阻性黄疸，提示没有胆管受压的表现。

IPMN 属于胰腺囊性病变(pancreatic cystic lesions,PCL)的一种。胰腺囊性病变分为真性囊肿、假性囊肿和囊性肿瘤(pancreatic cystic neoplasms,PCNs)。真性囊肿及假性囊肿一般没有恶变倾向，而囊性肿瘤则有着不同程度的恶变可能，且不同类型预后差异较大。囊性肿瘤可分为黏液性囊腺瘤(mucinous cystic neoplasms, MCNs)、浆液性囊腺瘤(serous cystic neoplasms, SCNs)、实性假乳头状瘤(solid pseudopapillary neoplasms, SPNs)、胰腺神经内分泌肿瘤、胰腺导管内乳头状黏液瘤(IPMN)等。

胰腺囊性病变中可根据囊肿的不同形态，对其类型进行鉴别。IPMN 多与胰管相通，单房与多房也有着不同的形态。与 SCN、MCN 只出现近端胰管不同，IPMN 可出现远端或全程胰管扩张，这在囊肿的鉴别诊断中有着一定意义。从形态学的角度，IPMN 可分为主胰管型(MD-IPMNs)、分支胰管型(BD-IPMNs)、混合型三种，其中主胰管型的恶变程度较高。

近年来，由于计算机断层扫描(CT)和磁共振成像(MRI)的改进和广泛应用，胰腺囊肿的检出率有显著提升。诊断依据首选胰腺的磁共振成像及磁共振胰胆管造影(magnetic resonance cholangiopancreatography, MRCP)。在诊断不明确或恶变倾向不确定的情况下，超声内镜可以用来确定恶变风险特征的存在与否，并区分黏液性与非黏液性病变。超声内镜可以实现对囊肿形态的高分辨评估、对细针抽吸(FNA)的囊液进行细胞及分子层面的分析，包括囊液的黏度、癌胚抗原、淀粉酶、囊壁细胞学等。IPMN 囊液常较黏稠，CEA 水平可升高，淀粉酶水平常较高。

（刘心娟　魏雪）

参考文献

[1] 彭承宏，郝纯毅，戴梦华，等.胰腺囊性疾病诊治指南（2015）[J].中国实用外科杂志，2015，53（9）：955-959.

[2]Kadiyala V, Lee LS.Endosonography in the diagnosis and management of pancreatic cysts[J].World Journal of Gastrointestinal Endoscopy, 2015, 7（3）：213-223.

[3] 朱跃强，白人驹，孙浩然，等.胰腺常见囊性肿瘤的影像表现特征及其鉴别诊断[J].中国医学影像技术，2011，27（5）：1001-1005.

[4]Salvia R, Crippa S, Partelli S, et al.Differences between main-duct and branch-duct intraductal papillary mucinous neoplasms of the pancreas[J].World J Gastrointest Surg, 2010, 2（10）：342-346.

[5]Crippa Stefano，Fernández-del Castillo，Carlos，et al.Mucin-Producing Neoplasms of the Pancreas：An Analysis of Distinguishing Clinical and Epidemiologic Characteristics[J].Clinical Gastroenterology & Hepatology，2010，8（2）：213-219.

[6]Masao Tanaka，Carlos Fernández-del Castillo，Terumi Kamisawa，et al.Revisions of international consensus Fukuoka guidelines for the management of IPMN of the pancreas[J].Pancreatology，2017，17（5）：738.

[7]陈杰.胰腺肿瘤的病理诊断和鉴别诊断[J].临床肝胆病杂志，2013，29（1）：45-49.

病例 98 腹水待查：结核性腹膜炎

一、病例摘要

一般情况：患者男，47 岁，汉族，已婚，职员。

主诉：腹胀 1 个月。

现病史：患者 1 个月前无明显诱因出现腹胀，上腹部明显，呈持续性，进餐后加重，进餐量无减少。无发热、恶心、呕吐、腹痛、黑便。未予重视。2 周前自觉腹胀加重，呈全腹胀，自觉腹部较前膨隆，自觉进餐量明显减少，无明显腹痛、反酸、烧心，无发热、尿少等，外院超声提示可疑肝硬化、大量腹水，为进一步诊治收入我科。近 1 个月体重下降 3kg。

既往史：否认慢性肝炎、结核病史。

个人史：生于北京市，久居本地；饮酒 20 年，每日摄入酒精量为 150g；吸烟 20 年，平均 15 支 / 天。

体格检查：T 36.4℃，P 80 次 / 分，R 20 次 / 分，BP 113/82mmHg。全身皮肤、巩膜无黄染，无明显肝掌、蜘蛛痣，浅表淋巴结未触及肿大，心肺查体无明显异常。腹膨隆，无腹壁静脉曲张，腹壁柔韧感，左上腹及中上腹轻压痛，无反跳痛，移动性浊音阳性，双下肢无指凹性水肿。

辅助检查：腹部超声示肝硬化，门脉矢状部可见一直径约 1.1cm 稍强回声区，腹腔积液；腹部 CT 可见肝叶比例失调，脾大，腹水征；肝功能示 AST 117.3U/L、ALP 144.3U/L、GGT 254.2U/L、ALB 38g/L、TBIL 和 DBIL 正常。

初步诊断：腹水原因待查 酒精性肝硬化可能。

病例特点：①中年男性患者，病程 1 个月，既往有大量饮酒史多年；②主要以腹胀、腹膨隆为主要表现；③腹部查体：腹膨隆，腹壁柔韧感，左上腹及中上腹轻压痛，移动性浊音阳性；④腹部影像学提示肝硬化、腹水。

诊断及鉴别诊断：

1. **酒精性肝硬化导致的腹水** 患者长期大量饮酒史，近期出现腹胀、腹部膨隆，查体提示腹水征阳性，结合腹部 CT 可见肝叶比例失调，腹水，首先考虑腹水为酒精性肝硬化失代偿期导致，但该患者不支持肝硬化失代偿的临床表现有肝功能白蛋白正常，无明显腹壁静脉显露等门脉高压表现，故进一步明确诊断需完善相关检查。

2. **胃癌导致的腹水** 该中年患者，以上腹胀、腹水就诊，上腹胀与进餐相关，虽然无典型的上腹痛、呕血、黑便、消瘦等报警症状，但仍应警惕胃癌腹腔转移的可能性，下一步可完善胃镜检查明确诊断。

3. **结核性腹膜炎** 患者常有肠结核或肠外结核表现，如发热、盗汗、消瘦、便秘或腹泻等，同时合并腹膜结核导致的腹水。虽然该患者无明确结核病史，病程中无发热、盗汗等结核中毒症状，但腹部查体腹壁柔韧感明显，要警惕结核性腹膜炎的可能。进一步可完善结核菌素试验，完善胸部 CT 和结肠镜检查，明确有无肺内结核和肠道结核证据，必要时可腹水化验和病理学检查。

4. **原发恶性腹膜间皮瘤** 该中年男性以腹胀、腹水为主要临床表现，仍应警惕原发腹膜恶性间皮瘤。该病较少见，多发于50岁以上男性，缓慢起病，可有腹痛、腹胀、腹水等症状，确诊靠腹水病理中可见异型间皮细胞，该患者可行腹水化验和细胞学检查，如临床可疑异型间皮细胞，必要时可考虑腹膜活检病理。

二、诊治经过

进一步完善相关检查：常规检查：血常规：WBC 5.42×10⁹/L、NEUT 70.5%↑（50%～70%）、LYM 11.6%↓（20%～40%）、MONO 16.6%↑，Hb 102↓g/L、PLT 180×10⁹/L。便常规、尿常规未见异常；生化检查：肝功能：AST 68U/L、GGT 120U/L、ALB 40g/L、TBA 63.8μmol/L，其余各项正常；肾功能、电解质未见异常；肿瘤标志物：CA₁₂₅ 643.90U/ml↑，CEA、CA199、CA153、AFP均正常；凝血功能：PT 14.2秒，PTA 83%，Fib 3.76g/L，APTT 53.9秒↑；ESR 342mm/h↑（0～15）；CRP 2.68mg/dl↑（＜0.8）；免疫球蛋白均正常；血ADA 46U/L；肝纤三项：PⅢP 766μg/L↑（＜120）、HA 685ng/ml↑（0～100）、PCⅣ 157.5ng/ml↑（46～90）；ANA：阴性。胸片未见异常。腹部超声：肝实质回声增强欠均，胆囊壁厚，脾大。腹部CT平扫：脾脏低密度结节，大网膜密度增高及条索样改变，腹水，肝叶比例失调，肝实质密度欠均匀。胃镜检查：反流性食管炎、胃体多发0.2～0.7cm浅溃疡，覆白苔，边缘清晰。病理：（胃体）炎性渗出坏死物及胃黏膜显中度急慢性炎，固有腺体减少，黏膜肌增生，淋巴滤泡形成，中度肠上皮化生，Hp（-）。结肠镜检查：循腔进镜100cm达回肠末段15cm，未见异常，回盲瓣、阑尾和前结肠未见异常。腹腔穿刺腹水相关检查：腹水常规：外观：黄色浑浊，黎氏试验（+），比重1.032，细胞总数 满视野/mm³，有核细胞数1360/mm³、单核90%、多核10%。腹水生化：蛋白48g/L、LDH 626U/L、ADA 43U/L。腹水细胞学：腹水中查见个别核异质细胞。考虑患者腹水中可见核异质细胞，为进一步明确诊断，行腹腔镜探查术。全麻下行腹腔镜探查术术中所见：腹腔内见右侧髂窝处见少量腹水，色清亮，腹膜见广泛性粟粒样结节，触之易出血，于肝圆韧带处取组织送病理。腹膜病理：（腹壁）慢性肉芽肿性炎伴干酪样坏死，形态学符合腹膜结核，如病例98图1、病例98图2所示。

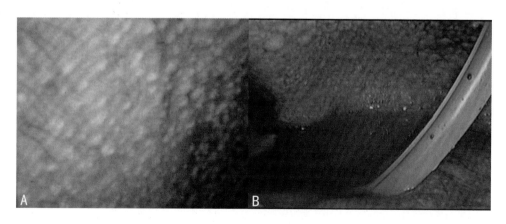

病例98图1　腹腔镜探查所见

注：图A：壁层腹膜广泛性粟粒样灰白色小结节；图B：右侧髂窝处见清亮黄色腹水。

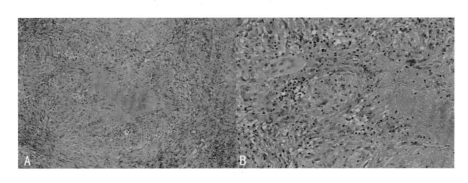

病例98图2　腹膜病理

注：图A：慢性肉芽肿性炎伴中央红色干酪样坏死（HE，×40）；图B：局部放大后表现（HE，×100）。

最后诊断：①结核性腹膜炎；②酒精性肝硬化（代偿期）；③胃多发浅溃疡。

诊断依据：①中年男性患者，病程1个月；②主要以腹胀、腹膨隆为主要表现；③既往大量饮酒史；④腹部查体：腹膨隆，移动性浊音阳性，腹壁柔韧感；⑤腹部影像学提示肝硬化、腹水；⑥腹水化验提示渗出液，细胞学可见核异质细胞；⑦腹腔镜探查可见腹膜广泛性粟粒样结节，腹膜病理可见典型干酪样坏死。

三、讨论

腹水是腹腔内液体的病理性积聚。在临床实践中经常遇到腹水患者，其病因复杂多样，涉及多系统和多种疾病。肝硬化门脉高压症是腹水形成的主要病因之一，占所有腹水成因的75%，此外恶性肿瘤和结核性腹膜炎也不少见，其他原因如结缔组织病、心源性疾病、肾源性疾病、甲状腺功能减低等，肝小静脉闭塞症、嗜酸性粒细胞胃肠炎等少见病也可导致腹水的发生。

1. 肝硬化性腹水　　肝硬化是由不同病因长期作用于肝脏引起的慢性、进行性、弥漫性肝病，常见病因有病毒性肝炎、慢性酒精性肝病、非酒精性脂肪性肝病、自身免疫性肝病等。肝硬化会导致门脉高压，而腹水是肝硬化门脉高压症最常见的并发症之一，约50%代偿期肝硬化患者10年内会发生腹水。腹水不但影响患者的生活质量，而且增加了自发性细菌性腹膜炎、上消化道出血、肾衰竭或肝性脑病等风险，是预后不良的征象。

2. 恶性腹水　　第二大常见的腹水原因，腹水中常富含蛋白质，血清/腹水白蛋白梯度（SAAG）< 11g/L。很多实体瘤可产生腹水，常见的为胃癌、结肠癌、卵巢癌、乳腺癌、胰腺癌、肺癌等。消化系统来源的恶性肿瘤最多见，其中又以胃癌占多数；其次是妇科恶性肿瘤，其中以卵巢癌占多数。血液性肿瘤，特别是伴有淋巴系统疾病时，常合并腹水，但骨髓增殖性疾病合并门静脉血栓形成为少见的腹水原因。间皮瘤可发生腹水。

3. 心源性腹水　　常见右心衰竭和缩窄性心包炎导致静脉回流受阻，使腔静脉及其属支压力升高，肝脏淤血，门静脉回流受阻，从而促使腹水的产生。

4. 肾源性腹水　　因肾脏疾病使尿蛋白增加，血清蛋白丢失严重导致水肿，腹水是全身性水肿的一部分。

5. 结核性腹水　　90%结核性腹膜炎可发生腹水。由于人口流动、免疫抑制剂的应用和艾滋病的流行，结核性腹膜炎发病率呈现上升趋势。腹水是结核累及腹部最常见的表现，其机制多为肺结核腹膜播散，其次是来源于肠道或输卵管结核。

6. 结缔组织病 是腹水不可忽视的原因，其中系统性红斑狼疮是最常见的原因，8%～13%病例有腹水或浆液性渗出。其机制可能为肠系膜或腹膜血管炎、感染、器官穿孔、局部缺血、肾病综合征、狼疮性腹膜炎、缩窄性心包炎等。

7. 其他罕见的原因引起的腹水 蛋白丢失性胃肠病，如消化道蛋白丢失，临床表现为腹泻，合并水肿、腹水和消瘦，低蛋白血症、低胆红素血症、低胆固醇血症和淋巴细胞减少。嗜酸性粒细胞性腹水见于嗜酸性粒细胞性胃肠疾病，可能与嗜酸性粒细胞浸润到黏膜肌层，引起胃肠道蛋白丢失有关。甲状腺功能减退症是腹水的一个特殊原因，可能为疾病引起血流动力学改变，导致心包或胸腔积液，甚至水肿。4%甲状腺功能减退症患者会出现腹水。

该患者虽然存在酒精性肝硬化，但临床评估为代偿期，大量腹水无法用肝硬化失代偿期解释。腹水细胞学又存在可疑核异质细胞。无法确诊的腹水待查是腹腔镜探查术的强适应证。该患者通过腹腔镜明确诊断为结核性腹膜炎，给予规范抗结核治疗，患者病情缓解。故临床上努力做出腹水的病因诊断非常重要，对于进行有效的治疗具有重要的意义。

（杜时雨 张艳丽）

参考文献

[1] 中华医学会肝病学分会. 2018 中国肝硬化腹水及相关并发症的管理指南 [J]. Hepatol Int, 2019.

[2] 中华医学会肝病学分会. 肝硬化腹水及相关并发症的诊疗指南[J]. 传染病信息,2017,30(5)：1-17.

[3] 曾长青，黄良祥，严茂林，等. 腹腔镜探查对不明原因腹水的诊断价值 [J]. 中华胃肠外科杂志，2010，13（4）：299-300.

病例 **99** 结核性腹膜炎

一、病例摘要

一般情况：患者男，37 岁，汉族，已婚，个体经营者。

主诉：发热、腹痛 2 周。

现病史：劳累后出现发热，每天最高 39℃，间断有寒战，服安乃近可降至正常，伴全身酸痛、咽痛、干咳。同时中下腹隐痛，发热时加重，腹痛与进餐、排便均无关。于外院给予头孢类、喹诺酮类和氨基糖甙类抗生素，症状无好转。病程中无乏力、消瘦，无咳痰、咯血和盗汗，无呕血、黑便，无腹泻或便秘，无关节痛、口腔溃疡、光过敏等。大小便正常。

既往史：胆囊息肉、反流性食管炎史 1 年。否认肝炎病史。

个人和家族史：生于福建，久居本地。从事个体建材生意，生活不规律，吸烟 20 支 / 天 ×12 年，不规律大量饮酒史 14 年。父亲患肺结核，已治愈。余家族史无殊。

查体：T 38.9℃，P 86 次 / 分，R 20 次 / 分，BP 130/80mmHg。体型偏瘦，全身皮肤、巩膜无黄染，腋下、腹股沟淋巴结触及肿大、活动、无压痛，心肺无异常。腹平坦，中下腹压痛，无反跳痛，未及肿块，肝脾未及。Murphy 征（－），移动性浊音（－）。未闻及腹部血管杂音，双下肢无指凹性水肿。

辅助检查：血常规、尿常规和便常规均正常；生化全项：ALT 22U/L、ALB 40g/L、TBIL 13.4μmol/L、Cr 51.7μmol/L、LDH 387IU/L、CK 278IU/L、HBDH 235IU/L、ADA 43U/L 余均正常；心电图、胸片未见异常；腹部 BUS 可见腹膜后多发肿大淋巴结；淋巴结 B 超：左腋窝、双颈和双腹股沟区血管周围淋巴结肿大。

初步诊断：发热、腹痛待查。

病例特点：①青年男性患者，急性病程；②主要以发热、腹痛为主要表现；③查体：中下腹压痛，未触及肿物，浅表淋巴结肿大；④辅助检查血 ADA 升高，BUS 提示腹膜后多发肿大淋巴结，浅表淋巴结肿大。

诊断及鉴别诊断：

1. **肠结核**　患者青年男性，发热、腹痛，腹膜后多发淋巴结肿大，结合患者结核接触史，首先考虑肠结核，但该患者无腹泻或便秘，无盗汗等典型结核中毒症状。

2. **淋巴瘤**　患者青年男性，急性发热、腹痛，腹腔内和浅表淋巴结均可见肿大，首先考虑淋巴瘤可能，但该患者无肝脾大，血常规正常。必要时可行淋巴结活检明确诊断。

3. **急性胆囊炎**　患者青年，有胆囊息肉病史，急性发热、腹痛，警惕急性胆囊炎可能，但患者查体 Murphy 征阴性，BUS 未见明显胆囊炎表现。

4. **十二指肠溃疡**　患者青年男性，急性腹痛，应考虑消化性溃疡可能，但患者同时发热，腹痛与进餐无关，无黑便，故消化性溃疡证据不足。

二、诊治经过

（一）第一次入院诊治经过

多次血常规和外周血涂片：未见明显异常；多次血培养阴性；病毒 HBV、HCV、HAV、HEV、HIV、TPPA 均阴性；ASO、RF、C3 和 C4、Ig A、IgM、IgD 和 IgG 均正常；自身抗体谱阴性；蛋白电泳正常；肿瘤标志物正常；ESR 82mm/h；CRP 7.39mg/dl；PPD（+++）；血结核抗体阴性；血 ADA 正常。胸腹部 CT 检查：左上肺斑片状及条索状高密度影，边缘欠清晰，其内密度不均，可见点状钙化，纵隔内见多个小淋巴结影。肝叶比例失调，胆囊结石，腹膜后多发肿大淋巴结，轻度不均匀强化。胰腺、脾和双肾未见明显异常。胃镜：反流性食管炎（LA-A）、浅表性胃炎，HPUT（-）；结肠镜示回盲瓣不规则溃疡病变，回盲瓣变形，回肠末端未见异常，如病例 99 图 1 所示。回盲瓣病变活检结果显示黏膜中度急慢性炎伴表浅黏膜糜烂，未见上皮样肉芽肿病变。腹股沟淋巴结活检可见慢性淋巴结炎、淋巴结反应性增生，以小血管增生为主。

诊断：①结核病；②肠结核；③淋巴结结核；④陈旧性肺结核。

诊断依据：①青年男性患者，急性病程；②主要以发热、腹痛为主要表现；③查体：中下腹压痛，未触及肿物，浅表淋巴结肿大；④腹部查体：腹膨隆，移动性浊音阳性，腹肌韧；⑤ PPD（+++）；⑥影像学可见肺陈旧性结核病变，肝叶比例失调，腹膜后多发肿大淋巴结；⑦结肠镜可见回盲瓣不规则溃疡病变，回盲瓣变形。

治疗：给予四联抗结核治疗（HRZE：INH 0.3 1 次/天、RFP 0.45 1 次/天、PZA 0.75 2 次/天、EMB 0.75 1 次/天）；同时给予保肝、营养支持治疗。治疗后 1 周患者体温下降，腹痛好转出院。

（二）第二次入院诊治经过

院外，患者服用四联抗结核治疗 2 个月时出现中上腹部胀痛，陈发性加重，排气、排便减少，于山西某医院按不全肠梗阻予补液、抗生素等对症治疗（具体不详），排气、排便后腹痛症状缓解。3 个月时患者无诱因再次出现腹痛、发热，Tmax 40℃，伴乏力明显，无咳嗽、咳痰，无盗汗，无腹泻、消瘦。查体：腋下、腹股沟淋巴结肿大同前；心肺无异常；腹饱满，腹壁韧，下腹压痛，无反跳痛，未及肿块，肝脾未及，移动性浊音（+），双下肢无水肿。辅助检查：血常规、便常规、尿常规和生化全项正常；ESR 46mm/h；CRP 5.37mg/dl；血 CA125 264U/ml；胸片：双侧少量胸腔积液；腹部 B 超提示大量腹水。腹水化验（多次）：腹水常规：黄色浑浊或血性；黎氏实验（+）；比重＞1.03；有核细胞数＞1000；单核比例＞90%。腹水生化：总蛋白＞50g/L，糖 4mmol/L，氯化物 100mmol/L，LDH330、ADA 89U/L。腹水肿瘤标志物：CA125＞1000U/ml；CA153＞25U/ml；余正常。腹水细菌培养：未见细菌生长。腹水浓缩查结核杆菌：阴性。腹水细胞学：见大量淋巴细胞和间皮细胞。中性粒细胞多见，异淋易见，未见癌细胞。复查结肠镜检查和活检病理：回肠末段未见异常；回盲瓣溃疡消失，表面黏膜略不平感，如病例 99 图 1 所示。

胸腹部 CT：左上肺条片影较前变化不大，双侧少量胸腔积液并双侧胸膜增厚。大量腹水，腹腔、肠系膜轻微强化，肠系膜根部、腹主动脉旁多发淋巴结略肿大，部分肠管壁增厚，形态较固定聚集，如病例 99 图 2 所示。

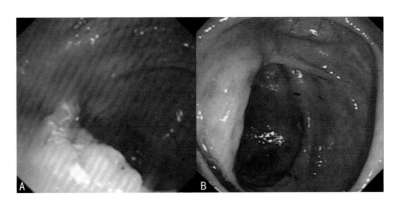

病例 99 图 1　结肠镜检查所见

注：图 A：治疗前回盲瓣溃疡病变；图 B：抗结核治疗 3 个月时回盲瓣溃疡消失。

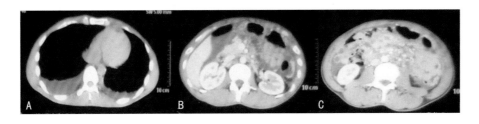

病例 99 图 2　胸腹 CT 检查所见

注：图 A：示双侧胸腔积液；图 B：为大量腹水；图 C：可见腹主动脉旁多发淋巴结，
略肿大，肠系膜和肠管壁增厚，形态较固定聚集。

　　为进一步明确诊断，行全麻下腹腔镜探查术。术中所见：腹腔内腹膜、大网膜充血，密布灰白色粟粒样小结节，腹盆腔可见多量血性腹水、浑浊。右侧中腹部网膜与腹壁粘连、回盲部肠管充血，表面亦有灰白色小结节。术中诊断为腹腔结核。取腹膜大活检、术中引流腹水，并放置腹腔引流管，如病例 99 图 3 所示。腹膜病理:腹膜病理:纤维结缔组织显示上皮性肉芽肿,未见干酪样坏死,抗酸（－）,PAS（－）。

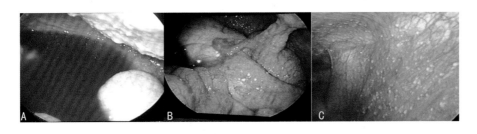

病例 99 图 3　腹腔镜探查术中所见

注：图 A：血性腹水；中图为网膜与腹壁粘连；图 B：腹膜弥漫性灰白色小结节。

　　最后诊断：①类赫氏反应（抗结核过程中）；②结核病、腹腔结核、结核性腹膜炎、肠结核、淋巴结结核、陈旧性肺结核；③酒精性肝病。

　　诊断依据：①青年男性患者，发热、腹痛病史；②诊断肠结核，规律抗结核治疗中出现发热、腹痛、不全肠梗阻、胸腹水；③结肠镜检查回盲瓣溃疡好转；④腹腔镜探查术中发现腹膜粟粒样结节，血性腹水；⑥病理提示上皮性肉芽肿病变。故诊断类赫氏反应。

　　诊治和随诊：腹腔镜探查术后，患者未再发热，腹腔引流管通畅，腹腔注射异烟肼＋地塞米松；

1周后腹引管拔出；转北京结核病医院继续治疗，并将四联抗结核中的利福平改为利福喷丁，余方案不变；抗结核药服用1年后停药。患者未再发热，曾有一次不全肠梗阻症状，体重明显增加，体力恢复，可正常工作和生活。

三、讨论

本例青年男性患者，急性病程，以发热、腹痛为主要表现，结肠镜可见回盲瓣变形，表面溃疡形成，结合患者PPD实验强阳性，有肺陈旧性结核病变，腹膜后多发肿大淋巴结，诊断肠结核依据充足。随后的四联抗结核治疗有效。但在治疗过程中患者再次出现发热、腹痛、胸腹水，多次腹水检查提示渗出性，胸腹部CT、结肠镜等检查均不能明确胸腹水原因。从一元论出发仍考虑结核性腹水可能性大，但仍不能除外肿瘤引起的腹水，故患者有进一步腹腔镜探查术的指征，了解腹腔内病变情况，获取病理证据，明确诊断。腹腔镜探查术中的发现和网膜病理结果进一步明确结核的诊断，并排除了恶性肿瘤。

该患者抗结核治疗后出现的胸腹水、发热的原因可能有两种：类赫氏反应或结核耐药。类赫氏反应通常发生在强力抗结核治疗1～3个月，临床表现为抗结核治疗症状改善后再次出现症状加重。再次进行浆膜腔积液、淋巴结穿刺和活检均不能检出结核杆菌，一般继续原方案化疗1～3个月，症状会逐渐改善。类赫氏反应的机制与变态反应、干酪物质吸入、自然病程等有关，但需要与结核耐药、其他病原感染相鉴别。该例患者此后的诊治过程进一步证实了病程中再次出现的发热、胸腹水为抗结核过程中的类赫氏反应。

临床工作中，腹水的病因学诊断一直依靠病史资料、影像学、内镜检查和腹水实验室检查等，确诊不超过40%，即使腹膜针刺活检的确诊率也仅为60%。腹腔镜具有广角、高清晰度的特点，可直视观察盆腔各脏器、前腹壁腹膜、膈面、肝脏表面、胆囊、阑尾、大小肠浆膜面、部分十二指肠浆膜面及胃前壁、胰腺体尾部及大网膜，能发现直径0.5～2.0mm的粟粒样结节，而B超、CT和MRI等一般只能发现直径1cm以上的病灶。腹腔镜直视活检，不但准确切取可疑病变组织，而且还可以避免损伤正常脏器。该例患者腹腔镜探查术在腹水诊断中起到了决定性作用。

（杜时雨　张艳丽）

参考文献

[1] 曾长青，黄良祥，严茂林. 腹腔镜探查对不明原因腹水的诊断价值 [J]. 中华胃肠外科杂志，2010，13（4）：299-300

[2] 王俊，池晓霞. 抗结核治疗中类赫氏反应96例临床分析 [J]. 中国实用医药，2016，0（8）：54-55

[3] 中华医学会结核病学分会，耐多药结核病短程治疗中国专家共识编写组. 耐多药结核病短程治疗 [J]. 中国专家共识中华结核和呼吸杂志，2019，42（1）：5-8

病例 *100* 卵巢交界性浆液性乳头状囊腺瘤腹腔转移

一、病例摘要

一般情况：患者女，53岁，汉族，已婚，工人。

主诉：腹胀5个月。

现病史：患者5个月前无明显诱因出现腹胀，以下腹为主，与进餐、排便均无关。偶于剧烈活动时出现下腹隐痛，数几分钟可自行缓解。无恶心、呕吐、反酸、烧心，无腹泻、黑便，无发热、乏力、盗汗，无尿少及双下肢水肿，未重视诊治。20天前腹胀加重，呈全腹胀满，伴腹部膨隆，腹围增加。

外院化验：血常规：WBC 6.16×10^9/L，Hb 133g/L、PLT 307×10^9/L；肝肾功能：ALT 22U/L，ALB 41g/L，TBIL 13.4μmol/L，Cr 51.7μmol/L。腹部B超：腹腔积液，肝左叶下方异常回声，尾叶增大？占位？盆腔B超：腹腔内可见液性暗区，两侧附件区未见明显肿物，为进一步诊治来我院。自发病来食欲好，睡眠欠佳，大小便正常，体重下降2kg。

既往史：否认肝炎、结核史。23年前因子宫肌瘤行子宫次全切术，2年前因右侧乳房脂肪瘤行切除术。

个人和家族史：生于北京，久居本地。无不良嗜好。家族史无特殊。

体格检查：T 36.5℃，P 80次／分，R 20次／分，BP 124/74mmHg。发育正常，营养良好，全身皮肤、巩膜无黄染。浅表淋巴结未触及肿大。心肺无异常。腹膨隆，无腹壁静脉曲张，腹韧，下腹轻压痛，无反跳痛，未触及包块。肝脾未触及。Murphy征（－），移动性浊音（＋）。双下肢无指凹性水肿。

辅助检查：腹部CT：重度脂肪肝，肝脏小囊肿；肠系膜密度增高，大网膜饼状改变；腹腔积液、胸腔积液。

初步诊断：腹水原因待查 结核性腹膜炎？胃肠道肿瘤？卵巢癌？

病例特点：①中老年女性患者，慢性病程；②主要以进行性加重腹胀、腹膨隆为主要表现；③腹部查体：腹膨隆，移动性浊音阳性；④腹部影像学提示腹水、胸水，肠系膜密度增高，大网膜饼状改变。

诊断及鉴别诊断：

1. 胃肠道肿瘤导致的腹水　常见于胃癌、结肠癌晚期，腹腔转移，可以出现大量腹水。但患者多同时存在明确的消化道症状和体征，如腹痛、黑便、排便异常或肠梗阻，通过胃镜、结肠镜可明确诊断。

2. 妇科肿瘤导致的腹水　该中年女性患者，以腹胀、腹水为首发症状，尤其要警惕妇科肿瘤，如卵巢癌、子宫内膜癌等导致的腹腔转移性腹水，下一步可通过妇科B超或腹盆CT进一步鉴别。

3. 恶性腹膜间皮瘤　一般原发于间皮的上皮细胞和间皮细胞，临床比较罕见。多发于50岁以上男性，缓慢起病，可有腹痛、腹胀、腹水等症状，部分患者可有肠梗阻表现。确诊靠腹水病理中可见异型间皮细胞。该中年女性尚不能完全除外腹膜间皮瘤可能，必要时可行腹腔镜检查和腹膜活检明确诊断。

4. 肝硬化腹水 患者多有慢性肝病病史和症状，失代偿期出现腹胀、腹水，该中年女性患者无慢性肝病史，目前暂不考虑肝硬化诊断。

5. 结核性腹膜炎 患者多有消化道外结核和消化道结核表现和证据，部分患者可有低热、盗汗等结核中毒症状，典型腹水为草黄绿色腹水，化验为渗出性，白细胞多 > 500×10^6/L，以淋巴细胞为主，偶为淡血性。同时腹水 ADA 活性明显升高。该患者无明确低热和结核接触史，进一步可通过 PPD 试验、结肠镜排查肠道结核和肺部 CT 排查胸部结核进行鉴别诊断。

二、诊治经过

血常规、尿常规、便常规、生化检查、DIC 全套、甲状腺功能五项、ESR 均正常。肿瘤标志物 AFP、CEA、CA153 正常，CA125 1069.00U/ml ↑，CA199 64.21U/ml ↑。血病毒标志物 HBV、HCV、HIV、TPPA 均阴性。胸片未见异常。腹水检查：①腹水常规：外观血性；黎氏试验（+）；比重 1.035；细胞总数：大量 /mm³、有核细胞数 4800/mm³、单核 80%、多核 15%、间皮细胞 5%；②腹水生化：Pro 51g/L、LDH 245U/L（100 ～ 250）、ADA 12U/L（4 ～ 24）、Glu 4.34mmol/L、Cl 107mmol/L；③腹水浓缩查结核杆菌（-）；④腹水细菌培养：72 小时未见细菌生长；⑤腹水细胞学：查见可疑癌细胞。腹盆 B 超：腹水（腹腔液平厚 7.8cm），脂肪肝，肝尾叶正常高限。子宫部分切除术后改变。右侧附件未见明显异常，左侧附件显示不清。子宫后方可见一大小约 4.0cm×4.5cm 低回声区。全身骨扫描：全身骨显像未见明确转移征象。胃镜：慢性非萎缩性胃炎。结肠镜：未见异常。

为进一步明确病变性质，寻找肿瘤原发灶，行腹腔镜探查术。全麻下行腹腔镜探查术中所见：腹腔内大量血性腹水，大网膜融合成饼状、固定。腹膜及网膜表面可见大小不等结节，呈灰白色，触之易出血。盆腔及部分腹壁有多个似胶冻样物质，以盆腔近卵巢为重。考虑卵巢癌，腹腔广泛转移，如病例 100 图 1 所示。取卵巢胶冻样物及腹腔小结节送病理。腹膜病理：（卵巢）交界性浆液性乳头状囊腺瘤伴微浸润。

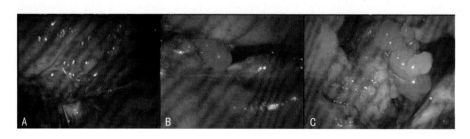

病例 100 图 1 腹腔镜探查术术中所见

注：图 A：腹膜多发大小不等结节和粘连带；图 B：为远观左侧卵巢取透明果冻样肿物；

图 C：为近观左侧卵巢果冻样葡萄串样肿物。

最后诊断：①双侧卵巢交界性浆液性乳头状囊腺瘤（Ⅲ期）；②腹腔广泛转移。

诊断依据：①中老年女性患者，慢性病程；②主要以腹胀、腹膨隆为主要表现；③腹部查体：腹膨隆，移动性浊音阳性；④腹部影像学提示腹水、胸水，肠系膜密度增高，大网膜饼状改变，盆腔可疑占位病变；⑤腹水化验提示渗出液，细胞学可疑癌细胞；⑥腹腔镜探查可见血性腹水，大网膜融合成饼状、固定，腹膜及网膜表面可见大小不等结节，盆腔卵巢区胶冻样新生物；⑦腹膜病理诊断卵巢交界性浆液性乳头状囊腺瘤伴微浸润。

　　随诊：术后转肿瘤科化疗4疗程后，行全子宫＋双侧附件切除术＋盆腔淋巴结清扫术＋大网膜切除术。

三、讨论

　　正常人腹腔仅有少量液体，不超过200ml。腹腔积液一般1500ml以上才会引起明显的症状和体征，如腹胀和腹部膨隆。其他症状可有腹痛、乏力以及原发病的症状。当腹部明显膨隆、横膈抬高、胸廓活动受限时，还可出现呼吸困难。腹水的诊断一般较容易，除询问症状外，准确和全面的体格检查格外重要，需要注意鉴别的是巨大卵巢囊肿或其他囊肿（如脾脏、腹膜后、胰腺等）、巨大肾盂积水、肥胖、肠胀气等。

　　腹水的病因诊断一般通过腹部穿刺结合腹水化验检查确定积液性质，并推测可能的病因。腹水的漏出液与渗出液的影响因素复杂，有许多交叉情况。肝硬化腹水一般为漏出液，但合并感染时可呈渗出液或介于渗出液与漏出液之间。漏出液多为非炎性积液，由血浆胶体渗透压降低、毛细血管内流体静脉压升高和淋巴管阻塞形成，临床上常见的病因有以下几种。①肝源性：重症病毒性肝炎、中毒性肝炎、各型肝硬化、原发性肝癌等；②肾源性：急、慢性肾炎、肾衰竭、系统性红斑狼疮等；③心源性：慢性右心功能不全或缩窄性心包炎等；④其他：静脉阻塞、黏液性水肿、各种胃肠道疾病（如肠结核）导致的蛋白质从胃肠道丢失以及长期营养不良等。渗出液多为炎性积液，可由细菌、病毒、支原体等感染引起，也可见于非感染性原因引起，如外伤、化学系刺激，常见于以下疾病。①腹膜炎症：结核性腹膜炎、自发性细菌性腹膜炎、腹腔脏器穿孔导致的急性感染性腹膜炎、癌性腹膜炎等；②胰源性：急性坏死性胰腺炎、胰腺假性囊肿、慢性胰腺炎、胰腺癌、胰管发育不良等；③胆汁性：胆囊穿孔、胆管破裂，胆囊、胆管手术或胆管穿刺损伤等。

　　通过病史、临床表现、影像学、腹水常规化验和病理学检查大多能够明确诊断，但仍然有部分腹水临床诊断非常困难。该例中年女性患者，慢性病程，以腹胀、发现腹水为主要临床特征，辅助检查和腹水穿刺均未能明确诊断。腹腔镜腹腔探查术作为一种有创检查不作为常规检查，但对于常规内科无创方法不能明确诊断时，却是非常有效的手段。该例患者在腹腔镜探查术中发现腹腔肿瘤广泛转移征象，并且可以切取大块病理组织活检，最后病理诊断为卵巢癌。由此可见，腹腔镜探查术在诊断困难的腹水患者中应用具有微创、安全、确诊率高的优点，值得我们内科医生重视该有力的诊断手段。

（杜时雨　张艳丽　朱慧婷）

参考文献

　　[1] 曾长青,等.腹腔镜探查对不明原因腹水的诊断价值［J］.中华胃肠外科杂志,2010,13（4）：299-300.DOI：10.3760 / cma. j. issn.1671-0274.2010.04.

　　[2] 陆星华，钱家鸣.消化系疾病诊断与诊断评析［M］.上海：上海科学技术出版社，2006.

病例 **101** 腹膜恶性间皮瘤

一、病例摘要

一般情况：患者女，58 岁，汉族，工人。

主诉：主因"间断腹痛 2 年余，加重 1 个月"于 2010 年 10 月 12 日入院。

现病史：患者 2 年前开始无明显诱因出现间断腹痛，疼痛部位不固定，无放射，与进食，排便无明显关系，无恶心、呕吐，无腹胀、腹泻，无黄疸及发热、盗汗，1 年来腹痛加重，呈持续性，常于夜间痛醒，喜屈曲位。伴有食欲减退，体重下降 15kg。1 年以来多次在多家医院就诊，行胃、结肠镜、全消化道造影、腹部 MRI 等检查，未见明显异常。对症处理无效。患者体力及食欲欠佳，大便 1～2 日一次。

既往史：曾因胆囊结石行胆囊切除术，因子宫肌瘤行子宫附件全切术。父亲患骨肿瘤，母亲患妇科肿瘤去世。否认食物、药物及其他过敏史。

婚育史：适龄结婚，育有一女，丈夫及女儿体健。

查体：T 36.5℃，P 80 次／分，R 18 次／分，BP 110/70mmHg，BMI：18.6。体型消瘦，营养欠佳。腹部略凹陷，腹部触诊揉面感，全腹压痛，无反跳痛，肝、脾肋下未触及，Murphy 征（-），未触及包块，移动性浊音（-），肝，肾区叩击痛（-）。肠鸣音 4 次／分，未闻及气过水声，未闻及腹部血管杂音。

辅助检查：院外多次查 CEA、AFP、CA125、CA199 等肿瘤标志物（-）；2009 年 12 月 10 日、2010 年 2 月 23 日、2010 年 8 月 25 日多次外院腹部超声示：少量腹水，液深 1～2cm。

初步诊断：腹痛、腹腔积液待查，腹膜病变可能性大。

病例特点：①中年女性，慢性病程；②间断腹痛 2 年余，加重 1 个月，胃肠镜及消化道造影未见异常；③多次腹部超声提示少量腹水；④查体：腹部触诊：揉面感，弥漫性压痛。

诊断及鉴别诊断：患者慢性全腹痛，无消化道出血或梗阻的临床表现，外院多次检查 CEA、AFP、CA125、CA199 等肿瘤标志物（-），胃镜、结肠镜、全消化道造影、腹部 MRI 等检查均未发现腹腔脏器的原发病灶；腹部查体揉面感，弥漫性压痛均提示倾向为腹膜病变。

1. 结核性腹膜炎　可以表现为腹膜慢性炎症，腹膜增厚，反复腹腔积液等表现，是炎性疾病中可能性最大的，但患者无肺结核或消化道结核病史及低热盗汗等结核中毒症状表现，诊断结核性腹膜炎，还需要腹水常规、生化检查，结核特殊检查如 ADA、FD、PPD、T-SPOT 等检查结果支持。

2. 腹部手术后腹腔粘连　患者曾行胆囊及妇科两次手术，术后腹腔粘连可能性存在，但术后腹腔粘连一般仅以腹痛或肠梗阻为主要表现，不应出现腹膜慢性炎症，增厚等导致腹部揉面感体征，也不会产生腹腔积液，故可能性不大。

3. 自发性腹膜炎、慢性盆腔炎等　该患者已行子宫附件全切术，无肝硬化病史，可排除。

4. 腹膜继发性肿瘤　患者已因子宫肌瘤行子宫附件全切治疗，术后病理并无特殊提示，目前妇科肿瘤，如卵巢癌导致腹腔转移可能性不大，而院外多次消化道，腹部相关检查，并无原发性肿瘤提示，考虑腹腔转移性肿瘤缺乏支持证据，可行腹水细胞病理学检查以进一步排除。

5. 腹膜原发肿瘤　腹膜恶性间皮瘤临床症状不典型，腹痛常为首发症状，腹水发生率很高，按形态分为局限型，弥漫型，以后者多见；腹水透明质酸明显增高（＞0.8g/L）有诊断意义，而本患者腹水不明显，间断出现且量少，难以进行腹水化验；与结核性腹膜炎相比，结节的均一性及腹腔粘连程度上的均有所不同，但最终仍需病理确诊，必要时腹腔镜下病理活检。

二、诊治经过

患者入院后无自觉发热，但监测体温有间断升高，最高 38℃。CRP 27.40mg/L，ESR 85mm/Hr，ALB 33.3g/L，胸部 X 平片，血 FD、PPD，血清 ADA，铁蛋白等均正常。腹部超声检查未见腹水，未提示腹膜及网膜病变。腹部增强 CT 提示网膜广泛增厚（病例 101 图 1）。经与患者及家属充分沟通后，行诊断性腹腔镜探查术，腹腔镜检查示（病例 101 图 2）：腹腔内广泛明显粘连，腹壁、肠壁及网膜表面可见广泛弥漫灰白色结节，肠壁充血、色红，肠管间有粘连。术后病理回报（病例 101 图 3）：（大网膜）纤维脂肪组织中见多量胞质红染核圆形的上皮样细胞灶状或巢状分布，免疫组化（CK+，EMA局灶 +，Vim−，MC+），考虑为腹膜恶性间皮瘤。

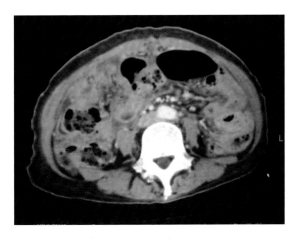

病例 101 图 1　增强 CT 示腹膜增厚

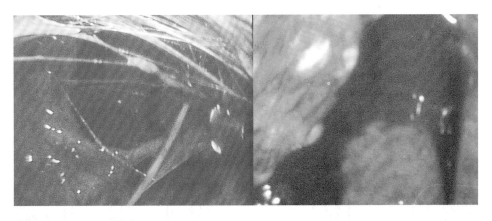

病例 101 图 2　腹腔镜
注：腹膜脏层及壁层弥漫灰白色结节，纤维粘连。

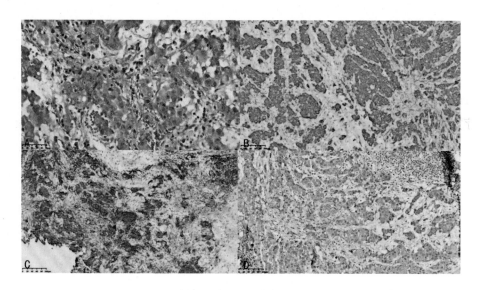

病例 101 图 3　腹膜病理

注：图 A HE×40；图 B 免疫组化染色 ×20CK ＋；图 C：免疫组化染色 ×20 MC＋；
图 D：免疫组化染色 ×20 calretini ＋。

　　确诊后，再次询问病史，患者回忆起儿时，母亲曾在家中纺石棉 2 年。后患者行顺铂＋培美曲赛方案化疗数次，复查 CT 示网膜较前变薄。后因化疗不良反应难以耐受，停止治疗。

　　最后诊断：腹膜恶性间皮瘤。

　　诊断依据：①中年女性，慢性病程；②弥漫腹痛，腹壁揉面感；③影像学检查提示腹膜增厚；④腹腔镜检查提示腹腔粘连，广泛弥漫灰白色结节，肠壁充血、色红；⑤病理提示多量胞质红染核圆形的上皮样细胞灶状或巢状分布；免疫组化染色：细胞角蛋白 CK（＋），钙结合蛋白 CR（＋），间皮细胞 MC（＋）。

三、讨论

　　腹膜恶性间皮瘤少见，一般人群发病率 1 ～ 2/ 百万，占恶性间皮瘤的 20％ 左右，多见于 40 岁以上男性，但近年有明显上升趋势，因 20 世纪 70—90 年代的石棉广泛应用，预计 2015—2030 年是西方国家间皮瘤高发时间。国外学者报道该病多与石棉接触相关，但国内病例多无明确石棉接触史，本例患者最终追问病史询问出石棉接触史。病毒、遗传易感性及慢性炎症刺激可能相关，目前猿猴空泡病毒 40（Simian vacuolating virus 40，SV40）已成为美国及欧洲恶性间皮瘤的主要发病原因。

　　腹膜恶性间皮瘤临床可表现为腹痛、腹胀、腹水及腹部包块，与结核性腹膜炎及腹膜腔恶性肿瘤转移有相似表现，需行鉴别诊断；应检查 PPD 试验，检测血 FD，血清或腹水 ADA、CEA、T-SPOT.TB；腹水病理（细胞学）检查有助于诊断，如仍难以确诊应行腹腔镜检查。腹腔镜是观察腹膜的有效诊断技术，镜下可见腹盆腔腹膜、大网膜及肠系膜增厚，表面弥漫粟粒样结节，水泡样及乳头状结节，并有多处粘连带，但从腹腔镜下所见表现并不能与结核性腹膜炎做作很好的鉴别，仅依据腹腔镜下表现误诊率仍很高，需在腹膜、大网膜多处活检，病理组织学检查确定诊断。

　　腹膜间皮瘤最后确诊需依赖病理诊断和免疫组化结果，上皮性标志物细胞角蛋白 CK，与间叶性标志物波形蛋白（Vim）同时阳性对诊断有帮助，而间皮细胞特异性标志物钙结合蛋白 CR、HMBE 和血栓调节蛋白阳性对确诊最有意义。免疫组化结果不确切时，电镜检查有助于诊断，腹水中透明质酸增高有助于诊断。

对于少数局限型腹膜恶性间皮瘤，主张尽可能彻底切除；多数恶性间皮瘤者为弥漫性病变，现国际上比较认可的治疗方案为细胞减灭术（cytoreductive surgery，CRS）联合腹腔热灌注化疗（hyperthermic intraperitoneal chemotherapy，HIPEC），目前被认为是治疗PMM的首选方法。既往全身化疗方案，无论单药或是联合化疗有效率低。培美曲塞能抑制DNA合成的三种关键酶：胸苷酸合成酶，二氢叶酸还原酶，和环氧丙酰胺核糖核苷酸甲基转移酶（GARFT），被称为"多靶点抗叶酸药物"。美国FDA于2004年批准Pemetrexed（培美曲唑）用于治疗胸膜恶性间皮瘤，2006年又批准其与顺铂联用治疗胸膜恶性间皮瘤，目前已成为一线首选方案。

（蓝　宇　贾纯增）

参考文献

［1］李雁，周云峰，梁寒，等．细胞减灭术加腹腔热灌注化疗治疗腹膜表面肿瘤的专家共识［J］.中国肿瘤临床，2015，42（4）：198-206.

［2］Nagata Yusuke，Sawada Ryoichi，Takashima Atsuo，et al.Efficacy and safety of pemetrexed plus cisplatin as first-line chemotherapy in advanced malignant peritoneal mesothelioma［J］.Jpn J Clin Oncol，2019，49（11）：1004-1008.